国家卫生健康委员会"十四五"规划教材

全国中等卫生职业教育教材

供医学检验技术专业用

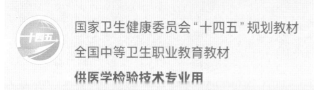

临床疾病概要

第4版

主　编　迟玉香　赵建国

副主编　高　洁　张桄刘　鲁　彬

编　者　（以姓氏笔画为序）

于辰龙（山东省莱阳卫生学校）

田　洁（长治卫生学校）

刘　悦（九江市卫生学校）

闫小丽（吕梁市卫生学校）

李　智（昭通卫生职业学院）

李　影（沧州医学高等专科学校）

杨　耀（四川卫生康复职业学院）

迟玉香（扎兰屯职业学院）

张轩寅（扎兰屯职业学院）

张桄刘（云南省临沧卫生学校）

张晓星（山东省济宁卫生学校）

郑向文（扎兰屯市人民医院）

赵建国（山东省莱阳卫生学校）

高　洁（萍乡卫生职业学院）

郭　英（广东省新兴中药学校）

鲁　彬（菏泽家政职业学院）

U0284526

人民卫生出版社

·北　京·

图书在版编目（CIP）数据

临床疾病概要 / 迟玉香，赵建国主编 . — 4 版 . — 北京：人民卫生出版社，2022.12（2024.10重印）

ISBN 978-7-117-34363-3

Ⅰ.①临⋯　Ⅱ.①迟⋯　②赵⋯　Ⅲ.①疾病 – 诊疗 – 中等专业学校 – 教材　Ⅳ.①R4

中国版本图书馆 CIP 数据核字（2022）第 257213 号

人卫智网	www.ipmph.com	医学教育、学术、考试、健康，购书智慧智能综合服务平台
人卫官网	www.pmph.com	人卫官方资讯发布平台

临床疾病概要

Linchuang Jibing Gaiyao

第 4 版

主　　编：迟玉香　赵建国
出版发行：人民卫生出版社（中继线 010-59780011）
地　　址：北京市朝阳区潘家园南里 19 号
邮　　编：100021
E - mail：pmph @ pmph.com
购书热线：010-59787592　010-59787584　010-65264830
印　　刷：北京顶佳世纪印刷有限公司
经　　销：新华书店
开　　本：850 × 1168　1/16　印张：34　插页：4
字　　数：724 千字
版　　次：2014 年 12 月第 1 版　　2022 年 12 月第 4 版
印　　次：2024 年 10 月第 5 次印刷
标准书号：ISBN 978-7-117-34363-3
定　　价：89.00 元

打击盗版举报电话：010-59787491　E-mail：WQ @ pmph.com
质量问题联系电话：010-59787234　E-mail：zhiliang @ pmph.com
数字融合服务电话：4001118166　E-mail：zengzhi @ pmph.com

修订说明

为服务卫生健康事业高质量发展,满足高素质技术技能人才的培养需求,人民卫生出版社在教育部、国家卫生健康委员会的领导和支持下,按照新修订的《中华人民共和国职业教育法》实施要求,紧紧围绕落实立德树人根本任务,依据最新版《职业教育专业目录》和《中等职业学校专业教学标准》,由全国卫生健康职业教育教学指导委员会指导,经过广泛的调研论证,启动了全国中等卫生职业教育护理、医学检验技术、医学影像技术、康复技术等专业第四轮规划教材修订工作。

第四轮修订坚持以习近平新时代中国特色社会主义思想为指导,全面落实党的二十大精神进教材和《习近平新时代中国特色社会主义思想进课程教材指南》《"党的领导"相关内容进大中小学课程教材指南》等要求,突出育人宗旨、就业导向,强调德技并修、知行合一,注重中高衔接、立体建设。坚持一体化设计,提升信息化水平,精选教材内容,反映课程思政实践成果,落实岗课赛证融通综合育人,体现新知识、新技术、新工艺和新方法。

第四轮教材按照《儿童青少年学习用品近视防控卫生要求》(GB 40070—2021)进行整体设计,纸张、印刷质量以及正文用字、行空等均达到要求,更有利于学生用眼卫生和健康学习。

前　言

为进一步推动中等卫生职业教育改革进程,突出职业教育特色,围绕职业教育类型定位,落实三全育人,编写组对第 3 版《临床疾病概要》教材进行了修订,力求使第 4 版教材更加贴近学生、贴近岗位、贴近社会。

第 4 版教材与第 3 版教材相比,内容进行了充实、优化和更新。全书分 5 篇,共 23 章。内容包括临床疾病诊断基础,常见内科疾病,常见外科疾病,常见妇产科、儿科疾病,常见传染病及其他疾病,附有实训指导。

本教材重点在以下五方面进行了修订。①贯彻落实教材思政要求,全面落实党的二十大精神进教材要求,职业素质目标更加明确,将思政融入教材,让学生在学习医学专业知识的同时,提升综合素质。②进一步精练内容:增加了心脏停搏及心肺复苏、肠梗阻、外伤、严重急性呼吸综合征等内容;根据内容精选了图片,旨在有助于学生学习。③纸数融合,数字内容包括 PPT、自测题等,使学生学习更加灵活。④以"导入案例"方式引入教学,引导学生带着问题和任务学习。⑤修订后的实训指导覆盖面更广泛,实训评价更方便直观。

本版教材内容科学严谨,图文并茂,重点突出,实用性强,可供中等卫生职业教育医学检验技术专业教学使用,也可供临床检验工作者参考。

在教材修订编写过程中,得到了相关院校领导的大力支持,教材中引用了许多医学前辈和同行的学术成果,在此一并表示衷心的感谢。

由于水平和时间所限,教材难免有不妥之处,恳请广大师生及读者批评指正。

迟玉香　赵建国
2023 年 9 月

目 录

第一篇 | 临床疾病诊断基础

第一章 | 常见症状

01章 数字内容

学习目标

1. 具有敏锐的洞察力、准确的判断力和严谨的工作作风,尊重患者,有耐心爱心,乐于奉献。
2. 掌握常见症状的临床表现。
3. 熟悉常见症状的病因、概述。
4. 了解常见症状的发生机制、伴随症状。
5. 能与患者及其家属有效沟通,正确识别常见症状,判断各种常见症状的临床意义。

症状是患者主观感受到的异常、不适及痛苦或某些客观病态变化,如疼痛、乏力、食欲减退等。通过体格检查发现的客观异常称为体征,如肝大、脾大、心脏杂音等。广义的症状包括部分体征,如消瘦、肥胖,多尿、少尿等。

第一节 发 热

患者,男,21岁,3d前淋雨后全身不适,继而出现咳嗽、咳痰、发热等症状并不断加重。查体:T 39.1℃,P 95 次/min,R 24 次/min,BP 110/70mmHg,神志清楚。心肺听诊:双肺呼吸音粗,未闻及明显啰音。患者发病后食欲缺乏,精神状态差,二便尚可,夜眠欠佳。门诊以急性上呼吸道感染收住院。

请思考:

1. 患者发热属于哪种程度?

2. 引起患者发热的病因与机制?

【概述】

发热指机体在致热原作用下或各种原因引起体温调节中枢的功能障碍时,体温升高超出正常范围。

【病因及发病机制】

（一）病因

发热的病因可分为感染性和非感染性两大类。感染性发热最常见,是由各种病原体如病毒、细菌、支原体等感染引起的发热。非感染性发热是由其他因素如变态反应、无菌坏死物质吸收、内分泌及代谢性疾病等引起的发热。

（二）发病机制

发热的发病机制是热原性发热和非致热原性发热。致热原性发热是最主要的因素。非致热原性发热常见于体温调节中枢直接受损以及可引起产热增多或散热减少的疾病。

【临床表现】

（一）发热过程及表现

发热的临床过程可分三个阶段,其主要特点与表现见表1-1。

表1-1 发热各期的主要特点及常见表现

发热各期	主要特点	常见表现
体温上升期	产热大于散热	常有疲乏无力,皮肤苍白,肌肉酸痛等
发热持续期	产热和散热过程在较高水平上保持相对平衡	皮肤发红灼热,呼吸深快,开始出汗并逐渐增多
体温下降期	散热大于产热	出汗增多,皮肤潮湿

（二）热型

热型指发热患者体温曲线的不同形态（形状）。临床上常见热型的特点及其临床意义见表 1-2、图 1-1～图 1-6。

表 1-2　常见热型的特点及其临床意义

热型	特点	临床意义
稽留热	体温持续在 39.0～40.0℃，达数日或数周，24h 内体温波动≤1℃	见于大叶性肺炎、斑疹伤寒、伤寒高热期等
弛张热	体温 >39.0℃，24h 内波动范围 >2.0℃，且在正常水平以上	见于败血症、风湿热、化脓性炎等
间歇热	发热期与无热期反复交替出现，体温为骤升骤降型，发热期多为高热，无热期持续 1d 至数日	见于疟疾、急性肾盂肾炎等
波状热	体温逐渐上升≥39.0℃，数日后又下降至正常水平，持续数日后又逐渐升高，如此反复多次	见于布鲁氏菌病
回归热	体温急骤升≥39.0℃，持续数日后又骤然下降至正常水平，数日后体温又骤升，如此规律性交替出现	见于回归热、霍奇金淋巴瘤等
不规则热	无一定规律	见于结核病、风湿热等

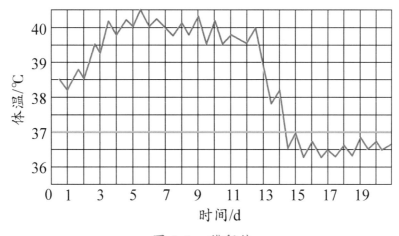

图 1-1　稽留热

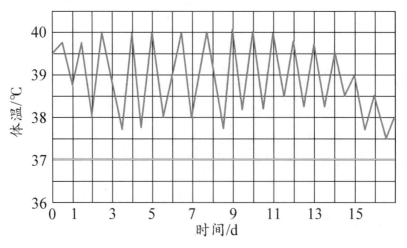

图 1-2　弛张热

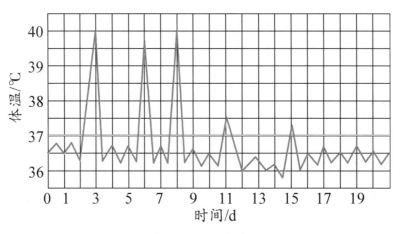

图 1-3　间歇热

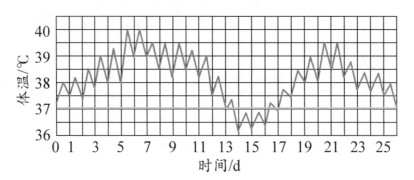

图 1-4　波状热

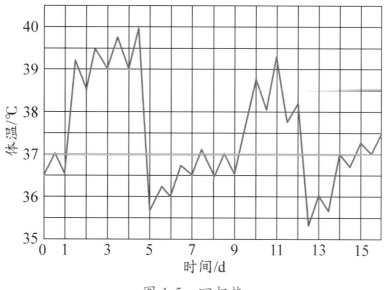

图 1-5　回归热

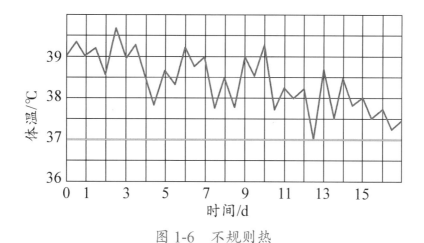

图 1-6　不规则热

【伴随症状】

1. 伴寒战　见于大叶性肺炎、急性胆囊炎等。
2. 伴昏迷　见于流行性乙型脑炎、脑出血等。
3. 伴肝大、脾大、淋巴结肿大　见于传染性单核细胞增多症、白血病等。

第二节　咳嗽与咳痰

 导入案例

　　患者,男,65 岁,慢性咳嗽、咳痰 20 年,2 周前因受凉咳嗽、咳痰加重,伴呼吸困难、发热就诊。查体:T 38.8℃,P 90 次/min,R 22 次/min,BP 150/85mmHg,神志清楚。肺听诊:呼气延长,双肺闻及干、湿啰音。门诊以慢性支气管炎,肺气肿,急性肺感染收住院。

请思考:

1. 患者20年慢性咳嗽、咳痰有什么特点?

2. 2周以来患者的咳嗽、咳痰出现哪些变化?

【概述】

咳嗽是一种反射性防御动作,借以清除呼吸道分泌物和气道内异物,但频繁或剧烈的咳嗽是病理状态对人体有害。咳痰是气道或肺泡内渗出物经咳嗽由口腔排出体外的现象。

【病因及发病机制】

(一)病因

引起咳嗽和咳痰的病因很多见表1-3。其中呼吸道感染最常见。

表1-3 咳嗽和咳痰的病因

分类	病因
呼吸系统疾病	呼吸道感染、异物、肿瘤、出血及理化因素刺激,各种原因所致的胸膜炎、气胸等
循环系统疾病	二尖瓣狭窄导致心力衰竭引起的肺淤血、肺水肿,右心或体循环静脉血栓脱落引起的肺栓塞等
中枢神经系统疾病	脑炎、脑膜炎
其他	药物不良反应、胃食管反流、习惯性咳嗽、心理性咳嗽等

(二)发病机制

呼吸道神经末梢感受器受到各种因素刺激→迷走神经→延髓咳嗽中枢→喉下神经、膈神经和脊神经等→咽肌、膈肌及其他呼吸肌协同完成咳嗽运动。

呼吸道发生感染时,渗出物与黏液、吸入的尘埃和某些组织破坏物等混合而形成痰,随咳嗽动作排出。

【临床表现】

(一)咳嗽的性质

1. 咳嗽时无痰或痰量很少为干性咳嗽,见于急性或慢性咽喉炎、急性支气管炎早期、喉癌、气管内异物等。

2. 咳嗽伴有明显咳痰称为湿性咳嗽,见于慢性支气管炎、支气管扩张、肺炎、肺脓肿等。

(二)咳嗽的时间

某些疾病的咳嗽发生时间有一定特点,在诊断中具有重要意义。

1. 突发性咳嗽 见于刺激性气体或异物吸入等。

2. 发作性咳嗽　见于百日咳、支气管内膜结核等。

3. 长期慢性咳嗽　见于慢性支气管炎、支气管扩张等。

4. 夜间咳嗽　多见于左心衰竭、肺结核等。

（三）咳嗽的音色

咳嗽的声音在不同疾病具有不同的特点。

1. 鸡鸣样咳嗽　见于百日咳、会厌或喉部疾病、气管受压等。

2. 声音嘶哑咳嗽　见于声带炎症、肿瘤压迫喉返神经等。

3. 金属音咳嗽　见于支气管肺癌、纵隔肿瘤等。

4. 咳声低微或无力　见于严重肺气肿、声带麻痹或极度衰弱者。

（四）痰的性状及量

痰液的性质可分为黏液性痰、浆液性痰、脓性痰、血性痰等。铁锈色痰见于典型肺炎链球菌肺炎(大叶性肺炎),粉红色泡沫样痰是急性肺水肿的特征性表现之一,恶臭痰提示可能有厌氧菌感染。

健康人很少有痰。急性呼吸道炎症时痰量较少,痰量增多常见于支气管扩张、肺脓肿、支气管胸膜瘘等。

【伴随症状】

1. 伴发热　见于急性呼吸道感染、肺结核等。

2. 伴胸痛　见于肺炎、胸膜炎等。

3. 伴呼吸困难　见于喉头水肿、支气管哮喘等。

4. 伴咯血　见于支气管扩张、肺结核等。

第三节　咯血、呕血及便血

 导入案例

患者,男,25岁,因反复咳嗽、咳痰,伴间断咯血3年,加重3d入院。3年来,患者经常咳嗽、咳痰,痰量多,常有脓臭味,有时痰中有少量鲜红色血液,自述多次在当地医院就诊,静脉滴注"青霉素"后缓解。患者3d前,因受凉再次出现咳嗽,咳大量恶臭脓痰,并咯出约25ml红色血液。患者幼儿时期曾患百日咳。

请思考:

1. 患者咯血的主要病因?

2. 咯血的程度怎样划分?

3. 患者咯血应属于哪个级别?

【概述】

咯血指喉及喉部以下呼吸道及肺部出血经口腔咯出的现象。咯血和呕血都是血液经口腔排出体外,临床上应注意区别。咯血与呕血的鉴别见表1-4。

表1-4　咯血和呕血的鉴别

鉴别要点	咯血	呕血
常见病因	肺结核、支气管扩张、支气管肺癌、二尖瓣狭窄等	见于消化性溃疡、肝硬化、急性胃黏膜病变等
先兆症状	喉部痒感、胸闷、咳嗽等	上腹部不适、恶心、呕吐等
出血方式	咯出	呕出
出血颜色	多为鲜红色	多为暗红色、棕红色,少有鲜红色
血中混有物	泡沫、痰液	食物残渣、胃液,有酸腐味
黑便情况	无(若咽下血液后可有)	有,且可持续数日
出血后痰的性状	痰中带血	无痰

呕血是上消化道(指十二指肠悬韧带以上的消化道,包括食管、胃、十二指肠,以及肝、胆、胰)疾病或全身疾病所致的上消化道出血,血液经口腔呕出。

便血指消化道出血,血液由肛门排出。

【病因及发病机制】

(一) 咯血

1. 呼吸系统疾病　支气管扩张、支气管肺癌、肺结核、肺炎等。

2. 循环系统疾病　心血管疾病如二尖瓣狭窄、左心衰竭等。

肺结核、支气管扩张、二尖瓣狭窄及支气管肺癌是咯血常见的四大病因。

(二) 呕血及黑便

1. 上消化道疾病　消化性溃疡、肝硬化性门静脉高压、急性胃黏膜损伤。

2. 下消化道疾病　肠结核、溃疡性结肠炎、结肠癌、肛裂、肛瘘等。

3. 其他　白血病、流行性出血热、系统性红斑狼疮、尿毒症等。

消化性溃疡、肝硬化性门静脉高压、急性胃黏膜损伤、胃癌是呕血常见的四大病因。

【临床表现】

(一) 咯血

1. 年龄及生活习惯　青壮年咯血多见于肺结核、支气管扩张和二尖瓣狭窄;中年以上长期吸烟者,尤其是男性要高度警惕支气管肺癌;儿童少量咯血伴慢性咳嗽且有低色素性贫血者,要注意特发性含铁血黄素沉着症的可能。

2. 咯血量　一般认为24h内咯血量在100ml以内为小量咯血;100~500ml为中等量咯血;500ml以上或一次咯血在100~500ml为大量咯血。大量咯血主要见于空洞型肺结核、支气管扩张和肺脓肿；支气管肺癌多痰中带血；支气管炎和肺炎因剧烈咳嗽可出现痰中带血。

3. 颜色和性状　铁锈色痰常见于典型肺炎链球菌肺炎；砖红色痰见于典型肺炎克雷伯菌肺炎；粉红色泡沫样痰见于左心衰竭引起的急性肺水肿，黏稠暗红色血痰见于肺栓塞。肺结核、支气管扩张、肺脓肿和出血性疾病所致咯血多呈鲜红色；二尖瓣狭窄所致咯血多为暗红色。

4. 其他　咯血前常有喉痒、胸闷、咳嗽等先兆表现。

（二）呕血及黑便

1. 上消化道出血表现　呕血与黑便是最常见、典型的症状。呕血前常有上腹不适和恶心等症状。因血红蛋白与胃酸作用形成酸化正铁血红蛋白，呕吐物可呈棕褐色或咖啡渣样。血液在肠内停留时间较长，粪便呈黑色，由于附有黏液而发亮，类似柏油，又称为柏油便。食用动物血、猪肝，服用铋剂、铁剂及某些中药等也可使粪便变黑，应注意鉴别。

2. 下消化道出血表现　常表现为鲜血便，尤其肛门或肛管疾病如痔、肛裂或直肠肿瘤等。

3. 急性失血及休克　上消化道出血患者出血量占血容量的 10%~15% 时，可伴有头晕，乏力等表现；出血量达血容量≥20%，则有冷汗，四肢厥冷、惊慌、脉搏增快等急性失血症状；若出血量在血容量≥30%，则有神志不清、面色苍白、心率加快、脉搏细弱、血压下降等失血性休克表现。

4. 其他　消化道每日 5~10ml 少量出血，无肉眼可见的粪便颜色改变，但粪便隐血试验可确定其消化道少量的出血称为隐血便。若中年以上患者上腹部疼痛，食欲减退明显，体重减轻，粪便隐血持续阳性者，应考虑胃癌的可能。大量呕血可出现氮质血症、发热等表现。

【伴随症状】

1. 咯血

(1) 伴发热：见于肺结核、肺炎、肺脓肿等。

(2) 伴胸痛：见于肺炎链球菌肺炎、肺结核、肺栓塞等。

(3) 伴脓痰：见于支气管扩张、肺脓肿、空洞型肺结核伴细菌感染等。

2. 呕血

(1) 伴上腹痛：见于消化性溃疡、胃癌等。

(2) 伴肝大、脾大：见于肝硬化性门静脉高压、肝癌等。

(3) 伴黄疸：见于肝胆疾病、败血症及钩端螺旋体病等。

3. 便血

(1) 伴腹痛：见于消化性溃疡、肝、胆道出血、溃疡性结肠炎等。

(2) 伴里急后重：见于痢疾、直肠炎及肠癌等。

(3) 伴腹部肿块：见于肠道恶性淋巴瘤、结肠癌、肠结核、肠套叠等。

第四节 呼 吸 困 难

 导入案例

患者,男,65 岁,进行性呼吸困难,咳嗽、咳痰 5 年,加重一周入院。5 年来,患者经常呼吸困难,伴咳嗽、咳痰,多因上呼吸道感染上述症状加重,痰为白色黏液,偶有黄脓痰。患者自述多次在社区门诊就诊,经静脉滴注"青霉素"可缓解。患者 1 周前因受凉呼吸困难明显加重,无法正常睡眠和生活,咳嗽剧烈,咳痰困难就诊。

请思考:

1. 引起患者 5 年呼吸困难的原因是?

2. 肺源性呼吸困难如何分类?

3. 该患者呼吸困难有什么特点?

【概述】

呼吸困难指患者主观感到空气不足、呼吸费力,客观上表现为呼吸运动用力的现象,并伴有呼吸频率、深度、节律的改变,重者辅助呼吸肌参与呼吸运动。

【病因及发病机制】

呼吸困难的病因可分五大类,主要由呼吸系统和心血管系统疾病引起。

（一）呼吸系统疾病

1. 气道阻塞性疾病　如喉、气管、支气管的炎症、水肿、肿瘤或异物所致的狭窄或阻塞,以及支气管哮喘、慢性阻塞性肺疾病等。

2. 肺部疾病　如肺炎、肺脓肿、肺结核等。

3. 胸壁、胸廓、胸膜疾病　如胸壁炎症、气胸、胸腔积液等。

4. 神经肌肉疾病　如急性感染性多发性神经根炎、重症肌无力累及呼吸肌等。

5. 膈运动障碍　如膈肌麻痹、大量腹水、腹腔巨大肿瘤等。

呼吸系统疾病引起呼吸困难是因上、下气道阻塞、胸廓与膈肌运动障碍、呼吸肌肌力减弱与活动受限,导致肺通气量降低、肺泡氧分压降低等所致。

（二）心血管系统疾病

1. 心力衰竭　见于高血压性心脏病、肺源性心脏病、冠心病、风湿性心脏病、心肌炎、心肌病等。

（1）左心衰竭呼吸困难的发病机制:由于心肌收缩力减退或心室负荷增加,左心搏出量减少,致舒张末期压升高,引起肺淤血,导致间质性肺水肿、血管壁增厚,弥散功能障碍。

（2）右心衰竭呼吸困难的发病机制：

1）右心房与上腔静脉压升高,刺激压力感受器反射性兴奋呼吸中枢。

2）血氧含量减少,乳酸、丙酮酸等酸性代谢产物增多,刺激呼吸中枢。

3）肝淤血、腹水和胸腔积液,使呼吸运动受限、肺受压导致气体交换面积减少。

2. 心脏压塞　由于影响肺循环导致呼吸困难。

3. 原发性肺动脉高压和肺栓塞　呼吸困难机制类似右心衰竭。

（三）中毒性疾病

中毒性疾病常见于糖尿病酮症酸中毒、吗啡类药物中毒、一氧化碳中毒、有机磷农药中毒等。

（四）神经精神性疾病

神经精神性疾病常见于脑出血、脑外伤、脑肿瘤等颅脑疾病和癔症等精神因素所致呼吸困难。

（五）血液病

血液病常见于重度贫血、高铁血红蛋白血症等。

【临床表现】

呼吸困难通常按病因及发病机制不同,分为以下五类：

（一）肺源性呼吸困难

肺源性呼吸困难指由呼吸系统疾病引起的呼吸困难,最常见,常分为三种类型。

1. 吸气性呼吸困难　表现为吸气显著费力,严重者吸气时出现"三凹征"（即胸骨上窝、锁骨上窝、肋间隙明显凹陷）,主要见于上呼吸道阻塞或狭窄,如喉、气管、支气管等大气道的狭窄与阻塞。

2. 呼气性呼吸困难　表现为呼气显著费力、呼气缓慢且时间延长,常伴有呼气性哮鸣音；多见于小气道的狭窄和阻塞如喘息型慢性支气管炎、慢性阻塞性肺气肿、支气管哮喘等。

3. 混合性呼吸困难　表现为吸气、呼气均感费力,可伴有呼吸音异常或病理性呼吸音,常见于重症肺炎、重症肺结核、大面积肺栓塞等。

（二）心源性呼吸困难

心源性呼吸困难是由心血管疾病引起的呼吸困难。主要由左心衰竭、右心衰竭和全心衰竭引起；尤其是左心衰竭更严重。表现为：

1. 劳力性呼吸困难　心源性呼吸困难最早期表现。患者活动时发生或加重,休息时缓解或消失。

2. 端坐呼吸　患者平卧时发生或加重,坐位时减轻或缓解,因此常采取端坐位或半卧位呼吸。

3. 夜间阵发性呼吸困难　患者夜间睡眠中突然发生胸闷气短,被迫坐起,惊恐不安,数分钟至数十分钟后逐渐减轻、消失。

4. 心源性哮喘　患者呈端坐呼吸、大汗淋漓、面色发绀、咳粉红色浆液泡沫样痰,双肺有哮鸣音,两肺底有较多湿啰音,可闻及奔马律。

（三）血源性呼吸困难

血源性呼吸困难是由血液病所引起如贫血;以呼吸浅快为主要特点。

（四）中毒性呼吸困难

中毒性呼吸困难指由内源性中毒或外源性中毒所引起的呼吸困难。

1. 内源性中毒　见于代谢性酸中毒、糖尿病酮症酸中毒、尿毒症等。主要特点是:呼吸深长而规则,称为酸中毒大呼吸,又称为库斯莫尔呼吸(Kussmaul respiration)。

2. 外源性中毒　见于各种药物中毒如镇静剂中毒,化学毒物中毒如一氧化碳、氰化物中毒;以药物中毒多见。

（五）神经精神性呼吸困难

神经精神性呼吸困难是中枢性病变引起的呼吸困难。神经性呼吸困难常见于重症颅脑疾病,患者呼吸深而慢,常有呼吸节律异常;而癔症引起的精神性呼吸困难主要表现为呼吸浅快,常伴叹息样呼吸及手足搐搦。

【伴随症状】

1. 伴发热　见于肺炎、肺脓肿等。
2. 伴发作性哮鸣音　见于支气管哮喘、心源性哮喘等。
3. 伴一侧胸痛　见于大叶性肺炎、自发性气胸等。
4. 伴咳嗽、咳痰　见于支气管炎、肺气肿等。
5. 伴意识障碍　见于脑出血、脑膜炎等。

第五节　水　　肿

 导入案例

患者,女,65岁。患者进行性呼吸困难,咳嗽、咳痰18年;1周前因受凉咳嗽、咳痰症状加重,伴发热、呼吸困难、双下肢水肿明显,无法穿鞋和行走就诊;18年来经常呼吸困难,咳嗽、咳痰;自述每次多因上呼吸道感染病情加重,在社区门诊经静脉滴注抗菌药和吸氧,病情可缓解。

请思考:

1. 引起患者这18年来的疾病是什么?

2. 患者双下肢水肿的原因是什么?

3. 该患者水肿有什么特点?

【概述】

水肿指人体组织间隙有过多的液体积聚使组织肿胀。水肿可分为全身性水肿和局部性水肿。当液体在体内组织间隙呈弥漫分布时为全身性水肿；液体积聚在局部组织间隙时为局部水肿；发生在体腔内称为积液如胸腔积液、腹水等。体内的液体代谢与毛细血管血流动力学改变(毛细血管内静水压增加、血浆胶体渗透压降低、组织液胶体渗透压增高、组织间隙机械压力降低、毛细血管通透性增强)，水钠潴留及静脉、淋巴回流障碍有关。

【病因及发病机制】

水肿的病因及发病机制见表1-5。

表1-5　水肿的病因及发病机制

分类	病因	发病机制
全身性	心源性水肿主要见于右心衰竭	有效循环血量减少，肾血流量减少，继发性醛固酮增多引起水钠潴留以及静脉淤血，毛细血管滤过压增高，组织液回流吸收减少
	肾源性水肿见于各型肾炎、肾病	多种因素引起肾排水、排钠减少，导致水钠潴留，细胞外液增多
	肝源性水肿见于肝硬化	门静脉高压、低蛋白血症
	营养不良性水肿见于慢性消耗性疾病	低蛋白血症
	其他　黏液性水肿	组织液含黏蛋白量较高
	药物性水肿	服用某些药物引起，如糖皮质激素、雄激素、胰岛素等
局部性	血栓性静脉炎	局部静脉、淋巴回流受阻或毛细血管通透性增加

【临床表现】

(一) 全身性水肿

1. 心源性水肿　特点是首先出现在身体下垂部位(又称为重力性水肿)，如脚踝、腰骶部，颜面一般不出现，水肿为对称性、凹陷性。

2. 肾源性水肿　特点是晨间起床时有颜面与眼睑水肿，以后发展为全身水肿。肾源性水肿与心源性水肿的鉴别见表1-6。

表1-6　肾源性水肿与心源性水肿的鉴别

鉴别点	肾源性水肿	心源性水肿
开始部位	从眼睑、颜面部开始延至全身	从低垂部位开始向上延至全身
发展快慢	迅速	较缓慢

鉴别点	肾源性水肿	心源性水肿
水肿性质	软而移动性大	坚实、移动性小
伴随改变	高血压、蛋白尿、管型尿	心脏增大、心脏杂音、肝大

3. 肝源性水肿　主要表现为腹水，也可首先出现踝部水肿，逐渐向上蔓延。而头面部和上肢常无水肿。

4. 营养不良性水肿　特点是水肿发生前有消瘦、体重减轻的表现。水肿常从足部蔓延至全身。

5. 其他　黏液性水肿是非凹陷性水肿，颜面及下肢明显；经前期紧张综合征为月经前 7~14d 出现眼睑、踝部及手部轻度水肿；特发性水肿主要表现在身体下垂部分，多见于妇女。

（二）局部水肿

局部水肿特点为局部首先出现炎症、血栓形成、创伤或过敏等，然后出现水肿。

【伴随症状】

1. 伴肝大　见于心源性、肝源性、营养不良性水肿。

2. 伴消瘦、体重减轻　见于营养不良。

第六节　黄　疸

 导入案例

患者，男，35 岁，间断性食欲缺乏，右上腹不适，厌油腻 1 年，近 3 周眼睛和皮肤发黄，食欲缺乏，右上腹不适加重。门诊肝功能检查：乙型肝炎表面抗原（+），乙型肝炎 e 抗原（+），乙型肝炎核心抗体（+）。门诊以乙型肝炎传染期收住院。

请思考：

1. 什么是黄疸？

2. 黄疸可分为几种类型？

3. 该患者黄疸属于哪种类型？有什么特点？

【概述】

黄疸是由于血清中胆红素增高使皮肤、黏膜和巩膜出现发黄的现象。正常人血清总胆红素在 1.7~17.1μmol/L。当胆红素在 17.1~34.2μmol/L，临床上不显现黄疸，称为隐性黄疸，超过 34.2μmol/L 即显现黄疸。

体内的胆红素主要来源于血液循环中衰老的红细胞,衰老的红细胞经单核-巨噬细胞系统破坏和分解生成游离胆红素或非结合胆红素,该胆红素不溶于水,无法经肾小球滤过,故尿中不含有非结合胆红素。非结合胆红素经血液循环被肝细胞摄取,经葡糖醛酸转移酶的催化作用,与葡糖醛酸结合形成结合胆红素。结合胆红素为水溶性,通过肾小球滤过从尿中排出。

结合胆红素从肝细胞经胆管排入肠道后,因肠道细菌的脱氢作用还原为尿胆原。大部分尿胆原在肠道内进一步氧化为尿胆素从便中排出(粪胆素)。小部分尿胆原在肠内被重吸收,经门静脉回到肝,其中大部分再转变为结合胆红素,随胆汁排入肠道,形成胆红素肠肝循环;被吸收回肝的小部分尿胆原经体循环由肾排出体外(图 1-7)。

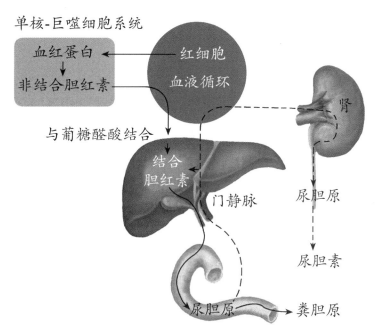

图 1-7 正常胆红素代谢过程图

正常情况下,胆红素进入与离开血液循环保持动态平衡,故胆红素的浓度相对恒定。当胆红素生成过多,肝细胞对胆红素的摄取、结合、排泄障碍,肝内或肝外胆道阻塞等,可致血清总胆红素浓度增高即发生黄疸。

【病因及发病机制】

(一)溶血性黄疸

凡能引起溶血的疾病都可引起溶血性黄疸。主要机制是红细胞破坏过多超过肝的处理能力,血中非结合胆红素升高引起黄疸。溶血性黄疸见于先天性溶血性黄疸,如遗传性球形红细胞增多症、葡萄糖-6-磷酸脱氢酶缺乏症、镰状细胞贫血等;后天获得性溶血性黄疸,如疟疾、异型输血、自身免疫性溶血性贫血、脾功能亢进等。

(二)肝细胞性黄疸

肝细胞性黄疸由各种致肝细胞严重损害的疾病引起。主要机制是肝细胞受损,功能减退,非结合胆红素升高;未受损肝细胞使非结合胆红素转化为结合胆红素,部分进入胆道,部分经损害或坏死的肝细胞反流入血,血中结合胆红素升高引起黄疸;如病毒性肝炎、中毒性肝炎、肝硬化、肝脓肿、肝癌等。

(三)胆汁淤积性黄疸

胆汁淤积性黄疸见于肝内胆汁淤积,如病毒、药物引起的肝内胆汁淤积性肝炎、原发性胆汁性肝硬化等;肝外胆汁淤积,如胆囊炎、胆石症、胰腺炎、胰腺癌等。主要机制是胆道梗阻,压力升高,胆管扩张,小胆管毛细胆管破裂,胆红素反流入血,直接胆红素升高引起黄疸。

【临床表现】

(一)溶血性黄疸

溶血性黄疸:一般黄疸为轻度,呈浅柠檬色;急性溶血时可有发热、寒战、头痛、呕吐、腰痛等表现。

(二)肝细胞性黄疸

肝细胞性黄疸:皮肤、黏膜浅黄至深黄色,可伴有轻度皮肤瘙痒,其他为肝原发疾病表现,如疲乏、食欲减退,严重者可有出血倾向。

(三)胆汁淤积性黄疸

胆汁淤积性黄疸:皮肤呈暗黄色,完全阻塞时颜色更深,甚至呈黄绿色或棕褐色,并有皮肤瘙痒及心动过缓,尿色深,粪便颜色变浅或呈陶土色。

【伴随症状】

1. 伴寒战、高热　见于急性病毒性肝炎、急性胆管炎、肝脓肿等。
2. 伴腹痛　见于胆道结石、肝脓肿、胆道蛔虫病。
3. 伴肝大　见于病毒性肝炎、肝癌、肝硬化。
4. 伴胆囊肿大　见于胰头癌等。
5. 伴脾大　见于病毒性肝炎、败血症等。
6. 伴腹水　见于重症肝炎、肝硬化失代偿期、肝癌等。

第七节　腹　泻

 导入案例

患者,女,35岁。患者间断性腹泻、便秘10年,每因饮食不当、情绪波动、受凉后腹泻加重;1周前因工作繁忙,饮食不规律,腹泻次数增多,偶有水样便、伴黏液脓血。某日食用了辛辣食物后出现腹痛、脓血便、发热就诊。

请思考：

1. 患者的腹泻是急性、慢性？
2. 患者腹泻的病因是什么？
3. 患者腹泻的机制和哪些方面有关？

【概述】

腹泻指各种原因导致的排便次数增多，粪质稀薄或带有黏液、脓血或未消化的食物。

腹泻可分为急性腹泻与慢性腹泻。病程在 2 个月以内为急性腹泻，超过 2 个月属慢性腹泻。

【病因及发生机制】

（一）病因

1. **消化系统疾病**　如肠炎、肠结核、细菌性痢疾、阿米巴痢疾、慢性胰腺炎等；变态反应性肠炎、慢性萎缩性胃炎、肠易激综合征等；肝硬化、肠道肿瘤等。

2. **急性中毒**　如毒蕈、河豚、鱼胆，以及化学药物如砷、磷、铅、汞等中毒。

3. **全身疾病**　如甲状腺功能亢进症、糖尿病性肠病、尿毒症、败血症、伤寒、副伤寒等。

4. **药物的不良反应**　如利血平、甲状腺素、洋地黄类药物等。

（二）发生机制

腹泻的发病机制复杂，主要包括以下几个方面：

1. **分泌性腹泻**　系肠道分泌大量液体超过肠黏膜吸收能力所致，如霍乱。

2. **渗出性腹泻**　肠黏膜炎症渗出大量黏液、脓血而致腹泻，如炎症性肠病、感染性肠炎等。

3. **渗透性腹泻**　系肠内容物渗透压增高，阻碍肠内水分与电解质的吸收而引起，如服用盐类泻剂或甘露醇等引起的腹泻。

4. **动力性腹泻**　由肠蠕动亢进致肠内食糜停留时间缩短，未被充分吸收所致的腹泻，如肠炎、甲状腺功能亢进症等。

5. **吸收不良性腹泻**　系肠黏膜吸收面积减少或吸收障碍所引起，如小肠大部分切除术后、吸收不良综合征等。

【临床表现】

（一）起病及病程

急性腹泻起病急，病程短，多为感染或食物中毒所致。慢性腹泻起病慢，病程长者多见于慢性感染、非特异性炎症、吸收不良、肠道肿瘤或神经功能紊乱等。

（二）腹泻次数及粪便性质

急性感染性腹泻，常有不洁饮食史，每日排便数次到数十次不等，多为糊状或水样便。慢性腹泻，每日排便数次，可为稀便，亦可带黏液、脓血，见于慢性炎症性肠道疾病及结直肠癌等。

（三）腹泻与腹痛的关系

急性腹泻常有腹痛，以感染性腹泻较为明显。小肠疾病的腹泻疼痛常在脐周，便后腹痛缓解不明显，而结肠疾病疼痛多在下腹，且便后疼痛常可缓解。

【伴随症状】

1. 伴发热　见于急性细菌性痢疾、伤寒、副伤寒等。

2. 伴里急后重　见于结肠、直肠病变为主者。

3. 伴消瘦　见于小肠病变为主者。

4. 伴皮疹或皮下出血　见于败血症、伤寒或副伤寒等。

5. 伴腹部包块　见于胃肠恶性肿瘤、肠结核等。

6. 伴重度失水　见于霍乱、细菌性食物中毒等。

7. 伴关节痛或肿胀　见于溃疡性结肠炎、系统性红斑狼疮等。

第八节　昏　迷

 导入案例

患者，男，53岁，原发性高血压史12年，常年服用抗高血压药。患者近2个月来因工作压力较大经常头晕、头痛，晚间睡眠不佳，擅自加大了抗高血压药剂量，症状有所缓解，未及时就诊。昨晚下班后与同事聚餐饮高度白酒约300ml，回家后就寝。患者于半夜起床时跌倒后急诊入院。查体：患者无意识，生理反射消失，瞳孔对光无反应。呼吸鼾音，脉搏有力。

请思考：

1. 引起患者意识障碍的疾病是什么？

2. 患者处于哪种意识状态？

【概述】

昏迷是严重的意识障碍，表现为意识持续性地中断或完全丧失。意识障碍指人对周围环境及自身状态的识别和觉察能力出现障碍。

【病因及发病机制】

1. 颅脑疾病　脑炎、脑膜炎、脑出血、脑肿瘤、脑震荡、癫痫等。

2. 颅外疾病　败血症、甲状腺危象、尿毒症、肝性脑病、重度休克、镇静剂和有机磷农药中毒、高温中暑等。

【临床表现】

昏迷主要表现为对外界刺激反应明显减弱或无反应,深、浅生理反射减弱或消失,全身肌肉张力减弱、松弛。

昏迷按其程度可分轻度昏迷、中度昏迷和重度昏迷,见表1-7。

表1-7 昏迷程度及主要特点

昏迷程度	主要特点
轻度昏迷	对声、光刺激无反应,对疼痛的刺激有反应。角膜反射、瞳孔对光反射存在。
中度昏迷	对周围事物及各种刺激均无反应,对于剧烈刺激可出现防御反应。角膜反射减弱,瞳孔对光反射迟钝。
重度昏迷	全身肌肉松弛,对各种刺激全无反应。深、浅反射均消失。

【伴随症状】

1. 伴发热 见于重症感染性疾病、脑出血、蛛网膜下腔出血。
2. 伴瞳孔缩小 见于镇静剂、有机磷农药中毒等。
3. 伴高血压 见于高血压脑病、脑血管意外。
4. 伴脑膜刺激征 见于脑膜炎、蛛网膜下腔出血等。
5. 伴瘫痪 见于脑出血、脑栓塞等。

(张轩寅)

本章小结

　　本章对临床上最常见的部分症状从概述、病因及发病机制、临床表现及伴随症状进行了阐述。症状往往是疾病的早期异常现象,临床上一些疾病的特征性症状对早期发现疾病、诊断疾病具有重要意义。

　　了解患者各种症状的发生和演变是临床上诊治疾病的重要基础,利于引导医生对患者的疾病做进一步的体格检查,选择正确的辅助检查手段。症状的获取过程也是医生与患者及其家属建良好医患关系的桥梁。

　　学习感悟:发热是许多传染病的早期主要表现,接诊发热患者一定要有职业安全意识,严格按照操作流程处理,切断传染病院内交叉感染及传播途径。同时要保护好自己,用扎实的知识和技能,正确处理不同类型发热患者。心脏病患者夜间容易突然发作严重的呼吸困难,会对患者及其家属心理造成极大的压力。医护人员要富有爱心、责任心,多加强病房夜间巡视。

? 思考与练习

[名词解释]

1. 症状

2. 发热

3. 昏迷

4. 水肿

5. 呕血

6. 黄疸

7. 咯血

8. 腹泻

[填空题]

1. 肺源性呼吸困难可分为(　　)、(　　)和(　　)三种。

2. 咯血量(　　)称为少量咯血,(　　)称为中量咯血,(　　)或一次(　　)称为大量咯血。

3. 柏油便主要见于(　　)出血,鲜血便主要见于(　　)出血。

[简答题]

1. 简述稽留热和弛张热主要特点及其临床意义。

2. 简述心源性、肾源性及肝源性水肿的特点。

3. 简述肺源性呼吸困难的种类及其特点。

4. 简述溶血性、肝细胞性和阻塞性黄疸临床表现的特点。

第二章 │ 病史采集

02章 数字内容

1. 具有灵活的沟通能力,敏捷的观察力,严谨的工作态度和一丝不苟的工作作风。
2. 掌握病史采集的内容。
3. 熟悉病史采集的技巧及注意事项。
4. 了解问诊的意义。
5. 能与不同患者进行有效沟通,能够按要求正确采集病史。

病史采集是诊断疾病的基础,也是诊断疾病的第一步。

病史采集的主要方法是问诊。问诊指医护人员通过对患者或相关人员的系统询问获取有关疾病资料,经过综合分析而作出临床判断的一种诊断方法。

 导入案例

患者,男,49 岁,因发作性胸痛 3d 入院。

请思考:

1. 怎样采集患者病史?
2. 为了更好获取患者病史应注意哪些问题?

第一节　病史采集的方法与意义

(一) 问诊及其意义

问诊是病史采集的主要手段,也是临床医疗工作者必须掌握的临床基本技能。问诊决定病史完整性和准确性,对疾病的诊断和治疗有重要意义。

1. 问诊是建立良好医患关系的桥梁　问诊是医生诊治患者的第一步,也是加强医患沟通、建立良好医患关系的平台。正确的问诊方法和良好的问诊技巧,利于增进患者对医生的信任,促进医患合作。

2. 问诊是获得诊断依据的重要手段　问诊所获得的病史资料对了解疾病的发生发展、诊治经过、既往史、家族史,以及疾病的诊断具有极其重要的意义。

某些疾病或疾病的早期,机体只是处于功能改变或病理生理改变的阶段,还没有明显的组织器官形态学改变,患者却可以更早地陈述某些特殊的感受,如头晕、乏力、食欲减退、疼痛、失眠等,而此时体格检查、诊断性检查可无阳性体征,问诊所得资料便可以成为诊断依据。实际工作中有些疾病的诊断通过问诊即可确定,如感冒、心绞痛、癫痫等。相反,忽视问诊,会使病情分析不够详细准确,易造成漏诊、误诊。

3. 问诊可为进一步的体格检查和诊断性检查提供线索　如患者以咳嗽、咯血为主要症状时,通过详细询问了解到患者还有午后低热、盗汗等表现,提示所患疾病可能为肺结核。根据这一线索,再进行详细的肺部检查和/或影像学检查即可明确诊断。

(二) 问诊的技巧及注意事项

病史采集的过程涉及交流技巧、医学知识、仪表礼节,以及提供咨询和教育患者等多方面的内容。为了更好地完成病史采集,在采集病史中要注意沟通的有效性,讲究与患者及其家属沟通的技巧。

1. 营造宽松舒适的氛围　问诊一般从礼节性交谈开始,可先作自我介绍,并使用恰当的言语或体态语言表示愿意尽力帮助患者解除病痛。

2. 避免诱导性提问、责难性提问、连续提问　问诊多使用一般性提问(或称为开放式提问)和直接提问,提问要有系统性和目的性,如"您哪里不舒服?"问诊一般从患者最主要或最痛苦的感受开始,逐步深入,有目的、有层次、有顺序地询问;待患者情绪平稳,病情稳定后,再询问需要经过思考和回忆才能回答的问题。不可诱问暗示如"您的腹痛放射致左肩吗?"。

3. 认真倾听患者叙述　问诊切不可生硬地打断患者的叙述,当患者所述离题太远时,可通过不同的方式掌控谈话方向。

4. 适时归纳小结　问诊应及时梳理归纳,避免重复询问,避免使用特定意义的医学术语,如"谵妄、里急后重"等。

5. 恰当地运用评价　问诊中使用赞扬与鼓励语言,可促使患者与医生的合作,使患者受到鼓舞而积极提供信息。

6. 注意特殊患者的病史采集　如缄默与忧伤、焦虑与抑郁、多话与唠叨、愤怒与敌意、多种症状并存、说谎和对医生不信任、文化程度低下和语言障碍、重危和晚期患者、残疾病者、老年人、儿童、精神疾病患者,在这些患者病史采集时更应注意沟通技巧的灵活性。

第二节　病史采集内容

采集内容,即住院病历所要求的内容,一般包括以下几个方面.

(一) 一般项目

一般项目包括姓名、性别、年龄(实际年龄)、籍贯、民族、婚姻、住址、联系电话、工作单位、职业、入院日期、记录日期、病史陈述者及可靠性。若病史陈述者不是患者本人,需注明与患者的关系,每项不可空缺。

(二) 主诉

主诉是病史的核心。主诉是患者感受最明显、最痛苦症状或体征及其持续时间,也就是本次就诊最主要的原因。主诉在概括时要简明扼要,并且能够提示是哪类或哪种疾病如"反复上腹隐痛 5 年,大便色黑 1d""咳嗽、气短反复发作 10 余年,加重 1 周""发热、胸痛 3d"。主诉应尽可能用患者自己的语言(俗语),不用医学诊断术语和疾病名称,如不能用"糖尿病 2 年""胃黏膜充血"等作为主诉。

对无明显症状、诊断资料和入院目的又很明确的患者,也可用以下方式记录主诉。如"血糖升高 1 个月,入院进一步检查""发现胆道结石 2 个月,入院接受治疗"等。

(三) 现病史

现病史是病史的主体部分,记述患者病后的全过程,即疾病的发生、发展、演变、诊治的全过程。采集及记录现病史包括下列几个方面:

1. 起病情况与患病时间　起病情况包括可能的原因及诱因,起病急缓,当时的表现等。如肺栓塞、心绞痛起病急,肺结核、肿瘤起病缓;脑血栓形成常发生于睡眠时,脑出血常发生于激动或紧张时。"聚餐时突然晕倒""近 3 年经常于夜间出现上腹痛"。患病时间指起病到就诊时间。如先后出现几个症状或体征,需按时间顺序分别记录,如"心悸 3 个月,反复夜间呼吸困难 2 周,双下肢水肿 4d"。

2. 主要症状特点　应包括主要症状发生的部位、性质、程度、持续时间、缓解或加重的因素等。了解这些对疾病的诊断与鉴别诊断有意义,应详细询问。

同一种症状可由不同疾病引起,但其特点不同。如"腹痛",十二指肠溃疡引起的腹痛常位于上腹部,发作性痛,呈灼痛、夜间痛或饥饿痛,进食后缓解。急性阑尾炎的腹痛位于右下腹,持续性,常为绞痛,不易缓解;胆石症的腹痛以右上腹剧烈绞痛为特点等。

3. 伴随症状　不同疾病可以有相同的主要症状,但伴随症状不同,这是鉴别诊断的重要依据。如咳嗽为主要症状,肺结核常伴有消瘦、低热、盗汗。慢性支气管炎常伴有咳痰、气喘;肺炎伴发热、胸痛等。询问伴随症状时还应注意"阴性表现",即按一般规律某些疾病应出现的伴随症状而患者没有出现,也应询问并记录。

4. 病情发展与演变　包括患病过程中主要症状的变化及新症状的出现。如慢性支气管炎,开始表现为咳嗽、咳痰,可伴气喘,如果出现呼吸困难、活动受限制,应考虑已发展为肺气肿,若进一步出现心悸、尿少、下肢水肿则提示慢性肺源性心脏病、右心功能不全。故根据疾病的发展与演变情况可确定病情程度及有无并发症等。

5. 诊治经过　询问患者本次就诊前已接受过的诊断及治疗措施,且只需记录对诊断有价值的检查及结果,对治疗有参考价值的内容,包括药物名称、剂量及疗效等。

6. 病程中的一般情况　询问患者病后的饮食、睡眠、大小便及精神状态有无改变。

(四) 既往史

既往史包括患者既往的健康情况及曾患过的疾病、居住和生活地区的主要传染病和地方病、预防接种情况以及手术、外伤和过敏史。注意与目前所患疾病有密切关系的病史,如风湿性心脏病患者应询问有无关节痛、风湿热病史;脑血管意外患者应询问有无原发性高血压史等。

(五) 个人史

个人史包括社会经历、职业及工作条件、习惯与嗜好、有无冶游性病史。

(六) 婚育史及月经史

婚姻史包括未婚或已婚,配偶健康情况,夫妻关系等,生育史包括妊娠与生育次数和年龄,人工或自然流产的次数,有无死产、手术产、产褥热及计划生育等。

月经史包括月经初潮年龄、月经周期和经期天数,经血的量和颜色,经期症状,有无痛经与白带,末次月经日期,闭经日期,绝经年龄。记录格式如下:

$$初潮年龄末次 \frac{行经期/d}{月经周期/d} 月经时间或闭经年龄$$

(七) 家族史

询问双亲与兄弟姐妹及子女的健康与疾病情况,特别应询问是否有与患者同样的疾病,有无与遗传有关的疾病,如血友病、白血病、遗传性球形红细胞增多症、糖尿病、精神病等。对已死亡的直系亲属要问明死因与年龄。某些遗传病还涉及父母双方亲属(如血友病),也应了解清楚。

(张轩寅)

本章小结

病史采集是临床医务工作者必须掌握的临床基本能力之一。本章介绍了病史采集的方法—问诊及问诊的意义、内容、技巧及注意事项。重点介绍了病史采集内容,包括一般项目、主诉、现病史、既往史、个人史、婚育史及月经史、家族史等。通过病史采集的学习,初步掌握问诊的方法与技巧,从而了解问诊的重要性,为疾病的诊断和鉴别诊断提供翔实的病史资料。

学习感悟:病史采集中应做到对患者一视同仁,尊重患者,保护其隐私;应通过自身良好的职业素养,精湛的医学技能,自觉维护医务工作者公众形象。

思考与练习

[**名词解释**]

1. 主诉

2. 现病史

[**填空题**]

1. 主诉的描述必须包括主要（　　　）或（　　　）及其持续（　　　）。

2. 现病史是病史的（　　　），包括（　　　）、（　　　）、（　　　）、（　　　）、（　　　）和（　　　）。

3. 病史采集的内容包括（　　　）、（　　　）、（　　　）、（　　　）、（　　　）、（　　　）和（　　　）。

[**简答题**]

如何进行问诊才能正确采集病史？

第三章 | 体格检查

03章

03章 数字内容

学习目标

1. 具有爱护、尊重患者的意识；检查过程须符合良好的职业道德，须注意医疗安全和保护患者隐私。沟通用语注意文明、科学、严谨。
2. 掌握体格检查的基本方法，一般状态检查的内容及其意义。
3. 熟悉胸部、腹部及神经反射检查。
4. 了解皮肤、黏膜、浅表淋巴结、头面部、颈部、脊柱及四肢检查。
5. 能进行基本的体格检查，判断检查结果是否异常。

　　体格检查是医护人员运用自己的感官或借助简单的检查工具，如体温计、血压计、叩诊锤、听诊器等，客观地了解和评估人体状况的一系列最基本的检查方法。检查所获得的临床征象称为体征。

第一节　检查方法

　导入案例

　　患者，女，32岁，进行常规健康体检。患者自述长期从事体育锻炼，身体健康，很少吃药。查体：T 36.4℃，R 24次/min，P 104次/min，BP 140/80mmHg。

　　请思考：

1. 体格检查的目的是什么？
2. 体格检查的主要方法有哪些？
3. 你认为该患者的生命体征正常吗？

体格检查的方法包括视诊、触诊、叩诊、听诊和嗅诊。

一、视　　诊

视诊是运用视觉观察患者全身及局部状态的检查方法，分全身和局部视诊。特殊部位的视诊，需要借助某些仪器来完成。

二、触　　诊

触诊是通过手直接接触患者体表后得到的感觉来判断该部位状态的检查方法。触诊是对视诊所见进一步明确和补充，临床上尤其适用于腹部检查。

1. 触诊方法　分浅部触诊法和深部触诊法。

（1）浅部触诊法：将一手轻轻放在被检查处，利用掌指关节及腕关节的协同动作，以滑动或旋转的方式轻压触摸（图 3-1）。触及深度 1~2cm，适用体表病变，如关节、软组织、表浅的血管、神经等。主要检查腹部有无压痛、抵抗感、搏动、包块等。

（2）深部触诊法：检查时用单手或双手重叠、由浅入深、逐渐加压可达深部 4~5cm。深部触诊主要用于察觉腹部病变和脏器情况，根据检查目的不同，手法不一。常用手法：

1）深部滑行触诊法：多用于检查腹腔深部肿物，或者某些脏器的表面、轮廓、质地和移动度等。检查时嘱患者微张口呼吸，使腹壁松弛，检查者利用二、三、四指末端的小幅度屈伸动作，随被检查者每次呼气，逐渐压向深部，在被触脏器或肿物上做上、下、左、右滑动触摸（图 3-2）。

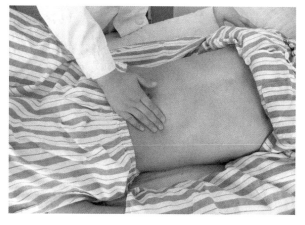

图 3-1　浅部触诊法

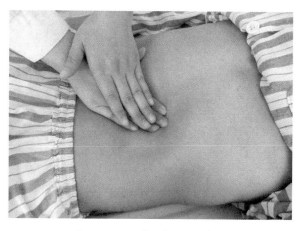

图 3-2　深部滑行触诊法

2）双手触诊法：将左手置于被查脏器或包块后部，并将被检查部位推向右手方向，以起固定作用，同时使被检查脏器包块更接近体表以利右手触诊；多用于触诊肝、脾、肾和移动性较大的肿物等（图 3-3）。

3）深压触诊法：以一、二指逐渐深压，用以探测腹腔深在病变的部位，以确定腹腔压痛点，如麦氏点、胆囊压痛点等。在检查反跳痛时，即在深压的基础上迅速将手松开，询问患者是否感觉疼痛加重或察看面部是否出现痛苦表情（图3-4）。

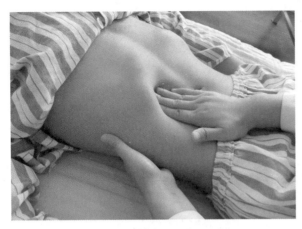

图 3-3　双手触诊法

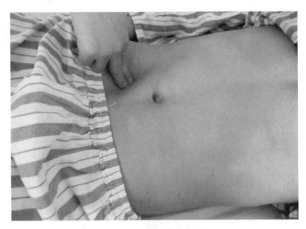

图 3-4　深压触诊法

4）冲击触诊法：又称为浮沉触诊法。检查时将右手中间三指并拢，几乎垂直地放在待触部位，连续作几次急促的冲击动作，在冲击时会出现腹腔内脏器在指端浮沉的感觉。这种方法一般只用于大量腹水时，肝、脾难以触及时。因急速冲击可使腹水在脏器表面暂时移去，脏器随之浮起，指端易于触及。冲击触诊会使患者感到不适，操作时勿用力过猛（图3-5）。

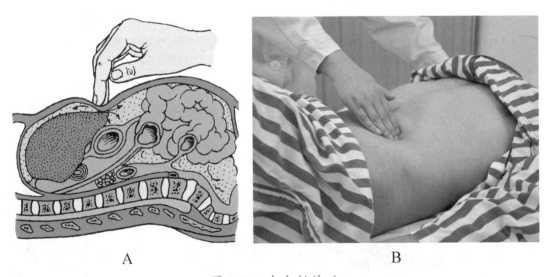

A　　　　　　　　　　　B

图 3-5　冲击触诊法

2. 触诊注意事项

（1）触诊前交代检查目的及配合要求，充分暴露被检查部位，腹肌放松。

（2）安置患者体位，腹部触诊取仰卧位，双上肢置于身体两侧，双腿稍屈；检查者面向患者站其右侧，边检查边观察其面部表情，判断解剖位置及毗邻关系，明确病变性质及来源。

（3）触诊时手应温暖轻柔，从健康处开始逐渐移至患处。

三、叩　　诊

叩诊是用手掌或手指拍或叩击被查部位表面,使之震动而产生音响,据震动和音响特点判断被查部位脏器状态的检查方法,主要用于胸、腹部。

1. 叩诊方法

(1)直接叩诊法:指用右手中间三个并拢手指的掌面或手指并拢的指端直接拍击被检查的部位,借拍击的反响和指下的振动感来判断病变情况的方法。这种方法适用于胸部或腹部面积较广泛的病变,如大面积肺实变、胸膜粘连或增厚、大量胸腔积液、腹水等(图3-6)。

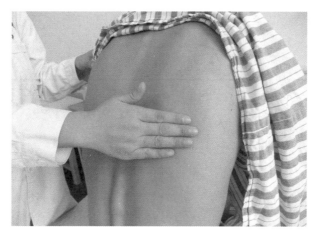

图 3-6　直接叩诊法

(2)间接叩诊法:指以左手中指第二指节前端作为叩诊板,放于被叩诊部位的体表,右手中指指端叩击在左手中指第二指节前端上的叩诊方法;是最广泛使用的叩诊方法,较常用于胸部及腹部检查。叩诊时,左手中指第二指节作为叩诊板紧贴于叩诊部位,其余四指及手掌略抬高,勿与体表接触。右手指自然弯曲,中指指端成"叩诊锤",利用腕关节的活动带动叩指,使其指端垂直地叩击在左手中指的"叩诊板",叩击动作轻柔、灵活、短促、富有弹性,在每一部位叩击2、3下,叩击力量均匀,注意板指的震动感(图3-7和图3-8)。

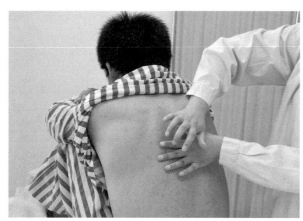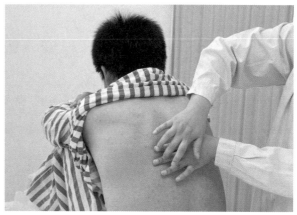

图 3-7　间接叩诊法

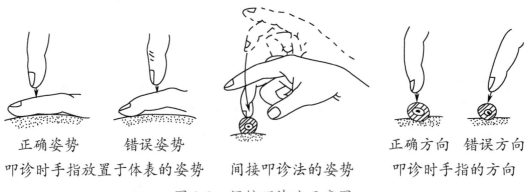

正确姿势　　　错误姿势　　　　　　　　　　　　正确方向　错误方向
叩诊时手指放置于体表的姿势　　间接叩诊法的姿势　　叩诊时手指的方向

图 3-8　间接叩诊法示意图

肝、脾、肾等叩击痛检查常用捶叩法。

2. 叩诊音　指叩诊被叩击部位产生的音响。各种叩诊音及其临床意义见表 3-1。

表 3-1　叩诊音及其临床意义

叩诊音	音响强度	音调	持续时间	临床意义
清音	强	低	长	正常肺部的叩诊音
浊音	较强	较高	较短	正常见于在心、肝被肺边缘覆盖部分；病理情况下见于肺组织含气量减少,如肺炎等
实音	弱	高	短	正常见于不含气的实质性脏器(如心、肝);病理情况下见于大量胸腔积液或肺实变等
鼓音	强	高	较长	正常见于左下胸的胃泡区及腹部;病理情况下见于气胸、气腹等
过清音	更强	更低	更长	正常不出现;病理情况下见于肺组织含气量增多、弹性减退时,如肺气肿

3. 叩诊注意事项

(1) 环境安静;被检部位充分暴露,肌肉放松;体位因检部位而异。

(2) 叩击动作要灵活、短促、富有弹性;叩击后右手应立即抬起;每个部位叩击 2~3 次;叩击力量要均匀适中;注意左右对比。

四、听　诊

听诊是检查者用耳或借助听诊器听取患者体内发出的声音,来识别健康与否的检查方法,用于肺、心血管、胃肠道等。

1. 听诊方法

(1) 直接听诊法:用耳直接贴在患者的体表上进行听诊。

(2) 间接听诊法:用听诊器进行听诊,最常用。听诊器(图 3-9)的构成:体件分为钟型和膜型,钟型用于听取低调声音,如二尖瓣狭窄的隆隆样舒张期杂音;膜型用于听诊高调的声音,如主动脉瓣关闭不全的杂音等。

2. 听诊注意事项

(1) 环境安静、温暖、避风,以避免影响听诊效果。

(2) 使用听诊器注意耳件方向、管腔通畅;体件要紧贴被检查部位的皮肤。

(3) 嘱患者采取适当体位;听诊时注意力要集中,要排除其他声音的干扰。

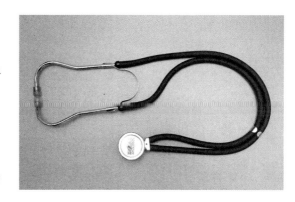

图 3-9　听诊器

五、嗅　　诊

嗅诊是检查者通过嗅觉判断发自患者异常气味与其疾病关系的检查方法。临床意义:脓液恶臭见于气性坏疽;痰液恶臭提示支气管扩张或肺脓肿;呼气具有浓烈的酒味见于饮酒后,出现刺激性蒜味提示有机磷农药中毒,肝臭味见于肝性脑病,烂苹果味见于糖尿病酮症酸中毒;尿液呈浓烈的氨味见于尿潴留及膀胱炎,呈鼠尿味多为苯丙酮尿症。

第二节　全身状态检查

导入案例

患者,男,68 岁。患者近 2 个月自觉身体不适、易疲乏。接诊医生经详细问诊后,对患者进行体格检查。查体:T 38.0℃,P 56 次/min,R 18 次/min,BP 180/100mmHg;根据患者检查结果,进一步对患者进行全身状态检查。

请思考:

1. 全身状态检查的临床意义是什么?

2. 全身状态检查包括哪些项目?

3. 该患者生命体征检查结果有哪些异常?

全身状态检查包括生命体征、意识状态、面容与表情、发育与体型、营养状态、体位、步态,是对人体状况的概括性观察,以视诊为主,辅以触诊、听诊,是体格检查的第一步。

一、生 命 体 征

生命体征包括体温(body temperature,T)、脉搏(pulse,P)、呼吸(respiration,R)和血压(blood pressure,BP),是体格检查常规检查项目之一。

（一）体温

1. 正常体温　腋测法 36.0~37.0℃，口测法 36.3~37.2℃，肛测法 36.5~37.7℃。

2. 生理变化　早晨体温略低，下午略高，24h 内波动幅度不超过 1.0℃；运动或进食后、月经期前或妊娠期体温略高，老年人体温略低。

3. 病理变化　主要见于发热，即体温高于正常。

（1）病因：感染性发热和非感染性发热。

（2）分度：以口测法为标准。低热 37.3~38.0℃；中等度热 38.1~39.0℃；高热 39.1~41.0℃；超高热 >41.0℃。

发热时体温可呈现不同的热型，在疾病的诊断上具有一定的意义。

体温低于正常称为体温过低，主要见于休克、严重营养不良、甲状腺功能减退症及过久暴露于低温环境等。

（二）脉搏

脉搏的检查最常用桡动脉，特殊情况下可触诊股动脉、足背动脉、颈动脉等，测量时须注意脉搏的脉率、节律、紧张度、动脉壁状态、强弱及波形变化。

1. 脉率　指每分钟脉搏的次数。正常成人脉率为 60~100 次/min。

（1）生理变化：女性和儿童脉率较快，小于 3 岁的儿童大多 >100 次/min；老年人稍慢。紧张、情绪激动、运动时，脉率可增快。

（2）病理变化：脉率 >100 次/min 为脉率增快，见于发热、贫血、甲状腺功能亢进症、心力衰竭、心律失常、休克等；脉率 <60 次/min 为脉率减慢，见于颅内压增高、阻塞性黄疸、甲状腺功能减退症、心律失常等。正常时脉率与心率一致，但心房颤动或频发期前收缩时，脉率可慢于心率（脉搏短绌）。

2. 脉律　指脉搏的节律，可反映心脏的节律。正常人脉律规则，部分青少年、儿童可表现窦性心律不齐（脉律随呼吸改变，吸气时逐渐增快，呼气时逐渐减慢）；心律失常时脉律不规则，心房颤动时脉律绝对不规则。

3. 动脉壁状态　正常人动脉管壁柔软、光滑、有弹性，用手指压迫将血流阻断后，远端的动脉搏动触及不到。动脉硬化时，动脉壁硬而缺乏弹性，似条索状迂曲或结节状，且无法阻断远端的动脉血流。

4. 强弱　脉搏的强弱取决于心搏出量、脉压和外周血管阻力大小。脉搏增强见于高热、甲状腺功能亢进症、主动脉瓣关闭不全等。脉搏减弱见于心力衰竭、主动脉瓣狭窄与休克等。

5. 波形　指脉搏的形态变化，触诊或脉搏示波器描记可以判断。常见的异常脉搏波形：

（1）交替脉：指节律规则而强弱交替出现的脉搏，是左心功能不全早期的重要体征之一；常见于高血压性心脏病、急性心肌梗死等。

（2）水冲脉：指脉搏骤起骤落，急促有力；见于脉压增大的疾病，如甲状腺功能亢进症、严重贫血、主动脉瓣关闭不全、先天性心脏病动脉导管未闭、动静脉瘘等。检查时握紧患者手腕掌面,将其前臂高举过头部,可明显感知。

(3) 奇脉:又称为吸停脉,指吸气时脉搏明显减弱或消失;见于大量心包积液、缩窄性心包炎等,因心脏舒张受限,吸气时体静脉血液向右心回流受限,右心室排血量不能补偿吸气时的肺循环容量增加,导致肺静脉血液回流减少,左心排血量减少所致。

(三) 呼吸

1. 呼吸运动 肋间肌运动为主的呼吸为胸式呼吸,多见于女性。膈肌运动为主的呼吸为腹式呼吸,男性、老年人及婴幼儿多见。胸式呼吸减弱可见于肺炎、重症肺结核和胸膜炎、肋间神经痛、肋骨骨折等。腹式呼吸减弱可见于腹膜炎、大量腹水、肝脾极度肿大、腹腔内巨大肿瘤及妊娠晚期。

2. 呼吸频率 静息状态下,正常成人呼吸频率为 12~20 次/min,呼吸与脉搏之比为 1:4。新生儿呼吸频率约为 44 次/min,随着年龄增长而逐渐减慢。

(1) 呼吸过缓:呼吸频率 <12 次/min,见于镇静剂或麻醉剂过量、颅内压增高等。

(2) 呼吸过速:呼吸频率 >20 次/min,见于发热、疼痛、贫血、甲状腺功能亢进症、心力衰竭等。一般情况下体温每升高 1.0℃,呼吸频率约增加 4 次/min 。

3. 呼吸深度

(1) 呼吸深快:见于剧烈运动、情绪激动、过度紧张,糖尿病酮症酸中毒和尿毒症酸中毒可出现深长而快的呼吸库斯莫尔呼吸。

(2) 呼吸浅快:见于肥胖、呼吸肌麻痹、严重腹胀、大量腹水、肺炎、胸膜炎、胸腔积液、气胸等。

4. 呼吸节律 静息状态下,正常成人呼吸均匀、节律整齐。病理状态下,可出现呼吸节律的变化。

(1) 叹气样呼吸:在正常呼吸节律中出现一次深大呼吸,并常伴叹息声,多见于神经衰弱、精神紧张或抑郁症。

(2) 潮式呼吸:又称为陈-施呼吸(Cheyne-Stokes respiration)。呼吸由浅慢逐渐变为深快,再由深快转为浅慢,继而出现一段呼吸暂停,如此周而复始。其周期 30s~2min,暂停期可持续 5~30s。潮式呼吸见于药物所致的呼吸抑制、脑损伤(脑皮质水平),提示中枢性呼吸衰竭,偶见于脑动脉硬化的老年人深睡时。

(3) 间停呼吸:又称为比奥呼吸(Biot breathing),为伴有长周期呼吸暂停的不规则呼吸;可见于颅内压增高、药物所致的呼吸抑制,脑损伤(延髓水平)及临终前。

(四) 血压

血压是血管内的血液对血管侧壁产生的压力,通常指动脉血压或体循环血压。心室收缩时,主动脉内压力在收缩中期达最高值称为收缩压(systolic blood pressure,SBP)。心室舒张时,主动脉内压力在舒张末期达最低值称为舒张压(diastolic blood pressure,DBP);收缩压与舒张压之差为脉压或脉差(pulse pressure,PP)。

1. 血压标准 成人血压标准和高血压分类见表 3-2。

表 3-2　成人血压标准和高血压分类

类别	收缩压/mmHg		舒张压/mmHg
正常血压	<120	和	<80
正常高值	120~139	和/或	80~89
高血压	≥140	和/或	≥90
1级高血压(轻度)	140~159	和/或	90~99
2级高血压(中度)	160~179	和/或	100~109
3级高血压(重度)	≥180	和/或	≥110
单纯收缩期高血压	≥140	和	<90

注：收缩压与舒张压水平不在一个级别时，按较高的级别分类。单纯收缩期高血压也可按照收缩压水平分为1、2、3级。

2. 血压变化及其临床意义　新生儿血压平均为(50~60)/(30~40)mmHg，成人的收缩压随年龄的增长而略增，一般男性较女性略高，年龄越大男女差别越小。体质、情绪激动或紧张、运动、气温等因素均可影响血压。血压的测量应在被测者安静、清醒，未服用抗高血压药条件下，用标准测量方法，至少3次非同日测量。

(1) 高血压：在安静、清醒状态下，未使用抗高血压药条件下，采用标准测量血压方法，至少3次非同日血压值，收缩压≥140mmHg和/或舒张压≥90mmHg可诊断为高血压。如果仅收缩压达到高血压诊断标准则称为收缩期高血压。高血压分为原发性高血压；以及继发性高血压(症状性高血压)，如肾动脉狭窄、慢性肾小球肾炎等。

(2) 低血压：血压<90/60mmHg，多见于休克、急性心肌梗死、极度衰弱等。低血压与体位变化有关者称为直立性低血压，又称为体位性低血压。

(3) 血压不对称：正常双侧上肢血压差在5~10mmHg。若两上肢血压相差大于10mmHg即为血压不对称，见于血管闭塞性脉管炎、多发性大动脉炎、先天性动脉畸形等。

(4) 上下肢血压差缩小：正常时下肢血压高于上肢血压20~40mmHg，当下肢血压等于或低于上肢血压时称为上下肢血压差缩小，常见于主动脉缩窄、胸腹主动脉型大动脉炎等。

(5) 脉压增大：正常成人脉压为30~40mmHg。脉压>40mmHg称为脉压增大，见于主动脉瓣关闭不全、甲状腺功能亢进症、动脉导管未闭、动静脉瘘、严重贫血等。

(6) 脉压减小：脉压<30mmHg，常见于主动脉瓣狭窄、心包积液、缩窄性心包炎、严重心力衰竭等。

二、意 识 状 态

意识是大脑功能活动的综合表现，是人对外界及自身的认知和观察力。正常人意识清晰，反应敏锐精确，思维和情感活动正常，语言流畅、准确，表达能力良好，定向力正常。

当疾病影响大脑功能活动时，可引起不同程度的意识改变，这称为意识障碍。意识障碍可通过问诊、计算能力、定向力、痛觉试验、瞳孔反射等判断。

根据意识障碍的程度,意识障碍可分为嗜睡、意识模糊、昏睡、谵妄及昏迷。

1. 嗜睡　是程度最轻的意识障碍。患者处于持续睡眠状态,可被唤醒,醒后能正确回答问题及作出各种反应,但刺激去除后又很快入睡,属于病理性嗜睡。

2. 意识模糊　是较嗜睡为深的意识障碍。患者能保持简单的精神活动,但对时间、地点、人物等的定向力发生障碍。

3. 昏睡　患者处于熟睡状态,不易唤醒。强刺激(压眶反射)下虽可被唤醒,但很快又入睡,醒时答话含糊或答非所问。

4. 谵妄　多为其他意识障碍的一种伴发表现;是兴奋性增高为主的失调状态,表现为意识模糊、定向力丧失、感觉错乱、躁动不安、胡言乱语等。

5. 昏迷　为意识的持续中断或完全丧失,是最严重的意识障碍。昏迷与昏睡最主要的区别是能否被唤醒。昏睡患者能被唤醒,而昏迷患者则不能被唤醒,内容详见本篇第一章。

三、面容与表情

面容是面部所呈现的状态。表情为面部情感的表现。常见的异常面容(彩图 3-10):

1. 急性病容　面色潮红,呼吸急促,唇有疱疹,表情痛苦;多见于急性感染性疾病,如肺炎链球菌肺炎、疟疾、流行性脑脊髓膜炎等。

2. 慢性病容　面容憔悴,面色灰暗,目光暗淡,表情抑郁;见于慢性消耗性疾病,如肝硬化、恶性肿瘤、严重结核病等。

3. 贫血面容　面色苍白,口唇舌淡,神情倦怠;见于各种贫血。

4. 二尖瓣面容　面色灰暗、两颊紫红、口唇发绀;见于风湿性心脏病二尖瓣狭窄。

5. 黏液性水肿面容　面色苍黄,颜面水肿,目光呆滞,反应迟钝,毛发稀疏;见于甲状腺功能减退症。

6. 甲状腺功能亢进症面容　面容惊愕,眼球凸出,眼裂增宽,目光闪烁,表情兴奋;见于甲状腺功能亢进症。

7. 肢端肥大症面容　头颅增大,面部变长,下颌前凸,眉弓、两颧隆起,唇舌肥厚,耳鼻增大;见于肢端肥大症。

8. 满月面容　面如满月,皮肤发红,常伴痤疮和胡须生长;见于库欣综合征及长期应用糖皮质激素者。

9. 苦笑面容　牙关紧闭,面肌痉挛,呈苦笑状;见于破伤风。

四、发育与体型

(一)发育
发育应结合年龄、智力、体格成长状态(包括身高、体重及第二性征)综合评价,与遗传、内分泌、营养代谢、生活条件及体育锻炼等密切相关。

1. 判断成人发育正常的指标　双上肢展开后两中指指端的距离=身高;胸围=1/2身高;坐高=下肢的长度。

2. 发育异常　在发育成熟前,垂体前叶功能亢进可出现体格异常高大,称为巨人症;垂体功能减退可导致体格异常矮小,称为生长激素缺乏性侏儒症(又称为垂体性侏儒症)。幼年甲状腺功能减退时,可导致体格矮小和智力低下,称为克汀病(又称为呆小病)。性激素分泌受损可导致第二性征的改变,男性患者表现为上、下肢过长,骨盆宽大,皮下脂肪丰满,无胡须,毛发稀少,外生殖器发育不良,发音呈女声;女性患者出现乳房发育不良,闭经,体格男性化,发音呈男声。

(二)体型

体型指身体各部发育的外观显现,包括骨骼、肌肉的生长与脂肪分布的状态等。成人的体型可分为以下 3 种:

1. 无力型(瘦长型)　体高肌瘦、颈细长、肩垂、胸廓扁平,腹上角 <90°。正常见于消瘦者;疾病见于慢性消耗性病变,如肺结核、肝硬化等。

2. 正力型(匀称型)　身体各个部分匀称适中,腹上角为 90°,见于多数正常成人,也见于疾病的早期。

3. 超力型(矮胖型)　体格粗壮、颈粗短、肩平、胸廓宽阔,腹上角 >90°。正常见于矮胖者;疾病见于肺气肿等。

五、营 养 状 态

营养状态是根据毛发、皮肤、皮下脂肪、肌肉的发育情况进行判断的。评价营养状态最简便快捷的方法是观察皮下脂肪充实的程度,最常选择的部位是前臂曲侧或上臂背侧下 1/3 处。在一定时间内比较体重的变化也可反映出营养状态。

此外,标准体重及体重指数(body mass index,BMI)也可反映营养状态。标准体重粗略计算:体重(kg)=身高(cm)−105,女性在此基础上减掉 2~3kg。世界卫生组织(World Health Organization,WHO)推荐的标准体重:

男性:体重(kg)=[身高(cm)−80]×0.7

女性:体重(kg)=[身高(cm)−70]×0.6

体重指数=体重(kg)/身高(m²)

营养状态分为良好、中等、不良三个等级。良好指皮肤黏膜红润、皮肤光泽、弹性良好,皮下脂肪丰满而有弹性,肌肉结实,指甲、毛发润泽,肋间隙及锁骨上窝深浅适中,肩胛部和股部肌肉丰满。不良指皮肤黏膜干燥、弹性降低,皮下脂肪菲薄,肌肉松弛无力,指甲粗糙无光泽,毛发稀疏,肋间隙及锁骨上窝凹陷,肩胛骨和髂骨嵴峋突出。中等指介于营养良好和营养不良之间。

营养状态异常有营养不良和营养过度。

1. 营养不良　由于摄入不足或消耗增多引起,多见于长期的摄食障碍、消化不良或严重的消耗性疾病。体重下降＜标准体重的 10% 为消瘦,极度消瘦者称为恶病质。WHO 标准下 BMI 值＜18.5kg/m² 为消瘦。

2. 营养过度　体内中性脂肪积聚过多,体重增加＞标准体重的 20% 为肥胖。我国成人 BMI 值 =24kg/m² 为超重,BMI 值≥28kg/m² 为肥胖。腰围:男性≥85cm,女性≥80cm 为腹部脂肪积蓄的界限。腰臀比:男性 >1.0,女性 >0.9 为异常,腰臀比异常与不良健康事件的危险性相关,其预测价值大于 BMI 值。

六、体　　位

体位指患者身体所处的状态。

(一) 自主体位
自主体位指身体活动自如,不受限制;见于正常人、病情轻、疾病早期患者。

(二) 被动体位
被动体位指自己不能调整或变换身体的位置;见于极度衰竭、瘫痪或意识丧失患者。

(三) 强迫体位
强迫体位指为缓解疾病的痛苦而被迫采取的某种特殊体位。

1. 强迫坐位　如端坐呼吸;患者坐于床沿,两下肢下垂,身体略前倾,双手分置膝盖或床边;见于左心衰竭、呼吸衰竭等。

2. 强迫蹲位　儿童在活动过程中,突然停止活动并采用蹲踞位或膝胸位以缓解呼吸困难和心悸;见于发绀型先天性心脏病。

3. 强迫卧位　急性腹膜炎呈强迫仰卧位;脊柱疾病时强迫俯卧位;一侧胸膜炎和大量胸腔积液则强迫侧卧位。

4. 强迫停立位　在行走中因心前区疼痛,强迫立即停立,以缓解心脏因缺血缺氧导致的疼痛;见于心绞痛。

5. 辗转体位　辗转反侧,坐卧不安;见于胆石症、胆道蛔虫病、肾绞痛等。

6. 角弓反张位　颈及脊背肌肉强直,头向后仰,胸腹前凸,背过伸,躯干呈弓形;见于破伤风、小儿脑膜炎等。

七、步　　态

步态指走动时所表现出的姿态。常见异常步态(图 3-11):

1. 慌张步态　起步后小步急速趋行,身体前倾,有难以止步之势;见于帕金森病等。

2. 醉酒步态　行走时躯干重心不稳,步态紊乱如酒醉状;见于小脑疾病、酒精及巴比

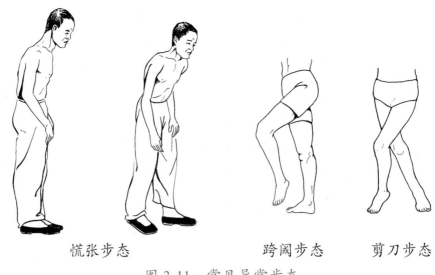

慌张步态   跨阈步态   剪刀步态

图 3-11 常见异常步态

妥类药物中毒。

3. 蹒跚步态　走路时身体左右摇摆似鸭步；见于佝偻病、大骨节病、进行性肌营养不良或先天性双侧髋关节脱位等。

4. 共济失调步态　起步时一脚高抬，骤然垂落，双目向下注视，两脚间距宽，以防身体倾斜，闭目时不能保持平衡；见于脊髓病变。

5. 跨阈步态　起步时必须抬高下肢才能行走；见于腓总神经麻痹。

6. 剪刀步态　移步时下肢内收过度，两腿交叉呈剪刀状；见于脑性瘫痪与截瘫。

第三节　皮肤、黏膜和浅表淋巴结检查

 导入案例

患儿，男，16 岁。患儿半年来面部皮肤经常出现散在红肿、感染，认为是青春期正常现象，一直未给予任何治疗；近 1 周红肿遍布整个面部，有些部位出现化脓、流脓血，感到问题严重，遂到医院诊治。

请思考：

1. 引起患儿面部红肿、感染的原因有什么？

2. 对患儿面部皮肤检查应包括哪些项目？

3. 如果患儿是面部浅表淋巴结肿大，肿大的淋巴结有哪些特点？

一、皮肤、黏膜检查

（一）颜色

皮肤的颜色与毛细血管分布、血液充盈度、皮下脂肪厚薄、色素量有关。

1. **发红** 与毛细血管扩张充血、血流加速及红细胞量增多相关；见于运动、饮酒后、发热性疾病、阿托品及一氧化碳中毒等。持久性发红见于库欣综合征及真性红细胞增多症。

2. **苍白** 与贫血、末梢毛细血管痉挛或充盈不足有关；见于寒冷、惊恐、虚脱、休克、主动脉瓣关闭不全等。

3. **发绀** 皮肤黏膜呈青紫色；见于严重缺氧或异常血红蛋白血症；在循环末梢处，如口唇、耳郭、面颊、肢端等较明显。

4. **黄染** 指皮肤黏膜发黄，具体见本篇第一章。

5. **色素沉着** 常见于慢性肾上腺皮质功能减退、肝硬化、晚期肝癌、肢端肥大症等。老年人全身或面部的散在色素斑，称为老年斑。妊娠期妇女面部、额部出现的棕褐色对称性色素斑，称为妊娠斑。

6. **色素脱失** 常见白化症、白癜风、白斑，部分黏膜白斑可癌变。

（二）湿度

皮肤的湿度主要与环境的温度、湿度变化和汗腺排泌功能相关。

1. **多汗** 常见于甲状腺功能亢进症、佝偻病、风湿病等。

2. **少汗及无汗** 常见于脱水、维生素 A 缺乏症、黏液性水肿、硬皮病等。

3. **冷汗** 手足皮肤发凉而大汗淋漓，常见于休克和虚脱等。

4. **盗汗** 指夜间入睡后出汗，常见于结核病等。

（三）弹性

皮肤弹性与年龄、营养状态、皮下脂肪、组织间隙所含液体量等有关。儿童及青年皮肤紧张富有弹性；中年以后皮肤组织逐渐松弛，弹性减弱；老年人皮肤组织萎缩，皮下脂肪减少，弹性减退。弹性减弱常见于消耗性疾病、严重脱水。

（四）皮疹

皮疹常见于传染病、皮肤病、药物及其他物质所致的过敏反应等。检查时应注意其大小、形态、颜色、分布部位、平坦或隆起、出现与消失的时间、发展顺序，压之是否褪色，有无瘙痒及脱屑等。皮疹有斑疹、丘疹、斑丘疹、荨麻疹等。

玫瑰疹：鲜红色圆形斑疹，直径 2~3mm，多见于上腔静脉区域的胸部、腹部等，是伤寒和副伤寒的特征性皮疹。

（五）皮下出血

皮下出血常见于外伤、血液病、毒物或药物中毒等。皮下出血可分为瘀点：直径

<2mm；紫癜：直径 3~5mm；瘀斑：直径 >5mm；血肿：片状出血伴有皮肤显著隆起。应注意与红色皮疹或小红痣相鉴别。皮疹压之可褪色或消失，皮下出血和小红痣受压后均不褪色。

（六）蜘蛛痣与肝掌

蜘蛛痣是皮肤小动脉末端扩张而成形似蜘蛛的血管痣（彩图3-12），多见于上腔静脉区域如面、颈、手背、上臂、前胸等处。手掌大、小鱼际处发红，压后褪色，称为肝掌（彩图3-13）。肝掌与蜘蛛痣是肝对雌激素灭活作用减弱导致，见于慢性肝炎和肝硬化等肝病患者；也见于妊娠期妇女。

（七）水肿

水肿可分为全身性水肿与局部性水肿；非凹陷性水肿与凹陷性水肿；程度分轻、中、重三度。轻度水肿：仅见于眶下软组织、眼睑、胫骨前、踝部皮下组织，指压后有轻度下陷，平复较快；中度水肿：全身组织均见明显水肿，指压后出现明显凹陷，平复缓慢；重度水肿：全身组织严重水肿，身体低垂部位皮肤紧张发亮，甚至有液体渗出，胸腔、腹腔等浆膜腔内可见积液。

二、浅表淋巴结检查

正常人浅表淋巴结直径 0.2~0.5cm，质地柔软，表面光滑，与周围组织无粘连，无压痛，不易触及。

（一）检查方法和顺序

由浅及深进行滑动触诊。检查顺序一般为耳前、耳后、乳突区、枕骨下区、颌下、颏下、颈前三角、颈后三角、锁骨上窝、腋窝、滑车上、腹股沟、腘窝等。触及淋巴结肿大时，注意其部位、大小、数目、硬度、压痛、活动度，局部皮肤有无红肿、瘢痕、瘘管等。

（二）临床意义

1. 全身性淋巴结肿大　可遍及全身，大小不等，无粘连；常见于急、慢性淋巴结炎，淋巴瘤，急、慢性白血病等。

2. 局限性淋巴结肿大

（1）淋巴结结核：常见于颈部血管周围，多发，质稍硬，大小不等，可相互粘连或与周围组织粘连成串出现。

（2）恶性肿瘤淋巴结转移：淋巴结质地坚硬或有橡皮样感，表面光滑或突起，多无压痛。胸部肿瘤，如肺癌，可向右侧锁骨上窝或腋窝淋巴结群转移；左侧锁骨上窝淋巴结肿大，常为胃癌、食管癌转移的标志。

（3）非特异性淋巴结炎：因所引流区域的急、慢性炎症引起。急性炎症早期，肿大的淋巴结柔软、有压痛，表面光滑、无粘连；慢性炎症时，淋巴结质硬，可有粘连。

第四节　头面部和颈部检查

导入案例

　　患者,女,48 岁,因交通事故造成头面部外伤和颅骨骨折,昏迷入院。经抢救现患者意识恢复,生命体征稳定。为进一步明确病情,医生为其进行了全面体格检查。

　　请思考:

　　1. 检查患者头部时,应检查哪些项目?

　　2. 面部器官的检查应从哪些方面进行?

一、头面部检查

(一)头发

　　头发需注意颜色,疏密度,是否脱发、脱发的类型和特点。头发的颜色、疏密度和曲直可因种族遗传因素及年龄而异。脱发可因斑秃、伤寒、甲状腺功能减退症等疾病所致,也可见于抗癌药物治疗等。

(二)头颅

　　1. 大小及外形　头颅的大小称为头围(自眉间绕到颅后通过枕骨粗隆的周长)。新生儿头围约 34cm,随年龄增长而增加,成人≥53cm。常见异常头颅(图 3-14):

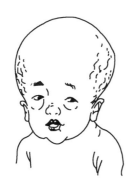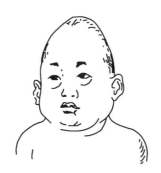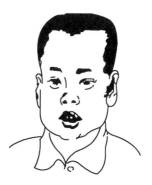

图 3-14　常见异常头颅

　　(1) 小颅:儿童囟门闭合多在 12~18 个月,早闭呈小头畸形,常伴智力发育障碍。

　　(2) 尖头畸形:头顶部尖突高起似塔状,又称为塔状颅,因矢状缝与冠状缝过早闭合导致;见于先天性疾病尖颅并指(趾)畸形。

　　(3) 方颅:前额左右突出,头顶平坦呈方形;见于小儿佝偻病、先天性梅毒等。

　　(4) 巨颅:额、顶、颞、枕部突出膨大呈圆形,颈部静脉充盈,颜面相对较小;见于脑积水,伴落日目。

2. 运动异常　帕金森病头部可不随意颤动;与颈动脉搏动一致的点头运动,见于严重主动脉瓣关闭不全;头部活动受限,见于颈椎病。

(三)眼

1. 眼睑　注意有无眼睑水肿、睑内翻、上睑下垂、眼睑闭合障碍等。

2. 结膜　充血发红伴血管充盈,见于结膜炎、角膜炎;颗粒与滤泡见于沙眼;苍白见于贫血;出现大片结膜下出血,可见于高血压、动脉硬化。

3. 眼球　突出:双侧见于甲状腺功能亢进症;单侧多因局部炎症或眶内占位性病变所致,偶见于颅内病变。下陷:双侧见于老年人、严重脱水、消瘦;单侧见于霍纳综合征(Horner syndrome)。震颤,即双侧眼球发生一系列有规律的快速往返运动,见于耳源性眩晕、小脑疾病、视力严重低下等。

4. 角膜　透明度下降:见于云翳、白斑、软化、溃疡、新生血管等。软化:见于婴幼儿营养不良、维生素 A 缺乏等。老年环(角膜周边部基质内的脂质沉着,初发时出现在角膜上、下方,逐级发展成环状)多见于老年人。

5. 巩膜　正常瓷白色,黄染见于黄疸。内眦部出现不均匀黄色斑块,多为脂肪沉着。

6. 瞳孔　应注意其大小、形状、位置,双侧是否等圆、等大,对光反射、调节及集合反射等是否正常。瞳孔缩小受动眼神经的副交感神经支配,瞳孔扩大受交感神经支配。

(1) 形状与大小:正常瞳孔直径 2~5mm,圆形,双侧等大。正常婴幼儿和老年人瞳孔较小,青少年瞳孔较大。缩小:常见于虹膜炎症,有机磷农药中毒,吗啡、氯丙嗪、毛果芸香碱等药物反应。扩大:常见于外伤、青光眼绝对期、视神经萎缩、阿托品或可卡因等药物影响。大小不等:提示有颅内病变,如脑疝、脑外伤、脑肿瘤等。

(2) 对光反射:包括直接对光反射和间接对光反射。对光反射迟钝见于浅昏迷,完全消失见于深昏迷。

(3) 集合反射:嘱患者注视 1m 外的目标(通常是检查者的示指),将目标逐渐移近眼球(距眼球 5~10cm 处),正常人双眼内聚、瞳孔缩小。当动眼神经功能损害时,集合反射消失。

7. 视力　近距离视力表:患者距视力表 33cm,能看清"1.0"行视标者为正常视力。远距离视力表:患者距视力表 5m,两眼分别检查。

(四)耳

应注意耳郭的外形、大小,外耳道皮肤有无红肿、分泌物及乳突区。外耳道局部红肿,伴耳郭牵拉痛见于外耳道疖肿;耳郭皮下痛性结节见于痛风;外耳道有脓性分泌物,伴全身症状见于化脓性中耳炎。化脓性中耳炎引流不畅时,可蔓延为乳突炎。检查时可见耳郭后方皮肤红肿,乳突明显压痛。

（五）鼻

1. **外形和颜色** 酒渣鼻指鼻尖鼻翼处皮肤发红变厚,伴毛细血管扩张及组织肥厚,多见于螨虫感染;鼻梁部皮肤有红色斑块,且高出皮面并向两面颊部蔓延成蝴蝶状,见于系统性红斑狼疮;呼吸时鼻翼扇动,见于严重呼吸困难患者。

2. **鼻腔** 鼻中隔正常居于鼻腔正中。偏曲或穿孔,多为鼻腔慢性炎症、外伤所致;鼻出血见于外伤、感染、鼻咽癌或全身性疾病等。妇女若发生周期性鼻出血,多为子宫内膜异位症。

3. **鼻腔黏膜** 鼻黏膜肿胀,伴鼻塞和流涕,见于急性鼻炎;鼻黏膜肿胀且组织肥厚,见于慢性鼻炎。

4. **鼻旁窦** 是开口于鼻腔的骨性腔洞,有额窦、筛窦、蝶窦和上颌窦4对(彩图3-15)。引流不畅时,易发生鼻窦炎,出现鼻塞、流涕、头痛和窦区压痛。

（六）口腔

1. **口唇** 注意颜色、有无疱疹、口角糜烂和歪斜。苍白常见于贫血、虚脱、主动脉瓣关闭不全;发绀常见于心、肺功能不全;干燥伴皲裂常见于严重脱水;疱疹常见于大叶性肺炎、流行性脑脊髓膜炎等;口角歪斜多为面神经麻痹。

2. **黏膜** 正常口腔黏膜光洁呈粉红色。在相当于第二磨牙的颊黏膜处出现帽针头大小白色斑点,称为科氏斑(Koplik spot),又称为麻疹黏膜斑,是麻疹的早期特征。

3. **牙齿** 正常牙齿呈瓷白色,应注意牙齿的色泽、形状,有无龋齿、缺齿和义齿等。如发现牙病,应按牙列书写格式标明所在部位(图3-16)。

上

右	8	7	6	5	4	3	2	1	1	2	3	4	5	6	7	8	左
	8	7	6	5	4	3	2	1	1	2	3	4	5	6	7	8	

下

1.中切牙,2.侧切牙,3.尖牙,4.第一前磨牙,5.第二前磨牙,6.第一磨牙,7.第二磨牙,8.第三磨牙。

如左上尖牙、右下第一前磨牙为龋齿,则记录为龋齿。 $\frac{\quad\ \ |\ 3}{4\ |\quad\ }$

图 3-16　牙列书写格式

4. **牙龈** 正常呈粉红色,质坚韧,紧密贴合于牙颈部,压之无出血及溢脓。慢性牙周炎时牙齿松动、牙龈水肿溢脓;牙龈缘出血常为牙石等局部因素引起,也可因全身疾病如血液病等引起;铅中毒时牙龈游离缘出现蓝灰色的点线称为铅线。

5. **舌** 注意舌质、舌苔及其活动状态。正常人舌质淡红、柔软、湿润,舌苔薄白,伸舌居中、活动自如、无震颤。舌面黏膜呈绛红色,称为牛肉舌,多见于烟酸缺乏;舌乳头肿胀、鲜红称为草莓舌,多见于猩红热;舌乳头萎缩消失,上皮全层变薄,舌肌萎缩,舌体较小,舌面光滑呈粉红色或红色为光滑舌,又称为镜面舌,多见于营养性巨幼细胞贫血。

6. 咽部及扁桃体　咽部黏膜:充血、红肿、分泌增多,多见于急性咽炎;充血、表面粗糙,并伴淋巴滤泡呈簇状增殖,多见于慢性咽炎。正常人扁桃体不显露;急性扁桃体炎时,腺体增大、红肿,在扁桃体隐窝内可见黄白色分泌物。

扁桃体增大分度:一般分为三度(彩图3-17)。不超过咽腭弓者为Ⅰ度;超过咽腭弓者为Ⅱ度;达到或超过咽后壁中线者为Ⅲ度。

二、颈部检查

(一)颈部运动

正常颈部活动自如。颈部运动受限伴疼痛,见于颈肌扭伤、软组织炎症等。各种脑膜炎、蛛网膜下腔出血时颈部强直。

(二)颈部血管

正常人取立位或坐位时颈外静脉常不显露;去枕平卧时稍充盈,充盈水平仅限于锁骨上缘到下颌角距离的下2/3以内;如保持在45°半卧位时颈静脉充盈度超过正常水平,或者立位、坐位时可见颈静脉充盈,称为颈静脉怒张,提示体循环静脉压升高,多见于右心衰竭、缩窄性心包炎、心包积液、上腔静脉阻塞综合征等。正常人剧烈活动后可见微弱颈动脉搏动;若安静状态下出现颈动脉明显搏动,多见于脉压增大的主动脉瓣关闭不全、高血压、甲状腺功能亢进症、严重贫血等。

(三)甲状腺

甲状腺在甲状软骨下方及环状软骨两侧,正常时看不到且不易触及。

1. 甲状腺检查方法及内容　用视诊、触诊和听诊检查甲状腺的大小、质地、是否对称,有无结节、压痛、震颤等。

(1) 视诊:观察甲状腺的大小和对称性。正常人甲状腺外观不突出,女性在青春发育期可略增大。

(2) 触诊:检查甲状腺是否肿大、有无压痛、表面有无结节、质地如何、震颤有无等,甲状腺触及震颤是确诊甲状腺功能亢进症的重要依据之一。

(3) 听诊:触及甲状腺肿大时,用钟型听诊器直接放在甲状腺上,如闻及低调的静脉"嗡鸣"音,是确诊甲状腺功能亢进症的依据之一。

2. 甲状腺肿大的分度及其临床意义　甲状腺肿大分为三度:看不到肿大但能触及者为Ⅰ度;能触及且能看到,但在胸锁乳突肌以内者为Ⅱ度;超过胸锁乳突肌外缘者为Ⅲ度。甲状腺肿大常见于:

(1) 甲状腺功能亢进症:为程度不等的弥漫性、对称性甲状腺肿大,其质地柔软、表面光滑、无压痛,可有震颤,常闻及"嗡鸣"样血管杂音。

（2）单纯性甲状腺肿：腺体肿大明显，呈弥漫性或结节性，无压痛及震颤。

（3）甲状腺癌：多呈单发的结节，不规则、质硬。

（四）气管

正常人气管居于颈前正中部。检查时嘱患者取坐位或仰卧位，检查者将示指与无名指分别置于两侧胸锁关节上，再将中指置于气管之上，观察中指是否在示指与无名指中间，或者将中指置于气管与两侧胸锁乳突肌之间的间隙，据两间隙是否等宽判断气管有无偏移。

1. 气管推向健侧　多见于单侧甲状腺肿大、大量胸腔积液、积气、纵隔肿瘤等。

2. 气管拉向患侧　多见于肺不张、胸膜粘连等。

第五节　胸部检查

 导入案例

患者，男，17 岁，身高 178cm，体重 56kg。患者在课间打篮球时，突发左侧胸部撕裂样疼痛，伴胸闷、呼吸困难，经休息后无好转，且呼吸困难逐渐加重，急诊入院。

请思考：

1. 根据病史患者可能发生了什么情况？

2. 对患者进行肺部视诊、触诊、叩诊、听诊检查时可出现哪些体征？

一、胸部的体表标志

胸部体表标志用于标记胸部体征的部位和范围（彩图 3-18 和彩图 3-19）。

（一）骨骼标志

骨骼标志包括胸骨角、脊柱棘突、肩胛下角及腹上角。

（二）自然隐窝与人工分区

自然隐窝与人工分区包括胸骨上窝、锁骨上窝及下窝、腋窝、肩胛上区和下区及间区。

（三）人工划线

人工划线包括前正中线、锁骨中线、胸骨线腋前线、腋后线、腋中线、肩胛线及后正中线。

二、胸壁、胸廓及乳房检查

（一）胸壁

检查有无胸壁静脉曲张、皮下气肿和胸壁压痛。在白血病、骨髓瘤时，可有胸骨压痛或叩击痛。

（二）胸廓

正常胸廓两侧对称，成人胸廓前后径短于左右径，二者之比约2:3，呈椭圆形。小儿和老年人胸廓前后径小于左右径或二者几乎相等，呈圆柱形。常见胸廓外形的改变（图3-20）：

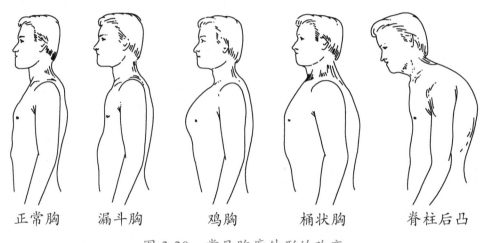

| 正常胸 | 漏斗胸 | 鸡胸 | 桶状胸 | 脊柱后凸 |

图3-20 常见胸廓外形的改变

1. 桶状胸 胸廓前后径增大，与左右径几乎相等，呈圆桶状，见于肺气肿，也可见于部分老年人或矮胖体型者。

2. 扁平胸 胸廓前后径小于左右径的一半，呈扁平状；多见于慢性消耗性疾病，如肺结核、肺癌晚期等，也可见于瘦长体型者。

3. 佝偻病胸 多见于儿童，为佝偻病所致；可表现为鸡胸、串珠肋、肋膈沟及漏斗胸。

4. 胸廓单侧变形 一侧胸廓膨隆，见于大量胸腔积液、气胸等。一侧胸廓凹陷，见于肺不张、肺纤维化和广泛胸膜肥厚粘连等。

（三）乳房

1. 检查方法 检查方法主要是视诊和触诊。患者取坐位或仰卧位，充分暴露胸部。

视诊：乳房发育是否正常，皮肤及乳头有无异常。

触诊：先健侧后患侧。从外上象限开始，由浅入深触诊直至内上象限，最后触诊乳头（图3-21）。

注意乳房的弹性、硬度、有无压痛及包块，同时注意腋窝、锁骨上窝、颈部淋巴结是否肿大。

2. 临床意义 急性乳腺炎：多见于哺乳期妇女；乳房红、肿、热、痛，常局限于一侧乳房的

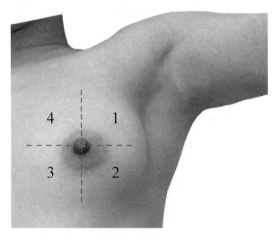

图3-21 乳房病变的定位与划区

某一象限,触诊有硬结包块,伴全身感染症状。乳腺癌:单发肿块与皮下组织粘连,局部皮肤呈橘皮样,乳头常回缩,多见于中年妇女,晚期常伴有腋窝淋巴结转移。乳腺良性肿瘤:多见于乳腺囊性增生、乳腺纤维腺瘤;质较软,界限清楚,活动度好。

三、肺和胸膜检查

(一)视诊

1. 呼吸运动　两侧肺和胸膜病变,双侧胸式呼吸运动减弱;一侧肺和胸膜有疾病,表现为患侧呼吸运动减弱或消失,而健侧呼吸运动代偿性增强。

2. 呼吸频率、节律、深度,见本章第二节。

(二)触诊

1. 胸廓扩张度　随呼吸运动胸廓扩大和缩小的活动度。正常人两侧一致。当胸腔积液、气胸、肺炎等疾病时,患侧胸廓扩张度减弱,健侧则代偿性增强。检查方法见图 3-22。

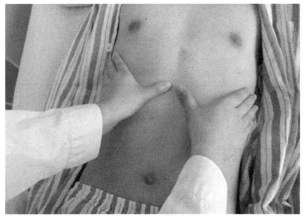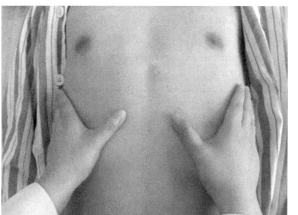

图 3-22　胸廓扩张度检查方法

2. 语音震颤　喉部的声音沿气管、支气管、肺泡传到胸壁引起共鸣的振动,用手掌可触及。检查方法见图 3-23。

语音震颤受发音强弱、音调高低、胸壁厚薄及部位等因素的影响。正常成人较儿童强,男性较女性强,消瘦者较肥胖者强,前胸上部较下部强,右胸上部较左胸上部强,后背上部较下部强。

语音震颤增强:见于肺实变如肺炎、大片肺梗死,或者靠近胸壁的肺内大空洞如肺结核、肺脓肿等。

语音震颤减弱或消失:见于肺气肿、气胸、阻塞性肺不张、大量胸腔积液、胸膜严重肥厚等。

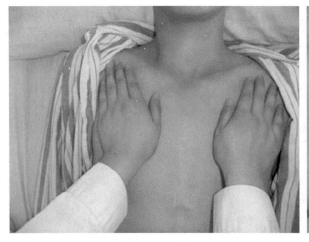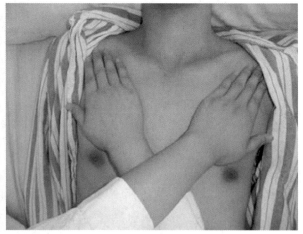

图 3-23　语音震颤检查方法

（三）叩诊

1. 方法及叩诊音　叩诊时指板平贴于肋间隙并与肋骨平行,从上到下,由外向内,两侧对比,逐个肋间隙进行叩诊,依次叩前胸、侧胸、后背。

正常胸部叩诊音有清音、浊音、实音、鼓音(彩图3-24)。正常肺部叩诊音为清音。

异常叩诊音:

(1) 过清音:见于肺气肿。

(2) 实音:见于胸腔内有不含气的病变,如大量胸腔积液、肺实变等。

(3) 浊音:见于肺含气量减少,如肺炎、肺结核等。

(4) 鼓音:见于气胸或靠近胸壁的肺内大空洞。

2. 肺界的叩诊

(1) 肺上界［肺尖或克勒尼希峡(Kronig isthmus)］:正常 4~6cm,右侧较左侧稍窄;增宽见于肺气肿及气胸;变窄或叩浊,见于肺实变或浸润,如肺结核、肺萎缩等。

(2) 肺下界:正常人平静呼吸时,肺下界在锁骨中线、腋中线、肩胛下角线分别位于第6、8、10肋间隙,两侧大致相等;因体型不同可上、下移一肋间隙。上移见于肺不张、肺纤维化、大量腹水、气腹等;下移见于肺气肿等。

(3) 肺下界及其移动范围:深吸气末与深呼气末肺下界之间的距离;正常成人6~8cm,多在肩胛下角线上叩出;减小见于肺气肿、肺不张、肺纤维化等;大量胸腔积液及气胸时,无法叩出。

（四）听诊

1. 正常呼吸音　包括支气管呼吸音、肺泡呼吸音、支气管肺泡呼吸音(表3-3)。

2. 异常呼吸音

(1) 异常肺泡呼吸音:指肺泡呼吸音的强度、性质及时相的改变。

1) 肺泡呼吸音减弱或消失:因入肺泡的气流减少流速减慢、呼吸音传导障碍导致;见于胸痛、呼吸道阻塞等。

表 3-3　正常呼吸音的特点

分类	支气管呼吸音	肺泡呼吸音	支气管肺泡呼吸音
发生机制	呼吸时气流在声门、气管及主支气管内形成的湍流	呼吸时气流进出肺泡使其松弛和紧张交替产生的振动	兼有支气管呼吸音和肺泡呼吸音的形成机制
听诊特点	似抬舌呼气时发出的"哈"音,呼气音较吸气音音响强、音调高、时相长 吸气＜呼气	似上齿咬下唇呼气时发出的"呋"音,吸气音较呼气音音响强、音调高、时相长 吸气＞呼气	吸气音似肺泡呼吸音,但较之响,呼气音似支气管呼吸音,但较之弱,呼气与吸气相大致相等 吸气＝呼气
听诊部位	喉部、胸骨上窝、背部第6、7颈椎,以及第1、2胸椎附近	除支气管呼吸音与支气管肺泡呼吸音以外肺野部位	胸骨角附近、肩胛间区第3、4胸椎、肺尖附近

2) 肺泡呼吸音增强:因于肺泡通气量增加气流加速所致,双侧肺泡呼吸音增强见于运动、发热、酸中毒、代谢亢进等。一侧肺泡呼吸音增强多为代偿性。

3) 呼气音延长:因肺组织弹性降低引起,如支气管哮喘、慢性阻塞性肺气肿等。

(2) 异常支气管呼吸音:指在肺泡呼吸音听诊部位听到支气管呼吸音;常见于肺组织实变、肺内大空洞、压迫性肺不张等。

(3) 异常支气管肺泡呼吸音:指在肺泡呼吸音的部位听到混合呼吸音;见于支气管肺炎、肺结核、大叶性肺炎初期等。

3. 啰音　呼吸音以外的附加音,按性质分干啰音和湿啰音(表 3-4)。

表 3-4　啰音的特点

分类	干啰音	湿啰音
发生机制	气流经过狭窄的气道,形成湍流产生的声音(因支气管平滑肌痉挛、炎症、肿块、异物等引起狭窄)	气流通过呼吸道内稀薄的液体,所形成的水泡破裂产生的声音,故又称为水泡音(液体如痰液、脓液、血液等)
分类	哨笛音或哮鸣音:音调高,多产生于较小的支气管或细支气管;鼾音:音调低而响亮,类似熟睡时的鼾声,发生于气管、主支气管	粗湿啰音(大水泡音),发生于气管、主支气管和空洞部位;中湿啰音(中水泡音),发生于中等口径的支气管;细湿啰音(细水泡音),发生于小支气管;捻发音,多在吸气末闻及,似在耳边用手指捻搓一束头发的声音
听诊特点	吸气、呼气均可听到,以呼气时较明显;调高,持续时间长;易发生改变	吸气、呼气均可听到,以吸气时较为明显;断续而短暂,一次连续多个出现;易变性小,但咳嗽后可减少或消失

分类	干啰音	湿啰音
临床意义	双肺：见于支气管哮喘、慢性喘息型支气管炎及心源性哮喘；局限性：见于支气管内膜结核、肿瘤等	局限性：见于肺炎、肺结核、支气管扩张等；双肺底：肺淤血、支气管肺炎等；满布双肺：多见急性肺水肿；捻发音：见于老年人或久病卧床的患者

4. 语音共振（听觉语音）　发生机制、临床意义同语音震颤。检查语音震颤时用听诊器在胸壁上听诊即可闻及语音共振。

5. 胸膜摩擦音　正常人无胸膜摩擦音，当胸膜表面渗出纤维蛋白素时即可听到胸膜摩擦音，类似手背相互摩擦的声音。听到胸膜摩擦音时可触及摩擦感；见于急性纤维素性胸膜炎、肺梗死、胸膜肿瘤、尿毒症等。胸膜摩擦音于前下侧胸壁部位易闻及，特点是在呼吸两相均存在，屏气时消失。

四、心 脏 检 查

（一）视诊

1. 心前区隆起　正常人胸廓两侧对称，心前区无异常隆起。心前区隆起，儿童见于先天性心脏病或风湿性心脏病所致心脏增大；成人见于慢性心包炎伴大量心包积液、扩张型心肌病等。

2. 心尖搏动　心脏收缩时，心尖冲击心前区胸壁所引起的局部向外搏动，称为心尖搏动。正常人心尖搏动坐位时于左侧第五肋间锁骨中线内 0.5~1.0cm，范围直径 2.0~2.5cm。

（1）位置变化：正常人心尖搏动位置因体位、体型而不同。矮胖体型者、小儿及妊娠期妇女时心脏呈横位，心尖搏动移向外上，瘦长型者向内下移位。病理性变化：

1）心脏疾病：左心室增大心尖搏动向左下移位；右心室增大心尖搏动向左移位。

2）胸部疾病：一侧肺不张或胸膜粘连时，心尖搏动向患侧移位；一侧胸腔积液或气胸时，心尖搏动向健侧移位。肺气肿伴右心室增大时，剑突下可见明显搏动。

3）腹部疾病：大量腹水、腹腔巨大肿块时心尖搏动上移。

（2）强度及范围变化：正常人搏动强，见于剧烈运动者、情绪激动者、儿童、体型较瘦者。搏动弱，见于肥胖、肋间隙狭窄者。病理性变化：

1）搏动增强：见于发热、甲状腺功能亢进症、贫血、左心室增大等。

2）搏动减弱或消失：见于心肌梗死、心肌病、心包积液、肺气肿、左侧胸腔大量积液等。

心尖搏动增强，范围扩大；心尖搏动减弱，范围缩小。

（二）触诊

1. 心尖搏动 明确心尖搏动的位置、范围、强度。若触诊的手指被强有力的心尖搏动抬起并停留片刻，称为抬举样搏动，是左心室肥大的可靠依据。心尖搏动向外凸起标志着心室收缩的开始，第一心音出现，借此可判断震颤和杂音的时期。

2. 震颤 心前区触诊时感觉到的一种细微震动，似触及猫颈部的震颤觉，又称为猫喘，是器质性心脏病的特征性体征之一。应注意震颤部位、时期及其临床意义。

3. 心包摩擦感 形成机制和性质类似胸膜摩擦感。心包摩擦感在胸骨左缘第3、4肋间最易触及；以收缩期、前倾坐位及呼气末更明显；屏气时仍可触及有别于胸膜摩擦感；见于纤维素性心包炎。

（三）叩诊

心脏的叩诊用于确定心界，判断心脏的大小、形态和位置。心脏两侧被肺遮盖的区域叩诊呈浊音，其边界称为相对浊音界，其反映心脏的实际大小和形状；不被肺遮盖的心脏部分叩诊呈实音，称为绝对浊音界（彩图3-25）。

1. 方法 患者取仰卧位或坐位；叩诊时板指与肋间隙平行或垂直，每次移动距离不宜过大；先左界后右界，由外向内，自下而上。叩左界时，在心尖搏动外2~3cm处由外向内叩，当叩诊音由清音变为浊音时，表示已达心脏边界做一标记，逐渐向上叩至第2肋间；叩右界时，先叩出肝上界，于肝上界的上一肋间（一般为右锁骨中线第4肋间）开始，方法同左界叩诊；用直尺测量出左、右各标记点距前正中线的垂直距离及左锁骨中线距前正中线的距离（图3-26）。

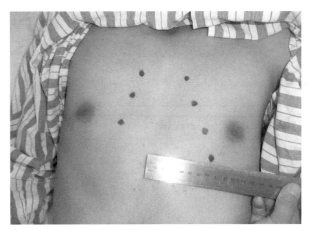

图3-26 心脏相对浊音界的测量

2. 正常心浊音界 正常成人心脏相对浊音界见表3-5。

表3-5 正常成人心脏相对浊音界

右界/cm	肋间	左界/cm
2~3	2	2~3
2~3	3	3.5~4.5
3~4	4	5~6
—	5	7~9

注：左锁骨中线距前正中线的距离为8~10cm。

3. 心脏浊音界的变化及意义

（1）左心室增大：心浊音界向左下扩大，心腰部呈直角似靴形，故称为靴形心（彩图 3-27）；见于主动脉瓣关闭不全、高血压性心脏病等。

（2）左心房及肺动脉扩大：胸骨左缘第 2、3 肋间心浊音界向左扩大，心腰部饱满或膨出呈梨形，称为梨形心（彩图 3-28），多见于二尖瓣狭窄。

（3）右心室增大：轻度增大时无明显改变，显著增大时，心浊音界向两侧扩大，以左侧扩大更明显；多见于肺源性心脏病。

（4）左右心室增大：心界向两侧扩大，呈普大形；见于扩张型心肌病、全心衰竭等。

（5）心包积液：心界向两侧扩大，并随体位改变而变化，坐位时呈烧瓶形，卧位时近似球形。

（四）听诊

听诊是心脏检查的重要方法，其听诊内容主要包括心率、心律、心音、额外心音、心脏杂音和心包摩擦音等。

1. 瓣膜听诊区　心脏各瓣膜开放和关闭所产生的声音传导至前胸壁最易听清楚的部位见表 3-6，即心脏瓣膜听诊区（彩图 3-29）。心脏听诊从二尖瓣区→肺动脉瓣区→主动脉瓣区→主动脉瓣第二听诊区→三尖瓣区。

表 3-6　心脏瓣膜及听诊区位置

心脏瓣膜	听诊位置
二尖瓣区	心尖部
肺动脉瓣区	胸骨左缘第 2 肋间
主动脉瓣区	胸骨右缘第 2 肋间
主动脉瓣第二听诊区	胸骨左缘第 3 肋间（Erb 区）
三尖瓣区	胸骨下端左缘，即胸骨左缘第 4、5 肋间

2. 听诊内容

（1）心率：指每分钟心搏的次数。正常成人在安静状态下，心率 60~100 次/min。儿童偏快，老年人偏慢。成人 >100 次/min，婴幼儿 >150 次/min，称为心动过速；心率 <60 次/min，称为心动过缓。

（2）心律：指心脏跳动的节律。正常成人心律规则，部分青年、儿童可出现窦性心律不齐（吸气时心率增快、呼气时心率减慢）。听诊可发现的心律失常是期前收缩和心房颤动。期前收缩（期前收缩）：在规则心跳上突然提前出现一次心跳，其后有一较长的间隙。期前收缩可见于正常人及器质性心脏病、洋地黄中毒、低钾血症等。

心房颤动时听诊特点：①心室律绝对不规则。②第一心音强弱不等。③心率与脉率不一致。脉率少于心率(称为脉搏短绌);见于二尖瓣狭窄、冠心病、甲状腺功能亢进症等。

(3)心音:按出现的顺序为第一心音(S_1)、第二心音(S_2)、第三心音(S_3)、第四心音(S_4)。通常能听到的是 S_1 和 S_2(表3-7),部分健康儿童和青少年可听到 S_3,S_4 一般听不到,如能听到多为病理性。

表3-7　S_1 和 S_2 的特点

特点	第一心音	第二心音
产生机制	二尖瓣、三尖瓣关闭引起振动而产生音响,标志着心室收缩的开始	主动脉瓣、肺动脉瓣关闭引起振动而产生音响,标志着心室舒张的开始
音调	较低钝	较高而脆
音响	较强	较弱
持续时间	较长	较短
听诊最响部位	心尖部	心底部
与心尖搏动关系	同时出现	之后出现

受生理因素及病理因素的影响,心音可出现增强和减弱。当心肌严重损伤时,如心肌梗死、重症心肌炎等,第一心音失去原有的特征而与第二心音相似,多伴有心率增快,酷似钟摆的“滴答”声或胎儿心音,故称为“钟摆律”或“胎心律”。

(4)额外心音:指在第一、第二心音之外额外出现的病理性附加音,多于舒张期出现。

舒张早期奔马律(病理性 S_3):于 S_2 后出现的额外心音,与 S_1、S_2 构成三音律,听诊三个心音间隔大致相等,心率 >100 次/min,类似马蹄奔跑的声音;见于严重的器质性心脏病如心力衰竭、重症心肌炎、急性心肌梗死等。

开瓣音(二尖瓣开放拍击音):听诊于 S_2 后,音调高,短促而响亮、清脆,心尖部内侧较清楚;见于二尖瓣狭窄,提示瓣叶弹性及活动尚好,是瓣膜分离术的手术指征。

(5)心脏杂音:指除心音及额外心音以外持续时间较长的异常声音。当血流加速、瓣膜口狭窄或关闭不全、异常通道、心腔内漂浮物、血管腔扩大或狭窄时,血流由层流变为湍流,使心壁、瓣膜、腱索或大血管壁发生振动而产生杂音(图3-30)。

听诊杂音时应分析其最响的部位及传导方向、出现时期、性质、强度等判断临床意义。一般而言,杂音在某瓣膜听诊区最响,病变部位就在该瓣膜。杂音按性质可分为吹风样、隆隆样、喷射样、叹气样、机器声样、乐音样等。杂音分为收缩期杂音、舒张期杂音、连续性杂音。舒张期和连续性杂音均为器质性,收缩期杂音则有器质性和功能性。功能性杂音较柔和,器质性杂音较粗糙。收缩期杂音通常分为 6 级见表3-8,<2/6 级的收缩期杂音多为功能性杂音,≥3/6 级为器质性杂音。舒张期杂音多不分级。杂音对心血管疾病的诊断具有重要价值,但是有杂音不一定有心脏病。

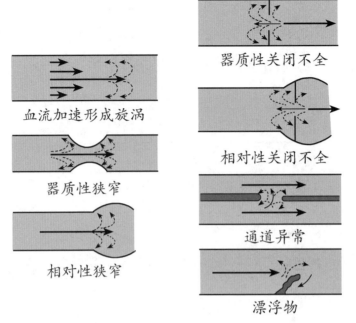

图 3-30 心脏杂音产生机制示意图

表 3-8 杂音强度分级

级别	响度	听诊特点	震颤
1	很轻	须在安静环境下仔细听诊才能听到,易被忽略	无
2	轻度	初学者不易听到	无
3	中度	明的杂音	无
4	响亮	响亮	有
5	很响	杂音很强	明显
6	最响	杂音很响,听诊器离胸壁一定距离也能听到	明显

(6) 心包摩擦音:与心包摩擦感产生的机制、临床意义相同,但较之敏感。

五、周围血管征检查

周围血管征主要由于脉压差增大所致,常见于主动脉瓣关闭不全、甲状腺功能亢进症、重度贫血、动脉导管未闭等,如水冲脉、枪击音、Duroziez 双重杂音及毛细血管搏动征。

第六节 腹部检查

导入案例

患者,男,46岁,出租车司机。患者2年来经常腹部不适,偶有腹痛、伴反酸;近2个月腹痛明显,夜间常被痛醒,口服颠茄片后有所缓解,未引起注意;今日午餐饮1 500ml啤酒,下午开车时突然腹部剧痛,表情痛苦,大汗淋漓,故来院就诊。门诊以急性腹膜炎收住院。

请思考:

1. 引起患者长期腹痛的原因可能是什么?

2. 患者腹部检查可能出现哪些体征?

3. 腹膜刺激征包括什么?

一、腹部的体表标志和分区

腹壁、腹腔及腹腔内脏器共同组成腹部,上起横膈、下至骨盆,前面及侧方由腹壁组成,后面为脊柱和腰肌。

(一) 体表标志

常用的腹部体表标志有肋弓下缘、腹上角、脐、髂前上棘、腹中线、腹股沟韧带等(图3-31)。

(二) 腹部分区

临床上常用的有四区法和九区法(图3-32)。

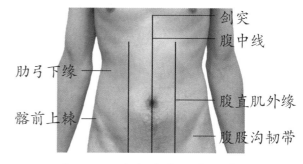

图3-31　腹部体表标志示意图

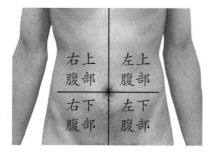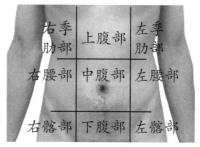

图3-32　腹部体表分区示意图

二、腹部检查方法

腹部检查以触诊为主。

（一）视诊

1. **腹部外形**　注意腹部外形是否对称、有无隆起或凹陷。观察时以肋缘至耻骨联合作平面，正常成人平卧时，腹外形对称，平与此平面或略微凹陷，称为腹部平坦。腹部稍高于此平面称为腹部饱满，见于肥胖者及小儿。稍低于此平面，称为腹部低平，见于消瘦者。腹外形异常包括：

（1）腹部膨隆：指平卧位前腹壁明显高于观察平面；分为全腹膨隆和局部膨隆。①全腹膨隆：正常人见于过度肥胖、妊娠；疾病时见于大量腹水、腹内胀气、人工气腹、腹内巨大肿瘤等。大量腹水时腹外形呈蛙腹（平卧位液体沉于腹腔两侧，腹部扁平而宽）。腹内胀气、人工气腹时腹部呈球形。②局部膨隆：见于腹内脏器肿大，腹内肿瘤或炎性包块，胃肠胀气，以及腹壁上的肿物和疝等。

（2）腹部凹陷：指平卧位时前腹壁明显低于观察平面。如极度消瘦、严重脱水等。腹壁凹陷严重者称为舟状腹，见于恶病质、结核病、糖尿病等慢性消耗性疾病。

2. **呼吸运动**　呼吸时膈肌运动使腹壁上下起伏称为腹式呼吸。腹式呼吸减弱或消失多因腹膜炎症、腹腔大量积液、急性腹痛、腹腔内巨大肿块或妊娠晚期等引起。腹式呼吸增强见于胸式呼吸减弱的疾病。

3. **腹壁静脉**　腹壁静脉回流到上、下腔静脉及门静脉。正常人腹壁静脉多不显露。门静脉高压或上、下腔静脉回流受阻致侧支循环形成时，腹壁静脉显露，或者迂曲变粗，称为腹壁静脉曲张。腹壁静脉曲张时判断其血流方向，利于确定静脉曲张的原因（图3-33）。

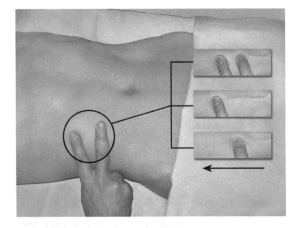

图3-33　静脉血流方向检查示意图

正常人脐水平线以上腹壁静脉自下向上进入上腔静脉，脐水平线以下的腹壁静脉自上向下进入下腔静脉。当门静脉高压时，曲张静脉以脐为中心呈水母状，血流方向与正常相同；当上腔静脉回流受阻时，脐上、下的腹壁静脉的血流方向均向下；当下腔静脉回流受阻时，则均向上（图3-34）。

4. **胃肠型和蠕动波**　正常人腹部一般看不到胃和肠的轮廓及蠕动波。当胃肠道发生梗阻时，如幽门梗阻、机械性肠梗阻，梗阻近端的胃或肠段饱满而隆起，可显示各自的轮廓，称为胃型或肠型，同时胃肠蠕动加强可出现蠕动波。

腹部视诊前应嘱患者排空膀胱，取仰卧位，充分暴露全腹，检查者站在患者右侧，自上

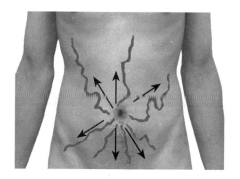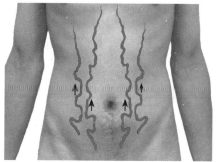

图 3-34　腹壁曲张静脉血流分布和方向

而下进行全面观察。

（二）触诊

触诊前嘱患者排空膀胱，取仰卧位，两手自然平放于躯干两侧，两腿屈起稍分开。检查者站于患者右侧面向患者。触诊时自左下腹开始沿逆时针方向由浅入深触及；腹痛患者，应从正常部位开始，逐渐移向病变区域。触诊时手要温暖，动作轻柔，边检查边注意患者的反应与表情，注意与患者交谈转移其注意力而减少腹肌紧张。触诊内容主要有腹壁紧张度、压痛与反跳痛、腹部肿块、腹腔脏器等。

1. 腹壁紧张度　正常人腹壁柔软，有一定张力，疾病状态下腹部紧张度可增加。

（1）全腹弥漫性紧张度增加：见于腹膜炎症刺激引起腹肌痉挛。当急性胃肠穿孔或输卵管妊娠破裂时，腹壁明显紧张，硬如木板，称为板状腹；结核性腹膜炎或癌性腹膜炎时，腹壁触之柔韧而具有抵抗感，类似揉面团的感觉称为揉面感。

（2）局限性腹壁紧张度增加：多因该处脏器的炎症侵及腹膜所致，如急性胆囊炎可出现右上腹紧张，急性阑尾炎出现右下腹紧张。

2. 压痛与反跳痛　正常腹部无压痛和反跳痛。

（1）压痛：由浅入深按压腹部，出现疼痛称为压痛；见于炎症、结核、结石、肿瘤、脏器破裂、扭转等病变引起，疼痛局限于一点称为压痛点，固定部位的压痛点有特定的意义。

阑尾压痛点：又称为麦氏点（McBurney point），位于右髂前上棘与脐连线的外 1/3 与中 1/3 交界处，见于阑尾炎病变。

胆囊压痛点：位于右锁骨中线与肋弓下缘交界处，胆囊病变常有压痛。

（2）反跳痛：指腹壁触诊出现压痛后，手指在原处停留片刻，使压痛感稍趋稳定后快速抬起手指，腹痛骤然加剧伴痛苦表情，称为反跳痛，提示炎症已累及壁层腹膜。

压痛、反跳痛、腹肌紧张度增加，称为腹膜刺激征，是急性腹膜炎的重要体征。

3. 肝触诊　用于了解肝下缘的位置和肝的质地、表面、边缘及有无压痛等。

（1）检查方法：可用单手触诊法、双手触诊法、钩指触诊法、冲击触诊法（图 3-35）。

1）单手触诊法：适用于腹壁软、薄或肝缘较浅表时，检查者右手四指并拢，掌指关节伸直，与肋缘大致平行地放在右上腹部，随着患者的呼吸运动滑动。

2）双手触诊法：检查者右手同单手触诊法，左手托住患者右腰部并向上推，使肝下缘

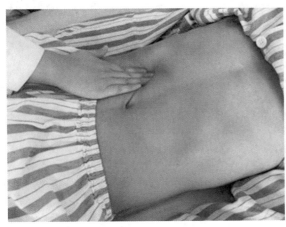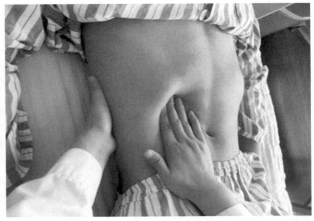

图 3-35 肝的触诊方法

紧贴前腹壁下移,同时限制右下胸扩张,增加膈下移的幅度,这样吸气时右手指就更容易碰到下移的肝。

3)冲击触诊法:用于大量腹水患者的肝触诊。

(2)临床意义

1)大小:正常成人的肝一般不易触及,但腹壁松弛及较瘦者可于右锁骨中线肋缘下 1cm 剑突下 3cm 以内触及,平静呼吸时,测量右锁骨中线肋缘下至肝下缘的距离和前正中线剑突下至肝下缘的距离(以 cm 计)。触及肝见于肝大,如肝炎、肝淤血、脂肪肝、早期肝硬化、白血病、血吸虫病及肝脓肿、囊肿、肿瘤等;当肺气肿、右侧胸腔大量积液时可使肝下垂,也可触及正常的肝。肝缩小见于暴发性肝衰竭和亚急性重型肝炎、晚期肝硬化。

2)质地:肝质地可分为质软,如口唇;质韧如鼻尖;质硬如前额;质坚硬如石。正常肝质地柔软;急慢性肝炎、脂肪肝及肝淤血时质韧;肝硬化质硬,肝癌质地坚硬;肝脓肿或囊肿时呈囊性感。

3)边缘和表面状态:正常肝表面光滑、边缘整齐、稍钝。脂肪肝或肝淤血时肝表面光滑、边缘钝圆;肝硬化者肝表面可触及细小结节,边缘锐利;肝边缘不规则,表面呈不均匀的结节状,见于肝癌、多囊肝和肝棘球蚴病;肝表面呈大块状隆起者,如巨块型肝癌或肝脓肿。

4)压痛:正常肝无压痛,触及压痛多见于肝炎性病变。

4.胆囊触诊　触诊方法与肝触诊类似。正常人胆囊触及不到。胆囊肿大时,在右肋下缘与腹直肌外缘交界处可触及一卵圆形或梨形、张力较高的囊性肿块,随呼吸而上下移动,多见于急性胆囊炎、胆囊结石等。

墨菲征(Murphy sign):检查者将左手掌放于患者右前胸下部,拇指按压在右腹直肌外缘与右肋弓下缘交界处(胆囊点),让患者缓慢深吸气,如在吸气过程中因疼痛而突然屏气,称为墨菲征阳性(胆囊触痛征),见于急性胆囊炎(图 3-36)。

5.脾触诊

(1)检查方法:多用双手触诊法。嘱患者仰卧,两腿稍屈,检查者以左手掌置于患者左腰部第 9~10 肋,将脾从后方向前托起;右手掌平放于脐部,与肋弓成垂直方向,以稍微弯曲的手指末端轻压向腹部深处,待患者吸气时向肋弓方向去迎触脾,直至触及脾缘或左肋缘。脾轻度肿大而仰卧位不易触到时,嘱患者右侧卧位,右下肢伸直,左下肢屈髋、屈膝进行检查。脾明显肿大而位置表浅时,可用单手触诊法(图 3-37)。

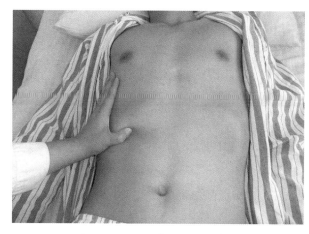

图 3-36 墨菲征的触诊法

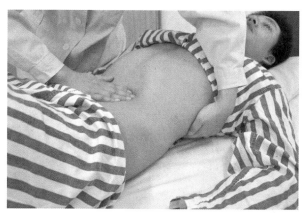
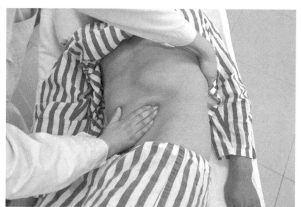

图 3-37 脾触诊法

(2) 脾大的测量:以 cm 表示。

轻度脾大:在甲乙线(第I线)测量(左锁骨中线与左肋缘交点至脾下缘的垂直距离)。明显脾大:测甲乙线及甲丙线(第II线),左锁骨中线与左肋缘交点至最远脾尖的距离和丁戊线(第III线),脾右缘到前正中线的距离。如脾大向右未超过前正中线,丁戊线未超过前正中线以"−"表示;超过前正中线,以"+"表示(彩图 3-38)。

(3) 临床意义

脾大分度及其临床意义见表 3-9。

表 3-9 脾大分度及其临床意义

分度	判断标准	临床意义
轻度	深吸气时脾下缘不超过肋下 2cm	肝炎、伤寒、急性疟疾、感染性心内膜炎、败血症等
中度	脾下缘超过 2cm,至脐水平线以上	肝硬化、慢性淋巴细胞白血病、淋巴瘤、系统性红斑狼疮、疟疾后遗症等
高度	脾超过脐水平线或前正中线(巨脾)	慢性粒细胞白血病、慢性疟疾、恶性组织细胞病等

6. 腹部肿块　腹部异常肿块多由肿大或异位的脏器、肿瘤、炎症性包块或肿大的淋巴结等构成，触及肿块时注意其部位、大小、形态、质地、压痛、活动度及与周围组织的关系。压痛显著者多为炎症性；边界模糊、表面不平、质地坚硬、移动度差，多见于恶性肿瘤。腹部触及肿块应注意区别正常脏器，如腹直肌肌腹、腰椎椎体及骶骨岬、乙状结肠粪块、横结肠、盲肠等。

（三）叩诊

1. 腹部叩诊　正常腹部叩诊均为鼓音。但在肝脾区及充盈膀胱的叩诊呈浊音。鼓音区扩大且明显，见于胃肠高度胀气、人工气腹和胃肠穿孔等。肝、脾或其他实质性脏器极度肿大、腹腔内肿瘤和大量腹水时，病变部位可出现浊音或实音，鼓音范围缩小。

2. 肝叩诊　确定肝上、下界。

(1) 叩诊方法：沿右锁骨中线由肺区往下叩向腹部，当由清音转为浊音时即为肝上界，由于被肺遮盖称为相对肝浊音界；再往下叩，由浊音转为实音时，此处不被肺遮盖而直接贴近胸壁，称为绝对肝浊音界；继续往下叩，由实音转为鼓音处即为肝下界。

(2) 临床意义：正常肝上界在右锁骨中线第5肋间，肝下界位于右季肋下缘，二者之间距离为9~11cm。正常人肝浊音界可随体型而上下移动一肋间。肝浊音界变化的临床意义见表3-10。

表3-10　肝浊音界变化的临床意义

肝浊音界变化	临床意义
肝浊音界扩大	肝癌、肝脓肿、肝淤血、肝炎、多囊肝等
肝浊音界缩小	暴发性肝衰竭、肝硬化、胃肠胀气等
肝浊音界消失	常代之以鼓音，见于急性胃肠穿孔
肝浊音界上移	右肺纤维化、右肺不张、气腹和鼓肠等
肝浊音界下移	肺气肿，右侧张力性气胸、内脏下垂等

3. 移动性浊音　腹腔内有较多液体时，因重力作用，会随着体位改变而流动到腹腔低处，叩诊时呈浊音。当患者取仰卧位，腹部两侧叩诊呈浊音，中部呈鼓音；当患者侧卧时，下侧腹部呈浊音，上侧腹部呈鼓音。这种因体位不同而出现浊音区变动的现象，称为移动性浊音。它是发现腹腔内有无积液的重要体征。当腹腔内游离液体超过1 000ml，可查出移动性浊音，见于右心功能不全、缩窄性心包炎、肾炎、肝硬化、腹膜炎、腹膜转移癌等。

巨大卵巢囊肿患者腹部叩诊也呈浊音，但与腹水相反，仰卧位时，浊音区在腹中部，鼓音区在两侧腹部，且不随体位改变，注意与腹水区别(图3-39)。

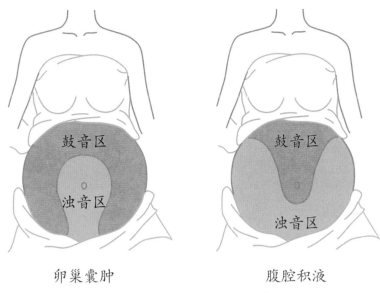

卵巢囊肿　　　　　　　腹腔积液

图 3-39　卵巢囊肿与腹水叩诊示意图

4. 膀胱叩诊　在耻骨联合上方自上向下,由鼓音转为浊音。膀胱充盈时,耻骨上方可叩出圆形浊音区,排尿或导尿后,浊音区变为鼓音,据此可与妊娠子宫、卵巢囊肿、子宫肌瘤形成的浊音鉴别。

5. 叩击痛　主要用于检查实质性脏器有无炎性病变。嘱患者取坐位或侧卧位,检查者用左手掌平放在被检查脏器体表投影区,如肾区(脊柱和第 12 肋下缘夹角处)或肝区(右季肋下),右手握空拳,以轻到中等的力量叩击左手背,并询问患者有无疼痛。

(四) 听诊

1. 肠鸣音　指肠蠕动时,肠管内气体和液体相撞产生的一种断续的"咕噜"音。正常人 4~5 次/min。

(1) 肠鸣音活跃:>10 次/min,音调不特别高亢,见于急性肠炎、胃肠道大出血或服泻药后。

(2) 肠鸣音亢进:>10 次/min,响亮、高亢,可呈叮当声或金属音,见于机械性肠梗阻。

(3) 肠鸣音减弱或消失:持续听诊 3~5min 未听到肠鸣音,见于急性腹膜炎或麻痹性肠梗阻等。

2. 振水音　当患者仰卧,将听诊器体件置于患者上腹,用弯曲的手指连续冲击其上腹部,如听到胃内气体与液体相撞击而发出的声音,称为振水音。正常人进食较多液体后可出现振水音,若在清晨或餐后 6~8h 以上仍有此音,提示幽门梗阻或胃扩张。

3. 胎儿心音　妊娠 >5 个月的妊娠期妇女在脐下可听到 130~160 次/min 的胎儿心音。

第七节 脊柱和四肢检查

 导入案例

患者,女,54岁。患者经常双下肢疼痛、腰部运动明显受限3年,休息后可缓解;近2个月因劳累下肢疼痛、腰部运动明显受限加重,休息后缓解不明显。门诊磁共振检查提示:腰3、4、5、6段明显突出,椎管狭窄。门诊以椎间盘突出症、椎管狭窄收住院。

请思考:

1. 脊柱检查主要包括哪些项目?

2. 四肢检查主要的内容有哪些?

3. 患者进行脊柱检查可能出现哪些体征?

一、脊 柱 检 查

(一)脊柱弯曲度

正常人直立时脊柱呈S形且存在四个生理弯曲,即颈段稍向前凸、胸段稍向后凸、腰段明显向前凸、骶段明显向后凸;从背部观察脊柱无侧弯。脊柱的病理性变形:

1. 脊柱后凸 多见于胸段;常见于佝偻病、脊柱结核、老年人脊柱退行性变等。

2. 脊柱前凸 多发生于腰段;常见于妊娠晚期、大量腹水、腹腔巨大肿瘤、髋关节结核及先天性髋关节后脱位等。

3. 脊柱侧凸 胸段、腰段或胸、腰段联合发生。

(1)姿势性侧凸:无结构异常,弯曲度不固定,改变姿势可恢复正常;常见于儿童发育期姿势不良、椎间盘突出症、脊髓灰质炎等。

(2)器质性侧凸:改变体位不能使其纠正;常见于佝偻病、胸膜肥厚、脊椎损伤等。

(二)脊柱活动度

嘱患者作前曲、后伸、侧弯、旋转等动作可检查脊柱活动度。脊柱颈、腰段活动度大,胸段活动度小,骶尾段几乎不活动。因个体因素,脊柱活动度存在较大差异。正常脊柱活动度见表3-11和图3-40。活动受限常见于软组织损伤、脊椎增生性关节炎、脊柱结核或肿瘤、骨折或脱位等。

表 3-11　正常脊柱颈、腰段活动度

部位	前屈	后伸	左右侧弯	旋转度（一侧）
颈段	35°~45°	35°~45°	45°	60°~80°
腰段	75°~90°	30°	20°~35°	30°

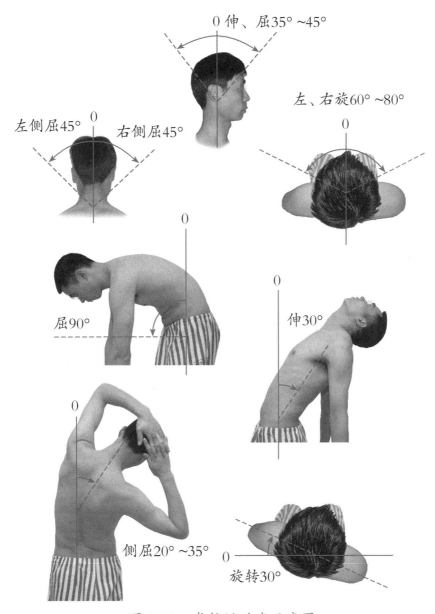

图 3-40　脊柱活动度示意图

（三）脊柱压痛与叩击痛

1. 脊柱压痛　嘱患者取端坐位,身体稍向前倾,检查者右手拇指自上而下逐个按压脊椎棘突及椎旁肌肉。正常不出现压痛,有压痛,提示该部位的脊柱或椎旁肌肉有病变或损伤。

2. 脊柱叩击痛　以叩诊锤或手指直接叩击棘突,多用于颈、腰椎检查;或以左手置于患者头顶,右手握拳以小鱼际部叩击左手背。正常人脊柱无叩击痛,出现叩击痛,提示叩击部位有脊柱结核、脊椎骨折、脊椎肿瘤、椎间盘突出等病变。

二、四肢检查

(一)常见的四肢形态异常(图 3-41)

1. 反甲　又称为凹甲、匙状甲。组织缺铁和某些氨基酸代谢障碍所致;多见于缺铁性贫血。

2. 杵状指(趾)　与肢体末端慢性缺氧、代谢障碍及中毒性损害等因素有关;常见于支气管扩张、慢性肺脓肿、发绀型先天性心脏病等。

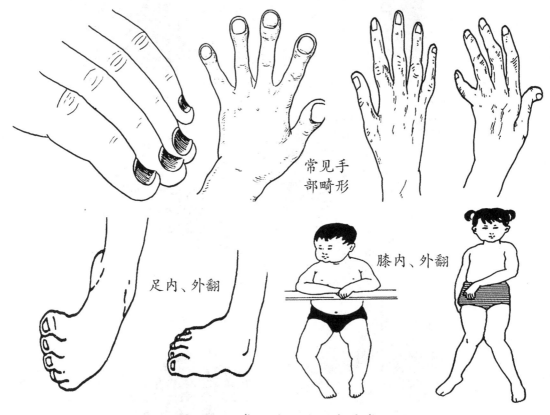

图 3-41　常见的四肢形态异常

3. 梭形关节　近端指间关节肿胀,增生;见于类风湿关节炎。

4. 爪形手　常见于进行性肌萎缩、脊髓空洞症、尺神经损伤等。

5. 膝内翻、膝外翻　膝内翻指双脚内踝靠拢而两膝分离呈 O 形。膝关节靠拢而两内踝分离,两小腿斜向下外翻呈 X 形,称为膝外翻;见于佝偻病和大骨节病。

6. 膝关节畸形

(1)关节炎:关节红、肿、热、痛、两侧形态不对称,活动障碍,如风湿性关节炎活动期。

（2）关节积液：关节肿胀明显，出现浮髌现象。检查时患者仰卧、下肢伸直，检查者左手拇指和其他手指分别固定在关节上方两侧并加压，右手示指将髌骨连续向下按压数次，按压时有髌骨与关节面的碰触感，松手时有髌骨随手浮起感称为浮髌试验阳性；常见于风湿性关节炎。

7. 足内翻、足外翻　见于先天畸形、脊髓灰质炎后遗症等。

（二）运动功能

嘱患者做关节各方向的主动运动、被动运动，观察其活动范围及有无疼痛等。正常人关节活动自如。关节活动障碍见于相应部位骨折、脱位、炎症、肿瘤，关节退行性改变，肌腱、软组织损伤等。

第八节　肛门和直肠检查

 导入案例

患者，男，58岁。患者肛裂、痔疮7年；近半个月因整理材料久坐，肛裂、痔疮再次发作就诊。为指导治疗，接诊医生准备为其进行肛门、直肠指诊检查。

请思考：

1. 患者指征检查应该采取哪种体位？
2. 肛门、直肠指诊检查包括什么？
3. 患者检查中可能出现哪些体征？

一、检 查 体 位

1. 肘膝位（胸膝位）　患者两肘关节屈曲，置于检查床上，胸部尽量靠近床面，两膝关节屈曲成直角跪于检查床上，臀部抬高。此体位最常用，适用于前列腺、精囊疾病的检查，以及乙状结肠镜检、直肠镜检等。

2. 左侧卧位　适用于病重患者、年老体弱患者或女性患者。

3. 仰卧位或截石位　患者仰卧于检查床上，臀部垫高，两腿屈曲、抬高并外展。此体位适用于膀胱直肠陷窝检查，也可进行直肠双合诊以检查盆腔脏器病变。

4. 蹲位　患者下蹲呈排便姿势，屏气用力，此体位适用于检查直肠脱垂、直肠息肉及内痔等。

二、检查内容和临床意义

肛门与直肠检查以视诊、触诊为主。

1. 视诊　注意观察肛门及周围皮肤颜色改变、有无皮损、异常黏附物、肿块、瘘口、直肠脱垂等。正常肛门四周皮肤颜色较深,皱褶呈放射状。

(1) 肛裂:肛门有裂口,由于肛管下段深达皮肤全层的纵行及梭形裂口或感染性溃疡所致。

(2) 痔:由于直肠下端黏膜下或肛管边缘皮下的静脉丛扩大和曲张所致的静脉团,分为内痔、外痔和混合痔。内痔位于齿状线以上,表面被直肠下端黏膜覆盖,呈紫红色,排便时可突出肛门外。外痔位于齿状线以下,表面被肛管皮肤覆盖,肛门外口可见紫色包块。混合痔具有内痔、外痔的特点。

(3) 肛周脓肿:表现为肛周红肿。

(4) 直肠脱垂(脱肛):指肛管、直肠及乙状结肠下段的肠壁部分或全部脱出肛门外。患者取蹲位,嘱患者屏气做排便动作,在肛门外可见紫红色的球状或椭圆形块状物。

(5) 肛门直肠瘘(肛瘘):为肛管或直肠周围脓肿破溃所致,不易愈合;可见肛周皮肤瘘口,伴脓性分泌物。

2. 触诊　又称为肛诊或直肠指检。检查时右手戴指套或手套,涂适量润滑剂,将示指置于肛门外口轻轻按摩,待患者适应且肛门括约肌松弛后,缓缓插入肛门、直肠内。检查内容有肛门及括约肌紧张度、肛门及直肠内壁有无触痛、黏膜是否光滑、有无肿块及波动感。肛诊也用于男性前列腺,女性子宫及附件的检查。检查时注意观察指套取出时有无血液、黏液或脓液。肛裂和感染时可有剧烈触痛;肛周脓肿有触痛伴波动感;直肠息肉可触及柔软、光滑、有弹性的包块;直肠癌常触及坚硬、凹凸不平的包块。

第九节　神经反射检查

 导入案例

患者,女,58岁。患者因脑血栓住院治疗1个月,现病情稳定,医生建议其开始康复训练。为监测患者康复训练效果,医生在康复训练前对其神经反射功能进行了全面详尽的检查。

请思考:

1. 正常神经反射功能有哪些?

2. 病理反射包括什么? 阳性反应表现是什么?

3. 脑膜刺激征有哪些表现？阳性的临床意义是什么？

一、生　理　反　射

生理反射是正常人具有的神经反射，分浅反射和深反射。

（一）浅反射

浅反射是刺激皮肤、黏膜或角膜所引起的反应。

1. 角膜反射　嘱患者向内侧注视，检查者用棉絮毛轻触其角膜外侧。正常人眼睑迅速闭合，同侧为直接角膜反射，对侧为间接角膜反射。一侧面神经麻痹时，该侧角膜反射消失而对侧反射存在。直接和间接角膜反射均消失常见于患侧三叉神经病变。深昏迷者角膜反射消失。

2. 腹壁反射　患者仰卧、放松腹部肌肉，以钝竹签分别沿双侧肋缘下、脐平、双侧腹股沟上由外向内轻划两侧腹壁皮肤，引起的腹壁收缩。腹壁反射消失见于胸髓病损、锥体束病损及昏迷患者。肥胖、老年及经产妇由于腹壁松弛也会出现腹壁反射减弱或消失。

3. 提睾反射　以钝竹签划患者大腿内侧皮肤，引起提睾肌收缩，睾丸上提。老年人，睾丸局部病变、脊髓病变、锥体束损害者，提睾反射可减弱或消失。

（二）深反射

深反射是刺激肌腱或骨膜所引起的反射。深反射减弱或消失见于局部病变；深反射亢进见于锥体束损伤。常用的深反射检查见表 3-12，以及图 3-42、图 3-43、图 3-44。

表 3-12　深反射检查

深反射	检查方法	反应	节定位
肱二头肌反射	前臂屈曲叩击置于患者肱二头肌腱上	检查者的手指肘关节屈曲	胸 5~6
肱三头肌反射	外展上臂，半屈肘关节，叩击尺骨鹰嘴上方的肱三头肌肌腱	肘关节伸展	胸 6~7
膝反射	仰卧位或坐位，叩击髌骨下股四头肌肌腱	小腿伸展	腰 2~4
跟腱反射	仰卧位，下肢外旋外展位，检查者左手将足部背屈成直角，叩击跟腱	足部跖屈	骶 1~2

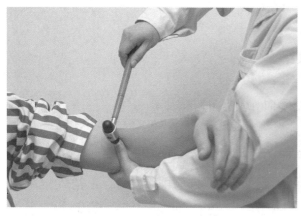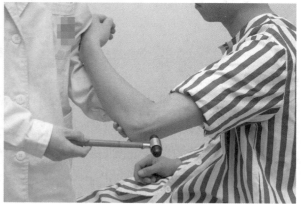

图 3-42　肱二头肌、肱三头肌反射检查

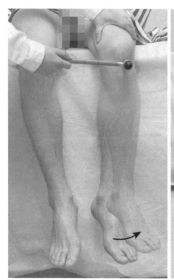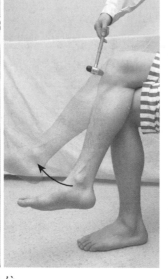

坐位

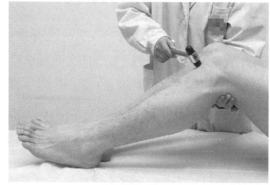

卧位

图 3-43　膝反射检查

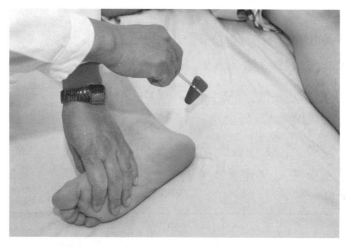

图 3-44　跟腱反射检查

二、病 理 反 射

病理反射指当锥体束受损时,人脑失去对脑干和脊髓的抑制作用而出现的异常反射,又称为锥体束征,包括巴宾斯基征、奥本海姆征、戈登征和查多克征等。1岁半以内的婴幼儿由于神经系统发育未完善,可出现这种反射,不属于病理性。常见的病理反射见表3-13,以及图3-45、图3-46、图3-47。

表3-13　常见的病理反射

病理反射	检查方法	阳性反应
巴宾斯基征(Babinski sign)	用钝竹签划足底外侧,自足跟向足趾方向	拇趾背伸、其余四趾呈扇形分开
查多克征(Chaddock sign)	用钝竹签从患者外踝沿足背外侧向前划至足趾方向	同上
奥本海姆征(Oppenheim sign)	用拇、示指沿胫骨前缘由上向下用力推压	同上
戈登征(Gordon sign)	用拇、其余四指由上向下用力捏腓肠肌	同上

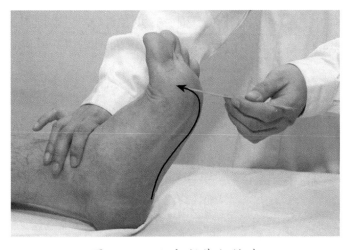

图3-45　巴宾斯基征检查

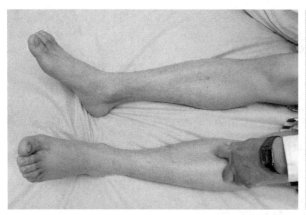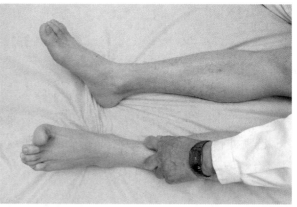

图 3-46　奥本海姆征检查

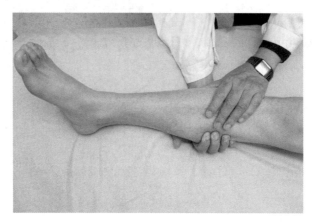

图 3-47　戈登征检查

三、脑膜刺激征

脑膜刺激征是脑膜受到刺激的体征，包括颈项强直、克尼格征（Kernig sign）及布鲁津斯基征（Brudzinski sign）（图 3-48 和图 3-49）；见于各种脑膜炎、蛛网膜下腔出血、颅内压增高。

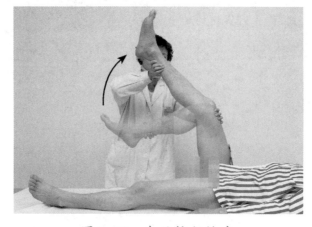

图 3-48　克尼格征检查

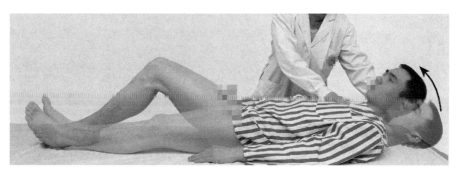

图 3-49　布鲁津斯基征检查

（迟玉香）

体格检查是获得患者体征的主要方法,是临床工作者必须具备的基本技能。体格检查主要包括视诊、触诊、叩诊、听诊及嗅诊。每种检查方法都有其主要适用范围、注意事项及其规范的手法。

学习感悟:体格检查方法需要潜心研究和反复练习,各种手法的掌握必须经常实践,方能得心应手。在体格检查时,因与患者接触非常密切,应注意检查前多与患者沟通、交流,以取得其配合,同时应注意尊重、爱护患者。为了避免不必要的纠纷,在对患者进行体格检查时,应注意职业规范和道德。例如,腹部检查时患者腹部要充分暴露,检查者要具有人文情怀、尊重保护患者的意识,不能给患者造成痛苦。生命体征检查是体格检查中的基础、常规项目,一定要认真检查每一个项目,严谨、准确、科学地评价生命体征及其变化,为患者的健康把好第一关。

思考与练习

[名词解释]

1. 啰音
2. 蜘蛛痣
3. 肠鸣音
4. 反跳痛
5. 板状腹
6. 心脏杂音
7. 颈静脉怒张
8. 紫癜
9. 克汀病

10. 昏迷

[填空题]

1. 节律规则而强弱交替出现的脉搏是(　　　　),脉搏骤起骤落急促有力称为(　　　　),(　　　　)指吸气时脉搏明显减弱或消失。

2. 正常成人脉率(　　　　),(　　　　)称为脉率增快;(　　　　)称为脉率减慢。

3. 以口测法为标准。正常人体温(　　　　),低热(　　　　),中等度热(　　　　),高热(　　　　),超高热(　　　　)。

4. 正常成人血压(　　　　),收缩压(　　　　)和/或舒张压(　　　　)称为高血压,(　　　　)称为低血压。

5. 腹膜刺激征包括(　　　　)、(　　　　)、(　　　　)是急性腹膜炎的重要体征。脑膜刺激征包括(　　　　)、(　　　　)及(　　　　)是脑膜刺激的重要体征。

[简答题]

1. 简述嗜睡和昏睡及其主要表现。

2. 简述判断成人发育正常的指标。

3. 简述异常叩诊音及其临床意义。

4. 简述扁桃体肿大分度。

5. 简述支气管呼吸音和肺泡呼吸音的听诊特点。

6. 简述心脏听诊内容及心脏瓣膜听诊区位置。

第四章 | 常用实验室检查及其临床意义

04章
04章 数字内容

学习目标

1. 具有解释患者所选检查项目必要性和重要性的能力,与相关医务人员进行专业交流、沟通的能力。
2. 掌握血尿便检查的基本内容及其临床意义;肝肾损伤诊断指标及其临床意义;电解质、血糖、心肌损伤标志物、肿瘤标志物检测的主要项目及其临床意义。
3. 熟悉临床检验各种标本采集要求及注意事项。
4. 了解实验检查结果的影响因素。
5. 能正确解释临床检验结果、正确分析其临床意义。

实验室检查是运用生物化学、免疫学、微生物学等理论、技术与方法,对人体血液、排泄物等标本进行检验,以获得机体功能状态、病理变化等资料,为疾病诊断与鉴别诊断、病情判断、治疗方案选择、疗效监测、预后等提供客观依据一种检查方法。本章重点介绍临床常用的实验室检查项目、参考值及其临床意义。

第一节 血液、尿液、粪便检查

导入案例

患者,女,60 岁,尿频、尿急、尿痛 3d,加重伴发热 1d 入院。患者 3d 前无明显诱因出现尿频、尿急、尿痛,1d 前尿频尿急加重,并出现发热,伴畏寒、全身乏力,无咳嗽、咳痰。查体:T 39.0℃,P 120 次/min,R 28 次/min,BP 130/80mmHg。发育正常,营养中等,神志清,精神欠佳。双肺呼吸音清,心界不大,心音有力,律齐,心率 120 次/min,未闻及病理性杂音。腹软,肝肋下 3cm,质软。神经系统检查未见异常。

请思考:

1. 患者应考虑的诊断是什么?

2. 该病的诊断要点有哪些?

3. 为诊断该病可建议患者做哪些实验室检查?

一、血液检查

血液是由细胞成分(红细胞、白细胞和血小板)及血浆组成。血常规是临床应用最广泛的检查项目。

(一)红细胞计数和血红蛋白测定

1. 参考值　红细胞(erythrocyte,red blood cell,RBC)计数和血红蛋白(hemoglobin, Hb)含量测定参考值见表 4-1。

表 4-1　红细胞计数和血红蛋白含量测定参考值

人群	红细胞计数	血红蛋白含量
成年男性	$4.0×10^{12}/L~5.5×10^{12}/L$	120~160g/L
成年女性	$3.5×10^{12}/L~5.0×10^{12}/L$	110~150g/L
新生儿	$6.0×10^{12}/L~7.0×10^{12}/L$	170~200g/L

2. 临床意义

(1)红细胞计数和血红蛋白含量增多

1)生理性增多:主要见于胎儿和高原居民,剧烈运动或情绪激动时。

2)病理性增多:①相对性增多又称为假性增高,主要由血容量减少、血液浓缩所致,如严重呕吐、大面积烧伤等。②绝对性增多,包括原发性增多和继发性增多。前者见于原因不明的骨髓增殖性疾病,如真性红细胞增多症;后者见于缺氧性疾病使红细胞呈代偿性增多,如阻塞性肺气肿、肺源性心脏病、先天性心脏病等。

(2)红细胞计数和血红蛋白含量减少

1)生理性减少:见于生长发育迅速而造血原料相对不足的 6 个月~2 岁婴幼儿,营养摄取、利用和造血功能减退的老年人及血容量明显增加的妊娠中晚期妇女。

2)病理性减少:见于各种原因引起的贫血。①红细胞生成减少如缺铁性贫血、巨幼细胞贫血、再生障碍性贫血。②红细胞破坏增加如溶血性贫血。③红细胞丢失过多如各种急、慢性失血。

贫 血

贫血指多种原因引起的外周血单位容积血液中红细胞及血红蛋白低于参考值下限的一种病理状态或综合征。依据血红蛋白的降低程度,贫血可分为4级。Hb<120g/L(男)或Hb<110g/L(女)为轻度贫血;Hb<90g/L为中度贫血;Hb<60g/L为重度贫血;Hb≤30g/L为极重度贫血。

(二)白细胞计数及分类计数

1. 参考值

(1) 白细胞(white blood cell,WBC)计数:成人(4~10)×10^9/L;儿童(5~12)×10^9/L;新生儿(15~20)×10^9/L;婴儿(11~12)×10^9/L。

(2) 成人白细胞分类计数参考值(white blood cell differential count):见表4-2。

表4-2　成人白细胞分类计数参考值

项目	百分比/%	绝对值(×10^9/L)
中性粒细胞(neutrophil,N)		
中性杆状核粒细胞	1~5	0.04~0.05
中性分叶核粒细胞	50~70	2~7
淋巴细胞(lymphocyte,L)	20~40	0.8~4
单核细胞(monocyte,M)	3~8	0.12~0.8
嗜酸性粒细胞(eosinophil,E)	0.5~5	0.02~0.5
嗜碱性粒细胞(basophil,B)	0~1	0~0.1

2. 临床意义

(1) 中性粒细胞:外周血白细胞中,主要是中性粒细胞和淋巴细胞,尤以中性粒细胞为主,故N增减直接影响白细胞总数的增减,二者之间有密切关系和相同意义,但二者增减不绝对一致。

1) 增多:成人白细胞计数>10×10^9/L称为白细胞增多,常因N增多所致,常见于:

生理性增多:见于妊娠中晚期和分娩时、剧烈运动、饱餐、情绪激动、高温或严寒等,多为一过性。

病理性增多:急性感染或化脓性炎,为中性粒细胞数量增多最常见的原因,如化脓性球菌(如金黄色葡萄球菌)引起的感染;严重的组织损伤或大量血细胞破坏,如大手术后、大面积烧伤、急性心肌梗死、急性溶血等;急性中毒,如急性农药中毒、镇静剂中毒及生物性中毒等；白血病和恶性肿瘤，如消化道恶性肿瘤、慢性粒细胞白血病等；急性大出血。

2）减少：成人白细胞计数 <4×10^9/L 称为白细胞减少。

感染性疾病：某些病毒感染，如病毒性肝炎、流行性感冒（简称为流感）等，是感染引起粒细胞减少的常见原因；细菌感染，尤其是革兰氏阴性杆菌感染，如伤寒、副伤寒等；原虫感染，如疟疾等。

血液病：如再生障碍性贫血、骨髓增生异常综合征。

理化损伤：是引起白细胞减少的常见原因，如接触放射线、化学毒物（苯、铅、汞等中毒）、药物（抗肿瘤药、氯霉素、抗甲状腺药物）等。

其他：如自身免疫性疾病、脾功能亢进等。

3）中性粒细胞核分裂象变化：核分裂象变化指外周血 N 核的分叶状况，反映粒细胞的成熟程度。中性粒细胞发育过程中，细胞核经历了由圆形到杆状最后分叶的变化。正常人外周血中性粒细胞主要以中性分叶核粒细胞为主，中性杆状核粒细胞不足 5%，无原始细胞及幼稚细胞。病理情况下，中性粒细胞核分裂象可发生核左移或核右移现象（图 4-1）。

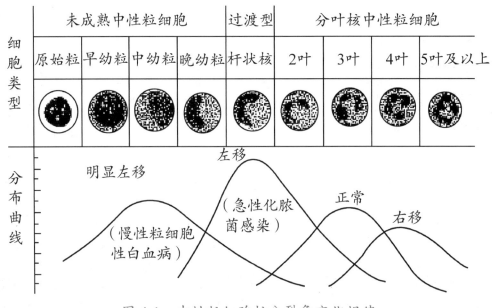

图 4-1　中性粒细胞核分裂象变化规律

核左移：外周血中性粒细胞分叶过少，致杆状核粒细胞数量增多和/或出现晚幼粒细胞、中幼粒细胞及早幼粒细胞等幼稚粒细胞数量大于中性粒细胞总数 5% 的现象；常见于各种病原体所致的感染，尤其是急性化脓性感染。

核右移：外周血中 5 叶核中性粒细胞超过中性粒细胞总数 3% 的现象；常伴有白细胞总数减少，表明造血功能衰退或造血原料缺乏；主要见于巨幼红细胞贫血、恶性贫血、应用抗代谢药治疗肿瘤等。

(2) 淋巴细胞

1) 数量增多：成人外周血中淋巴细胞绝对值 >4×10^9/L。①生理性增多见于婴儿及儿童期。②病理性增多分为原发性增多和继发性增多。原发性增多是由于造血系统或淋巴系统某种内在缺陷导致淋巴细胞恶性增生，如淋巴细胞白血病、淋巴瘤等；继发性增多因 N 减少而导致 L 比例相对性增高，见于再生障碍性贫血、粒细胞减少或缺乏症。

2) 数量减少：成人外周血中淋巴细胞绝对值 <0.8×10^9/L，主要见于放射线损伤、应用肾上腺糖皮质激素之后、流感恢复期、免疫缺陷性疾病等。

(3) 单核细胞

1) 数量增多：生理性增多见于婴幼儿及儿童；病理性增多指外周血中 M 绝对值成人 >0.8×10^9/L，见于单核细胞白血病、活动性肺结核、结缔组织病、急性感染恢复期等。

2) 数量减少：无临床意义。

(4) 嗜酸性粒细胞

1) 数量增多：外周血嗜酸性粒细胞绝对值 >0.5×10^9/L，见于变态反应性疾病如支气管哮喘、食物药物过敏、荨麻疹等；寄生虫病如血吸虫病、肺吸虫病、钩虫病、蛔虫病等；皮肤病：如湿疹、天疱疮、银屑病等；血液病和恶性肿瘤如淋巴瘤、多发性骨髓瘤、肺癌、慢性粒细胞白血病等。

2) 数量减少：外周血嗜酸性粒细胞绝对值 <0.02×10^9/L，见于急性传染病早期、大手术及烧伤等应激状态，长期应用肾上腺糖皮质激素者。

(5) 嗜碱性粒细胞

1) 数量增多：外周血嗜碱性粒细胞绝对值 >0.1×10^9/L，见于变态反应性疾病，如荨麻疹等；慢性粒细胞白血病与类白血病鉴别，前者嗜碱性粒细胞数量增多，后者嗜碱性粒细胞数量正常。

2) 数量减少：一般无临床意义。

(三) 血小板计数

1. 血小板 (platelet, PLT) 计数参考值　(100~300)×10^9/L。

2. 临床意义

(1) 数量增多：血小板数量 >400×10^9/L 称为血小板增多。PLT 增多可增加血液黏滞性。①原发性增多见于骨髓增殖性疾病，如原发性血小板增多症、慢性粒细胞白血病等。②反应性增多见于急性感染、急性出血、溶血性贫血等，血小板常 <500×10^9/L。

(2) 数量减少：血小板数量 <100×10^9/L 称为血小板减少。

1) 血小板生成障碍：如急性白血病、再生障碍性贫血、放射性损伤等。

2) 血小板破坏过多或分布异常如特发性血小板减少性紫癜、自身免疫性疾病、弥散性血管内凝血 (disseminated inravascular coagulation, DIC)、脾大等。

3) 某些细菌和病毒感染如伤寒、败血症和麻疹等。

二、尿 液 检 查

（一）一般性状检查

1. 尿量　正常成人为 1~2L/24h，尿量多少取决于肾小球滤过率、肾小管浓缩与稀释功能，也与年龄、气温、活动量、摄水量、精神因素及用药等因素相关。

（1）多尿：成人尿量 >2.5L/24h 称为多尿。生理性多尿见于习惯性多饮、饮酒过量、输液、精神紧张和使用利尿药后。病理性多尿见于尿崩症、糖尿病、急性肾衰竭多尿期、慢性肾盂肾炎后期等。

（2）少尿或无尿：成人尿量 <0.4L/24h 或 <17ml/h 称为少尿，尿量 <0.1L/24h 或 12 小时内完全无尿称为无尿。生理性少尿见于排汗过多或水分摄入不足。病理性少尿见于：

1）肾前性：因血容量减少、血液浓缩、肾缺血、应激状态等致肾小球滤过减低，如严重吐泻、烧伤所致脱水、休克、大出血、心力衰竭等。

2）肾性：见于各种肾实质病变，如急性肾小球肾炎、慢性肾小球肾炎、肾衰竭，肾移植术后急性排斥反应等。

3）肾后性：见于各种原因导致的尿路梗阻或排尿功能障碍，如尿路结石、肿瘤、外伤、前列腺增生等。

2. 外观　正常新鲜尿液为淡黄色透明液体，受药物、食物和尿量等因素影响。病理性尿液外观常见：

（1）红色：可呈血红色、洗肉水样、淡红色等。尿中含血量 >1ml/L 即可呈现淡红色，称为肉眼血尿；若尿液外观变化不明显，离心后显微镜下红细胞 >3 个/高倍视野（HP），称为镜下血尿。血尿见于泌尿系统炎症、结核、肿瘤、外伤及出血性疾病等。

（2）浓茶色或酱油色：因尿中出现血红蛋白或肌红蛋白，镜检无红细胞但隐血试验阳性，称为血红蛋白或肌红蛋白尿。血红蛋白尿多见于严重血管内溶血，如溶血性贫血、血型不合的输血反应；肌红蛋白尿多见于挤压综合征等；正常人剧烈运动后，也可偶见肌红蛋白尿。

（3）深黄色：尿液中含大量胆红素，呈深黄色，振荡后出现黄色泡沫，称为胆红素尿，见于梗阻性黄疸及肝细胞性黄疸。

（4）白色混浊：尿液中含有大量白细胞等炎性渗出物，称为脓尿，呈不同程度的黄白色混浊；尿液中含大量细菌称为菌尿，呈云雾状，静置后不下沉。脓尿与菌尿多见于泌尿系统感染，如肾盂肾炎、膀胱炎等。尿液呈乳白色混浊称为乳糜尿，见于丝虫病、肾周围淋巴管梗阻。

3. 气味　正常尿液因含有挥发性酸而呈特殊气味，并受食物影响。氨臭味多见于细菌性炎症，如膀胱炎等。烂苹果味提示糖尿病酮症酸中毒。蒜臭味提示有机磷农药中毒。

鼠臭味提示苯丙酮尿症。

4. 比重 尿比重指 4℃条件下尿液与同体积纯水重量之比。其值可因尿中含水量、盐类及有机物含量不同而异。正常人尿比重一般在 1.015~1.025,最大波动范围在 1.003~1.030。病理状态下,尿比重增高见于血容量不足引起的肾前性少尿、糖尿病、急性肾小球肾炎、脱水等;尿比重降低见于尿崩症、大量饮水、慢性肾小球肾炎、慢性肾衰竭等。

(二)化学检查

1. 尿酸碱度(pH) 是反映机体酸碱平衡状态和肾脏调节能力的指标。正常尿 pH 约 6.5,波动在 4.5~8.0 之间。生理条件下尿 pH 主要受饮食影响,肉食者尿偏酸性,素食者偏碱性。病理状态下,尿 pH 增高见于碱中毒、膀胱炎、服用利尿药、肾小管酸中毒等。尿 pH 降低见于酸中毒、痛风、糖尿病、口服维生素 C、低钾性碱中毒等。

2. 尿蛋白 正常人尿蛋白定性试验呈阴性,定量检查为 0~80mg/24h。若尿蛋白定性试验阳性或定量检查 >150mg/24h(或 >100mg/L)时,称为蛋白尿。

(1)生理性蛋白尿:①功能性蛋白尿,见于剧烈活动、发热、寒冷、持久站立及精神紧张等。②体位性蛋白尿,见于青少年直立性蛋白尿。

(2)病理性蛋白尿:指各种肾脏及肾外器质性疾病导致的尿蛋白持续阳性。病理性蛋白尿根据尿蛋白来源分为:

1)肾小球性蛋白尿:是最常见的一种蛋白尿,以白蛋白为主,尿蛋白定量常 >1g/24h,多见于肾病综合征、肾小球肾炎等原发性肾小球损害及高血压、糖尿病、系统性红斑狼疮等继发性肾小球疾病。

2)肾小管性蛋白尿:以 α_1、β_2 微球蛋白为主,尿蛋白定量常 <1g/24h,常见于肾盂肾炎、急性肾小管坏死、慢性间质性肾炎等。

3)混合性蛋白尿:肾小球和肾小管均受损,见于慢性肾小球肾炎、糖尿病、系统性红斑狼疮等肾小球和肾小管同时受损的疾病。

4)溢出性蛋白尿:血浆中出现异常增多的低分子量蛋白质,超过肾小管重吸收的能力所致的蛋白尿,见于急性溶血性疾病、多发性骨髓瘤等。

3. 尿糖 正常人尿糖定性试验呈阴性。当血浆葡萄糖含量 >8.88mmol/L 或肾小管重吸收能力下降,尿糖定性试验呈阳性反应时,称为糖尿。

(1)生理性糖尿:常见于因摄入过多或输注葡萄糖过多过快而导致的饮食性糖尿,情绪激动、精神紧张引起的一过性高血糖而导致的糖尿,孕晚期的妊娠性糖尿等。

(2)病理性糖尿

1)血糖增高性糖尿,病因为血糖超出肾小管重吸收阈值,以糖尿病最常见,还见于库欣综合征、甲状腺功能亢进症、胰腺疾病等。

2)血糖正常性糖尿,近端肾小管重吸收能力减退,肾糖阈降低引起的糖尿,又称为肾性糖尿,见于慢性肾小球肾炎、肾病综合征等。

3) 假性糖尿,尿中含维生素 C、尿酸等物质浓度过高时,可造成假性糖尿。

4. 尿胆红素与尿胆原 正常人尿胆红素定性呈阴性,尿胆原定性呈阴性或弱阳性。尿胆红素阳性主要见于胆汁淤积性黄疸、肝细胞性黄疸,常出现在血清胆红素升高之前;尿胆原阳性主要见于溶血性黄疸、肝细胞性黄疸,常与尿胆红素同时用于黄疸的诊断和鉴别诊断。

5. 尿酮体 酮体(ketone body,KET)是脂肪分解代谢的中间产物,是乙酰乙酸、β-羟丁酸、丙酮的总称。正常人尿酮体定性试验为阴性,若呈阳性反应称为酮尿。糖尿病性酮尿见于糖尿病酮症酸中毒,非糖尿病性酮尿见于高热、严重呕吐、腹泻、禁食、碱丢失、甲状腺功能亢进症、酒精性肝炎等。

(三)显微镜检查

1. 细胞 尿液中常见细胞有白细胞、红细胞、上皮细胞、吞噬细胞。

(1)红细胞:尿液外观正常,离心沉淀后,红细胞计数 >3 个/HP,称为镜下血尿,常见于泌尿系各种炎症、结石、肿瘤、结核等。

(2)白细胞:尿液离心沉淀后白细胞计数 >5 个/HP,称为镜下脓尿。若有大量白细胞,多为泌尿系感染如膀胱炎、肾盂肾炎、尿道炎等。

(3)上皮细胞:正常尿液中可见少量移行上皮细胞、扁平上皮细胞。明显上皮细胞增多提示存在病理变化,如肾小管上皮细胞提示肾小管病变,柱状上皮细胞多见于慢性尿道炎、慢性前列腺炎、慢性膀胱炎等,鳞状上皮细胞提示泌尿系感染等。

2. 管型 是蛋白质、细胞或碎片在肾小管、集合管中凝固而成的圆柱形蛋白质聚集体。正常尿液中无管型或偶见透明管型。

(1)透明管型:偶见老年人正常清晨浓缩尿中,体力劳动及剧烈运动后可出现一过性增多。病理情况下多见急性肾脏疾病早期,常与其他管型同时存在。

(2)细胞管型:管型中细胞含量超过管型体积的 1/3,称为细胞管型。其按所含细胞分为:

1)红细胞管型:见于肾小球肾炎等所致肾脏出血,常与肾小球性血尿同时存在。

2)细胞管型:多见于肾盂肾炎、间质性肾炎等感染性炎症,为上尿路感染的标志物。

3)肾上皮细胞管型:提示肾小管损伤。

4)混合管型:见于各种肾小球疾病,管型中同时含有各种细胞和颗粒物质。

(3)颗粒管型:管型中颗粒含量超过管型体积的 1/3,称为颗粒管型,又分为粗颗粒和细颗粒两种。急性肾小球肾炎多见粗颗粒管型,病变累及肾小管。

(4)蜡样管型:提示肾小管有严重的变性坏死,预后差,见于急性肾衰竭多尿期、慢性肾小球肾炎晚期、肾病综合征等。

3. 结晶 正常人尿中出现少量草酸钙、磷酸盐、尿酸结晶,一般无临床意义,若大量持续出现并伴有较多红细胞,则提示有结石的可能。胆红素结晶仅见于肝细胞性黄疸和阻塞性黄疸;服用磺胺类药物后尿中可出现磺胺类结晶。

三、粪 便 检 查

（一）一般性状检查

1. 量　正常成人排便次数多为每日 1 次,量 100~300g,受饮食种类、进食量、消化器官功能状态的影响。肠道上部疾病可见排便次数减少、排便量增加,肠道下部疾病可见排便次数增加、排便量减少。

2. 颜色与性状　正常成人粪便为棕黄色圆柱形软便,婴儿粪便多呈黄色或金黄色糊状便。粪便颜色和性状病理改变:

（1）鲜血便:提示下消化道出血,如痔疮、肛裂、直肠癌、肠息肉等。

（2）黏液、脓性或脓血便:多见于肠道下段病变,如痢疾、结肠炎、肠癌等。黏液脓血便见于细菌性痢疾,果酱样便见于阿米巴痢疾。

（3）柏油样便:提示各种原因引起的上消化道出血,如消化性溃疡、肝硬化等。

（4）水样便:见于各种原因引起的腹泻,如急性胃肠炎、艾滋病伴有肠道隐孢子虫感染等。绿色稀便见于婴儿消化不良。

（5）米泔样便:呈白色淘米水样,量多,见于重症霍乱和副霍乱。

（6）细条状便:粪便常呈细条状,提示直肠狭窄,多见于直肠癌。

（7）白陶土样便:见于各种原因引起的完全性胆道梗阻。

（8）乳凝块便:婴儿粪便中可出现,常见于婴儿消化不良、婴儿腹泻。

3. 气味　正常粪便有臭味,主要因含蛋白质分解产物引起。酸臭味见于消化吸收不良,恶臭味见于慢性肠炎、直肠癌溃烂、消化道大出血等,鱼腥臭味见于阿米巴肠炎。

4. 寄生虫　正常粪便无寄生虫虫体,肠道寄生虫患者粪便中可见蛲虫、蛔虫、绦虫等虫体及片段,有助于寄生虫感染的确诊。

（二）显微镜检查

1. 细胞　正常人粪便中无红细胞,无或偶见白细胞,可见少量扁平上皮细胞。肠道下段炎症或出血可见 RBC,如痢疾、息肉、肠癌等;肠道炎症时白细胞增多,如肠炎、急性细菌性痢疾,过敏性肠炎、肠道寄生虫时可见嗜酸性粒细胞增多;伪膜性肠炎时上皮细胞增多;肠癌患者的血性粪便中可见癌细胞。

2. 食物残渣　正常粪便中的食物残渣是已充分消化的无定形细小颗粒。若有淀粉颗粒、脂肪颗粒、结缔组织、肌纤维、植物细胞等大量出现,提示消化不良。

3. 寄生虫卵或原虫　粪便中检出寄生虫卵或原虫,是诊断肠道寄生虫感染最直接、最可靠的依据。

（三）粪便隐血试验

胃肠道少量出血(出血量 <5ml),粪便外观无明显变化,肉眼和显微镜均不能证实的出血,称为隐血。用化学或免疫学方法证实微量出血的试验,即为粪便隐血试验。正常人

检测结果为阴性。如果试验前几日进食含动物血、大量叶绿素等食物及含铁药物等，亦可出现假阳性。

粪便隐血试验对消化道出血的鉴别诊断具有重要价值，现亦作为消化道恶性肿瘤早期诊断的一个早期筛查指标。消化道溃疡时该试验呈间断阳性，而消化道肿瘤如胃癌时呈持续阳性，据此可作为消化道良、恶性出血的鉴别方法。肠结核、结肠息肉、溃疡性结肠炎、钩虫病等也常为阳性。

第二节　肝、肾功能检查

 导入案例

患者，女，50 岁，食欲减退，伴乏力 2 个月，发热 1 周入院。2 个月前患者无明显诱因出现食欲减退，吃饭时厌油腻、恶心，伴乏力、精神欠佳，1 周前出现高热，最高达 39.0℃，伴畏寒、寒战，伴上腹部压痛、皮肤黄染，无呕吐、腹泻，既往糖尿病史多年。查体：T 38.4℃，P 106 次/min，R 26 次/min，BP 130/80mmHg，巩膜及周身皮肤黄染，双肺呼吸音清，肝区压疼、肋下 1cm，双下肢无水肿。实验室检查：血常规无异常，尿常规提示尿胆原（+），胆红素（+），尿蛋白（+）。

请思考：

1. 患者应考虑的诊断是什么？

2. 该病的诊断要点有哪些？

3. 为进一步诊断可建议患者做哪些辅助检查？

肝、肾是人体重要的脏器，肝、肾功能的正常与否，对维系人体生理功能起重要作用。肝、肾功能检查作为临床常用的检查项目，不仅在肝、肾疾病诊断与治疗中具有重要地位，在其他全身疾病的诊治及预后判断中亦发挥重要作用。

一、肝功能检查

（一）血清蛋白质测定

1. 血清总蛋白（serum total protein，STP）、白蛋白（albumin，A）、球蛋白（globulin，G）及白蛋白与球蛋白比值（A/G）测定。

（1）参考值

1）STP 60~80g/L；A 40~55g/L；G 20~30g/L。

2）A/G 比值：(1.5~2.5)：1。

（2）临床意义

1）STP 及 A 增高：主要因血清水分减少使总蛋白浓度相对增加所致，见于严重脱水、休克及肾上腺皮质功能减退等。

2）STP 及 A 降低：STP<60g/L 或 A<25g/L 称为低蛋白血症；常见于：①蛋白质合成减少如慢性肝炎、肝硬化、亚急性重症肝炎、肝癌等。②蛋白摄入不足如慢性胃肠疾病等营养不良。③蛋白质丢失过多如肾病综合征、大失血、肾小球肾炎、大面积烧伤等。④消耗增加如恶性肿瘤、重症结核病、甲状腺功能亢进症等。

3）STP 及 G 增高：STP>80g/L 或 G>35g/L 时，称为高蛋白血症或高球蛋白血症。总蛋白升高主要是由于 G 升高所致，见于①慢性肝病如慢性肝炎、肝硬化等。②自身免疫性疾病如系统性红斑狼疮、类风湿关节炎、风湿热等。③慢性感染如结核病、梅毒、疟疾、亚急性感染性心内膜炎等。④免疫球蛋白合成增多如淋巴瘤、多发性骨髓瘤等。

4）G 降低：主要为合成减少如丙种球蛋白缺乏症、原发性低球蛋白血症、免疫功能抑制等。

5）A/G 比值降低或倒置：A 降低或 G 升高所致，多见于严重肝损害、M 蛋白血症如慢性肝炎、肝硬化、肝癌、多发性骨髓瘤等。A/G 比值的动态监测对判断疾病发展、疗效观察及预后有重要意义。该比值越低，提示病情越重，当病情趋于好转时则该比值逐渐恢复并接近正常。

2. 血清蛋白电泳　根据血清中各种蛋白质的质量、所带负电荷数不同，它们在同一电场中泳动速度不同，进而可将不同蛋白质进行分离的方法称为蛋白电泳。

（1）参考值（醋酸纤维素膜电泳法）：A 62%~71%，α_1 球蛋白 3%~4%，α_2 球蛋白 6%~10%，β 球蛋白 7%~11%，γ 球蛋白 9%~18%。

（2）临床意义

1）肝病型：肝硬化、慢性肝炎、肝癌时，A、α_1、α_2、β 球蛋白减低，γ 球蛋白增加，典型者可见 β 和 γ 区带融合，呈 β-γ 桥。

2）肾病型：糖尿病肾病、肾病综合征时，A、γ 球蛋白减低，α_2、β 球蛋白升高。

3）M 蛋白血症型：原发性巨球蛋白血症、多发性骨髓瘤时，单克隆 γ 球蛋白明显增加，γ 区带、β 区带或 β 与 γ 区带之间形成结构均一、基底窄、峰高尖的 M 蛋白区带。

（二）胆红素测定

胆红素（bilirubin）测定：总胆红素（STB，TBil）；结合胆红素（CB），又称为直接胆红素（DBil）；非结合胆红素（UCB），又称为直接胆红素（IBil）。临床上常通过胆红素测定来判断是否存在黄疸及判断黄疸的类型和病因。

1. 参考值　STB：3.4~17.1μmol/L；CB：0~6.8μmol/L；UCB：1.7~10.2μmol/L。

2. 临床意义

（1）判断有无黄疸及黄疸程度：STB 在 17.1~34.2μmol/L 提示隐性黄疸；34.2~171μmol/L 为轻度黄疸；171~342μmol/L 为中度黄疸；>342μmol/L 为重度黄疸。

(2) 判断黄疸的类型:STB 和 UCB 增高,见于溶血性黄疸;STB 和 CB 增高,见于胆汁淤积性黄疸;STB、CB 与 UCB 均增高见于肝细胞性黄疸。

(3) 推断黄疸病因:完全胆汁淤积性黄疸时 STB 通常 >342μmol/L;不完全胆汁淤积性黄疸时 STB 多在 171~265μmol/L;细胞性黄疸时 STB 可在 17.1~171μmol/L,CB 占 STB20%~50%;若为溶血性黄疸则 STB 很少超过 85.5μmol/L,CB 占 STB<20%。

(三) 血清酶学检查

1. 血清转氨酶测定　肝功能检查最常用的转氨酶有谷丙转氨酶和谷草转氨酶。谷丙转氨酶(glutamic-pyruvic transaminase,GPT) 又称为丙氨酸转氨酶(alanine aminotransferase,ALT)。谷草转氨酶(glutamic-oxaloacetic transaminase,GOT) 又称为天冬氨酸转氨酶(aspartate aminotransferase,AST)。

GPT 和 GOT 广泛存在于肝、心肌、肾、脑及骨骼肌等组织细胞中,其中 GPT 在肝细胞内含量最高,GOT 在心肌细胞中含量最多。当轻、中度肝细胞损伤时,GPT 的释放高于 GOT;而严重肝细胞损害时 GOT 的释放量增多。GPT 是检测肝功能最敏感的指标,有助于肝脏疾病的早期诊断。

(1) 参考值(速率法):GPT 10~40U/L;GOT 10~40U/L;GPT/GOT 约为 1.15。

(2) 临床意义

1) 急性病毒性肝炎:急性轻型病毒性肝炎 GPT、GOT 均升高,但以 GPT 升高更明显,GPT/GOT>1,阳性率可达 80% 以上,为病毒性肝炎重要检测指标。急性重症肝炎时,GOT 升高更明显,GOT/GPT 比值明显升高。如果黄疸进行性加重,胆红素明显升高,而转氨酶降低,出现胆酶分离现象,提示大量肝细胞坏死,预后不佳。急性肝炎恢复期,若 GPT 不能恢复正常或再次升高,提示肝炎转为慢性。

2) 慢性病毒性肝炎、肝硬化、肝癌:GPT、GOT 可轻度升高或正常,若 GOT 较 GPT 显著升高,预示慢性肝炎进入活动期。当肝硬化、肝癌晚期时,GPT、GOT 可明显升高,GPT/GOT 比值 <1,终末期 GPT、GOT 可降至正常甚至低于正常。

3) 其他:急性心肌梗死时 GPT、GOT 均增高,以 GOT 升高为主,在病初 6~12h 开始升高,24~48h 达高峰,3~6d 降至正常。

2. 血清碱性磷酸酶测定

(1) 血清碱性磷酸酶(alkaline phosphatase,ALP)参考值(连续监测法):成人男性 ALP 45~125U/L,女性 ALP 35~135U/L。

(2) 临床意义:急慢性肝炎、肝硬化 ALP 轻度升高;肝癌、肝脓肿等肝内占位性病变 ALP 中度或显著升高;胆管结石及胰头癌等胆道梗阻时 ALP 明显升高,且其升高幅度与阻塞程度成正比;其他如骨肿瘤、骨软化症、骨骼肌疾病等 ALP 亦可升高。

3. 血清 γ-谷氨酰转移酶测定

(1) 血清 γ-谷氨酰转移酶(glutamyltransferase,GGT)参考值(连续监测法):男性 GGT 10~60U/L,女性 GGT 7~45U/L。

（2）临床意义：急性肝炎时 GGT 升高；肝硬化、慢性肝炎稳定期 GGT 正常，若出现 GGT 升高则预示病情活动或恶化；酒精性及药物性肝炎时 GGT 中度或明显升高；梗阻性黄疸和肝癌时 GGT 显著增高，肝癌可达 500U/L 以上；其他如胰腺癌、胰腺炎或脂肪肝等 GGT 亦可轻度升高。

4. 单胺氧化酶测定

（1）单胺氧化酶（monoamine oxidase，MAO）参考值（比色法）：MAO 12~40U/ml。

（2）临床意义：MAO 广泛存在于各人体器官中，为反映肝脏纤维化的指标。慢性活动性肝炎和肝硬化时升高，肝癌时 MAO 则明显升高。肝外疾病如糖尿病、甲状腺功能亢进症及其他结缔组织疾病等也可出现 MAO 增高。

二、肾功能检查

肾是生成尿液，维持体内水、电解质、酸碱平衡的重要器官。肾功能检查目的在于了解有无肾脏疾病及病变程度，包括肾小球及肾小管功能检查。

（一）肾小球功能检查

1. 肌酐清除率（creatinine clearance rate，CCR）　指严格控制外源性肌酐的情况下，在单位时间内由肾全部清除的血浆内生肌酐。肌酐清除率能很好地反映肾小球滤过功能，是临床上测定肾小球滤过功能最常用的指标。

（1）参考值：成人 80~120ml/min。

（2）临床意义

1）判断肾小球滤过功能损害的敏感指标：当 CCR 低于正常下限的 50% 时，血清肌酐和尿素氮仍可在正常范围，而 CCR<80ml/min 即提示肾小球滤过功能有损害。因此，CCR 是早期反映肾小球滤过功能的敏感指标。

2）评估肾小球滤过功能损害程度：

CCR 80~51ml/min：提示轻度损害，此时期为肾功能代偿期。

CCR 50~30ml/min：提示中度损害，此时期为肾功能失代偿期。

CCR<30ml/min：提示重度损害，此时期为肾衰竭期。其中，CCR 30~20ml/min 为肾衰竭早期；CCR 20~10ml/min 为肾衰竭晚期；CCR<10ml/min 为肾衰竭终末期。

3）指导治疗：

CCR<30~40ml/min，应限制蛋白质的摄入。

CCR<30ml/min 时，噻嗪类利尿药多为无效。

CCR<10ml/min 时，应结合临床进行肾替代治疗。

在肾衰竭时，由肾代谢或排出的药物均可依据 CCR 的降低程度调节用药剂量。

2. 血清肌酐（serum creatinine，Scr）和血尿素氮（blood urea nitrogen，BUN）的测定　血清肌酐和血尿素氮分别是肌酸和蛋白质的代谢产物，主要由肾小球滤过随尿排出。

当肾小球功能受损、滤过率降低时,其均因为不能自尿中排出而升高。

(1)参考值

1)全血清肌酐:88.4~176.8μmol/L。

2)血清或血浆肌酐:男性 53~106μmol/L,女性 44~97μmol/L。

3)血尿素氮:成人 3.2~7.1mmol/L;儿童 1.8~6.5mmol/L。

(2)临床意义

1)血清肌酐和血尿素氮增高

肾小球滤过功能降低:如急慢性肾小球肾炎、肾结核、严重肾盂肾炎、肾肿瘤等。

体内蛋白质分解过多:如消化道出血、大面积烧伤等。

尿量显著减少或无尿:如休克、脱水、尿路梗阻等。

2)对肾损害进行分期

肾衰竭代偿期:Scr<178μmol/L。

肾衰竭失代偿期:Scr 178~445μmol/L。

肾衰竭期:Scr 445~707μmol/L。

尿毒症期:Scr>707μmol/L。

(二)肾小管功能检查

通过观察尿比重和尿量变化来判断肾小管功能状态的方法,称为尿浓缩稀释试验。

1.参考值 24h 尿量为 1 000~2 000ml,日尿量 > 夜尿量,其比值为(3~4):1,12h 夜间尿量 <750ml。最高尿比重 >1.020,最高与最低尿比重之差 >0.009。

2.临床意义

(1)多尿、夜尿增多:尿比重降低或固定在 1.010,提示肾小管浓缩功能下降,见于慢性肾盂肾炎、慢性肾小球肾炎、慢性肾衰竭等。

(2)少尿伴尿比重增高:见于血容量不足,如休克等。

第三节 常见的生化检查

 导入案例

患者,女,68 岁,多饮、多食、多尿 3 个月,加重 10d 入院。3 个月前患者无明显诱因出现多饮、多食、多尿症状,伴烦渴,近 10d 饮水明显增加,多时达 3 000mL,伴有乏力。查体:T 36.2℃,P 70 次/min,R 18 次/min,BP 130/86mmHg,皮肤及巩膜无黄染,双肺呼吸音清,腹软,无压痛,双下肢无水肿。实验室检查:血常规无异常,尿常规:尿糖(++++),尿酮体(++)。

请思考：

1. 患者应考虑的诊断是什么？

2. 该病的诊断要点有哪些？

3. 为进一步诊断可建议患者做哪些辅助检查？

一、血清离子检查

（一）血清钾测定

1. 参考值　3.5~5.5mmol/L。

2. 临床意义

（1）血钾增高：血钾 >5.5mmol/L 为高钾血症。其常见于：

1）输入过多：如静脉输注含钾物质浓度过高或速度过快,或者输入大量陈旧血。

2）钾离子排泄障碍：如急慢性肾衰竭、肾上腺皮质功能减退等。

3）细胞内钾离子向细胞外转移：如溶血、严重烧伤等。

（2）血钾降低：血钾 <3.5mmol/L 为低钾血症。其常见于：

1）钾摄入不足：如手术后不能进食又未通过静脉输注补钾。

2）钾丢失过多,如呕吐、腹泻、服用排钾利尿药等。

3）钾分布异常：如肾性水肿或细胞外液稀释等。

4）细胞外钾大量进入细胞内,如大量输入胰岛素、低钾性周期性麻痹等。

（二）血清钠测定

1. 参考值　135~145mmol/L。

2. 临床意义

（1）血钠增高：血钠 >145mmol/L 为高钠血症。其常见于：

1）输入过多。

2）肾脏排钠减少：如原发性醛固酮增多症、肾上腺皮质功能亢进症等。

（2）血钠降低：血钠 <135mmol/L 为低钠血症。其常见于：

1）丢失过多：如严重呕吐、腹泻、大面积烧伤等。

2）尿排出过多：如大量使用利尿药、慢性肾小球肾炎并发尿毒症、糖尿病酮症酸中毒等。

（三）血清氯测定

1. 参考值　96~106mmol/L。

2. 临床意义　血清氯的增高和降低一般与血清钠变化相一致。临床意义参见血清钠。

（四）血清钙测定

1. 参考值　2.25~2.58mmol/L。

2. 临床意义

(1) 血钙增高：血清钙 >2.58mmol/L 为高钙血症，多见于甲状旁腺功能亢进、维生素 D 过多症、多发性骨髓瘤等。

(2) 血钙降低：血清钙 <2.25mmol/L 为低钙血症。低钙血症临床发生率明显高于高钙血症，婴幼儿多见，多见于甲状旁腺功能减退症、维生素 D 缺乏、骨质软化症、消化不良、肾疾病等。

二、血糖检查

(一) 血糖测定

血糖即血液中的葡萄糖 (glucose, GLU)。空腹血糖是诊断糖代谢紊乱常用的重要指标。血糖受神经、肝脏、内分泌激素的调节，也受采集部位、测定方法的影响。

1. 参考值（葡萄糖氧化酶法） 3.9~6.1mmol/L。

2. 临床意义

(1) 血糖增高：①生理性增高，见于剧烈运动、高糖饮食、情绪紧张等。②病理性增高，见于糖尿病、甲状腺功能亢进症、肾上腺皮质功能亢进症，脑出血、颅脑外伤、脑膜炎等颅内压增高，呕吐、腹泻、高热等。

(2) 血糖降低：①生理性或暂时性降低，见于剧烈运动后、饥饿、妊娠期等。②病理性降低，见于胰岛素或降血糖药使用过量、胰岛 β 细胞瘤、甲状腺或肾上腺皮质功能减退症、严重肝病等。

(二) 口服葡萄糖耐量试验

正常人口服一定量的葡萄糖后，血糖会暂时升高，短时间内降至空腹水平，称为耐糖现象；当糖代谢紊乱时，口服葡萄糖后血糖急剧升高，短时间内不能降至正常水平，称为糖耐量降低。葡萄糖耐量试验是诊断糖尿病的重要指标，临床上主要用于测定胰岛细胞功能，诊断血糖高于正常值而又未达诊断标准的可疑糖尿病。

1. 参考值 空腹血糖 3.9~6.1mmol/L。摄入糖后：血糖应在 0.5~1.0h 血糖升高达高峰，峰值在 7.8~9.0mmol/L，2h 血糖 <7.8mmol/L，3h 恢复至空腹血糖水平。

2. 临床意义

(1) 判断糖耐量异常：空腹血糖 6.1~7.0mmol/L，口服葡萄糖后高峰时间提前，峰值 >11.1mmol/L，2h 血糖值在 7.8~11.1mmol/L，且 2h 后仍不能恢复正常，称为糖耐量减低，可见于库欣综合征、甲状腺功能亢进症、肥胖等。

(2) 诊断糖尿病：若空腹血糖 >6.1mmol/L，口服葡萄糖后 2h 血糖值≥11.1mmol/L 即可诊断。

糖尿病的诊断标准

糖尿病诊断 2020 年标准,包括四点:①典型糖尿病症状 + 随机血糖浓度≥11.1mmol/L;典型糖尿病症状包括多食、多饮、多尿及不明原因体重下降;②典型糖尿病症状 + 空腹血糖浓度≥7.0mmol/L;③典型糖尿病症状 + 口服葡萄糖耐量试验中 2h 血糖(2h PG)≥11.1mmol/L;④典型糖尿病症状 + 糖化血红蛋白≥6.5%。以上四点可单独用于诊断糖尿病。但无糖尿病典型症状者需另 1d 采取静脉血重复试验,2 次结果有相关性才能确诊。

第四节　特殊标志物检查

导入案例

患者,男,35 岁,剧烈腹痛伴呕吐 3h 入院。患者 3h 前出现中上腹部持续钝痛,逐渐加重,伴恶心、呕吐,无发热,在当地医院肌内注射盐酸消旋山莨菪碱后病情无缓解。患者腹痛前大量饮酒,并进食了较多油腻食物。查体:T 36.9℃,P 110 次/min,R 25 次/min,BP 130/80mmHg,急性病容,屈膝体位,神志清楚,查体合作。皮肤及巩膜无黄染,双肺未闻及啰音,腹软,剑突下有压痛,无明显反跳痛,肝、脾肋下未及,双下肢无水肿。

请思考:

1. 患者应考虑的诊断是什么?

2. 该病的诊断要点有哪些?

3. 为进一步诊断可建议患者做哪些辅助检查?

随着临床检验技术的深入发展,临床上越来越多的标志物检查也逐渐被人们熟知,尤其某些特殊标志物诊断的特异性和敏感性都很高,对疾病诊断、疗效观察和预后判断有重要价值。

一、血清淀粉酶检查

血清淀粉酶(serum amylase)能水解淀粉、糊精和糖原,主要来源于唾液腺和胰腺。肝、脾、心脏、肺脏、甲状腺、卵巢等组织也含有少量淀粉酶。临床上淀粉酶活性测定主要用于急性胰腺炎的诊断。

（一）参考值（连续监测法）

血清淀粉酶 35~135U/L。

（二）临床意义

1. 血清淀粉酶升高　急性胰腺炎时，胰腺水肿压迫胰腺导管致胰液渗漏入组织间隙，血清淀粉酶显著升高，一般于发病后 6~12h 开始升高，2~5d 恢复正常。因此淀粉酶活性显著升高对急性胰腺炎的早期诊断价值较大。此外，胰腺癌、慢性胰腺炎、消化性溃疡穿孔、急性阑尾炎、肠梗阻、唾液腺化脓、流行性腮腺炎等亦可增高。

2. 血清淀粉酶降低　常见于暴发性胰腺炎、胰腺切除、慢性胰腺炎、胰腺癌压迫时间过久所致的胰腺废用性改变及严重肝病、重症糖尿病等。

二、肝炎标志物检查

肝炎病毒主要有甲型肝炎病毒、乙型肝炎病毒、丙型肝炎病毒、丁型肝炎病毒、戊型肝炎病毒、庚型肝炎病毒和输血传播病毒。肝炎病毒感染引起病毒性肝炎。肝炎标志物主要包括各型肝炎病毒相关抗原、抗体检测。本章重点介绍甲、乙型肝炎病毒标志物检查。

（一）甲型肝炎病毒标志物检查

甲型肝炎病毒（hepatitis A virus，HAV）标志物主要通过抗 HAV-IgM 和抗 HAV-IgG 两种血清标志物的测定完成。

1. 参考值（酶联免疫吸附试验）　抗 HAV-IgM 阴性，抗 HAV-IgG 阴性。

2. 临床意义　抗 HAV-IgM 于病后 1~4 周出现，持续 3~6 个月后转阴。该抗体阳性是甲型肝炎早期感染的标志，可以作为急性甲型肝炎的确诊依据。抗 HAV-IgG 出现较晚，阳性表示曾经感染过 HAV 或注射过甲型肝炎疫苗，是一种保护性抗体，可终身存在。

（二）乙型肝炎病毒标志物检查

乙型肝炎病毒（hepatitis B virus，HBV）感染人体后产生三对抗原抗体系统：①乙型肝炎表面抗原（hepatitis B surface antigen，HbsAg）及乙型肝炎表面抗体（hepatitis B surface antibody，HBsAb，简称为抗 HBs）。②乙型肝炎核心抗原（hepatitis B core antigen，HBcAg）及乙型肝炎核心抗体（hepatitis B core antibody，HBcAb，简称为抗 HBc）。③乙型肝炎 e 抗原（hepatitis B e antigen，HBeAg）及乙型肝炎 e 抗体（hepatitis B e antibody，HBeAb，简称为抗 HBe）。

其中 HBcAg 难以直接测定，临床常只对其他 5 项标志物进行检查，称为乙型肝炎五项或乙型肝炎两对半。

1. 参考值（酶联免疫吸附试验）　HBsAg 阴性、抗 HBs 阴性、HBeAg 阴性、抗 HBe 阴性、抗 HBc 阴性。

2. 临床意义

（1）HBsAg 阳性：HBV 感染的指标；见于急性期或慢性乙型肝炎患者，乙型肝炎病毒潜伏后期、乙型肝炎病毒携带者。

（2）抗 HBs 阳性：可在隐性感染乙型肝炎病毒、急性乙型肝炎恢复期及注射乙型肝炎疫苗后产生，是一种保护性抗体，是机体对乙型肝炎病毒产生免疫力的标志，也是乙型肝炎病情好转的观察指标，一般在发病后 3~6 个月才出现，并且可以持续多年。

（3）HBeAg 阳性：是急性感染的早期标志；表示乙型肝炎病毒正在体内复制并具有传染性，表明乙型肝炎处于疾病活动期。若 HBeAg 持续阳性，提示肝细胞损害严重且易转向慢性肝炎或肝硬化。HBeAg 阳性亦与肝癌的发生密切相关。

（4）抗 HBe 阳性：提示体内乙型肝炎病毒复制减少，传染性降低，病情趋于稳定。

（5）抗 HBc 阳性：提示乙型肝炎病毒正在复制，是 HBV 感染的标志。

HBV 血清标志物检测结果及其临床意义见表 4-3。

表 4-3　HBV 血清标志物检验结果及其临床意义

HBsAg	抗 HBs	HBeAg	抗 HBe	抗 HBc	临床意义
−	−	−	−	−	未受感染
−	+	−	−	−	感染康复期，或者接种乙型肝炎疫苗后
+	−	−	−	+	急性感染早期、慢性感染，或者病毒携带
+	−	−	+	+	急性感染趋向康复或向慢性变化，传染性弱
+	−	+	−	+	急性或慢性感染，病毒复制，传染性强
−	+	−	+	+	急性感染恢复期，开始产生免疫力
−	−	−	−	+	急性感染"窗口期"，或者病毒携带
−	+	−	+	+	急性感染趋于恢复，开始产生免疫力
−	−	−	+	+	感染恢复期，传染性弱

三、心肌坏死标志物检查

（一）血清肌酸激酶及其同工酶测定

1. 参考值（速率法 37℃）

（1）肌酸激酶（creatine kinase，CK）：男性 38~174U/L；女性 26~140U/L。

（2）CK 同工酶：CK-MB<5%；CK-MM 94%~96%；CK-BB 微量或无。

2. 临床意义

（1）急性心肌梗死（acute myocardial infarction，AMI）：发病早期即可升高，其中 CK 在 3~8h 开始升高，CK-MB 在发病 3~6h 开始升高，10~36h 达高峰，3~4d 后降至正常。CK-MB 对早期诊断 AMI 的灵敏度和特异性更高。

（2）肌肉损伤：多发性肌炎、进行性肌营养不良、肌痉挛、骨骼肌损伤等，以 CK-MM 升高为主。

（3）脑损伤：长期昏迷、脑血管病变等，以 CK-BB 同工酶升高为主。

（二）血清乳酸脱氢酶测定

1. 乳酸脱氢酶（lactate dehydrogenase，LDH）参考值（连续监测法） 104~245U/L。

2. 临床意义 增高见于：

（1）AMI：LDH 增高比 CK、CK-MB 和 GOT 出现晚，但持续时间更长；如 LDH 持续或再次增高，提示心肌梗死面积扩大或出现新的梗死灶。

（2）肝脏疾病：急慢性肝炎和肝癌时升高。

（3）其他疾病：如肺梗死、骨骼肌损伤、淋巴瘤、白血病和胰腺炎等，LDH 也会升高。

（三）血清心肌肌钙蛋白测定

心肌肌钙蛋白（cardiac troponin，cTn）是肌肉收缩的调节蛋白，是由肌钙蛋白 I（TnI）、肌钙蛋白 T（TnT）及肌钙蛋白 C（TnC）三个亚单位组成的复合物。其中 TnI 和 TnT 为心肌细胞所特有，是目前诊断 AMI 最具特异性的生化指标。

1. cTnT 参考值 0.02~0.13μg/L，>0.2μg/L 为诊断临界值。cTnI 参考值 <0.2μg/L，>1.5μg/L 为诊断临界值。

2. 临床意义 AMI 发病后 3~6h，cTnI 和 cTnT 均升高，并分别于 14~20h 和 10~24h 达峰值，5~7d 和 10~15d 恢复正常。其他如充血性心力衰竭、不稳定型心绞痛、冠脉分流术所致缺血性损伤等亦可出现 cTnI 和 cTnT 升高。

（四）血清心肌肌红蛋白测定

1. 肌红蛋白（myoglobin，Mb）参考值

（1）定性：阴性。

（2）定量：酶联免疫吸附试验 50~85μg/L；放射免疫测定 6~85μg/L，>75μg/L 为诊断临界值。

2. 临床意义 AMI 时，发病后 0.5~2h Mb 即可升高，5~12h 达到高峰，18~30h 恢复正常，有助于早期诊断，若心肌梗死发病 30h 后仍可见持续增高，提示心肌梗死持续存在，其他疾病如肾衰竭、急性骨骼肌损伤等亦可升高。

四、癌性标志物检查

（一）甲胎蛋白测定

甲胎蛋白（alpha-fetoprotein，AFP）是胚胎发育早期由卵黄囊和肝合成的一种血清糖蛋白，胎儿出生后约 2 周甲胎蛋白从血液中消失。当肝细胞或生殖腺胚胎组织发生恶变时，相关基因被激活，肝细胞又恢复了产生该蛋白质的功能，使血 AFP 含量明显升高。AFP 是生殖细胞和肝细胞肿瘤的标志物，是诊断原发性肝癌最特异、最灵敏的指标。

1. 参考值（放射免疫法） 0~25μg/L。

2. 临床意义

(1) 原发性肝癌：血液中 AFP 浓度明显且持久增高,>500µg/L 具诊断意义。

(2) 非癌性肝病：肝硬化、病毒性肝炎等 AFP 也可升高,但多在 300µg/L 以下,多为一过性。

(3) 生殖腺胚胎肿瘤：睾丸癌、卵巢癌、畸胎瘤等,AFP 也可升高。

(二) 糖类抗原 19-9 测定

糖类抗原(carbohydrate antigen 19-9,CA19-9)是一种大分子量的糖类蛋白肿瘤标志物,是目前对胰腺癌敏感性最高的标志物,胚胎期分布于胎儿的胆囊、胰腺、肝、肠,正常成人分布于胰腺、乳腺、前列腺等。

1. 参考值　≤37kU/L。

2. 临床意义　CA19-9 是胰腺癌的敏感标志物,有助于胰腺癌的鉴别诊断和病情监测。部分肺癌、卵巢癌、淋巴瘤、食管癌、胃癌和乳腺癌患者 CA19-9 也可升高,但阳性率较低。

(三) 神经元特异性烯醇化酶测定

神经元特异性烯醇化酶(neuron specific enolase,NSE)是参与糖酵解途径的烯醇化酶中的一种,存在于神经组织和神经内分泌组织中。

1. 参考值：5~15µg/L。

2. 临床意义　NSE 是监测小细胞肺癌的首选标志物。该肿瘤标记物的诊断灵敏度高达 80%,特异性高达 80%~90%,对小细胞肺癌的监测病情、疗效评价及复发观察具有重要的临床价值。此外,神经母细胞瘤、支气管癌、中枢系统疾病和良性肺病等 NSE 也可升高。

(四) 癌胚抗原测定

癌胚抗原(carcinoembryonic antigen,CEA)是在胚胎时肝、胰腺、胃肠道合成的一种蛋白质,在成人胃肠道中也有少量合成,但不进入血液系统而是通过胃肠道排出。因此,正常成人血清中只有微量癌胚抗原。CEA 是空腔器官如呼吸道、胃肠道、乳腺、尿路、卵巢等的肿瘤标志物,有助于检测肿瘤复发,判断预后。

1. 参考值：0~5µg/L。

2. 临床意义　CEA 是广谱性肿瘤标志物,能反映出多种肿瘤的存在,有助于乳腺癌、大肠癌和肺癌的疗效观察、病情监测和预后判断,但早期诊断作用不明显。上述恶性肿瘤发生时 CEA 可异常增高,手术切除后 6 周可恢复到正常值;否则,提示有残存肿瘤。

(李　影)

本章小结

血、尿、粪便常规检查是临床实验室检查中的三大基础检查项目,是许多疾病初步诊断和住院患者的必检项目。肝、肾功能检查,常见的生化检查、特殊标志物检查的结果变化不仅与体内碳水化合物、脂肪、蛋白质、水及代谢产物密切相关,而且与全身各组织器官的功能变化紧密联系。

实验室检查的动态监测,可作为疾病诊断、病情观察、用药监护、疗效判断的有效指标,临床应用广泛。

学习感悟:作为检验工作者,我们必须严格遵守操作规程处理标本,学会通过现象观察疾病本质,进而有助于临床医生对疾病的治疗及其预后的判断。检验工作者必须加强防护意识,时刻注意自身防护,如在对患者进行乙型肝炎五项检测的整个操作过程中,警惕乙型肝炎病毒感染。对于急性心肌梗死患者,时间就是生命,检验工作者在对此类患者标本进行化验时,务必要做到及时、正确。

 思考与练习

[名词解释]

1. 肌酐清除率

2. 贫血

[填空题]

1. 白细胞分类计数中占比最多的是( ),其次是( )。

2. 急性肝损伤时酶学变化最显著的是( )和( )。

3. 急性心肌梗死发生时特异性最高的生化标志物为( ),最早升高的生化标志物为( )。

4. 用于协助诊断早期肾损害的指标是( ),临床上最常用的提示肾损伤的指标是( )。

[简答题]

1. 简述黄疸按病因学的分类。

2. 简述高钾血症及引起高钾血症常见原因。

第五章 | 心电图检查

05章

05章 数字内容

学习目标

1. 具有爱伤意识,良好的医患沟通能力,耐心细致的工作态度,较好的临床逻辑思维能力。
2. 掌握心电图检查的临床应用及正常心电图各波的图形、正常值。
3. 熟悉异常心电图检查结果的临床意义。
4. 了解心电发生原理。
5. 能熟练、规范地进行心电图检查,分析检查结果并判断其临床意义。

心电图检查是临床常用的无创性检查方法之一。心电图检查在心血管疾病的诊断、有心电活动异常或重症患者监护、抢救过程中发挥着重要作用,是医务工作者应具备的基本知识、技能。本章重点介绍心电图的基本知识、正常心电图及临床常见的异常心电图特征。

第一节 正常心电图

 导入案例

患者,男,60 岁,间断心前区疼痛 3 个月,加重 2h 入院。患者 3 个月前与他人发生争执过程中出现心前区疼痛,伴胸闷、出冷汗等不适,休息后好转;此后多次无明显诱因出现心前区疼痛。查体:T 36.5℃,P 99 次/min,R 20 次/min,BP 130/80mmHg;急性病容,神志清楚,查体合作;皮肤及巩膜无黄染,双肺未闻及啰音,心界正常,心前区压痛;腹软,无明显压痛、反跳痛,肝、脾肋下未及;双下肢无水肿。

请思考：

1. 应考虑诊断的疾病是什么？

2. 该病的诊断要点有哪些？

3. 为进一步诊断，可建议患者做哪些辅助检查？

心脏发生机械收缩前，先发生电激动。心脏电激动产生的电流可经人体组织传到体表。心电图（electrocardiogram，ECG）是应用心电图机在体表记录心脏每一心动周期产生的电活动变化的曲线图形。

一、心电图及其导联

在人体不同部位放置电极，并通过导联线与心电图机的正负极相连，这种记录心电图的电路连接方法称为心电图导联。连接方法和电极位置不同，可以组成不同的导联。长期临床心电图实践中，已形成目前广泛采纳的国际通用导联体系，称为常规 12 导联体系。

（一）肢体导联

1. 标准肢体导联　为双极导联，包括 I、II、III 导联，反映两个肢体之间电位差的变化。电极放置位置和正负极连接方式见表 5-1 和图 5-1。

表 5-1　标准肢体导联的电极位置

导联名称	正极（探查电极）	负极
I	左上肢	右上肢
II	左下肢	右上肢
III	左下肢	右上肢

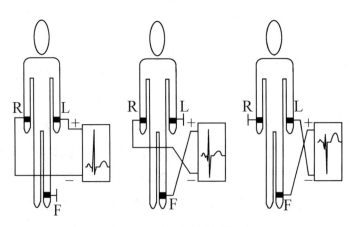

图 5-1　标准肢体导联

2. 加压肢体导联　反映探查电极所在部位的电位变化,包括 aVR、aVL、aVF。其电极连接位置见表 5-2 和图 5-2。

表 5-2　加压肢体导联的电极位置

导联名称	正极(探查电极)	负极
aVR	右上肢	左上肢 + 左下肢
aVL	左上肢	右上肢 + 左下肢
aVF	左下肢	左上肢 + 右上肢

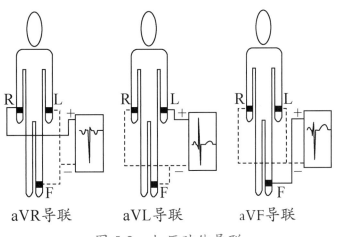

aVR导联　　　　　aVL导联　　　　　aVF导联

图 5-2　加压肢体导联

(二) 胸导联

胸导联又称为心前区导联,反映探查电极所在部位的电位变化,包括 V_1~V_6 导联。其电极放置位置见表 5-3 和图 5-3。

表 5-3　胸导联的电极位置

导联名称	负极
V_1	胸骨右缘第 4 肋间
V_2	胸骨左缘第 4 肋间
V_3	V_2 与 V_4 连线的中点
V_4	左锁骨中线与第 5 肋间交点
V_5	左腋前线与 V_4 水平线交点
V_6	左腋中线与 V_4 水平线交点

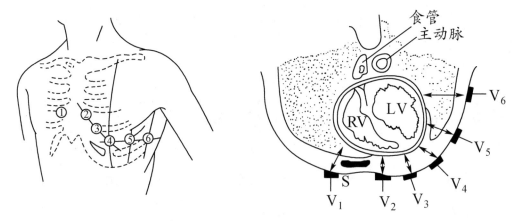

图 5-3 胸导联探查电极位置及其与心室壁的关系

二、心电图的组成

（一）心电图各波段组成

正常心电活动起源于窦房结,沿传导系统先后有序传播,引起一系列电位变化,形成心电图相应的波形和波段(图 5-4)。一个正常完整的心动周期所描记的心电图包括 P 波、QRS 波群、PR 间期、T 波、ST 段、QT 间期和 U 波。

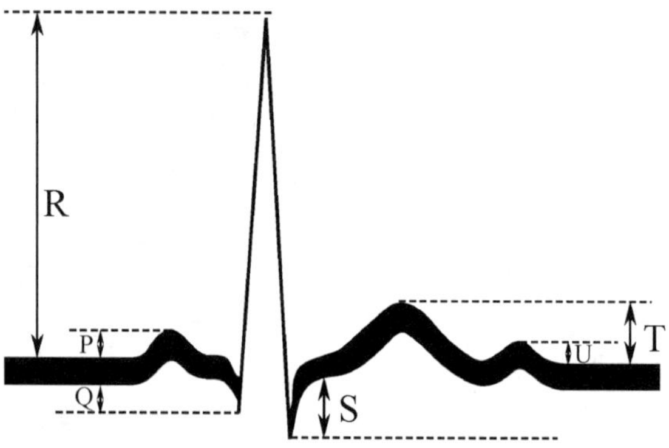

（二）心电图命名

1. P 波　代表心房肌去极化的电位变化,是最早出现的振幅较小的波。

图 5-4　心电图各波段示意图

2. PR 间期　指从心房开始去极化到心室开始去极化的时间间隔。

3. QRS 波群　为心室肌去极化过程,是心动周期中波形和振幅变化最大的波群。因探查电极所在位置不同,QRS 波群可呈现多种形态。命名规律:

QRS 波群中位于等电位线以上的正向波,称为 R 波。

R 波之前的负向波,称为 Q 波。

R 波之后第一个负向波,称为 S 波。

若 S 波之后仍出现正向波,称为 R'波。

R'波之后再出现负向波,称为 S'波。

整个 QRS 波群只有负向波,称为 QS 波;振幅最大的,称为主波。

在书写时,各波的振幅大小,用英文字母大小写形式进行区分。一般用大写字母 Q、R、S 表示波幅≥0.5mV 的波,用小写字母 q、r、s 表示波幅 <0.5mV 的波。

4. T 波　代表心室快速复极的电位变化,是 QRS 波群之后振幅较大的波。

5. ST 段　代表心室缓慢复极过程,指自 QRS 波群终点至 T 波起点间的距离。

6. QT 间期　代表心室肌去极化和复极总时间,指 QRS 波群起点至 T 波终点间的距离。

7. U 波　T 波后振幅很小的波,产生机制不明,多认为与血钾浓度相关,是心室激动的后继电位。

三、心电图的测量

(一) 心电图记录纸

心电图描记在心电图记录纸上。心电图记录纸由纵横交织的边长为 1mm 小方格构成。横向距离代表时间,用来计算各波宽度和各间期及段所占时间,常用走纸速度为 25mm/s,横向每小格表示 0.04s。如果改变走纸速度,每小格所代表时间也会发生变化。纵向距离代表电压,用来计算各波振幅的深度或高度,常用定准电压为 1mV,纵向每小格代表 0.1mV。如果改变定准电压,每小格代表的电压值也会相应变化。

(二) 时间与振幅的测量

1. 时间的测量　测量各波段时间应自该波起点内缘至该波终点内缘(图 5-5)。

2. 振幅的测量　P 波振幅的测量以 P 波起始前的水平线为参考水平,T 波、U 波、QRS 波群振幅的测量统一以 QRS 波群起始部水平线作为参考水平。测量正向波高度,自参考水平线上缘垂直测量至该波顶端;测量负向波深度,自参考水平线下缘垂直测量至该波底端。如果为双向波,其振幅为双向波电压绝对值之和(图 5-6)。

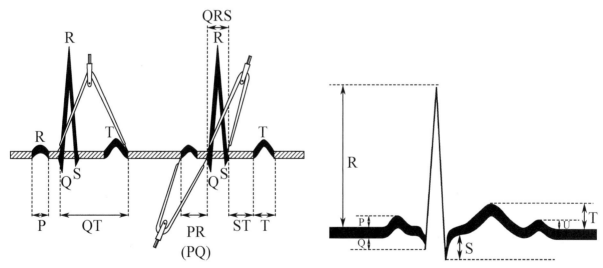

图 5-5　心电图的各波段时间测量方法示意图　　图 5-6　心电图的各波段振幅测量方法示意图

(三) ST 段移位的测量

ST 段移位时,一般以 PR 段为基线,自 QRS 波群结束后 0.06~0.08s 处的 J 点开始。当 ST 段抬高时,则自基线上缘 J 点垂直测量至 ST 段;当 ST 段压低时,则自基线下缘 J

点垂直测量至 ST 段。

（四）心率的计算

1. 心律规则　测量一个 RR（或 PP）间期的距离,即一个心动周期时间,然后被 60 除,即可求出心率。计算公式:心率=60/RR（或 PP）。如 RR 为 0.8s,则心率 60/0.8=75 次/min。

2. 心律不规则

（1）测量同导联 5 个以上 RR（或 PP）间期的距离并取其平均值,计算心率。

（2）连续计数 6s（30 个大格）时间内 P 波或 QRS 波群数,再乘以 10,即心室率。

（五）心电轴的测量

心电轴一般指的是平均 QRS 波群心电轴,代表心室去极化过程平均电势的方向和强度,一般采用心电轴与 I 导联轴正向段形成的角度来表示心电轴方向。

1. 测量方法　常用的方法有目测法、作图法和查表法。目测法既简单又实用,根据 I、Ⅲ 导联 QRS 波群主波方向,估测心电轴是否发生偏移（图 5-7）。I 导联 QRS 波群主波为正向波,Ⅲ 导联为负向波,则电轴左偏;反之,则电轴右偏。I、Ⅲ 导联 QRS 波群主波均为正向波,则电轴不偏。I、Ⅲ 导联 QRS 波群主波均为负向波为不确定电轴。

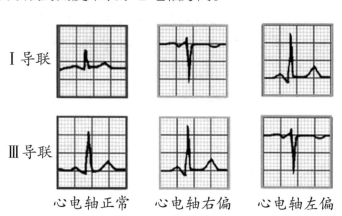

图 5-7　目测法判断心电轴示意图

2. 临床意义　正常心电轴范围为 –30°~+90°。心电轴左偏指电轴位于 –30°~–90°,多见于左前分支阻滞、左心室肥厚等。心电轴右偏指电轴位于 +90°~+180°,多见于左后分支阻滞、右心室肥厚等。不确定电轴指电轴位于 –90°~+180°,多见于正常人（正常变异）、冠心病、慢性肺源性心脏病等。

四、正常心电图

正常心电图:窦性 P 波,心率在 60~100 次/min,节律规整,各波段形态和期间在正常范围（图 5-8）。

（一）P 波

1. 方向与形态　P 波在 I、Ⅱ、aVF、V_4~V_6 导联直立,aVR 导联倒置,其余导联可倒置、低平或双向。P 波多数呈钝圆形,偶可有轻度切迹。

2. 时间　一般 <0.12s。

3. 振幅　一般肢体导联 <0.25mV,胸导联 <0.2mV。

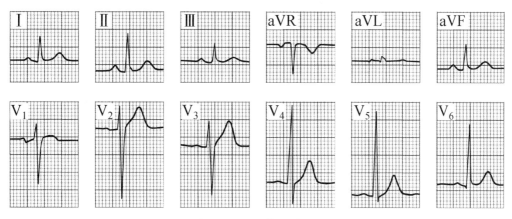

图 5-8　正常心电图

（二）PR 间期

正常心率，PR 间期 0.12~0.20s。

（三）QRS 波群

1. 时间　多在 0.06~0.10s，一般不超过 0.11s。

2. 方向与形态

（1）肢体导联：I、II、aVF 导联的 QRS 波群主波一般向上，aVR 导联主波一般向下，III、aVL 变化较多。

（2）胸导联：V_1、V_2 导联多数呈 rS 形，R/S<1；V_3、V_4 导联 S 波和 R 波大致相当；V_5、V_6 导联 QRS 波群呈 Rs、R、qR、qRs 形，R/S>1。

3. 振幅

（1）肢体导联：R_I<1.5mV，R_{aVR}<0.5mV，R_{aVL}<1.2mV，R_{aVF}<2.0mV。

（2）胸导联：R_{V_1}<1.0mV，R_{V_5}<2.5mV，$R_{V_1}+S_{V_5}$<1.2mV，$R_{V_5}+S_{V_1}$<3.5mV（女）或 4.0mV（男）。

一般肢体导联 QRS 波群振幅不应小于 0.5mV，胸导联的 QRS 波群振幅不应小于 0.8mV，否则称为低电压。

4. Q 波　除了 aVR 导联之外，其他以 R 波为主的导联，Q 波时间 <0.04s，振幅不超过同导联 R 波振幅的 1/4。正常人 V_1、V_2 导联不应出现 Q 波，但偶尔可出现 QS 波。

（四）ST 段

正常 ST 段为一等电位线，常可有轻微偏移。ST 段下移不超过 0.05mV。ST 段抬高在 V_1、V_2 导联不超过 0.3mV，在 V_3 导联不超过 0.5mV，在 V_4~V_6 导联和肢体导联不超过 0.1mV。

（五）T 波

1. 方向　正常 T 波方向常与 QRS 波群主波方向一致，在 I、II、V_4~V_6 导联向上，aVR 导联向下，其他导联可双向、直立或倒置。

2. 形态　T 波外形圆钝，两肢不对称，前肢平缓、后肢陡短。

3. 振幅　在 R 波为主的导联中，T 波振幅一般不低于同导联 R 波的 1/10。胸导联

T 波偶尔可达 1.2~1.5mV。

（六）QT 间期

QT 间期长短和心率快慢密切相关。正常心率 QT 间期的范围在 0.32~0.44s。

（七）U 波

T 波之后 0.02~0.04s 出现，方向常与 T 波一致。在胸导联较易见，以 V_3、V_4 导联显著。

 知识拓展

动态心电图

动态心电图（dynamic electrocardiogram，DCG）是用随身携带的记录器连续记录人体≥24h 的心电变化，经计算机处理分析及回放打印的心电图。该检查最先由霍尔特（Holter）发明并首先应用于临床，因此又称为 Holter 监测。

第二节　临床常见异常心电图

 导入案例

患者，男，70 岁，心前区疼痛伴心悸 3d 就诊。患者近 3d 多次出现心前区疼痛，范围弥散，程度剧烈，伴胸闷、心悸，多于劳累、受寒后发生，休息后可缓解。查体：T 36.6℃，P 110 次/min、不规则，R 22 次/min，BP 160/110mmHg，精神紧张，查体合作；皮肤及巩膜无黄染；肺部呼吸音粗糙，双肺底闻及散在湿啰音；心界正常，心律极不规则，约 125 次/min，第一心音强弱不等，心尖区闻及收缩期吹风样杂音，未触及震颤。腹软，无压痛、反跳痛；肝、脾肋下未及；双下肢无水肿。

请思考：

1. 应考虑诊断的疾病是什么？

2. 该病的诊断要点有哪些？

3. 为进一步诊断可建议患者做哪些辅助检查？

一、窦性心律与窦性心律失常

窦房结是正常心脏起搏点，起源于窦房结的心律称为窦性心律。窦房结按照一定频率和节律发出冲动，并按照一定传导速度和顺序下传，使心脏协调地收缩舒张，从而完成泵血功能。由各种原因致心脏激动的起源和/或传导异常，称为心律失常。

（一）窦性心律

窦性心律心电图特征:P 波在 I、II、aVF、V₄~V₆ 导联向上,在 aVR 导联向下,P 波规律出现,PR 间期 >0.12s。

（二）窦性心律失常

窦性心律失常指产生于窦房结的激动发生节律或频率异常而致的心律失常,常表现为窦性心动过速、窦性心动过缓、窦性心律不齐。

1. 窦性心动过速　心电图特征:具有窦性心律特点;成人心率 >100 次/min;PR 间期及 QT 间期相应缩短,有时可伴继发性 ST 段轻度压低和 T 波振幅降低,多见于运动、吸烟、贫血、发热、甲状腺功能亢进症等。

2. 窦性心动过缓　心电图特征:具有窦性心律特点;成人心率 <60 次/min;PR 间期、QT 间期延长,多见于运动员、甲状腺功能减退症、颅内高压等。

3. 窦性心律不齐　心电图特征:具有窦性心律特点;同一导联 PP 间期相差 >0.12s,多见于青少年或自主神经功能失调等。

二、期　前　收　缩

期前收缩又称为早搏、过早搏动,指起源于窦房结以外的异位起搏点,在窦房结激动尚未传导至该位置时,提前发出激动,是最常见的心律失常。根据期前收缩位置不同,期前收缩分为房性、交界性和室性期前收缩,以室性期前收缩最多见。如果期前收缩出现 >5 次/min,称为频发性;有规律出现的称为联律。期前收缩与正常心脏搏动交替出现,为二联律;每两次正常心脏搏动后出现一次期前收缩或一次正常心脏搏动后出现两次期前收缩,为三联律。

（一）房性期前收缩

房性期前收缩心电图特征:

1. 提前出现的异位 P′波,其形态与窦性 P 波略有不同。

2. QRS 波群形态大致正常。

3. P′R 间期≥0.12s。

4. 多为不完全性代偿间歇,即期前收缩前后两个窦性 P 波间距小于正常 PP 间距的 2 倍。

（二）交界性期前收缩

交界性期前收缩心电图特征:

1. 提前出现 QRS 波群,形态基本正常。

2. 出现逆行 P′波(与窦性 P 波方向相反),可出现在 QRS 波群之前(P′R 间期 <0.12s)、之后(P′P 间期 <0.20s)或与 QRS 波群重叠。

3. 多为完全性代偿间歇,即期前收缩前后两个窦性 P 波间距等于正常 PP 间距的 2 倍。

（三）室性期前收缩

室性期前收缩心电图特征：

1. 提前出现的 QRS 波群宽大畸形,时间 >0.12s。

2. QRS 波群前无相关 P 波。

3. T 波方向与 QRS 波群主波方向相反。

4. 常为完全性代偿间歇。

三、心房、心室肥大

（一）心房肥大（图 5-9）

1. 左心房肥大　心电图主要表现为心房的去极化时间延长。

(1) P 波增宽,时间≥0.12s,常呈 M 形双峰,双峰间距≥0.04s,在 I、II、aVL 导联明显。

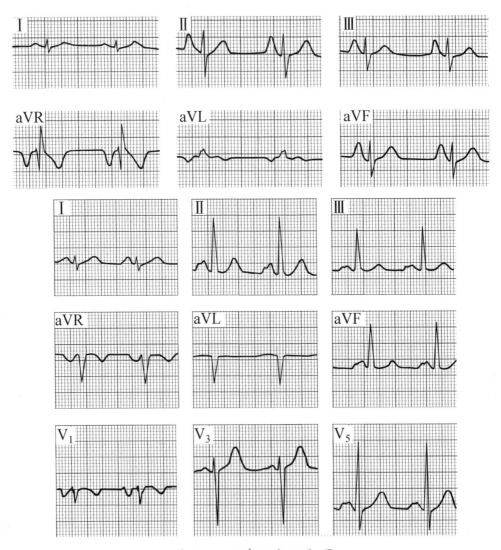

图 5-9　心房肥大心电图

(2) V_1 导联 P 波呈先正后负的双向波,负向波增大。

(3) 临床意义:常见于心脏瓣膜病如二尖瓣狭窄等,又称为二尖瓣型 P 波。

2. 右心房肥大　心电图主要表现为心房去极化振幅增高。

(1) P 波时间在正常范围。

(2) P 波高尖,振幅≥0.25mV,在 Ⅱ、Ⅲ、aVF 导联最明显。

(3) 临床意义:常见于慢性肺动脉高压、肺源性心脏病、肺动脉狭窄等,又称为肺型 P 波。

3. 双侧心房肥大　心电图特点兼有左右心房肥大的特征,主要表现为异常高尖且增宽的双峰型 P 波。

(1) P 波增宽且高大,振幅≥0.25mV,时间≥0.12s。

(2) V_1 导联 P 波高大双向,振幅超过正常范围。

(3) 临床意义:可见于先天性心脏病、联合瓣膜病等。

(二) 心室肥大(图 5-10)

1. 左心室肥大　左心室肥大心电图特征如下:

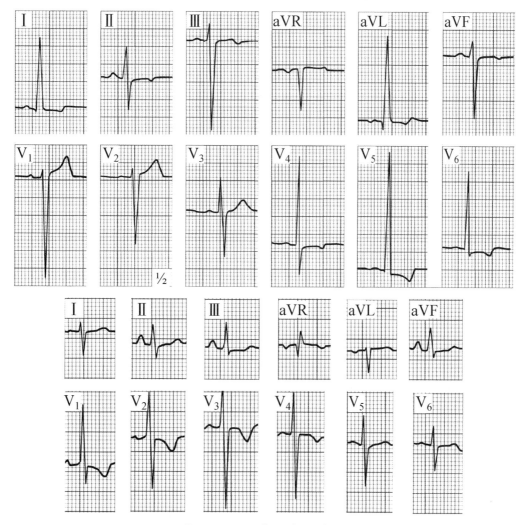

图 5-10　心室肥大心电图

(1) QRS 波群电压增高

1) 胸导联:R_{V_5} 或 $R_{V_6}>2.5mV$;$R_{V_5}+S_{V_1}>4.0mV$(男)或 $3.5mV$(女)。

2) 肢体导联:$R_I>1.5mV$;$R_{aVL}>1.2mV$;$R_{aVF}>2.0mV$;$R_I+R_{III}>2.5mV$。

(2) QRS 波群时间延长至 $0.10\sim0.11s$,但是 $<0.12s$。

(3) QRS 心电轴左偏。

(4) ST-T 改变:在以 R 波为主的导联(如 V_5、V_6 导联),ST 段呈下斜型压低 $>0.05mV$,T 波双向、低平或倒置;在以 S 波为主的导联(如 V_1 导联)可见直立的 T 波。此 ST-T 变化多为继发性改变,同时伴有心肌缺血。

上述标准中,以左心室电压增高的意义最大,特别是反映左胸导联电压增高。符合上述条件越多、超过正常值越多,诊断的可靠性越大。

2. 右心室肥大

右心室肥大心电图特征:

(1) QRS 波群电压增高:V_1 或 V_{aVR} 导联中 $R/S\geqslant1$,V_5 导联 $R/S\leqslant1$ 或 S 波比正常加深。$R_{V_1}+S_{V_5}>1.05mV$(重者 $>1.2mV$);$R_{aVR}>0.5mV$。

(2) 心电轴右偏$\geqslant90°$。

(3) 继发 ST-T 改变:若右胸导联(V_1、V_2)ST 段压低及 T 波倒置,称为右室肥大伴劳损。

(4) 临床意义:多见于右室负荷过重,如肺动脉高压、肺动脉狭窄等。

上述标准中,阳性指标越多,超过正常值越多,诊断的可靠性越大。此外,由于心电图判断右心室肥大的敏感性较低,轻度右心室肥大不易在心电图中表现出来。

3. 双侧心室肥大 心电图特点可有三种情况。

(1) 大致正常心电图:因双侧心室电压同时增大而相互抵消。

(2) 单侧心室肥大心电图:只表现一侧心室肥大心电图,而另一侧被掩盖。

(3) 双侧心室肥大心电图:既有右心室肥大特征(如 V_1 导联以 R 波为主,心电轴右偏),又有左室肥大的特征(如 V_5 导联 R 波振幅增高)。

(李　影)

本章小结

心电图检查是临床最常用的无创性检查之一,同时已成为临床常规检查项目,应用广泛。许多心血管疾病如急性心肌梗死、心律失常,以及某些药物和电解质对心脏的影响等均可通过典型心电图改变直接作出诊断;同时心电图对心肌损害、心肌缺血及心房心室肥大等病理改变的判断亦有重要辅助诊断价值。本章涉及较多正常心电图和典型异常心电图数据、图形,需要认真记忆并注意甄别,熟记正常心电图及常见心电图改变的特征、临床意义。

学习感悟:正确连接心电图电极位置是出具合格心电图的基础,每一名检验工作者都应学会正确连接心电图电极位置。医务工作者为患者行心电图前,应安抚其紧张情绪,嘱其放松,方能出具合格的心电图报告。

思考与练习

[名词解释]

1. 窦性心律

2. 期前收缩

[填空题]

1. 当心电图机走纸速度为 25mm/s,则心电记录纸上每小格两纵线间(1mm)表示( )s。

2. PR 段反映( )复极过程。

3. ( )间期是心室开始去极化至心室复极完毕的时间。

4. V_1 导联电极安放位置为( )。

[简答题]

1. 什么是肺型 P 波?

2. 按异位起搏点位置不同,期前收缩分为几种类型?

第六章 | 影像学检查

06章 数字内容

1. 具有与患者及其家属进行沟通,开展健康教育的能力。
2. 掌握 X 射线典型病变影像学检查特点。
3. 熟悉不同影像学检查技术及其适用范围。
4. 了解 X 射线、CT、超声、核医学成像基本原理、各种影像学检查技术的注意事项。
5. 能针对不同疾病合理选择不同的影像学检查方法。

1895 年德国物理学家伦琴发现了 X 射线以后,X 射线就被医学界应用于人体检查,从而奠定了影像学检查的基础。各种影像学检查的原理与方法不同,适用范围与价值各异,但均可通过人体内部结构和器官的影像,了解人体解剖、生理功能状况,以及病理变化。影像学检查在许多疾病的诊断治疗中具有重要作用,已成为现代医学不可缺少的重要组成部分。

第一节 普通 X 射线检查

 导入案例

患者,女,36 岁,发热伴寒战、咳嗽、咳痰 3d 入院。患者 3d 前受凉后急性起病,突发高热,T 40.0℃,伴寒战、咳嗽、咳少量白色黏液痰,自服头孢类抗菌药物后病情无缓解来院就诊。3d 来睡眠欠佳,食欲减退,尿量较前明显减少。查体:T 39.5℃,P 120 次/min,R 28 次/min,BP 88/60mmHg,急性病容,皮肤及巩膜无黄染,浅表淋巴结无肿大,双肺呼吸音减弱,可闻及少量小水泡音,心界正常,律齐,余未见异常。实验室检查:血常规示

Hb 140g/L,WBC 13×10^9/L,N 0.82;尿常规(-),粪便常规(-)。

请思考：

1. 该患者目前应考虑哪个系统疾病？

2. 为进一步明确诊断应建议患者首选哪种影像学检查？选择该项检查的依据是什么？

一、X 射线及其特性

（一）X 射线的特性

X 射线是由真空管内高速运行的自由电子群轰击钨靶产生的一种电磁波,波长很短,肉眼不可见。X 射线除具有电磁波的共同特性外,还具有下面四项与 X 射线成像和检查相关的特性。

1. 穿透性　X 射线具有很强的穿透能力,能穿过可见光不能穿过的物质。该特性与电压关系密切,电压越高,穿透能力越强。X 射线的穿透性是其成像的重要基础。

2. 荧光效应　X 射线虽是不可见光,但它能激发荧光物质产生肉眼可见的荧光,这种特性称为 X 射线的荧光效应。该特性是 X 射线透视检查的重要基础。

3. 感光效应　当涂有溴化银的胶片受到 X 射线照射时可以感光而形成潜影,经过显影和定影处理,银离子被还原成金属银,沉淀在胶片的胶膜上而使胶片呈现黑色,未被感光的银离子在定影、冲洗中被清除而呈现出胶片本身的透明本色,最终形成胶片的黑白对比影像。该特性是 X 射线摄片检查的重要基础。

4. 生物电离效应　X 射线通过人体,可产生生物电离作用致使组织器官发生改变而损伤机体,即 X 射线的生物电离作用。该特性是放射治疗(简称为放疗)的基础,又是 X 射线使用过程中必须进行防护的重要原因。

（二）X 射线成像基本原理

1. 自然对比　当 X 射线穿过人体不同的组织结构时,组织厚、密度高的部分吸收的 X 射线剂量相对较多,而组织薄、密度低的部分吸收的 X 射线剂量相对较少,最终使到达荧光屏或胶片上的 X 射线剂量不同,形成黑白(摄片)或者明亮(透视)对比不同的影像,这种人体自身存在的对比方式称为自然对比,见表 6-1。

表 6-1　人体组织密度与 X 射线阴影的关系

组织结构	密度	X 射线影像	
		透视	摄片
骨骼、钙化组织	高	很暗	较白
软组织、体液	中	较暗	灰白

组织结构	密度	X 射线影像	
		透视	摄片
脂肪组织	较低	较亮	灰黑
含气组织	很低	很亮	较黑

2. 人工对比　人体内部分器官或组织如肌肉、血管、腹腔脏器等,因为密度接近而缺乏自然对比。为达检查目的,人为将某些高于或低于机体组织、器官密度的物质引入其内或周围,制造不同的密度差异,使之形成明显对比而显影的方式,称为人工对比,即造影检查。引入的密度不同的对比剂,称为造影剂。

二、普通 X 射线检查方法及其适用范围

X 射线检查方法包括普通检查、特殊检查和造影检查三种。本节主要介绍 X 射线的普通检查。普通检查指利用人体自然对比进行透视或摄片检查,方法简便且易行,应用广泛,是 X 射线检查的基本诊断方法。

(一) X 射线透视检查

X 射线透视检查简称为透视,指穿透人体检查部位的 X 射线在人体后方的荧光屏上形成影像的检查方法,通常在暗室内进行,是临床上常用的 X 射线检查方法。优点为操作方便、经济、灵活,可以立即得出检查结论,便于多角度、多方位观察器官的形态及动态变化。缺点为影像清晰度和对比度较低,不易显示微小病变或细微结构,检查部位较局限,图像无法记录保存,不利于进一步随访比对观察。而且因为 X 射线的生物电离效应,较长时间检查对人体有一定损害。目前透视常用于胸部、关节脱位及复位、四肢骨折、胃肠穿孔、肠梗阻的诊断等。

(二) X 射线摄片检查

X 射线摄片检查指穿透人体检查部位的 X 射线在人体后方的胶片上形成影像的检查方法,是临床上应用最广的 X 射线检查方法。优点为影像清晰度、对比度均较好,通常不受组织器官厚度和密度的影响,适用范围广,影像可作为客观记录留存,方便复查、对比、分析和讨论比较。缺点为费用较高,检查范围受胶片大小的局限,摄片为瞬时影像,难以了解器官动态及功能改变。X 射线摄片检查目前多用于头颅、胸部、腹部、脊椎及骨盆的检查。

(三) 数字 X 射线摄影

数字 X 射线摄影(digital radiography,DR)指将普通 X 射线设备与电子计算机结合,由模拟成像转为数字成像的技术。DR 效果显著优于传统成像,也可将图像信息进行储存或远程传输,便于远程会诊。

第二节　超　声　检　查

导入案例

患者,女,55岁,食欲减退3个月,加重伴发热腹痛1周入院。患者3个月前无明显诱因出现食欲减退;近1周食欲减退加重,并出现发热,体温高达39.0℃,伴畏寒、寒战、左上腹钝痛、皮肤黄染,无咳嗽、咳痰,自行口服头孢类药物后病情仍无好转而入院。查体:T 39.0℃,P 100次/min,R 20次/min,BP 135/80mmHg,皮肤及巩膜黄染,浅表淋巴结无肿大,双肺未闻及明显啰音,心界正常,律齐,腹软,左上腹压痛,无明显反跳痛及肌紧张。实验室检查:血常规示 WBC $11×10^9$/L,N 0.82;肝功能示 GPT 120U/L,GOT 100U/L。

请思考:

1. 患者应考虑的诊断是什么?

2. 患者首选哪项影像学检查?

超声波指振动频率超过 20 000Hz,即在正常人耳听觉阈值上限的声波。一般医学诊断用的超声波频率在 2.5~5MHz(1MHz=100万 Hz)。超声检查是利用超声波的物理特性与人体组织器官声学特性相互作用产生的信息,经处理后以曲线和图形形式显示人体组织器官的形态结构、物理特性、功能状态,从而进行疾病诊断的一种检查方法。超声检查对软组织有较强的分辨能力,且因其实时、快捷、无损伤、可重复检查等优点,目前已经成为影像学诊断的重要检查方法之一。

一、超声检查的基本知识

(一) 超声波的物理特性

1. 指向性　超声波因其短波长、高频率特点,在介质中传播时指向性好,因此可以对组织器官进行定向探测。

2. 反射、折射和散射　超声波在介质中传播过程中遇到大界面时会发生反射。超声波通过不同组织及脏器形成大界面时,产生声速传播方向的改变,称为折射。当超声波遇到直径明显小于自身波长的微粒(即小界面)时,大部分超声波能够继续向前传播,小部分经微粒吸收再向周围分散辐射的现象,称为散射。

3. 吸收与衰减　超声波在介质中向远处传播、扩散时,界面的反射、散射使其声能不断吸收和衰减。不同介质对超声波的吸收、衰减各有不同。

4. 分辨力与穿透力 分辨力指在荧光屏上分别显示为两个点的最小间距的能力,其强弱和超声波频率、声束宽窄有关。穿透力指超声波穿透介质的能力,分辨力增加以穿透力损失为代价。

5. 多普勒效应 超声波在传播中遇到活动界面时,会使反射及散射的超声回声产生频率改变,此为超声波的多普勒效应。应用这一特性监测胎心,并对血管、心脏、血液等动态组织脏器开展检测。

(二)超声成像的基本原理

综合超声波的物理特性,在成像原理中最重要的是声衰减特性、声阻抗特性及多普勒效应。超声波在介质传播过程中受到的阻力称为声阻抗。不同介质声阻抗不同,声阻抗差值越大,超声波的反射则越强。当超声波穿过不同的组织及器官时,产生不同的反射及衰减,此为构成超声图像的基础。超声机根据接收到的回声强弱的不同,以不同的明暗度光点形式显示在荧幕上,形成了超声图像。

二、超声图像的特点

按照人体组织产生的不同声阻抗及声阻抗差,可将人体组织分为 4 种类型,见表 6-2。

表 6-2 人体组织器官超声图像类型

二维超声图像特点	组织与器官
无回声	胆汁、尿液、血液、羊水、浆膜腔积液等液性物质
低回声	肝脏、心肌等基本均质的实质性组织器官
高回声	乳腺等结构复杂的实质性组织及血管壁、心内外膜、心瓣膜、器官包膜等声阻抗差大的界面
强回声	骨骼、钙化、结石及肺、肠等含气组织

三、超声诊断方法及其适用范围

(一)A 型超声检查

A 型超声检查是以波形显示组织特征的方法,多用于测量器官径线以判断其大小,目前已被其他超声检查代替。

(二)B 型超声检查

B 型超声检查(简称为 B 超)是用平面图形形式来显示被探查组织情况的方法。该方法能直观地显示脏器结构、形态,并能够区分实质性、液性或含气组织,其显示的实时切面图像直观性好,真实性强,可重复操作并对比,发展迅速。B 型超声检查临床应用广泛,主要用于泌尿系统疾病、腹部器官疾病、心血管系统疾病及妇产科疾病等的诊断。

(二)M 型超声检查

M 型超声检查是用来观察活动界面运动轨迹的方法,其曲线的动态变化称为超声心动图,可以用作观察心脏各层的运动状态、组织结构等,主要用于心脏及大血管疾病的辅助诊断。

(四)D 型超声检查

D 型超声检查又称为多普勒超声诊断法,分为频谱多普勒检查、彩色多普勒血流显像两种。彩色多普勒血流显像不仅能够清晰地显示心脏大血管的形态结构,还能形象直观地实时显示血流速度、方向、流量、分布范围、有无分流或反流等。

知识拓展

超声诊断新技术

1. 三维超声　分为静态三维超声与动态三维超声。三维超声可以直观显示脏器的立体解剖结构,多方位、多层次显示病变性质与程度,作出比较准确的定量分析,临床多应用于心脏、妇产及腹部等疾病的诊断。

2. 介入超声　在超声引导下,经皮肤对各脏器超声下可见病变进行穿刺活体组织检查(简称为活检)或治疗的诊疗方法,是一项影像与病理相结合、诊断与治疗相结合的技术,如肝、肾囊肿抽吸硬化治疗、实质肿物的穿刺活检、肿瘤的局部药物治疗等。

第三节　计算机体层成像和磁共振成像检查

导入案例

患者,男,68 岁,突发晕厥、昏迷 1h 急诊来院。患者 1h 前在家如厕时突发头晕、头痛,起身后倒地并昏迷不醒。家人发现后将其紧急送往医院。患者既往原发性高血压史30 余年。查体:面色苍白,昏迷状态,呼之不应,右侧偏瘫,BP 200/120mmHg。

请思考:

1. 患者应考虑的诊断是什么?

2. 该患者首选什么检查?

一、计算机体层成像检查

计算机体层成像（computed tomography,CT）是利用X射线对人体选定层面进行扫描,测得该层面各个点对X射线的吸收数据,最后利用计算机的运算及图像信息处理能力获得重建图像的检查方法。因为其分辨能力显著优于普通X射线成像,大大地提高了病变检出率及疾病诊断率,目前CT检查已广泛应用于临床,尤其适用于头颅病变如脑梗死、心血管疾病、胸腹部疾病、盆腔疾病及骨关节疾病的诊断。

（一）成像原理

X射线穿透人体多种组分及不同密度的器官或组织时,各个点对X射线的吸收系数不同。CT是用X射线束从多个方向对人体某部位一定厚度的选定层面进行扫描,由对侧探测器接收透过该层的X射线,将其转变为可见光后,再转变为电信号及数字,最终输入计算机进行处理的过程。处理图像时,扫描所得数据经计算后排列成矩阵,即构成了CT图像。因此,CT图像本质是一组数字图像,也是重建的断层图像。

（二）扫描方式

1. 平扫　平扫指不用对比增强或造影的普通扫描,适用于颅脑损伤、急性脑血管疾病等。

2. 增强扫描　增强扫描为提高正常组织与病变组织间的密度差,经静脉注入水溶性造影剂(多为有机碘剂)后再进行扫描的方法。血中碘浓度增高后,正常组织与病变组织中碘浓度形成密度差,可使病变显影更清楚。平扫检查未能显示或显示不清楚的病变通常做增强扫描。

3. 高分辨率扫描　高分辨率扫描是提高空间分辨率的一种扫描方式,多用于肺内、耳内细微结构及微小病变的观察。

4. 造影扫描　造影扫描是先作结构或器官的造影,然后再进行扫描的方法。例如进行脑血管造影扫描,可用来诊断血管发育异常或闭塞、颅内动脉瘤等,以及了解脑瘤的动脉供血情况等。

（三）临床应用

CT检查对中枢神经系统、头颈、胸腹及盆腔疾病,尤其是炎症性、占位性及外伤性病变等诊断价值高;对胃肠、心脏及大血管、骨及关节的诊断价值有限。由于其设备昂贵,检查费用高,某些检查及定性诊断价值局限,不适合将该检查作为常规诊断手段,应在熟悉其优势基础上合理选择应用。

二、磁共振成像检查

磁共振成像(magnetic resonance imaging,MRI)是利用原子核在磁场内共振所产生的信号,经运算重建的一种成像技术。该技术不仅能够高清晰地显示被检部位组织及解剖学结构,而且能够在一定程度上反映组织的生化、病理及功能改变。

(一)成像原理

当物体置于磁场中,适当的电磁波照射使之发生共振,然后分析其释放的电磁波,即可得知构成该物体的原子核的种类和位置,据此可绘制出该物体内部的精确立体图像。MRI便是利用磁场及射频脉冲,使人体组织中运动的氢核产生射频信号,经计算机处理而成像的。原子核在进动中,吸收与其进动频率相同的射频脉冲,发生共振吸收;去掉射频脉冲后,原子核磁矩又把吸收的部分能量以电磁波的形式发射出去,称为共振发射。共振吸收与共振发射的过程即为磁共振。

(二)成像特点及临床应用

MRI组织密度的分辨率高,获得的图像清晰、精细,能够多序列多方位成像,能够更具体、更客观地显示人体中的解剖组织和相邻关系,能够更好地进行定性定位诊断,而且无须引入造影剂,对人体无放射性损伤,临床应用十分广泛,目前对膀胱、直肠、心脏、肌肉、子宫、骨及关节等部位的检查明显优于CT检查。

(李　影)

本章小结

影像学检查作为重要的辅助检查手段,临床应用广泛,尤其普通影像学检查已成为胸腹部、运动系统等疾病的诊断和排除诊断的主要检查方法。超声检查对人体许多器官特别是心脏、肝脏等实体脏器或子宫、胆囊等空腔脏器检查有重要意义。随着电子计算机应用技术的发展及完善,更多更先进的影像学检查如CT、MRI等检查已在临床上广泛开展,使疾病诊断的准确率大幅度提升。作为影像学检查的三驾马车,X射线摄片、CT、MRI三者有机结合,使目前影像学检查范围得到丰富,诊断水平得到提高。

学习感悟:X射线、CT检查对人体有一定损伤,为患者行该检查前务必与其交代清楚注意事项。MRI检查虽然对人体影响不大,但是也应明确其适用范围,合理开具检查部位,避免滥用。

思考与练习

[**名词解释**]

1. 磁共振成像

2. 自然对比

[**填空题**]

1. X 射线检查方法分为 (　　　)、(　　　)、(　　　)。

2. CT 检查的扫描方式分为 (　　　)、(　　　)、(　　　)、(　　　)。

[**简答题**]

简述 X 射线的特性。

第二篇 | 常见内科疾病

第七章 | 呼吸系统疾病

07章 数字内容

1. 具有敬佑生命、救死扶伤、甘于奉献、大爱无疆的职业精神。
2. 掌握急性上呼吸道感染、肺炎链球菌肺炎、慢性阻塞性肺疾病及慢性肺源性心脏病、支气管哮喘、肺结核、原发性支气管肺癌、呼吸衰竭的主要临床表现及诊断要点。
3. 熟悉急性上呼吸道感染、肺炎链球菌肺炎、慢性阻塞性肺疾病及慢性肺源性心脏病、支气管哮喘、肺结核、原发性支气管肺癌、呼吸衰竭的治疗原则。
4. 了解急性上呼吸道感染、肺炎链球菌肺炎、慢性阻塞性肺疾病及慢性肺源性心脏病、支气管哮喘、肺结核、原发性支气管肺癌、呼吸衰竭的病因及发病机制。
5. 能与患者及其家属有效沟通,学会为急性上呼吸道感染、肺炎链球菌肺炎、慢性阻塞性肺疾病及慢性肺源性心脏病、支气管哮喘、肺结核、原发性支气管肺癌、呼吸衰竭作出初步诊断。

呼吸系统由呼吸道、肺和胸膜组成,主要功能是进行气体交换。呼吸系统疾病是临床常见病、多发病。

近年来,由于大气污染、吸烟、人口老龄化等因素的影响,呼吸系统疾病的发病率、患者死亡率明显升高。多数疾病表现为慢性,严重威胁着人类的身体健康,甚至给社会带来负担。尽管新的抗生素不断问世,但由于病原体的变化和免疫功能受损的宿主增加,肺部感染的发病率和患者死亡率仍在继续上升。需要广大医务工作者及全社会的共同努力,做好呼吸系统疾病的防治工作。

第一节　急性上呼吸道感染

 导入案例

　　患者,男,34 岁。患者于 2d 前淋雨后出现打喷嚏、流泪、鼻塞、流涕,开始为清水样涕,1d 前鼻涕变稠同时伴有发热、咳嗽、咽痛。查体:T 37.5℃,P 90 次/min,R 20 次/min,BP 120/82mmHg。鼻黏膜充血水肿有稀薄分泌物,咽部轻度充血,余无阳性体征。

　　请思考:

　　1. 该患者应诊断什么疾病?

　　2. 该病的诊断要点有哪些?

　　3. 为诊断该病可建议患者做哪些实验室检查?

【概述】

　　急性上呼吸道感染是鼻腔、咽部或喉部急性感染性炎症的总称。本病发病率高,病程短,有一定的传染性。患者病情一般较轻,有自愈倾向,严重者可出现并发症。本病主要通过飞沫或被污染的用具传播,应积极预防。全年皆可发病,以冬、春季节多发,一般为散发,气候突变时可小规模流行。

【病因及发病机制】

（一）病因

　　急性上呼吸道感染有 70%~80% 由病毒引起,主要有鼻病毒、呼吸道合胞病毒、冠状病毒、流感病毒、副流感病毒、腺病毒、埃可病毒和柯萨奇病毒等。另有 20%~30% 的急性上呼吸道感染由细菌引起,可单纯发生或继发于病毒感染之后发生,以溶血性链球菌为多见;其次为流感嗜血杆菌、肺炎链球菌和葡萄球菌等,偶见革兰氏阴性菌。

（二）发病机制

　　机体接触病原体后是否发病,取决于传播途径和人群易感性。各种导致全身或呼吸道局部防御功能降低的原因,如受凉、淋雨、过度疲劳等致使原已存在于上呼吸道或从外界侵入的病毒或细菌迅速繁殖,或者直接接触携带病原体的患者,经喷嚏、空气、污染的手和用具而诱发本病。

【临床表现】

（一）临床分型

1. 普通感冒　起病较急。患者可有喷嚏、鼻塞、流清水样鼻涕等症状；2~3d后鼻涕变稠，常伴咽痛、流泪、味觉减退、咳嗽等。患者一般无发热及全身症状，或者仅有低热、不适、轻度畏寒、头痛。体检可见鼻腔黏膜充血、水肿、有分泌物，咽部轻度充血。病程一般为5~7d。

2. 急性病毒性咽炎和喉炎　急性病毒性咽炎常由鼻病毒、腺病毒、流感病毒等引起。患者主要表现为咽部发痒和灼热感，咳嗽少见，咽痛不明显。体检可见咽部明显充血水肿，颌下淋巴结肿大且有触痛。

急性病毒性喉炎由流感病毒、副流感病毒及腺病毒等引起。患者主要表现为声音嘶哑、讲话困难，可伴有发热、咽痛或咳嗽，咳嗽时疼痛加重。体检可见喉部充血、水肿，局部淋巴结轻度肿大且有触痛，有时可闻及喉部的喘鸣音。

3. 急性疱疹性咽峡炎　常由柯萨奇病毒A组引起，在夏季好发，以儿童多见，病程为1周。患者表现为明显咽痛、发热，偶见于成人。体检可见咽部充血，软腭、腭垂、咽及扁桃体表面有灰白色疱疹及浅表溃疡，周围伴红晕。

4. 急性咽结膜热　主要由腺病毒、柯萨奇病毒等引起；多发生于夏季，儿童多见；常由游泳传播，病程为4~6d。患者表现为发热、咽痛、畏光、流泪，体检可见咽部及结膜明显充血。

5. 细菌性咽扁桃体炎　常由溶血性链球菌引起。起病急。患者有明显咽痛，伴畏寒、发热。体检可见咽部明显充血，扁桃体肿大、充血，表面有黄色脓性分泌物，可伴有颌下淋巴结肿大，有压痛。肺部查体无异常体征。

（二）并发症

本病可并发鼻窦炎、中耳炎、气管支气管炎、肾小球肾炎、病毒性心肌炎、风湿热等疾病。

【辅助检查】

1. 外周血检查　病毒性感染时，白细胞计数多正常或偏低，淋巴细胞所占比例升高。细菌感染时，白细胞计数及中性粒细胞数量常增多，可有核左移现象。

2. 病原学检查　急性上呼吸道感染一般无须明确病原学检查，必要时可进行病毒分离、病毒抗原血清学检查等，协助判断病毒类型。细菌培养可确定细菌类型并做药物敏感试验以指导临床用药。

【诊断要点】

1. 诊断依据　根据病史、流行情况、鼻咽部症状和体征，结合外周血常规和阴性的胸部X射线检查可作出临床诊断。急性上呼吸道感染一般无须病因诊断，特殊情况下可进行细菌培养和病毒分离，或者病毒血清学检查等确定病原体。

2. 鉴别诊断　本病应与初期表现为感冒样症状的疾病，如过敏性鼻炎、流行性感冒、急性气管支气管炎及急性传染病的前驱症状等鉴别。

【治疗】

（一）治疗原则

急性上呼吸道感染目前尚无特效抗病毒药物，以对症处理为主；细菌感染者可给予抗生素治疗；同时嘱患者注意休息、多饮水，保持室内空气流通。

（二）治疗要点

1. 对症治疗　对于有急性咳嗽、咽干的患者应给予伪麻黄碱治疗以减轻鼻部充血，必要时适当加用解热镇痛药，但要注意伪麻黄碱不能长时间使用。

2. 抗生素治疗　普通感冒无须使用抗生素。有细菌感染表现的患者，常选用口服青霉素类、头孢菌素类、大环内酯类或喹诺酮类药物。

3. 抗病毒治疗　临床一般无须应用。对于有免疫缺陷的患者可早期常规使用，常选用利巴韦林、奥司他韦等广谱抗病毒药。

4. 中成药治疗　根据患者病情可选用清热解毒或抗病毒的中成药，有助于改善症状，缩短病程。

（闫小丽）

第二节　肺炎链球菌肺炎

 导入案例

患者，男，24岁。患者3d前受凉后出现畏寒，发热，T≥41.0℃，并伴咳嗽、胸痛，咳铁锈色痰。查体：T 39.5℃，P 120次/min，R 30次/min，BP 120/75mmHg，神志清楚，急性病容，面色潮红，呼吸急促，口角可见单纯性疱疹。右下肺部触诊语音震颤增强，叩诊浊音，听诊可闻及支气管呼吸音。心率120次/min，律齐，未闻及杂音。腹软，无压痛、反跳痛，肝、脾未触及，下肢无水肿，神经系统检查未见异常。

请思考：

1. 该患者应诊断什么疾病？

2. 该病的诊断要点有哪些？

3. 该病的治疗原则和首选药物是什么？

【概述】

肺炎链球菌肺炎是由肺炎链球菌所引起的肺炎，是最常见的细菌性肺炎。典型病变呈大叶性分布，故又称为大叶性肺炎，占社区获得性肺炎的半数以上，冬季和初春为高发季节。临床多见于既往健康的青壮年男性，也可见于体质较弱的老年人、婴幼儿、吸烟者、患有慢性疾病者。本病自然病程为 1~2 周,大部分预后良好,少数免疫功能低下者可因感染性休克死亡。

【病因及发病机制】

(一)病因

肺炎链球菌是正常寄居在口腔及鼻咽部的一种革兰氏阳性菌,一般不致病。该菌多成双排列或短链排列,有荚膜,其毒力大小与荚膜中的多糖结构及含量有关。

(二)发病机制

健康人在受凉、淋雨、酗酒、精神刺激等因素的影响下,机体免疫力下降,呼吸道防御功能受损,有毒力的肺炎链球菌蔓延侵入下呼吸道,在肺泡内生长繁殖,引起肺泡壁充血水肿,白细胞、红细胞及浆液大量渗出,进而含菌的渗液经肺泡间孔向肺的中央扩展,严重者累及几个肺段或整个肺叶而致肺炎。其典型病理变化依次为充血期、红色肝变期、灰色肝变期和消散期。

【临床表现】

(一)症状

1. 全身症状　起病急骤,寒战、高热,典型者呈稽留热,伴头痛、全身肌肉酸痛,食欲减退,少数可出现恶心、呕吐、腹痛、腹泻,可被误诊为急腹症。

2. 呼吸道症状　患者早期可有干咳,逐渐出现少量黏液性痰,典型者咳铁锈色痰或者痰中带血。患侧胸部疼痛,咳嗽或深呼吸时加剧。当病变范围广泛时,临床表现为呼吸困难、发绀等。

(二)体征

急性病容,面颊绯红、鼻翼扇动、呼吸浅快、口角和鼻周出现单纯性疱疹,严重者有发绀。早期肺部无明显异常,后期可出现肺实变体征。视诊:患侧呼吸运动减弱;触诊:语音震颤增强;叩诊:呈浊音或实音;听诊:异常支气管呼吸音。消散期可闻及湿啰音,炎症累及胸膜时可闻及胸膜摩擦音。

(三)并发症

严重感染可并发感染性休克,也可引起胸膜炎、脓胸、心包炎、脑膜炎等。

【辅助检查】

(一)实验室检查

1. 外周血检查　白细胞计数升高,$(10~20)×10^9/L$,中性粒细胞占比 >0.8,可伴有核左移,细胞内可见中毒颗粒。

2. 病原学检查　痰病原学检测是确诊的主要依据。痰涂片可见成对或呈链状排列带荚膜革兰氏阳性双球菌;痰培养 24~48h 可以确定病原体;痰聚合酶链反应(polymerase chain reaction,PCR)及荧光素标记抗体检测可提高病原学诊断率。

(二)其他检查

胸部 X 射线检查:早期肺纹理增多或受累肺段、肺叶稍模糊,实变期可见与肺叶、肺段分布一致的片状、均匀、致密阴影。病变累及胸膜时,可见肋膈角变钝的胸腔积液征象。消散期炎症逐渐吸收,可有片状区域吸收较快而呈现"假空洞"征,一般起病 3~4 周后阴影才能完全消散。

【诊断要点】

1. 诊断依据　根据患者咳典型铁锈色痰与肺实变体征,结合实验室检查及胸部 X 射线检查即可作出诊断。因老人和小儿临床表现往往不典型,甚至以精神症状为首要表现,故诊断本病主要依据病原学检测以及 X 射线检查。病原学检测是确诊本病的主要依据。

2. 鉴别诊断　本病应注意与金黄色葡萄球菌性肺炎、克雷伯菌肺炎、支原体肺炎等疾病鉴别。四种临床常见肺炎的临床特点比较见表 7-1。

表 7-1　常见肺炎的临床特点比较表

致病菌	发病年龄	临床表现	X 射线征象	首选抗生素
肺炎链球菌	青壮年	寒战、高热、胸痛、咳铁锈色痰,肺实变体征	肺叶或肺段实变阴影	青霉素
金黄色葡萄球菌	婴幼儿、年老体弱者	起病急骤,寒战、高热,咳脓血痰、量多,脓毒血症症状明显	无肺实变体征,肺叶或小叶浸润,早期空洞、脓胸	耐酶青霉素、红霉素
克雷伯菌	老年人、久病体弱者	急性起病,寒战、高热、全身衰竭、气短,痰稠可呈砖红色胶冻状,肺实变及湿啰音	肺小叶实变蜂窝状脓肿,可伴胸腔积液合成	广谱青霉素
肺炎支原体	儿童及青少年	起病缓,可有小流行,发热、乏力、肌痛、刺激性咳嗽和少量黏痰,多无肺实变征	肺下叶间质性、支气管肺炎,3~4 周可自行消散	红霉素类、四环素类

【治疗】

(一)治疗原则

抗感染治疗是肺炎链球菌肺炎治疗的最主要环节。休克未纠正以前,临床着重治疗休克,同时治疗感染。休克纠正后,应着重治疗感染。

(二)治疗要点

1. 支持疗法　患者应卧床休息,饮水 1~2L/d,同时注意补充足够的蛋白质、能量及维生素。中、重症患者有发绀时应给予吸氧。伴有剧烈胸痛者可酌用少量止痛剂,慎用阿司匹林或其他解热镇痛药,以免过度出汗、脱水。烦躁不安、谵妄、失眠者谨慎使用地西泮 5mg 或水合氯醛 1~1.5g,禁用抑制呼吸的镇静药,同时密切监测病情变化,注意防治休克。

2. 抗生素治疗 该病首选青霉素,用药剂量及途径视病情轻重、有无并发症而定。轻症肌内注射青霉素,重症静脉用药。若患者对青霉素过敏或耐药,可用红霉素、林可霉素、头孢菌素或喹诺酮类药物;多重耐药菌株感染者可选用万古霉素等药物。若抗生素有效,用药后 24~72h 体温即可恢复正常,抗菌药物疗程一般为 7d,或者在退热后 3d 改为口服用药。抗菌治疗的标准疗程一般为 14d。

3. 并发症的处理 经抗菌药物治疗后,高热多在 24h 内或数日内逐渐下降。若体温下降而复升或 3d 后仍不降者,应考虑肺炎链球菌的肺外感染,如脓胸、心包炎或关节炎等。临床出现感染性休克时,应早期、足量、联合使用抗生素的同时补充血容量、纠正酸中毒等。

(闫小丽)

第三节 慢性阻塞性肺疾病和慢性肺源性心脏病

 导入案例

患者,女,68 岁,因慢性咳嗽、咳痰伴气喘 20 年,伴发热、咳痰、心悸,不能平卧 10d 入院。患者近 20 年每年均发生咳嗽、咳痰,冬季尤甚,天暖后可自行缓解;近 2~3 年咳嗽、咳痰加剧,动则即喘,伴心悸、气促,有时下肢水肿不能平卧;10d 前因感冒发热,T≥39.1℃,咳嗽加重,痰呈黄色,伴呼吸困难,心悸,夜间不能平卧。查体:T 38.6℃,P 113 次/min,R 28 次/min,BP 134/82mmHg,神志清楚,呈喘息状态,口唇发绀,颈静脉充盈,呈端坐位;桶状胸,肺叩诊过清音,两肺闻及较多散在湿啰音;剑突下可见心尖搏动,心音低钝遥远,心率 113 次/min,律齐,剑突附近可闻及 2 级收缩期杂音;腹软稍膨隆,肝肋下 3cm,剑突下 5cm,脾未及;双下肢有凹陷性水肿;神经系统检查未见异常。患者既往无原发性高血压、糖尿病病史。

请思考:

1. 该患者应诊断什么疾病?

2. 该病的诊断依据有哪些?

3. 为诊断该病可建议患者做哪些实验室检查?

一、慢性支气管炎

【概述】

慢性支气管炎指气管、支气管黏膜及其周围组织的慢性非特异性炎症。临床特征主要是咳嗽、咳痰、喘息和反复感染,即"咳、痰、喘、炎"。每年发病持续≥3个月,连续≥2年,并排除具有咳嗽、咳痰、喘息症状的其他疾病。疾病晚期可并发慢性阻塞性肺疾病、慢性肺源性心脏病、Ⅱ型呼吸衰竭等,是严重危害健康的常见病。

【病因及发病机制】

(一)病因

慢性支气管炎的病因尚未完全清楚,主要认为与以下因素有关:

1. 吸烟　是慢性支气管炎发病的主要病因。吸烟时间越长、吸烟量越大,患病率越高。吸烟者患慢性支气管炎是非吸烟者的 2~8 倍。

2. 感染因素　与病毒、细菌、支原体等感染有关。呼吸道感染是慢性支气管炎发生、加重和复发的主要原因。常见病毒有鼻病毒、流感病毒、副流感病毒、腺病毒及呼吸道合胞病毒等。常见细菌有肺炎链球菌、流感嗜血杆菌、甲型链球菌及奈瑟球菌等。

3. 空气污染　空气中刺激性烟雾、粉尘、有害气体等慢性刺激,可引起支气管黏膜损伤、纤毛清除功能下降、分泌物增加,为细菌入侵创造了条件。

4. 其他　部分慢性支气管炎患者的发病与免疫功能紊乱、年龄、气候、气道高反应性、自主神经调节功能紊乱、遗传等因素有关。

(二)发病机制

烟草中的化学物质(如焦油、尼古丁和氢氰酸等)、感染、大量有害气体刺激会损伤支气管上皮细胞,使纤毛运动减退、巨噬细胞吞噬功能降低,气道净化能力下降,易于继发感染;此外,还可刺激支气管黏液腺和杯状细胞增生肥大,黏液分泌增多,气道阻力增加,使氧自由基产生增多,诱导中性粒细胞释放蛋白酶,抑制抗胰蛋白酶系统,破坏肺弹力纤维,从而引发肺气肿。

【临床表现】

(一)症状

慢性支气管炎起病缓慢,病程长,反复急性发作而使病情加重。主要症状有慢性咳嗽、咳痰、喘息。初期症状较轻,在受凉、感冒、劳累后可引起急性发作或症状加重,气候转暖时症状可自行缓解。

1. 慢性咳嗽　患者晨起咳嗽严重,白天较轻,睡眠时有可阵咳或排痰。

2. 咳痰　痰液一般为白色黏液或浆液泡沫性,偶可带血丝。患者清晨排痰较多,起床后或体位变动可刺激排痰;急性发作伴有细菌感染时,则变为黏液脓性痰,同时痰量增加。

3. 喘息或气短　喘息或气短明显者常称为喘息性支气管炎,部分患者可能合伴支气管哮喘。合并肺气肿时可表现为活动后气短。

（二）体征

肺部早期多无异常体征。急性发作期可在背部或双肺底听到干、湿啰音,咳嗽后可减少或消失,如合并哮喘可闻及广泛哮鸣音并伴呼气延长。

（三）并发症

并发症包括慢性阻塞性肺疾病、慢性肺源性心脏病等。

【辅助检查】

（一）实验室检查

1. 外周血检查　细菌感染时可出现白细胞计数升高,中性粒细胞比例升高,喘息型慢性支气管炎可有嗜酸性粒细胞数量增多。

2. 病原学检查　痰涂片或培养可明确病原菌。

（二）其他检查

胸部 X 射线检查:早期可无异常;反复发作可见肺纹理增多紊乱,呈网状或条索状、斑点状阴影,以双下肺野明显。

【诊断要点】

（一）诊断依据

咳嗽、咳痰或伴喘息,每年发病≥3 个月,连续≥2 年,并排除其他慢性气道疾病即可作出诊断。

（二）分型

慢性支气管炎根据临床表现可分为两种类型。

1. 单纯型　主要临床表现为慢性咳嗽、咳痰。

2. 喘息型　患者除慢性咳嗽、咳痰外尚有喘息症状,并有哮鸣音。

（三）分期

慢性支气管炎根据病情与病程可分为三期。

1. 急性发作期　由于呼吸道感染,咳嗽、咳痰、喘息等症状突然加重,出现脓性或黏液脓性痰,痰量明显增多,可伴有发热等表现。病原体可以是病毒、细菌、支原体和衣原体等。

2. 慢性迁延期　咳嗽、咳痰或喘息迁延 >1 个月。

3. 临床缓解期　咳嗽、咳痰明显缓解或经治疗后症状基本消失。

（四）鉴别诊断

本病应与支气管哮喘、肺结核、支气管肺癌、特发性肺纤维化及支气管扩张等疾病鉴别。

【治疗】

（一）治疗原则

急性发作期、慢性迁延期治疗以控制感染为主,祛痰止咳平喘为辅;缓解期以增强机体免疫力为主。

（二）治疗要点

1. 抗生素治疗　临床常用喹诺酮类、大环内酯类、β-内酰胺类、头孢菌素类等抗生素，也可根据病原菌药物敏感试验选用抗生素。病情轻者可口服用药，较重者可肌内注射或静脉滴注抗生素。抗生素一般不与其他药物配伍使用，不宜用高渗溶液配制，不宜加温使用。

2. 镇咳祛痰　痰量多者可用溴己新、鲜竹沥、乙酰半胱氨酸、盐酸氨溴索等祛痰药，降低痰液黏度，促进支气管纤毛运动。干咳可用镇咳药物，如右美沙芬。

3. 平喘　患者喘息症状明显者可用氨茶碱、β₂受体激动药及糖皮质激素等药物。

4. 预防　嘱患者戒烟，避免有害气体吸入，增强体质，预防感冒；反复呼吸道感染者可选用免疫调节剂或中药。

二、慢性阻塞性肺疾病

【概述】

慢性阻塞性肺疾病（chronic obstructive pulmonary disease，COPD）简称为慢阻肺，是一组以气流受限为特征的肺部疾病，气流受限不完全可逆，呈进行性发展。阻塞性肺气肿是终末细支气管远端气腔出现异常持久的扩张，并伴有肺泡壁和细支气管的破坏，而无明显肺纤维化。当慢性支气管炎和肺气肿患者肺功能检查出现持续气流受限时，可诊断为慢阻肺。如果只有慢性支气管炎和肺气肿，而无持续气流受限，则不能诊断为慢阻肺。因肺功能进行性减退，慢阻肺严重影响患者的劳动能力和生活质量。

【病因及发病机制】

（一）病因

病因与慢性支气管炎相似，可能是多种环境因素与机体自身因素长期互相作用的结果。

（二）发病机制

1. 各种病因导致支气管壁炎症细胞浸润，黏膜下腺体增生、黏液分泌增加、纤毛运动障碍、气道清除能力削弱，出现黏膜充血、水肿、增厚。

2. 慢性炎症使小支气管管腔狭窄，形成不完全阻塞（活瓣样），并破坏小支气管壁软骨，使其失去正常的支架作用。

3. 慢性炎症使蛋白水解酶与抗蛋白酶（抗α₁胰蛋白酶）失衡。蛋白酶释放增多，水解肺泡壁内的弹性蛋白，使肺泡壁被破坏失去弹性，肺泡腔扩大，同时毛细血管损伤使组织营养障碍而发展为肺气肿，如病变导致持续气流受限，则形成慢阻肺。

【临床表现】

（一）症状

慢阻肺起病缓慢,病程长。患者在原有慢性咳嗽、咳痰、喘息的基础上出现逐渐加重的呼吸困难,早期仅在从事体力劳动时出现,以后逐渐加重,以致在日常活动甚至休息时也感到气短。气短或呼吸困难是慢阻肺的标志性症状。重度患者或急性加重时出现喘息和胸闷,晚期可出现体重下降、食欲减退等。

（二）体征

早期肺部可无异常,随疾病进展出现肺气肿体征。

1. 视诊　桶状胸,胸廓前后径增大,肋间隙增宽。胸部呼吸运动减弱。部分患者呼吸变浅、频率增快。

2. 触诊　双侧语音震颤减弱。

3. 叩诊　双肺过清音,心浊音界缩小,肺下界和肝浊音界下降。

4. 听诊　两肺呼吸音减弱,呼气延长,部分患者可闻及湿啰音和/或干啰音。

（三）并发症

并发症包括自发性气胸、慢性肺源性心脏病、慢性呼吸衰竭等。

【辅助检查】

（一）实验室检查

1. 外周血检查　红细胞数量及血红蛋白含量升高;合并感染时,白细胞数量和中性粒细胞比例升高。

2. 血气分析　早期可无变化。随着病情发展可有动脉血氧分压（PaO_2）降低,动脉二氧化碳分压（$PaCO_2$）升高,并可出现呼吸性酸中毒,pH 降低。

（二）其他检查

1. 胸部 X 射线检查　双肺野透亮度增加,胸廓前后径增大、肋间隙增宽,心影狭长,膈肌低平为其特征。X 射线胸片改变对慢阻肺诊断特异性不高,主要作为确定肺部并发症及与其他肺部疾病鉴别的依据。

2. 肺功能检查　是判断气流受阻的主要客观指标,对慢阻肺诊断、严重程度评价、疾病进展、预后及治疗效果等有重要意义,是最具有特征性诊断价值的辅助检查。第 1 秒用力呼气容积占用力肺活量百分比（FEV_1/FVC）是评价气流受限的一项敏感指标。吸入支气管舒张药后,$FEV_1/FVC < 70\%$ 及 $FEV_1 < 80\%$ 预计值,可确定为不完全可逆的气流受限。

【诊断要点】

1. 诊断依据　有吸烟史、慢性支气管炎病史;在原有的慢性咳嗽、咳痰、喘息的基础上出现逐渐加重的呼吸困难;典型肺气肿体征;通过肺功能检查可确诊。

2. 严重程度分级　根据 FEV_1/FVC、FEV_1 预计值及临床症状可对慢阻肺的严重程度进行分级,见表 7-2。

表 7-2　COPD 严重程度分级

分级	分级标准
Ⅰ级（轻度）	$FEV_1/FVC<70\%$，$FEV_1\geqslant80\%$ 预计值，有或无慢性咳嗽、咳痰症状
Ⅱ级（中度）	$FEV_1/FVC<70\%$，$50\%\leqslant FEV_1<80\%$ 预计值，有或无慢性咳嗽、咳痰症状
Ⅲ级（重度）	$FEV_1/FVC<70\%$，$30\%\leqslant FEV_1<50\%$ 预计值，有或无慢性咳嗽、咳痰症状
Ⅳ级（极重度）	$FEV_1/FVC<70\%$，$FEV_1<30\%$ 预计值，或者 $FEV_1<50\%$ 预计值，伴慢性呼吸衰竭

3. 慢阻肺病程分期

（1）急性加重期：短期内咳嗽、咳痰、气短和/或喘息加重，痰量增多，呈脓性或黏液脓性，可伴发热等症状。

（2）稳定期：咳嗽、咳痰、气短等症状稳定或症状较轻。

4. 鉴别诊断　本病应与支气管哮喘、支气管扩张、肺结核、支气管肺癌等疾病鉴别。

【治疗】

（一）治疗原则

本病目前尚无有效治疗方法使慢阻肺逆转，各种治疗目的在于延缓慢阻肺发展，改善呼吸功能。

（二）治疗要点

1. 急性加重期治疗

（1）氧疗：呼吸困难伴低氧血症者可给予吸氧。一般采取鼻导管低流量（1~2L/min）、低浓度（28%~30%）持续给氧，应避免吸入氧浓度过高引起二氧化碳潴留。

（2）抗感染、祛痰：患者呼吸困难加重，咳嗽咳痰量增加、有脓性痰时应选用有效抗生素治疗。

（3）支气管舒张药：有喘息症状者可应用沙丁胺醇、特布他林、异丙托溴铵等雾化吸入治疗以缓解症状。

（4）糖皮质激素：急性加重期患者可考虑泼尼松龙、甲泼尼龙连用 5~7d。

（5）机械通气：对于合并严重呼吸衰竭的患者可使用机械通气。

（6）其他：合理补充液体和电解质，给予高能量、高蛋白、高维生素、易消化的食物。

2. 稳定期治疗

（1）教育和劝导患者戒烟，因职业或环境粉尘、刺激性气体所致者应嘱其脱离污染环境。

（2）长期家庭氧疗：临床一般采用低流量吸氧，吸氧时间为 10~15h/d，对慢阻肺合并慢性呼吸衰竭者可提高生活质量和生存率。

（3）支气管舒张药：长期规则应用以减轻症状，如沙丁胺醇气雾剂、异丙托溴铵气雾剂、茶碱缓释或控释片。

（4）对痰不易咳出者可应用盐酸氨溴索等祛痰药。

（5）糖皮质激素：对重度、极重度、反复加重的患者，与长效 β_2 肾上腺素受体激动药联合应用，可增加运动耐量、减少急性加重发作频率、提高生活质量，也可改善肺功能；常用沙美特罗加氟替卡松、福莫特罗加布地奈德。

3. 外科治疗　少数有特殊体征者，外科手术可以取得一定的疗效，但手术风险较高，需十分谨慎。

三、慢性肺源性心脏病

【概述】

慢性肺源性心脏病简称为慢性肺心病，是由支气管肺组织、肺血管或胸廓的慢性病变引起肺组织结构和/或功能异常，导致肺血管阻力增加、肺动脉高压、右心室肥厚及扩大，甚至发生右心衰竭的心脏病。本病患病北方寒冷地区高于南方地区，农村高于城市，随年龄增高而增加，吸烟者比不吸烟者明显增加，男女无明显差别。本病在冬、春季和气候骤变时易急性发作，反复急性发作使病情逐渐加重，多数预后不良，积极治疗可以延长患者寿命，提高生活质量。

【病因及发病机制】

（一）病因

1. 支气管及肺疾病　其中慢阻肺最常见，占 80%~90%；其次为支气管哮喘、支气管扩张、重症肺结核、肺尘埃沉着病、过敏性肺泡炎等。

2. 胸廓运动障碍性疾病　相对少见。各种原因导致的严重胸廓或脊椎畸形，以及神经肌肉疾病如脊髓灰质炎等，均可引起胸廓活动受限、肺组织受压、支气管扭曲或变形，导致气道引流不畅、肺部反复感染，进而并发肺气肿或肺纤维化等，影响肺循环，加重右心室负荷，最终发展为慢性肺心病。

3. 肺血管疾病　更少见。各种肺血管病变使肺小动脉狭窄、阻塞，肺血管阻力增加，从而加重右心室负荷，最终发展成慢性肺心病。

4. 其他　原发性肺泡通气不足、睡眠呼吸暂停低通气综合征等，均可导致低氧血症，使肺血管收缩引起肺动脉高压，发展成慢性肺心病。

（二）发病机制

缺氧及二氧化碳的潴留使肺小动脉收缩、痉挛；慢阻肺致肺泡破裂，肺泡毛细血管床断裂，肺循环阻力增加；慢性缺氧产生继发性红细胞增多，引起血液黏稠度增加，同时刺激交感神经兴奋，使肾小动脉收缩，促使水钠潴留而出现血容量增多，以上因素共同作用最终导致肺动脉压升高。

肺动脉高压是慢性肺心病发生的先决条件及根本原因。随着肺动脉高压形成，右心室功能逐渐失代偿，最终导致右心室扩大、肥厚，甚至导致右心衰竭。此外缺氧和高碳酸血症除影响心脏外,还可导致其他重要器官如脑、肝、肾、胃肠,以及内分泌系统、血液系统等发生病理改变,引起多器官的功能损害。

【临床表现】

慢性肺心病发展缓慢,早期肺、心功能代偿,随着病情的进展最终可出现肺、心力衰竭及其他器官受损的征象。

(一)肺、心功能代偿期

临床主要以原发性肺部疾病的表现为主,患者多有慢性咳嗽、咳痰、气短、喘息,活动后出现心悸、呼吸困难、乏力等。体检可见不同程度发绀和肺气肿体征。若肺动脉瓣第二心音明显增强(P_2亢进),提示肺动脉高压;三尖瓣区出现收缩期杂音,或者剑突下可见明显的心脏搏动提示右心室肥大。

(二)肺、心功能失代偿期

临床可表现为呼吸衰竭和心力衰竭。

1. 呼吸衰竭 因急性呼吸道感染而诱发。患者常有头痛、白天嗜睡、夜间兴奋;加重时可出现神志恍惚、谵妄、躁动、抽搐、生理反射迟钝等肺性脑病的表现。体检可见发绀,球结膜充血、水肿,皮肤潮红、多汗,严重时可有颅内压升高体征。

2. 心力衰竭 主要以右心衰竭为主,临床表现为心悸、气促、乏力、少尿、食欲减退,其严重程度与呼吸衰竭程度呈正相关。体检可见发绀更明显;颈静脉充盈、怒张,肝颈静脉回流征阳性;心率增快,剑突下可闻及收缩期吹风样杂音;肝大;双下肢凹陷性水肿或腹水。

(三)并发症

肺性脑病、酸碱失衡及电解质紊乱、心律失常、休克、消化道出血及弥散性血管内凝血等。其中肺性脑病是患者的首要死亡原因。

【辅助检查】

(一)实验室检查

1. 外周血检查 红细胞数量及血红蛋白含量升高;合并感染时,白细胞数量和中性粒细胞比例升高。

2. 动脉血气分析 可出现低氧血症、高碳酸血症、酸碱平衡失调。当 $PaO_2<60mmHg$ 伴(或不伴)$PaCO_2>50mmHg$ 时,提示呼吸衰竭。

(二)其他检查

1. 心电图 可见右心室肥大和右心房肥大,是诊断肺心病的参考条件。

2. 胸部 X 射线检查 除肺、心脏基础疾病的 X 射线征象外,尚有右下肺动脉扩张、肺动脉段突出、右心室扩大、心影呈垂直状等肺动脉高压和右心室肥大的征象。

3. 超声心动图 肺动脉增宽、右心室流出道内径增大、右心室增大、右心室壁增厚等,可作为慢性肺心病诊断依据。

【诊断要点】

（一）诊断依据

根据患者有慢性支气管炎、肺气肿、其他胸肺疾病或肺血管病变的病史,出现肺动脉高压、右心室增大或右心衰竭的表现,结合心电图、X射线胸片、超声心动图有肺动脉增宽和右心增大、肥厚的征象即可诊断。

（二）鉴别诊断

本病应与冠心病、风湿性心脏病、原发性心肌病等疾病鉴别。

【治疗】

（一）治疗原则

代偿期原则上积极治疗基础疾病,增强机体免疫力,去除诱发因素,以减少急性发作。失代偿期以治肺为本,治心为辅,积极控制感染;保持呼吸道通畅,改善呼吸功能,纠正缺氧和二氧化碳潴留;控制呼吸衰竭和心力衰竭;积极处理并发症。

（二）治疗要点

1. 积极预防呼吸道感染及治疗原发病　是代偿期治疗的重点。

2. 控制感染　有效地控制呼吸道感染是急性发作期治疗的关键。一般根据药物敏感试验选择抗生素;在还没有培养结果前,根据感染的环境及痰涂片革兰氏染色选用有效抗生素;院外感染以革兰氏阳性菌占多数,而院内感染则以革兰氏阴性菌为主;或者选用二者兼顾的抗生素。

常用抗生素有青霉素类、氨基糖苷类、喹诺酮类及头孢菌素类。选用广谱抗生素时必须注意有无继发真菌感染的迹象。疗程通常为10~14d,或者感染症状消失后再巩固治疗3~5d。

3. 控制呼吸衰竭　给予扩张支气管、祛痰等治疗以保持呼吸道通畅,改善通气。合理氧疗,积极纠正缺氧和二氧化碳潴留。通常采用低浓度(28%~30%)、低流量(1~2L/min)持续给氧,连续≥15h不间断地吸氧。有必要时可给予无创正压通气或气管插管有创正压通气治疗。

4. 控制心力衰竭　当抗感染有效、呼吸功能改善、缺氧症状有所缓解后,心力衰竭仍不能满意控制,应加用利尿药、强心药或血管扩张药。

（1）利尿药:通过增加尿量,减少血容量,从而减轻右心负荷、消除水肿;以缓慢、小量、间歇为原则,常选用作用温和的药物,以免引起血液浓缩、痰液黏稠、气道阻塞及低钾血症。

（2）强心药:应用指征为感染已被控制、呼吸功能已改善、利尿药未能取得良好疗效、仍以心力衰竭为主要表现者。慢性肺心病患者长期缺氧对洋地黄耐受性低,容易中毒,故使用洋地黄类药物时应选用作用快、排泄快的药物,剂量宜小,一般为常规剂量的1/2或1/3量,缓慢静脉注射。注意用药前要积极纠正缺氧和低钾血症,用药后注意观察药物的不良反应。

（3）血管扩张药：可减轻心脏前后负荷，对治疗心力衰竭有一定的疗效。

5. 控制心律失常　一般心律失常经过治疗肺心病的感染、缺氧后可自行缓解。如果持续存在可根据心律失常的类型选用药物。

6. 抗凝治疗　应用普通肝素或低分子量肝素以防止肺微小血管血栓形成。

7. 其他　如长期家庭氧疗、调节免疫功能、营养疗法、呼吸肌锻炼等。

（闫小丽）

第四节　支气管哮喘

 导入案例

患者，男，17 岁，2h 前和同学游园时，突然出现喘息、胸闷、咳嗽、大汗淋漓就诊。患者自幼常于春季发生阵发性呼气性呼吸困难，其母患支气管哮喘。查体：T 36.8℃，R 30 次/min，P 100 次/min，BP 110/70mmHg，面色苍白、口唇发绀、端坐位，双肺叩诊过清音，听诊双肺呼吸音增粗，闻及散在的哮鸣音，呼气时明显，无湿啰音；心率 100 次/min，律齐，有奇脉；腹软，肝、脾未触及，下肢无水肿。神经系统检查未见异常。

请思考：

1. 该患者应诊断什么疾病？

2. 该病的诊断要点有哪些？

3. 该病急性发作的治疗要点是什么？

【概述】

支气管哮喘简称为哮喘，是由多种细胞（如嗜酸性粒细胞、肥大细胞、T 淋巴细胞（简称 T 细胞）、中性粒细胞、气道上皮细胞）和细胞组分参与的气道慢性炎症性疾病。这种慢性炎症与气道高过敏反应相关，故属于慢性非特异性炎症，常出现广泛多变的可逆性气流受限。我国成人哮喘的患病率呈逐年上升趋势；一般认为哮喘患病率城市高于农村；半数患者在 12 岁之前发病，病程长达十几年至几十年。

【病因及发病机制】

（一）病因

哮喘的病因不十分清楚，大多数学者认为与多基因遗传有关，同时受环境因素的影响。

1. 遗传因素（过敏体质）　哮喘有家族聚集现象，血缘关系越近，其患病率越高。

2. 环境因素（激发因素）

（1）过敏源：花粉、尘螨、动物毛屑等。

(2) 感染：病毒、细菌、原虫、寄生虫等。呼吸道感染是哮喘急性发作常见的诱因。

(3) 药物：阿司匹林最常见，其次是普萘洛尔。

(4) 食物：鱼、虾、贝、蟹、蛋类、牛奶等。

(5) 其他：二氧化硫、氨气等环境污染，气候变化，剧烈运动，精神因素，月经，妊娠等。

（二）发病机制

哮喘的发病机制不完全清楚，可概括为气道免疫-炎症反应、神经调节机制、气道高反应性及其相互作用。气道炎症是哮喘发病的本质，气道高反应性是哮喘的重要特征。哮喘发病机制详见图7-1。

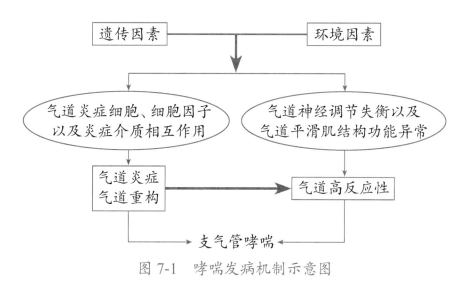

图 7-1 哮喘发病机制示意图

【临床表现】

（一）症状

1. 哮喘先兆 哮喘发作前常有先兆症状，如干咳、打喷嚏、流眼泪、流鼻涕、胸闷等。

2. 典型表现 典型症状为发作性伴有哮鸣音的呼气性呼吸困难、胸闷、咳嗽，多为干咳或咳有大量白色浆液泡沫样痰。每次发作可持续数分钟至数小时自行缓解，或者经应用支气管扩张药缓解。缓解期可无任何症状或体征。哮喘症状常在夜间及凌晨发作和加重，为哮喘的重要临床特征。

3. 咳嗽变异性哮喘 咳嗽可为唯一的症状。

4. 运动性哮喘 运动时出现伴有哮鸣音的胸闷、气短、咳嗽和喘息。

（二）哮喘持续状态

哮喘持续状态又称为重症哮喘，指严重的哮喘发作持续24h以上，经一般支气管舒张剂不能缓解。

（三）体征

哮喘发作时胸部呈过度充气状态，类似肺气肿体征。重症哮喘发作时常有痛苦表情、端坐位、心率增快、奇脉、发绀及意识障碍等。危重哮喘发作，哮鸣音反而减弱，甚至完全消失，表现为"沉寂肺"。非发作期无阳性体征。

（四）并发症

自发性气胸、纵隔气肿及肺不张，长期反复发作和感染者可并发慢性支气管炎、肺气肿和慢性肺心病。

【辅助检查】

（一）实验室检查

1. 外周血检查　哮喘发作时嗜酸性粒细胞数量增多，有感染者中性粒细胞比例升高。

2. 痰液检查　痰涂片可见嗜酸性粒细胞数量增多。

3. 动脉血气分析　严重哮喘发作时可出现缺氧。由于过度通气可使 $PaCO_2$ 下降，pH 上升，为呼吸性碱中毒；若病情进一步恶化，可同时出现缺氧和 CO_2 滞留，为呼吸性酸中毒。

（二）其他检查

1. 胸部 X 射线检查　发作时可见两肺透亮度增加，缓解期无明显异常。

2. 肺功能检查

（1）通气功能检测：哮喘发作时呈阻塞性通气功能障碍，有关呼气流速的全部指标显著下降，FEV_1、FEV_1/FVC 及呼气流量峰值（PEF）均下降，缓解期可逐渐恢复。

（2）支气管激发试验：用于测定气道反应性。

（3）支气管舒张试验：用于测定气道的可逆性改变。

（4）PEF 及其变异率测定：哮喘发作时 PEF 下降，可以反映气道通气功能变化。

3. 特异性变应原的检测　变应原检测有助于病因诊断、指导预防。过敏性哮喘患者血清特异性 IgE 较正常人明显增高。

【诊断要点】

（一）诊断依据

1. 反复发作的喘息、气短、胸闷或咳嗽，多与接触变应原、冷空气、物理、化学性刺激、上呼吸道感染等有关。

2. 发作时在双肺可闻及散在或弥漫性以呼气相为主的哮鸣音，呼气相延长。

3. 患者症状和体征可经治疗缓解或自行缓解。

4. 除外其他疾病所引起的喘息、气短、胸闷和咳嗽。

（二）哮喘的分期

1. 急性发作期　指气促、咳嗽、胸闷等症状突然发生或症状加重，常有呼吸困难，以呼气流量降低为其特征，常因接触变应原等刺激物或治疗不当所致。急性发作时严重程度可分为轻度、中度、重度和危重 4 级（表 7-3）。

2. 非急性发作期（慢性持续期）　哮喘患者虽无急性发作，但在相当长的时间内仍有不同程度和/或频度地出现症状（咳嗽、喘息、胸闷等），肺通气功能下降。

3. 临床缓解期　患者无气短、胸闷、咳嗽、喘息等症状，并维持≥1 年。

表 7-3　哮喘急性发作的病情严重程度分级

临床特点	轻度	中度	重度	危重
体位	可平卧	喜坐位	端坐呼吸	—
讲话方式	连续成句	讲话断续	单词	不能讲话
气短	步行、上楼时	稍事活动	休息时	—
精神状态	可有焦虑,尚安静	时有焦虑,烦躁	常有焦虑,烦躁	嗜睡,意识模糊
出汗	无	有	大汗淋漓	—
气短	步行、上楼时	稍事活动	休息时	—
呼吸频率	轻度增加	增加	常 >30 次/min	—
辅助呼吸、三凹征	常无	可有	常有	胸腹反常运动
哮鸣音	散在,呼吸末期	响亮、弥漫	响亮、弥漫	减弱乃至无
脉率	<100 次/min	100~120 次/min	>120 次/min	脉率变慢或不规则
奇脉	无	有	常有	无
使用 β_2 受体激动药后 PEF 预计值	>80%	60%~80%	<60% 或 100L/min 或作用持续 <2h	—
血气分析	正常	PO_2 60~80mmHg PCO_2<45mmHg	PO_2<60mmHg PCO_2>45mmHg	PO_2<60mmHg PCO_2>45mmHg
动脉血氧饱和度（SaO_2）	>95%	91%~95%	≤90%	降低

（三）鉴别诊断

本病应注意与心源性哮喘、慢阻肺、支气管肺癌、变态反应性肺浸润等疾病鉴别。

【治疗】

（一）治疗原则

消除病因,避免引起哮喘的刺激因素,控制哮喘症状及预防复发。

（二）治疗要点

1. 去除及避免接触过敏原　脱离过敏原是防治哮喘最有效的方法。应避免接触各种过敏原,室内不宜摆花草,避免使用皮毛、羽绒制品等;避免强烈精神刺激和剧烈运动。

2. 呼吸困难者可给予鼻导管低浓度、低流量持续湿化吸氧,改善呼吸。

3. 控制急性发作

（1）β₂受体激动药：是控制哮喘急性发作的首选药物。β₂受体激动药主要作用于呼吸道 β₂ 受体，激活腺苷酸环化酶，使细胞内环磷酸腺苷（cyclic adenosine monophosphate，cAMP）的含量增加，游离 Ca^{2+} 减少，从而松弛支气管平滑肌。常用 β₂ 受体激动药有沙丁胺醇、特布他林、福莫特罗、沙美特罗等。用药方法首选吸入法，有定量气雾剂吸入、干粉剂吸入、持续雾化吸入等，也可采用口服或静脉注射。

（2）茶碱类：具有舒张支气管平滑肌、强心、利尿、扩张冠状动脉、兴奋呼吸中枢等作用。轻至中度哮喘患者可口服给药，重度及危重须静脉给药。常用药物为氨茶碱，使用氨茶碱静脉注射要稀释后缓慢注射，时间 >10min；静脉滴注浓度不宜过高，速度不宜过快，以防发生恶心、呕吐、心动过速、心律失常、抽搐甚至死亡。

（3）糖皮质激素：是目前控制中、重度哮喘最有效的药物。糖皮质激素通过抑制炎症细胞的迁延和活化、细胞因子的生成、炎症介质的释放，增强平滑肌细胞 β₂ 受体的反应性，有效抑制气道炎症，分为吸入、口服、静脉给药。如丙酸倍氯米松气雾剂等用药起效快，携带方便，是哮喘患者的常备药。

（4）抗胆碱能类：为胆碱能受体（M 受体）拮抗药，通过阻断迷走神经节后通路，减低迷走神经兴奋性，起到舒张支气管平滑肌作用，并有减少痰液分泌的作用。常用药物异丙托溴铵，用于夜间哮喘和痰多者。

4. 防止复发

（1）白三烯调节药：可减轻哮喘症状，减少哮喘的恶化。常用药物有孟鲁司特钠、扎鲁司特，尤适用于阿司匹林哮喘、运动性哮喘和伴有过敏性鼻炎的哮喘。

（2）色甘酸二钠：有稳定肥大细胞膜，对预防运动和过敏原诱发的哮喘最有效。个别病例可有咽部不适、恶心、胸闷等症状。

5. 伴有呼吸道感染者，可根据病原菌选用敏感抗生素。

（闫小丽）

第五节　肺　结　核

 导入案例

患者，男，30 岁，咳嗽、咳痰半年余，痰中带血 3 周就诊。患者于半年前无明显原因出现间断性咳嗽，为干咳、痰量不多，午后出现发热、乏力及夜间盗汗，一直未正规治疗；近 3 周发现咳嗽伴痰中带血，自发病以来患者食欲减退、体重下降。查体：精神差，T 38.2℃，P 93 次/min，R 24 次/min，BP 110/70mmHg。右锁骨下闻及细湿啰音。辅助检查：血常规：Hb 100g/L，WBC $6×10^9$/L，N 0.61，L 0.39。痰液涂片抗酸染色（+）。胸片 X 射线提示右锁骨下片絮状阴影，边缘模糊，呈肺段分布。

请思考：

1. 该患者应考虑诊断的疾病是什么？

2. 该病的诊断要点有哪些？

3. 该病的治疗原则是什么？

【概述】

（一）概念

肺结核是由结核分枝杆菌引起的慢性呼吸道传染病。结核分枝杆菌可侵入全身多个器官，但以肺部最为常见，占各器官结核病总数的80%~90%。临床主要特征为低热、盗汗、消瘦、乏力等全身中毒症状及咳嗽、咯血等呼吸道症状。肺结核仍然是危害人类健康的主要传染病，是全球关注的公共卫生问题。

（二）流行病学

1. 传染源　结核病的主要传染源是痰中带菌的肺结核患者，尤其是未经治疗者。传染性的大小取决于痰内含菌量。痰涂片阳性者属于大量排菌，仅痰培养阳性者属于微量排菌。

2. 传播途径　肺结核主要经呼吸道飞沫传播，如咳嗽、喷嚏、大笑、大声谈话等方式将含有结核分枝杆菌的微滴排到空气中；其次是经消化道感染。

3. 易感人群　婴幼儿、老年人、人类免疫缺陷病毒感染者、免疫抑制药使用者、慢性疾病患者等免疫力低下者，是结核病的易感人群。

【病因及发病机制】

（一）病因

结核分枝杆菌，因其涂片染色具有抗酸性，故又称为抗酸杆菌。结核分枝杆菌分人型、牛型、非洲型和鼠型四种，其中引起人类结核病的主要为人型结核分枝杆菌，其次是牛型结核分枝杆菌。

1. 菌体成分　复杂，与发病有关的主要是类脂质、蛋白质和多糖类。类脂质作用与结核病的组织坏死、干酪液化、空洞发生及结核变态反应有关。菌体蛋白质以结合形式存在，是结核菌素的主要成分，诱发皮肤变态反应。多糖类与血清反应等免疫应答有关。

2. 生物特性　属于分枝杆菌科属。结核分枝杆菌为需氧菌，生长缓慢。细菌细长、略弯曲，有分支，可呈多形性。

3. 外界抵抗力　结核分枝杆菌细胞壁的脂质可防止菌体水分丢失及外界影响，故结核分枝杆菌对外界理化因素的抵抗力较强。如对干燥、冷、酸、碱等抵抗力强，耐寒、耐干燥、耐潮湿，在干燥环境中可存活数年，在阴湿环境下能生存5个月以上；但在烈日下暴晒2~7h，或者5%~12%来苏尔消毒液接触2~12h，或者70%乙醇接触2min，或者煮沸1min即可被杀灭。煮沸消毒与高压蒸汽消毒法是有效的对于结核分枝杆菌的消毒方法。将痰吐在纸上直接焚烧是处理带菌痰液简单而有效的灭菌方法。

（二）发病机制

人感染结核分枝杆菌后是否发病，取决于人体免疫状态、变态反应及感染细菌的数量、毒力。人体对结核分枝杆菌的自然免疫力（先天免疫力）是非特异性的，接种卡介苗或感染结核分枝杆菌后所获得的免疫力（后天免疫力）是特异性的，但这两种免疫力对结核病的防护都是相对的。

人体对结核病的主要免疫保护机制是细胞免疫，表现在淋巴细胞的致敏和细胞吞噬作用的增强。只有遭受大量、毒力强的细菌侵袭，且人体免疫力低下时，感染结核分枝杆菌后才能发病。结核分枝杆菌侵入人体后4~8周，机体组织对结核分枝杆菌及其代谢产物所发生的反应称为Ⅳ型变态反应（又称为迟发型超敏反应）。机体对结核病的免疫反应和迟发型超敏反应往往是同时存在的。变态反应不等于免疫力，免疫力是保护机体的免疫反应，变态反应是损伤机体的免疫反应。

【临床表现】

（一）症状

1. **全身症状**　发热为最常见的全身性症状，多为午后低热、乏力、食欲减退、消瘦、盗汗等全身结核中毒症状；若肺部病灶进展播散，常有不规则高热；妇女可有月经失调或闭经。

2. **呼吸系统症状**

（1）咳嗽、咳痰：早期干咳或带少量黏液痰。合并细菌感染时，痰量增多且呈黏液脓性；合并支气管内膜结核，临床表现为刺激性咳嗽。

（2）咯血：1/3~1/2患者有咯血，多为少量咯血。大血管损伤可出现大量咯血，甚至发生失血性休克。大咯血时若血块阻塞大气道可引起窒息。咯血量与病变严重程度不一定成正比。咯血后持续高热常提示病灶播散。

（3）胸痛：病变累及壁层胸膜时患者有胸部针刺样痛，并随呼吸和咳嗽而加重，患侧卧位可减轻。

（4）呼吸困难：肺结核一般无呼吸困难。若合并气胸或大量胸腔积液时，可突然出现明显的呼吸困难。慢性重症肺结核患者，常有渐进性呼吸困难，甚至缺氧发绀。

（二）体征

早期或轻症患者可无阳性体征，因肺结核好发于肺上叶尖后段及下叶背段，故在锁骨上下、肩胛间区叩诊略浊，听诊有细湿啰音，对诊断有参考意义。病变范围大而浅表者可有实变体征。慢性纤维空洞性肺结核可有胸廓塌陷，纵隔、气管向患侧移位。结核性胸膜炎早期有局限性胸膜摩擦音，有渗出后出现典型胸腔积液体征。

（三）临床类型

1. **原发型肺结核**　多见于儿童或偏远地区的成人。无症状或症状轻微，多有结核病接触史，结核菌素试验强阳性。人体初次感染结核分枝杆菌后在肺内形成原发病灶，经淋巴管引流到肺门淋巴结，引起淋巴管炎和肺门淋巴结炎，形成典型的原发综合征。胸部 X

射线呈哑铃型阴影。本型大多病灶可自行吸收或钙化,预后良好。

2. 血行播散型肺结核　包括急性、亚急性和慢性三种类型。儿童多由原发型肺结核发展而来,成人多继发于肺内、外病灶。急性血行播散型肺结核是由一次大量结核分枝杆菌侵入血液循坏引起。起病急,全身中毒症状重而呼吸道症状轻,常可伴发结核性脑膜炎。胸部 X 射线可见双肺分布均匀、密度一致、大小相等的粟粒样阴影。亚急性或慢性者可无明显中毒症状,病情发展也较缓慢,患者常无明显感觉。X 射线检查提示,双肺上中野对称出现分布不均匀、大小不等、密度不一致的斑点状阴影。

3. 继发性肺结核　包括浸润性肺结核、空洞性肺结核、结核球、干酪样肺炎、慢性纤维空洞性肺结核等。临床特点如下:

(1) 浸润性肺结核:是成人最常见的类型。病灶部位多在锁骨上下(肺尖),胸部 X 射线可见片状、絮状阴影,边缘模糊。

(2) 空洞性肺结核:肺内结核分枝杆菌量大,病灶可呈干酪样坏死、液化、进而形成空洞,此时,病菌常从支气管播散,使患者痰中带菌,但经有效治疗后,可以达到空洞愈合,使痰中结核分枝杆菌检查转为阴性。

(3) 结核球:易与肺癌混淆。干酪样坏死灶周围形成纤维包膜,或者空洞的引流支气管阻塞,空洞内干酪物质不能排出,凝成球形病灶。

(4) 干酪样肺炎:多发生于免疫力低下和体质衰弱,又受到大量结核分枝杆菌感染的患者。胸部 X 射线可见大片状密度均匀磨玻璃状阴影。病情呈急性进展,出现高热、呼吸困难等严重毒性症状。

(5) 纤维空洞性肺结核:是结核病重要传染源。该病病程长,症状反复进展恶化,导致肺组织破坏重,肺功能严重受损空洞长期不愈,出现纤维厚壁空洞和广泛的纤维化。胸部 X 射线检查可见一侧或两侧肺有单个或多个厚壁空洞,多伴有支气管播散和明显的胸膜增厚。肺组织纤维收缩,使肺门向上牵拉,肺纹理呈垂柳状阴影,纵隔向患侧移位,健侧呈代偿性肺气肿。由于空洞长期不愈,痰中结核分枝杆菌始终阳性,且常耐药,肺结核治疗的难度,故防止发生纤维空洞性肺结核是肺结核治疗的关键。肺结核的发生发展过程见图 7-2。

4. 结核性胸膜炎　结核分枝杆菌可由肺部病灶直接蔓延,也可经淋巴或血行播散到胸膜;青少年多见;有干性和渗出性两个阶段。干性胸膜炎主要表现为胸痛,并可听到胸膜摩擦音;渗出性胸膜炎胸痛消失,出现逐渐加重的呼吸困难。

5. 其他肺外结核　按部位和脏器命名,如骨关节结核、肠结核、肾结核等。

6. 菌阴肺结核　为 3 次痰涂片及 1 次培养均阴性的肺结核。

【辅助检查】

(一)实验室检查

1. 痰结核分枝杆菌检查　是确诊肺结核最可靠的方法,痰中找到结核分枝杆菌是确诊肺结核的主要依据。痰菌阳性表明其病灶是开放性的,具有传染性。

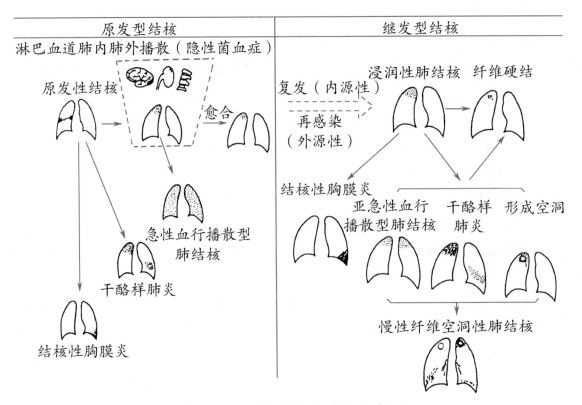

原发型结核	继发型结核

图 7-2　肺结核病自然过程示意图

2. 外周血检查　血沉增快提示活动性肺结核；继发性贫血，血红蛋白含量下降提示病情严重。血清中抗结核抗体阳性。

（二）其他检查

1. 胸部影像学检查　胸部 X 射线检查是早期诊断肺结核的主要方法，对临床分型、确定病变部位、范围、性质和选择治疗方法、判断疗效具有重要价值。肺部 CT 检查对发现微小或隐蔽性结核病灶，有助于鉴别肺部其他病变。

2. 结核菌素试验　诊断结核感染的参考指标，用以测定人体是否受过结核分枝杆菌感染。目前 WHO 推荐使用的结核菌素是纯蛋白衍化物（purified protein derivative，PPD）。

3. 纤维支气管镜检查　常应用于支气管结核的诊断，可以在病灶部位钳取活体组织进行病理学检查、结核分枝杆菌培养。对于肺内结核病灶，可以采集分泌物或冲洗液标本做病原体检查，也可以经支气管肺活检获取标本检查。

【诊断要点】

1. 诊断依据

（1）有肺结核的接触史、典型症状及体征。

（2）胸部 X 射线检查是诊断肺结核的重要方法，可以发现早期轻微的结核病变。

（3）痰结核分枝杆菌检查是确诊肺结核的主要方法，也是制订化学药物治疗（简称为化疗）方案和考核治疗效果的主要依据。

（4）纤维支气管镜检查常应用于支气管结核的诊断。

（5）结核菌素试验广泛应用于检出结核分枝杆菌的感染，而非检出结核病。

2. 记录方式　按结核病分类、病变部位、范围、痰菌情况、化疗史程序书写。如原发型肺结核右中涂（－），初治。继发性肺结核双上涂（＋），复治。血行播散型肺结核可注明急性或慢性，继发性肺结核可注明浸润性、纤维空洞等。

3. 鉴别诊断　注意与慢性支气管炎、肺炎、肺癌、支气管扩张症、肺脓肿等疾病区别。

【治疗】

（一）治疗原则

合理的抗结核化疗是治愈肺结核的主要方法，辅以适当休息、加强营养及对症治疗。化疗的原则是早期、联合、适量、规律和全程，以达到早期杀菌、避免耐药，提高疗效、降低不良反应和减少复发的目的。凡是活动性肺结核患者均需进行规律治疗。

（二）治疗要点

1. 对症治疗

（1）支持疗法：嘱患者休息，同时补充足够的能量、蛋白质、维生素等。如有高热等严重毒性症状时，应该在有效抗结核治疗的基础上短期慎用糖皮质激素。

（2）咯血

1）痰中带血或少量咯血，以安慰患者、消除紧张、卧床休息对症治疗为主。

2）中等或大量咯血时应绝对卧床休息，取患侧卧位。嘱患者轻轻将存留在气管内的积血咳出，保持呼吸道通畅。咯血过多者，可酌情适量输血。咯血量较大者可给予垂体后叶素 5~10U 加入 50% 葡萄糖溶液 40ml，缓慢静脉滴注。此药同时有收缩冠状动脉和子宫平滑肌的作用，因此高血压、冠心病、妊娠期妇女、心衰患者禁用。对支气管动脉破坏造成的大咯血可采用支气管动脉栓塞法。

（3）镇静剂：对烦躁不安者适量应用镇静剂，如地西泮肌内注射。禁用吗啡、哌替啶以免抑制呼吸。

（4）镇咳剂：年老体弱肺功能不全者要慎用强镇咳药，以免抑制咳嗽反射发生窒息。窒息是咯血致死的原因之一。

2. 抗结核化疗

（1）常用抗结核药物

1）异烟肼：早期杀菌力最强，毒性小，对巨噬细胞内外的结核分枝杆菌均具有杀菌作用，脑脊液中药物浓度也很高，称为"全杀菌药"。

2）利福平：对巨噬细胞内外的结核分枝杆菌均可快速杀菌，为"全杀菌药"，与异烟肼联用可显著缩短疗程。

3）链霉素：对巨噬细胞外碱性环境中的结核分枝杆菌有杀灭作用，但在酸性环境下对细胞内及生长代谢低的结核分枝杆菌无作用，故为"半杀菌药"。

4）吡嗪酰胺：主要是对巨噬细胞内、酸性环境中的结核分枝杆菌有杀灭作用，故又称为"全杀菌药"。

5）乙胺丁醇：作用为抑制结核分枝杆菌繁殖，故为抑菌药。

6）对氨基水杨酸钠：为抑菌药，作用是在结核分枝杆菌叶酸合成过程中与对氨基甲酸竞争，从而影响结核分枝杆菌的代谢。

（2）标准化疗方案：标准化疗一般全程为6~9个月，分为强化期和巩固期两个阶段。强化期可用异烟肼、利福平、吡嗪酰胺和乙胺丁醇联合用药2个月，巩固期用异烟肼和利福平联合用药4个月。化疗可采用每日给药也可采用间歇用药。

（3）常用抗结核药物的不良反应和注意事项见表7-4。

表7-4 常用抗结核药物的不良反应和注意事项

药名	缩写	主要不良反应	注意事项
异烟肼	H,IHR	周围神经炎、消化道反应	避免与抗酸药同服，注意消化道反应
利福平	R,RFP	肝损害、过敏反应	注意与乙胺丁醇、对氨基水杨酸钠合用会加重肝损害
链霉素	S,SMZ	听力障碍、眩晕、肾损害、肝损害	注意听力变化，有无平衡失调，监测尿常规及肾功能变化
吡嗪酰胺	Z,PZA	胃肠道不适、肝损害、高尿酸血症	监测肝功能、注意关节、皮疹等反应，监测血尿酸浓度
乙胺丁醇	E,EMB	球后视神经炎	检查视觉灵敏度和颜色的鉴别力
对氨基水杨酸钠	P,PAS-Na	胃肠道反应、过敏反应、肝损害	饭后服用、减轻消化道不适，监测肝功能

（4）耐药肺结核的治疗方案：主要依据药物敏感性检测结果；选择至少2~3种敏感的或未曾使用过的抗结核药，强化期最好由5种药物组成，巩固期至少有3种药物；通常在痰菌转阴后应继续治疗18~24个月。

3. 糖皮质激素 用于中毒症状严重者，或者结核性胸膜炎、结核性脑膜炎、干酪性肺炎等患者。糖皮质激素必须确保在有效抗结核药物治疗的基础上使用，用药时间为4~8周。

4. 胸腔穿刺抽液 结核性胸膜炎胸腔积液较多者应进行胸腔穿刺抽取积液，来缓解症状。一般每次抽液不超过1 000ml。

5. 外科手术治疗 适应证有经合理化学治疗无效、多重耐药的厚壁空洞、大块干酪灶、结核性脓胸、支气管胸膜瘘、大咯血保守治疗无效者。

6. 预防

（1）控制传染源：加强本病防治知识宣传；对肺结核患者要做到早发现、早诊断、早报告、早隔离、早治疗。

（2）切断传播途径：痰菌检查阳性的结核病患者需住院治疗并进行呼吸道隔离。严禁随地吐痰，患者咳嗽时用双层纸巾遮掩，纸巾放入污物袋内进行焚烧处理。餐具煮沸消毒，被褥、书籍等可在烈日下暴晒进行消毒。患者外出或探视患者均应戴口罩。

（3）保护易感人群：对未受过结核分枝杆菌感染，如新生儿和结核菌素试验阴性的儿童及时接种卡介苗，以获得特异性免疫力。

（闫小丽）

第六节　原发性支气管肺癌

　导入案例

患者，男，55 岁，因咳嗽、咳痰 1 个月，痰中带血伴低热 7d 入院。患者 1 个月来无明显诱因出现咳嗽，为阵发性干咳，咳少量白色痰，伴活动后气短；最近 7d 咳嗽时出现痰中带血，疲乏无力。患者吸烟 30 余年，20 支/d。查体：T 37.5℃，P 85 次/min，R 22 次/min，BP 124/70mmHg；营养欠佳；桶状胸，两肺呼吸音粗，右下肺呼吸音略低，可闻及干啰音，未闻及湿啰音；心率 85 次/min，律齐；腹软，无压痛、反跳痛，肝、脾未触及；手指末端膨大，呈杵状，下肢无水肿；神经系统检查未见异常。

请思考：

1. 该患者应诊断什么疾病？

2. 该病的诊断要点有哪些？

3. 该病的治疗原则是什么？

【概述】

原发性支气管肺癌简称为肺癌，为起源于支气管黏膜或腺体的肺部恶性肿瘤，常有区域性淋巴结和血行转移。本病发病高峰在 55~65 岁，男性多于女性。近年来本病的发病率和患者死亡率仍有明显上升趋势。但随着诊断方法不断改进、新药及靶向治疗药物的应用，患者的寿命已明显延长。肺癌的分类尚未统一，常用的分类方法：

（一）解剖部位分类

1. 中央型肺癌　指发生在段支气管至主支气管的癌肿；占肺癌总数 3/4，以鳞癌及小细胞癌较多见。

2. 周围型肺癌　指发生在段支气管以下的癌肿；占肺癌总数 1/4，以腺癌较为多见。

（二）组织病理学分类

1. 非小细胞肺癌

（1）鳞状上皮细胞癌（简称为鳞癌）：多见于老年男性，与吸烟关系密切。大多起源于较大的支气管，常为中心型肺癌。鳞癌生长速度缓慢，转移较晚，手术治疗的机会相对多，五年生存率较高。

（2）腺癌：是肺癌最常见的类型，以周围型肺癌为主，多见于女性及不吸烟者。易向管外生长，局部浸润和血行转移较早，易转移至肝、脑、骨及胸膜。

（3）大细胞癌：是一种未分化的非小细胞癌，较为少见，预后不良。

（4）其他：如腺鳞癌、类癌、肉瘤样癌、唾液腺型癌等。

2. 小细胞肺癌　包括燕麦细胞型、中间细胞型、复合燕麦细胞型。在诊断时大多已有肺外转移，并由于其易侵犯血管，恶性程度最高。多发生于肺门附近的大支气管，癌细胞生长快，侵袭力强，远处转移早。其对放疗、化疗虽较敏感，但可迅速耐药，预后差。

【病因及发病机制】

（一）病因

1. 吸烟　是肺癌患者死亡率进行性增加的首要原因。依据国内外流行病学调查，80%~90% 的男性肺癌与吸烟有关，而且肺癌的患病率与吸烟呈剂量依赖关系。另外被动吸烟或环境吸烟也是肺癌的病因之一。

2. 职业因素　已被确认的致人类肺癌的职业因素包括石棉、砷、铬、镍、铍、煤焦油、芥子气、三氯甲醚、氯甲甲醚、烟草的加热产物等，若长期接触这些物质可诱发肺癌。职业因素与吸烟具有协同致癌作用。

3. 空气污染　肺癌发病率在工业发达国家或地区比不发达国家高，城市高于农村，表明环境污染与肺癌有关。室外大环境污染主要来自汽车废气、工业废气、公路沥青等。室内小环境污染如被动吸烟、烹调时的烟雾、室内用煤以及装修材料的污染都是肺癌的危险因素。室内被动吸烟、燃料燃烧和烹调过程中均可能产生致癌物。

4. 电离辐射　放射性物质，如铀、镭、中子和射线等均可引起肺癌。

5. 饮食与营养　一些研究已表明，食物中维生素 A、维生素 E、维生素 B_2、胡萝卜素和微量元素（如锌、硒）的摄入量不足，肺癌发生的危险性升高。

6. 其他　有结核病患者患肺癌的危险性是正常人群的 10 倍，其主要组织学类型是腺癌；病毒感染、真菌毒素（黄曲霉菌）等对肺癌的发生可能也起一定作用；另外还有遗传和基因改变等。

（二）发病机制

肺癌的发病机制尚未明确。一种或多种病因可诱发细胞恶性转化和不可逆的基因改变，包括原癌基因活化、抑癌基因失活、自反馈分泌环活化和细胞凋亡，从而引起细胞生长失调导致支气管肺癌。

【临床表现】

（一）原发肿瘤引起的症状和体征

1. 咳嗽　本病常以阵发性、刺激性干咳为早期首发症状。临床表现为阵发性刺激性干咳或少量黏液痰。继发感染时，痰量增多呈黏液脓性。肿瘤增大引起支气管狭窄时，咳嗽加重，为持续性高音调金属音性咳嗽或刺激性呛咳。

2. 咯血　临床以中央型肺癌多见，多为持续性痰中带血或间断血痰，若癌肿侵蚀大血管时患者可出现大咯血。

3. 喘鸣或气短　肿瘤引起小支气管狭窄，造成部分阻塞，可产生局限性哮鸣音。若压迫大气管可引起气短。

4. 发热　肿瘤组织坏死可引起发热。多数的发热是由肿瘤压迫引起阻塞性肺炎、肺不张，这种发热用抗生素治疗效果不佳。

5. 体重下降　消瘦为恶性肿瘤常见表现，晚期由于肿瘤毒素、疼痛等引起食欲减退，可表现为消瘦、恶病质。

（二）肿瘤局部扩展引起的症状和体征

1. 胸痛　30%的肿瘤直接侵犯胸膜、肋骨和胸壁，出现持续、固定、剧烈的胸痛，于呼吸、咳嗽时加重。

2. 呼吸困难　肿瘤压迫大气道时引起吸气性呼吸困难。

3. 吞咽困难　肿瘤侵犯或压迫食管可出现吞咽困难。

4. 声音嘶哑　癌肿直接压迫或转移至纵隔淋巴结，压迫喉返神经，以左侧多见。

5. 上腔静脉阻塞综合征　癌肿侵犯纵隔，压迫上腔静脉引起上腔静脉回流受阻，患者可表现为头部、颈部和上肢水肿等症状。

6. 霍纳综合征　肺上沟癌（肺尖部）压迫颈部交感神经，引起病侧眼睑下垂、瞳孔缩小、眼球内陷，同侧额部与胸壁无汗或少汗，感觉异常。

7. 臂丛神经压迫综合征　肿瘤压迫臂丛交感神经引起患侧上肢麻木、无力、火灼样疼痛，夜间重。

（三）肺外转移引起的症状和体征

肺癌可转移至脑、骨、肝、淋巴结等部位，引起相应组织器官的临床表现，如右锁骨上及腋下淋巴结肿大。

（四）癌作用于其他系统引起的肺外表现

肺外表现如肥大性肺性骨关节病、男性乳房发育、库欣综合征、稀释性低钠血症、神经肌肉综合征、高钙血症。

【辅助检查】

（一）实验室检查

1. 痰脱落细胞检查　是最简单有效的早期诊断方法之一。非小细胞肺癌阳性率高于小细胞肺癌，一般在70%~80%。多次（一般3~4次）反复检查可提高阳性率。

2. 肿瘤标记物检查 肿瘤的标志物很多,但迄今还没有诊断敏感性和特异性高的项目。如癌胚抗原和神经元特异性烯醇化酶等测定能反映出多种肿瘤的存在,仅对肺癌的诊断和病情检测有一定的参考价值。肿瘤标记物的检查可以用血液,也可以用患者的胸腔积液、腹水。

(二)其他检查

1. 胸部影像学检查 胸部 X 射线摄影是胸部基本检查方法,通常包括胸部正位片、侧位片。发现胸部 X 射线影像异常时可有针对性地选用 CT、MRI 等检查。中央型肺癌可见单侧类圆形阴影或肺门不规则肿块;周围型肺癌见到边界毛糙的结节状或团块状阴影。

2. 纤维支气管镜检查 可直接窥视支气管和细支气管情况,取可疑组织做病理学检查,或者刷检、冲洗做细胞学检查,是早期诊断肺癌的方法之一。

3. 其他检查 经胸壁针刺活检、纵隔镜、胸腔镜、开胸肺活检等有助于确诊。

【诊断要点】

(一)诊断依据

肺癌的治疗效果与肺癌的早期诊断密切相关。详细采集病史,准确识别肺癌的症状、体征和影像学检查,及时进行细胞学及纤维支气管镜等检查,可使 80%~90% 的肺癌患者得到确诊。

(二)鉴别诊断

本病应与肺结核、肺炎、肺脓肿、结核性渗出性胸膜炎、纵隔淋巴瘤和肺部良性肿瘤等相鉴别。

【治疗】

(一)治疗原则

综合治疗是肿瘤治疗的发展趋势。应根据患者的身体状况、肿瘤的病理类型及侵犯范围选用恰当的治疗方法。小细胞肺癌一般以非手术治疗为主,而非小细胞肺癌早期以手术治疗为主。

(二)治疗要点

1. 手术治疗 治疗方法分为根治性手术和姑息性手术两种。手术效果以鳞癌最佳,其次是腺癌。

2. 化疗 小细胞肺癌以化疗为主。鳞癌次之,腺癌效果最差。常用药物有环磷酰胺、氮芥、多柔比星、长春新碱、顺铂等。

3. 靶向治疗 目前主要应用于腺癌患者的治疗,如吉非替尼、阿法替尼等。

4. 放疗 疗效:小细胞肺癌 > 鳞癌 > 腺癌。常用的射线有钴^{60}射线、γ 射线、β 射线和中子射线等。

5. 介入治疗 包括支气管动脉灌注化疗和经支气管镜介入治疗。

6. 其他 生物调节治疗、中医药治疗。

(闫小丽)

第七节 呼吸衰竭

 导入案例

患者,男,64岁,反复咳嗽咳痰29年,活动后心悸气短5年,以冬春季明显;1周前,受凉后出现发热、咳嗽、咳痰、呼吸困难来院就诊。患者吸烟40年,20~30支/d。查体:T 38.8℃,P 102次/min,R 28次/min,BP 136/82mmHg;半卧位,唇颊发绀,球结膜充血,皮肤湿暖;桶状胸,双侧语音震颤减弱,双肺叩诊呈过清音,听诊双肺呼吸音减弱,可闻及散在湿啰音;腹软,肝肋下4cm,质软,触痛,肝颈静脉回流征(+),脾未触及,腹水征(-);双下肢凹陷性水肿。血常规:RBC $3.0×10^{12}$/L,WBC $12.0×10^{9}$/L,Hb 90g/L。血气分析:pH 7.35,PaO_2 55mmHg,$PaCO_2$ 60mmHg,脉搏血氧饱和度(SpO_2)89%。

请思考:

1. 该患者应考虑诊断的疾病是什么?

2. 该病的诊断依据是什么?

3. 为诊断该病可建议患者做哪些检查?

【概述】

呼吸衰竭是各种原因引起的肺通气和/或换气功能严重障碍,不能满足机体静息状态下的气体交换,导致缺氧和/或二氧化碳潴留,从而引起一系列病理生理改变和相应临床表现的综合征,主要表现为呼吸困难、发绀、神经精神症状等。常以动脉血气分析作为呼吸衰竭诊断标准:静息状态下、呼吸大气压空气时,$PaO_2<60$mmHg,伴或不伴$PaCO_2>50$mmHg,并排除心内解剖分流和原发于心排出量降低等因素,可诊断为呼吸衰竭。

（一）按照动脉血气分析分类

1. Ⅰ型呼吸衰竭 即低氧血症型呼吸衰竭,$PaO_2<60$mmHg,不伴$PaCO_2>50$mmHg;主要见于肺换气障碍疾病,如严重肺部感染性疾病、间质性肺疾病、急性肺栓塞等。

2. Ⅱ型呼吸衰竭 即高碳酸血症型呼吸衰竭,$PaO_2<60$mmHg,同时伴有$PaCO_2>50$mmHg;系肺泡通气不足所致,如慢阻肺。

（二）按照发病急缓分类

(1) 急性呼吸衰竭:指某些突发的致病因素,使肺通气和/或换气功能迅速出现严重障碍,在短时间内引起呼吸衰竭,如严重肺疾病、创伤、休克、电击、气道阻塞等。急性呼吸衰竭患者临床上最早出现的症状是呼吸困难,因机体不能很快代偿,若不及时抢救,会危及患者生命。

（2）慢性呼吸衰竭：指一些慢性疾病，造成呼吸功能的损害逐渐加重，经过较长时间发展为呼吸衰竭，如慢阻肺、肺结核、间质性肺疾病、神经肌肉病变等，其中以慢阻肺最常见。

【病因及发病机制】

（一）病因

1. 气道阻塞性病变　气管、支气管肿瘤、异物等多引起中央气道狭窄或阻塞，临床更常见的是气管、支气管炎症、痉挛。如慢阻肺、重症哮喘等引起外周气道的阻塞，导致缺氧和/或合并二氧化碳潴留。

2. 肺组织病变　各种累及肺实质和/或肺间质的病变，如肺炎、肺尘埃沉着病、严重肺结核、肺水肿、肺气肿、弥漫性肺纤维化等，导致肺泡减少、有效弥散面积减少、肺顺应性减低、通气血流比例失调，导致缺氧和/或合并二氧化碳潴留。

3. 肺血管疾病　肺血管炎和肺栓塞可引起肺通气血流比例失调，或者部分静脉血未经氧合直接流入肺静脉。

4. 胸壁及胸膜病变　严重的自发性或外伤性气胸、脊柱畸形、大量胸腔积液、胸膜肥厚粘连等，影响胸廓和肺的扩张，造成通气减少。

5. 神经肌肉疾病　脑血管意外、脑炎，以及吗啡、苯巴比妥等镇静催眠药中毒等可直接或间接抑制呼吸中枢。脊髓颈段或高位胸段损伤、脊髓灰质炎、重症肌无力、有机磷农药中毒以及严重钾代谢紊乱，均可累及呼吸肌，造成呼吸肌无力、麻痹，引起肺通气不足。

（二）发病机制

以上病因引起肺通气不足、弥散障碍、通气血流比例失调、肺内动静脉解剖分流增加或耗氧量增加等因素发生，使通气和/或换气过程发生障碍，导致低氧血症和高碳酸血症发生，引起一系列病理生理改变和相应临床表现。

1. 对中枢神经系统的影响　脑组织耗氧量大，为全身耗氧量的 1/5~1/4。因此，对缺氧十分敏感。通常缺氧 4~5min 即可引起不可逆的脑损害。缺氧对中枢神经系统的影响取决于缺氧的程度和发生的速度。

2. 对循环系统的影响　缺氧和二氧化碳潴留均可引起反射性心率加快、心肌收缩力增强、心排血量增加。同时，可使交感神经兴奋，引起皮肤和腹腔血管收缩，而冠状血管主要受局部代谢产物的影响而扩张，血流量增加。

3. 对呼吸的影响　缺氧对呼吸的影响不明显。逐渐加重的缺氧对机体呼吸中枢刺激作用并不明显。CO_2 是呼吸中枢强有力的兴奋剂，吸入浓度较高二氧化碳可明显增加通气量。缺氧和二氧化碳潴留对呼吸的影响都是双向的，既有兴奋的作用又有抑制的作用。呼吸困难是呼吸衰竭最早最重要的临床表现。

4. 对消化系统和肝、肾功能的影响　严重缺氧可使胃壁血管收缩，胃黏膜屏障作用降低。而二氧化碳潴留可增强胃壁细胞碳酸酐酶活性，使胃酸分泌增多，出现胃黏膜糜烂、坏死、溃疡和出血。缺氧可直接或间接损伤肝细胞。严重缺氧或二氧化碳潴留过多时,肾血流量减少,肾功能受到抑制。

5. 对酸碱平衡和电解质的影响　严重缺氧可抑制细胞能量代谢的中间过程,使能量产生降低,并产生大量乳酸和无机磷,引起代谢性酸中毒。

【临床表现】

（一）临床表现

除原发病症状外,呼吸衰竭的临床表现主要与缺氧和高碳酸血症有关。

1. 呼吸困难　是呼吸衰竭最早、最突出的表现,主要表现为频率、节律和幅度改变。较早表现为呼吸频率增快,病情加重时出现呼吸困难,辅助呼吸肌活动增强,如三凹征(指吸气时胸骨上窝、锁骨上窝、肋间隙出现明显凹陷)。呼吸中枢受损或药物抑制呼吸中枢,可出现潮式呼吸、比奥呼吸等。

2. 发绀　当 SpO_2<90% 时,可见口唇、指甲等处发绀,是缺氧的典型表现。如发绀伴肢端皮肤厥冷,常提示周围循环不良。如上肢青紫而温暖湿润,则多属于肺泡通气不足、二氧化碳潴留所致血管扩张所致。

3. 精神神经症状　急性呼吸衰竭可出现精神错乱、躁狂、昏迷、抽搐等症状。慢性呼吸衰竭随 $PaCO_2$ 升高可表现为先兴奋后抑制现象。兴奋症状包括烦躁不安、昼夜颠倒甚至谵妄。二氧化碳潴留加重可出现表情淡漠、肌肉震颤、间歇抽搐、嗜睡甚至昏迷等抑制症状,此时应忌用镇静或催眠药,以免加重二氧化碳潴留发生肺性脑病。

4. 循环系统症状　多数患者出现心动过速。严重低氧血症和酸中毒,可导致周围循环衰竭、血压下降、心肌损害、心律失常甚至心脏停搏。二氧化碳潴留可引起体表静脉扩张,出现皮肤潮红、温暖而湿润、血压升高;慢性呼吸衰竭并发肺心病时可出现体循环等右心衰竭表现。因脑血管扩张,患者常有搏动性头痛。

5. 消化和泌尿系统症状　因缺氧、二氧化碳潴留和酸中毒损伤胃肠道黏膜屏障功能,引起胃肠道黏膜充血水肿,可有食欲缺乏、恶心、呕吐。部分患者可引起应激性溃疡而出现上消化道出血。严重呼吸衰竭时可损害肾,尿素氮升高,少数病例可出现血尿、蛋白尿和管型尿。

（二）并发症

常见的并发症有肺性脑病、心力衰竭、消化道出血、酸碱失衡及电解质紊乱。

【辅助检查】

（一）实验室检查

1. 动脉血气分析　对于诊断呼吸衰竭,判断分型、严重程度、是否合并酸碱失衡具有重要意义。当 $PaCO_2$ 升高、pH 正常时,称为代偿性呼吸性酸中毒。若 $PaCO_2$ 升高、pH<7.35,则称为失代偿性呼吸性酸中毒。

2. 电解质检查　呼吸性酸中毒合并代谢性酸中毒时,常伴有高钾血症。呼吸性酸中毒合并代谢性碱中毒时,常有低钾血症和低氯血症。

3. 痰液检查　痰涂片与痰培养有利于确定病原体,指导用药。

（二）其他检查

1. 肺功能检测　能判断通气功能障碍的性质(阻塞性、限制性或混合性)及是否合并有换气功能障碍,并对通气和换气功能障碍的严重程度进行判断。

2. 胸部影像学检查　包括普通 X 射线胸片、胸部 CT 和放射性核素肺通气/灌注扫描、肺血管造影等,有助于明确呼吸衰竭的病因。

3. 纤维支气管镜检查　对于明确大气道情况和取得病理学证据具有重要意义。

【诊断要点】

除原发疾病、低氧血症及二氧化碳潴留导致的临床表现外,呼吸衰竭的诊断主要依靠血气分析。结合肺功能、胸部影像学和纤维支气管镜等检查对于明确呼吸衰竭的病因至关重要。

【治疗】

（一）治疗原则

呼吸衰竭的治疗应保持呼吸道通畅,积极改善通气,纠正缺氧、二氧化碳潴留和酸碱失衡;去除呼吸衰竭病因和诱因;加强一般支持治疗和对其他重要脏器功能的监测与支持。

（二）治疗要点

1. 治疗病因,去除诱因　积极明确引起慢性呼吸衰竭的病因,针对不同病因给予适当的治疗,是治疗慢性呼吸衰竭最根本的措施。肺部感染是常见的急性加重的原因之一,应积极根据药敏试验选择抗生素进行治疗。

2. 保持呼吸道通畅　是最基本、最重要的治疗措施。给予沙丁胺醇、硫酸特布他林等药物清除呼吸道分泌物;氨茶碱、沙丁胺醇等药物解除支气管痉挛;必要时可使用肾上腺皮质激素。

3. 氧疗　通过增加吸入氧浓度来纠正患者缺氧状态的治疗方法即为氧疗。确定氧疗浓度原则是保证患者 PaO_2 迅速提高到 60mmHg 或 $SpO_2>90\%$ 以上。I 型呼吸衰竭采用高流量吸氧(5L/min)。II 型呼吸衰竭患者长期缺氧,导致呼吸中枢对 CO_2 的敏感性减低,呼吸的维持主要靠低氧刺激外周化学感受器,反射性兴奋呼吸中枢;如果吸入高浓度的氧,使外周化学感受器失去低氧血症的刺激,患者的呼吸变浅变慢,容易发生肺性脑病,应采用持续低流量吸氧(2L/min)。

4. 呼吸兴奋剂使用　应在改善气道通畅性的前提下应用。常用呼吸兴奋剂有尼可刹米、洛贝林等。

5. 机械通气　经积极给氧及使用呼吸兴奋剂无效者,根据病情选用机械通气来改善通气和/或换气功能。机械通气可分为无创通气和气管插管的机械通气。

6. 加强支持治疗与病情监测　积极营养支持,纠正酸碱、水、电解质平衡紊乱,监测全身重要脏器功能。

（杨　耀）

　　本章讲述了急慢性感染性疾病、支气管哮喘、肺结核、肺癌、呼吸衰竭等常见呼吸系统疾病。长期吸烟可引起慢性咳嗽、咳痰,进而发展成为慢阻肺、肺心病,也可能引起肺癌,严重影响身体健康。当出现咳嗽、咳痰、呼吸困难、咯血等症状时应及时就医,做到"三早"。

　　学习感悟:吸烟、环境污染等是呼吸系统疾病的重要致病因素。对于青少年,要养成不吸烟的好习惯,自觉维护人类赖以生存的生态环境。呼吸系统疾病病因和临床表现复杂,工作中要有耐心、细心和爱心,才能发现诊治患者有价值的信息。

 思考与练习

[**名词解释**]

1. 慢性阻塞性肺疾病

2. 慢性支气管炎

3. 慢性肺源性心脏病

4. 支气管哮喘

5. 哮喘持续状态

6. 肺结核

7. 呼吸衰竭

[**填空**]

1. 上呼吸道感染 70%~80% 是由(　　　　)引起的。

2. 肺炎链球菌肺炎典型者咳(　　　　)痰,治疗首选的抗生素是(　　　　)。

3. 慢性支气管炎的诊断标准为(　　　　),并排除其他心肺疾病。

4. 慢阻肺标志性的症状是(　　　　)。

5. (　　　　)是慢性肺源性心脏病发病的关键环节,(　　　　)是其死亡的主要原因。

6. 支气管哮喘的典型临床表现是(　　　　)、(　　　　)和(　　　　)。

7. (　　　　)是防止哮喘发作最有效的方法。

8. 肺结核的主要传染源是(　　　　),传播途径是(　　　　)。

9. 肺结核抗结核药物治疗,必须坚持(　　　　)、(　　　　)、(　　　　)、(　　　　)、(　　　　)的用药原则。

10. 原发性支气管肺癌按解剖学部位分为(　　　　)和(　　　　)两种。

11. 原发性支气管肺癌的首发症状是(　　　　)。

12. 呼吸衰竭的诊断标准为 PO_2(　　　　)和/或 PCO_2(　　　　),并排除心内解剖分流和原发于心排出量降低等因素,可诊断为呼吸衰竭。

[**简答题**]

1. 简述肺炎链球菌肺炎的典型症状及体征。

2. 简述慢性阻塞性肺疾病的肺部体征。

3. 简述支气管哮喘的典型临床表现。

4. 简述肺结核主要临床特征及化疗的原则。

5. 简述呼吸衰竭分类。

第八章 │ 循环系统疾病

08章

08章 数字内容

循环系统由心脏、血管和调节血液循环的神经体液组成。其主要功能是为全身组织器官运输血液，通过血液提供氧、营养物质和激素等，并将组织代谢的二氧化碳及其他废物运走，保证人体新陈代谢的正常进行。循环系统疾病包括心脏病和血管病，统称为心血管疾病。

第一节 心功能不全

心功能不全指由不同病因引起的心脏舒缩功能障碍，使心输出量在循环血量与血管舒缩功能正常时不能满足全身代谢对血流的需要，从而导致的具有血流动力学异常和神经激素系统激活两方面特征的临床综合征。

伴有临床症状的心功能不全，称为心力衰竭（简称为心衰）。心力衰竭根据发生的时

153

间、速度、严重程度可分为急性心力衰竭和慢性心力衰竭；根据受损部位的不同也可分为左心衰竭、右心衰竭和全心衰竭；基于左室射血分数又可分为射血分数降低的心力衰竭（收缩性心力衰竭）、射血分数保留的心力衰竭（舒张性心力衰竭）和中间范围射血分数心力衰竭（以轻度收缩功能障碍为主，同时伴有舒张功能不全）。

一、慢性心力衰竭

 导入案例

患者，男，68岁，因活动后气短1年，加重伴双下肢水肿7d入院。患者既往有风湿性心脏病病史15年；1年前出现活动后气短，休息可缓解，7d前受凉后气短加重，同时伴双下肢水肿。查体：T 36.8℃，P 100次/min，R 27次/min，BP 108/68mmHg。颈静脉怒张，呼吸急促，双下肺可闻及湿啰音，心率100次/min，心尖部可闻及舒张期隆隆样杂音，P_2亢进，肝大，肝颈静脉反流征阳性，双下肢凹陷性水肿。

请思考：

1. 患者应考虑诊断的疾病是什么？诊断依据有哪些？

2. 应该给患者做哪些辅助检查？

【概述】

（一）概念

慢性心力衰竭是各种心脏疾病导致心室充盈和/或射血能力降低，心排血量下降，不能满足机体组织细胞代谢的需求，出现器官、组织血液灌注不足，同时肺循环和/或体循环淤血为临床表现的一系列临床综合征。慢性心力衰竭是心血管疾病的终末期表现和最主要的死因。

（二）心功能分期

A期：有心力衰竭的高危因素，但无心脏结构或功能异常，也无心力衰竭的临床表现。

B期：无心力衰竭的临床表现，但有心脏结构改变。

C期：有心脏结构改变，目前或以往有心力衰竭的临床表现。

D期：经过严格的内科治疗，患者休息时仍有症状，常伴心源性恶病质，需反复长期住院。

（三）心功能分级

Ⅰ级：日常体力活动不受限制。一般活动不引起乏力、心悸、呼吸困难等心力衰竭症状。

Ⅱ级：体力活动轻度受限。休息时无症状，一般活动可引起乏力、心悸、呼吸困难等症状。

Ⅲ级：体力活动明显受限。轻度活动即可引起乏力、心悸、呼吸困难等症状。

Ⅳ级：不能从事任何体力活动，即使在休息时也可出现心力衰竭的症状和体征。

 知识拓展

6分钟步行试验

心功能分级还可依据6分钟步行试验进行判断。6分钟步行试验是一种简单易行、安全方便评定慢性心力衰竭患者严重程度的方法。要求患者在平直走廊里尽快行走，测定6min的步行距离，<150m为重度心力衰竭、150m~450m为中度心力衰竭、>450m为轻度心力衰竭。

【病因及发病机制】

（一）病因

1. 原发性心肌损害　包括缺血性心脏病（冠心病、慢性心肌缺血）、心肌炎、心肌病，以及心肌代谢障碍性疾病（糖尿病、甲状腺疾病）等。

2. 心脏负荷过重

（1）压力负荷过重：后负荷过重，见于高血压、主动脉瓣狭窄等。

（2）容量负荷过重：前负荷过重，见于心脏瓣膜关闭不全、慢性贫血、甲状腺功能亢进症等。

（二）常见诱因

本病常见诱因有感染、心律失常、血容量增加（输液量过多、输液速度过快等）、过度体力消耗或情绪激动、治疗不当（不恰当地停用利尿药等）等，其中呼吸道感染是最常见、最重要的诱因。

（三）发病机制

慢性心力衰竭的发病机制十分复杂，是一个逐渐发展的过程。心肌损伤可以导致心室重塑，出现心腔扩大和/或心肌肥厚。早期机体通过神经体液调节进行代偿，尚可维持正常的心脏输出，满足机体需要，随着病变进一步发展，引起心肌纤维化，心排血量不能满足机体需要，出现心力衰竭。

【临床表现】

（一）左心衰竭

左心衰竭是由于肺循环淤血和心排血量降低引起。

1. 症状

（1）呼吸困难：是左心衰竭最早、最常见的症状。左心衰竭早期表现为劳力性呼吸困难，随着病情发展可出现夜间阵发性呼吸困难、端坐呼吸。重症患者可发生急性肺水肿，是左心衰竭最严重的表现。

(2) 咳嗽、咳痰、咯血：是肺泡和支气管黏膜淤血所致，常在劳累后或夜间发生，坐位或立位可减轻。痰呈白色泡沫状，偶带血丝，一旦黏膜下血管破裂，可大量咯血。

(3) 心排血量降低的症状：有疲劳、乏力、头晕、嗜睡或失眠，以及少尿等症状，主要是由于心排出量下降，组织器官血液灌注不足所致。

2. 体征：除基础心脏病的体征外，多数患者可出现心脏扩大，心率增快，心尖区可闻及舒张期奔马律，P_2 亢进。交替脉是左心衰竭早期的重要体征之一；肺部湿啰音是左心衰竭时的主要体征；随着病情由轻到重，肺部湿啰音可从局限于肺底部直至全肺。

(二) 右心衰竭

右心衰竭是由于体循环淤血引起。

1. 症状　消化道症状是右心衰竭最常见的症状，因长期胃肠道及肝淤血，引起食欲减退、恶心、呕吐、腹胀等症状；发绀是组织缺氧的表现；劳力性呼吸困难在继发肺部疾病或左心衰竭的患者可出现。

2. 体征　右心衰竭出现典型的心源性水肿，重症伴有浆膜腔积液，如胸腔积液、腹水等；颈静脉充盈、颈静脉怒张提示体循环静脉压增高，肝颈静脉回流征阳性是右心衰竭主要体征；肝淤血大，伴压痛，可导致心源性肝硬化；除原有心脏病体征外，可因右心室显著扩大，出现三尖瓣关闭不全的反流性杂音。

(三) 全心衰竭

全心衰竭同时具有左心衰竭和右心衰竭的临床表现。全心衰竭时，右心排血量减少使肺淤血减轻，从而使左心衰竭引起的呼吸困难症状减轻。

【辅助检查】

(一) 实验室检查

1. 利尿钠肽　是心力衰竭诊断、临床风险评估的重要指标，但缺乏特异性。临床上常用脑钠肽 (brain natriuretic peptide, BNP) 和氨基末端脑钠肽前体 (NT-proBNP)。未经治疗者若利尿钠肽水平正常可基本排除心力衰竭诊断，已接受治疗者，利尿钠肽水平高则预后差。

2. 常规检查　包括血常规、尿常规，血糖、血脂、电解质、肝功能、肾功能及甲状腺功能检查等。

(二) 其他检查

1. 胸部 X 射线检查　X 射线下心脏有不同程度的扩大，根据心脏扩大的程度和动态变化，能间接反映心功能状态；左心衰竭时表现为肺门血管阴影增强、肺纹理增加等，克利 B 线 (Kerley B-line) 是慢性肺淤血的特征性表现。

2. 超声心动图　可显示心腔大小、心瓣膜结构及心功能情况。左室收缩功能障碍时左室射血分数 <40%。E/A<1.2 提示舒张功能不全 (心动周期中舒张早期心室充盈速度最大值为 E 峰，舒张晚期心室充盈最大值为 A 峰)。

3. 放射性核素检查　放射性核素检查有助于判断心脏大小、左室射血分数,还可反映心脏舒张功能。

4. 心电图　可有左心室、右心室肥大。

【诊断要点】

（一）诊断

慢性心力衰竭根据病史、临床表现及辅助检查可作出诊断,但症状的严重程度与心功能不全程度无明确相关性。

（二）鉴别诊断

左心衰竭常出现心源性哮喘,应与支气管哮喘相鉴别;慢性右心衰竭患者应与心包积液、缩窄性心包炎和肝硬化腹水伴下肢水肿鉴别。

【治疗】

（一）治疗原则

应采取综合性的治疗措施,包括原发病(如原发性高血压、冠心病等)的早期管理、消除心力衰竭的诱因、控制和缓解心力衰竭临床症状等。

（二）治疗要点

1. 积极防治病因及诱因

(1) 去除病因:是心力衰竭治疗的基础,如控制高血压,改善冠心病心肌缺血,及时纠正甲状腺功能、手术治疗心瓣膜病等。

(2) 消除诱因:主要是抗感染、控制心律失常、纠正电解质紊乱及酸碱失衡、治疗贫血与出血,避免输液过多过快、过度劳累及情绪激动等。

2. 减轻心脏负荷

(1) 休息:心力衰竭严重时应卧床休息,避免体力劳动,降低心脏负荷。心功能改善后,鼓励患者根据个体情况逐渐恢复体力活动。

(2) 控制钠盐摄入:减少钠盐摄入,可减少体内水钠潴留,减轻心脏前负荷,减轻水肿症状等。

(3) 药物治疗

1) 利尿药:利尿药通过减少血容量,减轻心脏前、后负荷,降低血压等机制改善心功能。常用利尿药包括噻嗪类利尿药(以氢氯噻嗪为代表)、袢利尿药(以呋塞米为代表)和保钾利尿药(如螺内酯、氨苯蝶啶等)。使用利尿药宜根据心力衰竭程度、病情的急缓及原发心脏病来选择,应用中要监测钾离子浓度,避免低钾血症和高钾血症的发生。

2) 肾素-血管紧张素-醛固酮系统(renin-angiotensin-aldosterone system,RAAS)抑制药:通过降低心脏神经-体液代偿机制,改善心室重构,改善慢性心力衰竭远期预后,应早期使用。

常用药物:①血管紧张素转换酶抑制药(angiotensin converting enzyme inhibitor,ACEI),如卡托普利、贝那普利等;不良反应是低血压、肾功能一过性恶化、高血钾、干咳和血管性水肿；禁用于妊娠期妇女，双侧肾动脉狭窄、高血钾（>6.0mmol/L）、血管神经性水肿患者等。②血管紧张素受体阻滞药（angiotensin receptor blockers，ARB），是不能耐受 ACEI 的替代药，如缬沙坦、氯沙坦、厄贝沙坦等，目前不主张 ACEI 和 ARB 联合应用。③还有醛固酮受体拮抗药，如螺内酯、依普利酮等；肾素抑制药，如阿利吉仑等。

3）β 受体拮抗药：可抑制交感神经，降低心率，提高心脏的耐受能力，改善心力衰竭患者的预后，降低患者死亡率和住院率。使用时应从小剂量开始，逐渐增加剂量，适量长期维持，避免突然停药。

临床常用药物有卡维地洛、美托洛尔、比索洛尔等。

禁忌证为支气管痉挛性疾病、严重心动过缓、二度及二度以上房室传导阻滞、重度急性心力衰竭等。

3. 增强心肌收缩力

（1）洋地黄类药物：通过增强心肌收缩力，抑制心脏传导系统，兴奋迷走神经，提高心排血量，减慢心率而控制心力衰竭。

适应证：适用于伴有快速心房颤动/心房扑动的收缩性心力衰竭，扩张性心肌病、高血压性心脏病、心瓣膜病和陈旧性心肌梗死所致的慢性心力衰竭。

常用药物：毒毛花苷 K、去乙酰毛花苷、地高辛。

洋地黄类药物的用量个体差异较大，且治疗量和中毒量接近，对于老年人、缺氧者、低血钾者等，极易发生中毒。临床应用中要密切观察，防止中毒发生。

中毒表现：胃肠道反应是洋地黄类药物中毒最早期、最突出的表现，如恶心、呕吐等。心律失常最常见的是室性期前收缩，呈二联律，还可见房性期前收缩、心房颤动、房室传导阻滞等；神经系统症状表现为特征性的黄视、绿视，以及视物模糊等。

发现洋地黄类药物中毒，应立即停用洋地黄类药物和排钾利尿药，补充钾盐，纠正心律失常。

（2）非洋地黄类正性肌力药：主要有 β 受体激动药（如多巴胺、多巴酚丁胺）和磷酸二酯酶抑制药（如氨力农、米力农），能改善心力衰竭症状，但不能改善长期预后。

4. 血管扩张药　慢性心力衰竭的治疗并不推荐血管扩张药的使用，仅在伴有心绞痛或高血压的患者考虑联合应用，对有心室流出道或瓣膜狭窄的患者禁用。

5. 对症治疗与并发症防治　呼吸困难者可给予吸氧。合并感染的要积极抗感染治疗。长期卧床的要及时翻身、按摩肢体、被动活动，预防压疮和下肢静脉血栓的形成。

6. 舒张性心力衰竭的治疗

（1）积极寻找并治疗基础心脏病。

（2）降低肺静脉压：限制钠盐、利尿，另外小剂量硝酸盐制剂也有效。

（3）β 受体拮抗药：能减慢心率，延长舒张期，能降血压，减轻心肌肥厚，改善心肌顺应性。一般治疗目标为维持基础心率 50~60 次/min。

（4）钙通道阻滞剂（calcium channel blocker，CCB）：改善心肌主动舒张功能，降低血压,减轻心肌肥厚,主要用于肥厚性心肌病。

(5) ACEI/ARB:降压,改善心肌重构,从而改善舒张功能,最适用于高血压性心脏病和冠心病。

(6) 尽量维持窦性心律,保证心室舒张期充分的容量。

(7) 在无收缩功能障碍的情况下,禁用正性肌力药。

二、急性心力衰竭

 导入案例

患者,女,78 岁,慢性心力衰竭患者。患者于受凉感冒后,当日约 22:00 出现胸部不适,自行服感冒药无缓解,于次日 00:30 自觉症状加重,伴气促,面色苍白,出大汗,家人将其送往医院。查体:P 130 次/min,R 35 次/min,BP 110/70mmHg,神志模糊,烦躁不安,口唇发绀,端坐呼吸,心脏听诊闻及舒张期奔马律,两肺布满湿啰音和哮鸣音。

请思考:

1. 患者应考虑诊断的疾病是什么? 诊断依据有哪些?

2. 应该给患者做哪些辅助检查?

3. 日常生活中应如何做好预防工作?

【概述】

(一) 概念

急性心力衰竭是心力衰竭急性发作和/或加重的一种临床综合征,可表现为急性新发或慢性心力衰竭急性失代偿。临床上可表现为晕厥、休克、心脏停搏和急性肺水肿。急性左心衰竭最常见,本节主要介绍急性左心衰竭。

(二) 严重程度分类

基利普(Killip)分级适用于评价急性心肌梗死时心力衰竭的严重程度。

Ⅰ级:无心力衰竭的临床症状与体征。

Ⅱ级:有心力衰竭的临床症状与体征,肺部湿啰音不超过肺野 50%。

Ⅲ级:有严重的心力衰竭的临床症状与体征,肺部湿啰音超过肺野 50%。

Ⅳ级:合并心源性休克。

【病因及发病机制】

(一) 病因

常见病因为急性心肌梗死、急性心瓣膜功能障碍、高血压急症、急性重症心肌炎等。

（二）发病机制

心脏收缩力急性明显减弱，左心室排血量急剧下降，左室舒张末压急剧升高而导致肺静脉压骤然升高，出现急性肺淤血。当肺毛细血管渗透压超过一定数值时，则有大量浆液由毛细血管渗出至肺间质和肺泡内，发生急性肺水肿，严重者同时出现心源性休克。

【临床表现】

（一）症状

突发严重的呼吸困难，呼吸 30~50 次/min，强迫端坐位、表情痛苦、烦躁、面色灰白、口唇发绀、大汗淋漓、频繁咳嗽，咳出大量粉红色泡沫样痰，极重者可因脑缺氧导致意识障碍的发生。

（二）体征

听诊两肺满布湿啰音和哮鸣音，心尖区可闻及舒张期奔马律，P_2 亢进。发病开始时血压一过性增高，病情加重，血压持续下降，可因严重缺氧和心排血量锐减，导致心源性休克而危及生命。

【辅助检查】

（一）实验室检查

疑似者可检测 BNP 或 NT-proBNP，阴性者可排除急性心力衰竭。

（二）其他检查

1. 胸部 X 射线　心脏增大或外形异常。肺野可见大片融合阴影，肺门呈蝴蝶状。

2. 超声心动图　各心腔大小改变、室壁厚度、心瓣膜结构和功能异常，心脏舒缩功能减退。

3. 血流动力学监测　重症患者可采用漂浮导管行床旁血流动力学监测，肺毛细血管楔压升高。

【诊断要点】

根据典型症状与体征，一般不难诊断。疑似者可检测利尿钠肽，阴性者可排除急性心力衰竭。主要应与支气管哮喘鉴别。

【治疗】

（一）治疗原则

尽快缓解急性左心衰竭时严重呼吸困难、休克等症状。

（二）治疗要点

1. 体位　取坐位或半卧位，两腿下垂，以减少静脉回心血量，减轻心脏负荷。

2. 吸氧　保持气道通畅的情况下，立即给予高流量鼻导管吸氧（6~8L/min），可经 20%~30% 乙醇湿化，降低肺泡内泡沫的表面张力，改善通气。对病情特别严重者应采取无创呼吸机持续加压或双水平气道正压给氧。

3. 吗啡　不仅可以镇静、减轻躁动,还可扩张外周血管,减少回心血量,减轻心脏负担,缓解呼吸困难,降低耗氧量。对烦躁不安的患者,缓慢静脉注射吗啡,老年患者可减量或改为肌内注射。意识不清、已有呼吸抑制、休克者慎用吗啡。

4. 利尿药　可静脉推注呋塞米,以减少血容量,减轻心脏负荷。

5. 氨茶碱　能解除支气管痉挛,并有一定的正性肌力、扩血管和利尿作用,缓慢静脉注射给药。

6. 洋地黄类药物　选用快速洋地黄制剂,如毛花苷 C 等,缓慢静脉注射。

7. 血管扩张药　降低外周阻力,减少回心血量,减轻呼吸困难;以静脉用药为主,常用制剂有硝酸甘油、硝普钠、乌拉地尔等,用药中注意监测血压,严格控制用药剂量,维持收缩压在 100mmHg 左右。

8. 其他治疗　药物治疗无效时可行非药物治疗,如机械通气、主动脉内球囊反搏等。

(三) 病因治疗

急性症状缓解后,应及时针对诱因和基本病因治疗。

(郭　英)

第二节　心 律 失 常

 导入案例

患者,女,45 岁,6h 前因跳舞后出现心悸,呈持续性,不伴有胸痛、呼吸困难、出汗等。查体:双肺呼吸音清,心音强弱不等,心律快慢不一。心电图:P 波消失,代之以 f 波,RR 间期绝对不等。

请思考:

1. 患者心悸的原因是什么?

2. 诊断依据是什么?

【概述】

(一)概念

正常心律的冲动起源于窦房结,节律规则,成人心率 60~100 次/min。各种原因引起心脏冲动的起源部位、频率、节律、传导速度、激动次序的异常称为心律失常。

(二)心脏传导系统

心脏传导系统包括窦房结,结间束,房室结,房室束,左、右束支和浦肯野纤维网(图 8-1)。

正常心电活动的顺序是冲动在窦房结形成后，随即由结间束和普通心房肌传递，抵达房室结及左心房；冲动在房室结内传导速度极为缓慢(确保心房和心室不同步收缩，使循环正常运行)，抵达房室束后传导再度加速；束支与浦肯野纤维的传导速度极快，使全部心室肌几乎同时被激动。最后，冲动抵达心外膜，完成一次心动周期。

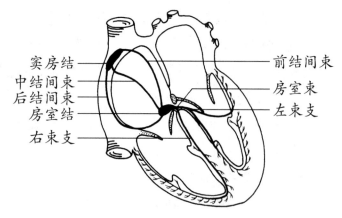

图 8-1　心脏传导系统示意图

（三）分类

心律失常按其发生的机制分类：

1. 冲动形成异常　窦性心律失常，如窦性心动过速、窦性心动过缓、窦性心律不齐、窦性停搏、病态窦房结综合征等；异位心律失常，即主动型异位心律(如期前收缩、阵发性心动过速、扑动和颤动)和被动型异位心律(如逸搏和逸搏心律)。

2. 冲动传导异常　干扰及干扰性房室分离；心脏传导异常，包括窦房传导阻滞、房内传导阻滞、房室传导阻滞和室内传导阻滞；折返性心律失常(如阵发性心动过速)，房室间传导途径异常(如预激综合征)。

【病因及发病机制】

（一）病因

心律失常的病因分为遗传性和后天获得性。遗传性心律失常多为基因突变导致的离子通道病。后天获得性心律失常的病因包括生理性因素，如运动、情绪变化等；病理性因素，包括心脏本身、全身性和其他器官障碍的因素。

（二）发病机制

心律失常的发生机制包括冲动形成异常，包括自律性异常和触发活动；冲动传导异常，包括折返激动、传导阻滞和异常传导等。

【临床表现】

（一）窦性心律失常

窦性心律失常是窦房结发放冲动的频率、节律异常或窦性冲动向心房传导受阻所引起的心律失常。根据心电图及临床表现分为窦性心动过速、窦性心动过缓、窦性心律不齐、窦性停搏，以及病态窦房结综合征。

1. 窦性心动过速　成人窦性心律的频率 >100 次/min；分为生理性窦性心动过速和不适当窦性心动过速。生理性窦性心动过速与体力活动、吸烟、发热、甲状腺功能亢进症、贫血、心力衰竭等有关。不适当窦性心动过速发生机制尚不明确。

窦性心动过速患者根据心率不同，可有不同的临床症状。轻者一般无明显症状，心率较快时可出现不同程度的胸闷、心悸、头晕、乏力等。

窦性心动过速心电图特征:PR 间期及 QT 间期相应缩短,可伴继发性 ST 段轻度压低和 T 波振幅降低(图 8-2)。

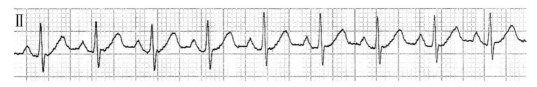

图 8-2　窦性心动过速

2. 窦性心动过缓　成人窦性心律的频率 <60 次/min。运动员、睡眠状态时、老年、冠心病、颅内高压、甲状腺功能减退症等可出现窦性心动过缓;服用洋地黄类及抗心律失常药物如 β 受体拮抗药、钙通道阻滞剂等也可引起窦性心动过缓。患者多无自觉症状,当心率过慢致组织血流量灌注不足时,可出现胸闷、头晕甚至晕厥等。

窦性心动过缓心电图特征:窦性心律、频率 <60 次/min、常并存窦性心律不齐(图 8-3)。

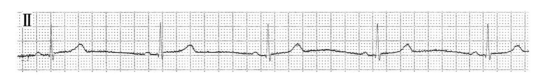

图 8-3　窦性心动过缓

3. 窦性心律不齐　窦房结不规则地发出冲动,引起心脏收缩与舒张的节律不齐,出现快慢不规则的心律。窦性心律不齐常与窦性心动过缓同时存在;见于正常年轻人,与呼吸周期有关;也可见于器质性心脏病及洋地黄类药物中毒等。窦性心律不齐多无症状,如两次心脏搏动间隔时间较长时,可有心悸感。

窦性心律不齐心电图特征:窦性心律,同一导联的 PP 间距差异 >0.12s(图 8-4)。

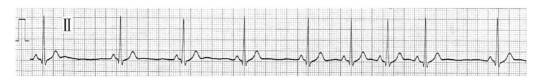

图 8-4　窦性心动过缓及窦性心律不齐

4. 窦性停搏　又称为窦性静止,指窦房结停止发出冲动;常见于窦房结变性与纤维化、急性下壁心肌梗死、洋地黄类药物过量等。心脏停搏时间较长(>3s)且无逸搏发生时,患者可出现头晕、黑矇、短暂意识丧失,严重者导致死亡。

窦性停搏心电图特征:较正常 PP 间期显著延长的间期内无 P 波或 P 波与 QRS 波群均不出现,长的 PP 间期与基本的窦性 PP 间期无倍数关系(图 8-5)。

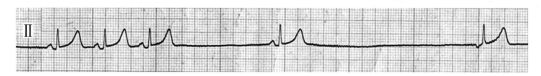

图 8-5　窦性停搏

5. 病态窦房结综合征　病态窦房结综合征(sick sinus syndrome,SSS)是由于窦房结病变导致功能性减退,产生多种心律失常的综合表现,患者可在不同时间产生一种以上的心律失常。临床表现主要由脏器供血不足引起。轻者乏力、头晕、心悸、黑矇等,严重者可引起短暂的意识丧失,甚至猝死。

病态窦房结综合征心电图特征:持续而显著的窦性心动过缓(心率 <50 次/min),且非药物引起;窦性停搏与窦房传导阻滞并存;窦房传导阻滞与房室传导阻滞并存;心动过缓—心动过速综合征,即心动过缓与房性快速性心律失常交替发作。

(二) 期前收缩

期前收缩是临床上最常见的心律失常。根据异位起搏点的部位不同,可分为房性期前收缩、房室交界性期前收缩和室性期前收缩三种。健康人在情绪激动、精神紧张、疲劳、过度吸烟、饮酒、饮浓茶时可出现期前收缩。各种心脏病(冠心病、心力衰竭等)、发热、贫血、甲状腺功能亢进症、电解质紊乱等均可引起期前收缩。期前收缩患者多无明显不适症状,少数有心脏停搏感、心悸、心前区不适和乏力等。

期前收缩心电图特征:

1. 房性期前收缩　提前出现 P 波,形态与窦性 P 波形态不同;PR 间期 >0.12s;大多为不完全性代偿间歇,即期前收缩前后两个窦性 P 波之间的间隔短于正常 PP 间隔的两倍(图 8-6)。

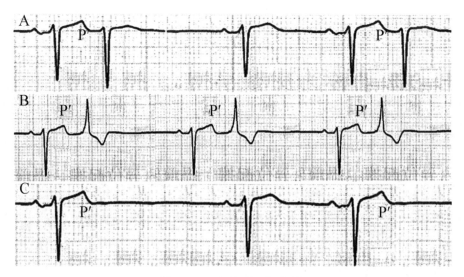

图 8-6　房性期前收缩

2. 房室交界性期前收缩　提前出现 QRS 波群及逆行 P 波,逆行 P 波可位于 QRS 之前、之中或之后;QRS 形态与窦性下传者基本相同;多为完全性代偿间歇,即期前收缩前后两个窦性 P 波之间的间隔等于正常 PP 间隔的 2 倍(图 8-7)。

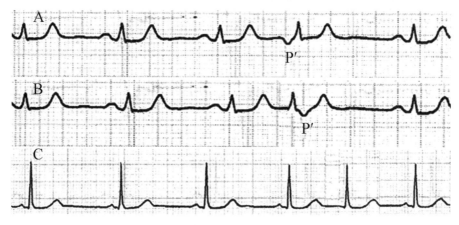

图 8-7　房室交界性期前收缩

3. 室性期前收缩　提前出现一个宽大畸形的 QRS 波群,QRS 波群时限常 >0.12s,前面无相关 P 波;T 波方向与 QRS 主波方向相反;为完全性代偿间歇(图 8-8)。

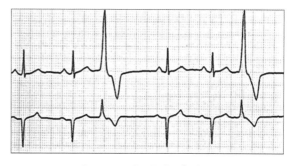

图 8-8　室性期前收缩

（三）阵发性心动过速

期前收缩持续而规则发生≥3 次,称为阵发性心动过速;根据异位起搏点位置的不同,可分为阵发性房性心动过速、阵发性房室交界性心动过速和阵发性室性心动过速(简称为室速)三种,临床上因前两种在心电图上有时难以区分且二者的处理原则相同,故合称为阵发性室上性心动过速。

1. 阵发性室上性心动过速　简称为室上速。心动过速常突发突止,持续时间长短不一。症状轻重取决于心室率的快慢程度和持续时间,轻者常见心悸、胸闷、头晕和焦虑不安,严重者可有晕厥、心绞痛、心力衰竭和休克等。听诊心律规则,第一心音强度恒定。

室上速心电图特征:≥3 次的房性或房室交界性期前收缩连续出现,突发突止,QRS 形态一般正常;频率一般在 160~250 次/min,节律快而规则(图 8-9)。

2. 阵发性室性心动过速　非持续性室速发作 <30s 时,通常无症状,可自行终止。持续性室速发作 >30s 时,常伴有明显血流动力学障碍与心肌缺血,出现低血压、少尿、气促、心绞痛、晕厥等,需使用药物或电复律终止。部分室速可进展为心室颤动,导致心源性晕厥、心脏停搏和猝死。听诊心律可轻度不规则,第一、二心音分裂,收缩期血压随心搏变化。

阵发性室性心动过速心电图特征:>3 个室性期前收缩连续出现;心室率一般为

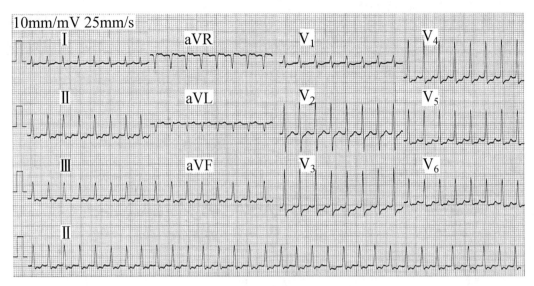

图 8-9　阵发性室上性心动过速

100~250 次 /min,节律略不规则;QRS 波群宽大畸形,时限 >0.12s,T 波与主波方向相反;心房独立活动与 QRS 波群无固定关系,形成房室分离;可有心室夺获与室性融合波。心室夺获是室速发作时少数室上性冲动可下传至心室,在 P 波之后提前发生一次正常的 ORS 波。室性融合波的 QRS 波群形态介于窦性与异位心室搏动之间。心室夺获和室性融合波是确立室性心动过速的重要依据(图 8-10)。

(四)心房颤动

心房颤动简称为房颤,是由心房内多个异位起搏点各自以不同的速率发放快速而不协调的冲动所引起,心房内肌纤维不协调地乱颤,失去了有效的收缩功能。绝大多数心房颤动见于器质性心脏病,也可见于正常人情绪激动、外科手术、运动、饮酒后。

心房颤动症状的轻重受心室率快慢的影响。心室率不快时,患者可无症状;心室率 >150 次 /min 时,患者可发生心绞痛与充血性心力衰竭。心房颤动极易并发血栓栓塞,尤以脑栓塞危害最大。心脏听诊第一心音强弱不等,心律极不规则。当心室率快时可发生脉搏短绌。

心房颤动心电图特征:P 波消失,代之以大小、形态不同的心房颤动波(f 波),频率为 350~600 次 /min;心室率绝对不规则;QRS 波群形态大多正常(图 8-11)。

(五)心房扑动

心房扑动介于房性心动过速和心房颤动之间的快速型心律失常。绝大多数心房扑动见于器质性心脏病,部分患者也可无明显病因。

心房扑动症状的轻重受心室率快慢的影响。心室率不快时,患者可无症状;心室率快时患者可发生心绞痛与充血性心力衰竭。心房扑动可恢复为窦性心律或进展为心房颤动,但亦可持续数个月或数年。心房扑动患者也可引起体循环栓塞。当房室传导比例发生变化时,第一心音强度亦随之变化。

心房扑动心电图特征:P 波消失,代之以大小、形态相同的心房扑动波(f 波),频率为

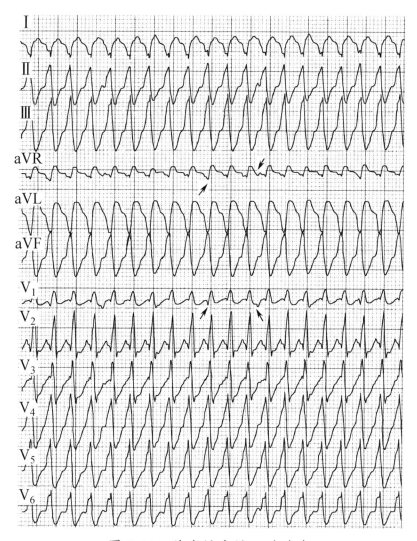

图 8-10　阵发性室性心动过速

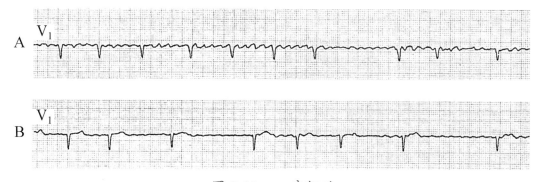

图 8-11　心房颤动

250~350 次/min；心室率规则或不规则取决于房室传导比例是否恒定，心房扑动波多以2:1及4:1交替下传；QRS波群形态大多正常（图8-12）。

（六）心室扑动与心室颤动

心室扑动（简称为室扑）与心室颤动（简称为室颤）为致死性心律失常，多见于严重缺血性心脏病，常为患者临终前的表现，如不及时抢救，患者可在数分钟内死亡。

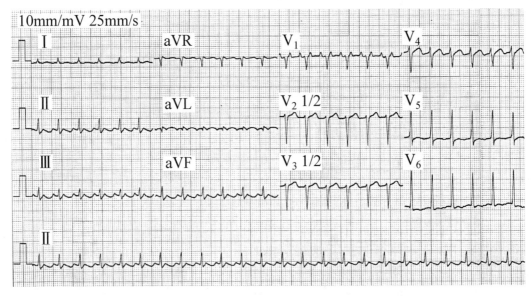

图 8-12　心房扑动

患者表现为突然意识丧失、抽搐，心音消失、脉搏消失，血压测不到，继而呼吸停止甚至死亡。

心室扑动与心室颤动心电图特征：心室扑动呈正弦图形，波幅大而规则，频率150~300 次/min（通常 >200 次/min）。心室颤动呈形态、频率、振幅极不规则的波形，无法区分 QRS 波群、ST 段与 T 波；心室率 200~500 次/min（图 8-13）。

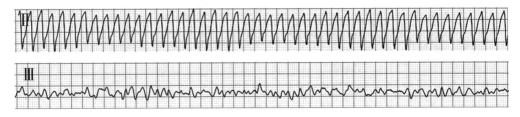

图 8-13　心室扑动与心室颤动

（七）房室传导阻滞

房室传导阻滞是窦房结发出的冲动从心房传到心室的过程中发生延迟或阻断；根据传导阻滞的严重程度，可将其分为一度、二度（包括 I 型和 II 型）、三度房室传导阻滞。一度或二度 I 型可见于健康成人、儿童及运动员。

1. 一度房室传导阻滞　传导时间延长，但全部冲动都能下传。患者通常无症状，听诊时心尖部第一心音减弱。心电图表现为 PR 间期 >0.20s，无 QRS 波群脱漏（图 8-14）。

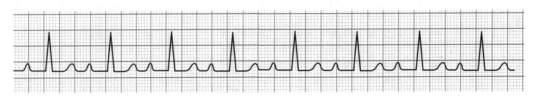

图 8-14　一度房室传导阻滞

2. 二度房室传导阻滞

(1) 二度I型房室传导阻滞：传导时间逐渐延长，直至一次冲动不能下传。听诊时第一心音强度逐渐减弱并有心搏脱落。心电图表现为P波规律出现，PR间期进行性延长，直至一个心房冲动不能下传心室即P波后脱落一个QRS波群；脱漏后PR间期又得到一定程度的恢复，之后又逐渐延长，重复上述周期，这种现象称为文氏现象（图8-15）。

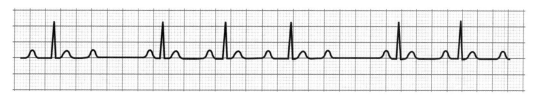

图 8-15　二度I型房室传导阻滞

(2) 二度II型房室传导阻滞：传导时间相等，但间歇出现冲动不能下传。患者可有心悸与心搏脱漏感。听诊有心搏脱漏，但第一心音强度恒定。心电图表现为P波后突然出现QRS波群的脱漏，PR间期固定不变（图8-16）。

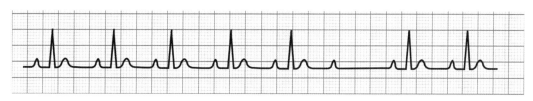

图 8-16　二度II型房室传导阻滞

3. 三度房室传导阻滞　全部心房冲动均不能传导至心室。症状取决于心室率的快慢，轻者可出现疲乏、晕厥、心绞痛、心力衰竭等症状，重者可发生意识丧失、抽搐，甚至阿-斯综合征（Adams-Stokes syndrome）或猝死。听诊第一心音强弱不等，第二心音可正常或反常分裂，有时可闻及大炮音。心电图表现为P波与QRS波群毫无关系（PR间期不固定），心房率快于心室率（图8-17）。

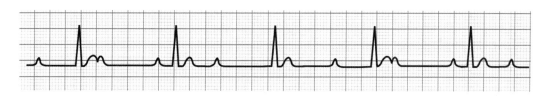

图 8-17　三度房室传导阻滞

【辅助检查】

（一）心电图检查

心电图检查是诊断心律失常最重要的一项无创性检查技术。

（二）其他检查

其他检查包括食管心电生理检查、心腔内电生理检查、基因检测等。

【诊断要点】

心律失常的诊断应结合病史、体格检查、辅助检查综合分析。

【治疗】

(一)窦性心律失常

窦性心律失常无症状通常不需治疗。如症状明显,窦性心动过速应用 β 受体拮抗药或非二氢吡啶类钙通道阻滞剂减慢心率。窦性心动过缓用阿托品或异丙肾上腺素等药物;窦性停搏有反复晕厥史者,应及时安装人工心脏起搏器。

(二)期前收缩

房性期前收缩或交界性期前收缩一般无须特殊治疗,症状明显时,可用 β 受体拮抗药或普罗帕酮。室性期前收缩无器质性心脏病且无明显症状者,一般无须治疗,如有明显症状者应积极寻找病因,去除诱因,可用 β 受体拮抗药。

(三)阵发性心动过速

阵发性室上性心动过速急性发作时先尝试刺激迷走神经(如屏气后用力呼气、刺激咽喉部引起恶心等)终止心动过速。如无效可采用药物,一般首选腺苷;无效可改静脉推注维拉帕米,亦可选用普罗帕酮、毛花苷 C 等;如室上性心动过速发作时间长使血流动力学受到影响,首选同步电复律。对发作频繁、药物疗效差者,可选导管消融术根治。阵发性室性心动过速如无血流动力学异常,可静脉注射利多卡因或胺碘酮终止发作。如血流动力学紊乱,则首选同步直流电复律。此外,应积极寻找和治疗诱发室性心动过速的可逆性病变以预防复发。

(四)心房颤动

应积极治疗原发病,如风湿性心脏病、冠心病、原发性高血压、甲状腺功能亢进症等。持续性心房颤动患者应控制心室率和抗凝治疗,心室率快者应用 β 受体拮抗药、洋地黄类药物等,抗凝治疗使用华法林等。胺碘酮致心律失常发生率最低,是目前常用的维持窦性心律药物,特别适用于合并器质性心脏病的患者。药物复律无效时,可改用电复律。如患者发作开始已呈现急性心力衰竭或血压下降明显,宜紧急施行电复律。

(五)心房扑动

持续性心房扑动的患者发生血栓栓塞的风险明显增高,应给予抗凝治疗;心室率快者可应用 β 受体拮抗药、钙通道阻滞剂或洋地黄类药物;长期维持窦性心律可选用胺碘酮、索他洛尔等;直流电复律是终止心房扑动最有效的方法。

(六)心室扑动与心室颤动

一旦确诊为心室颤动,应争分夺秒地进行抢救,电除颤是最有效的方法,无除颤条件按心肺复苏原则进行,尽快建立有效呼吸和循环。

同步电复律与非同步电除颤

同步电复律主要用于除心室颤动以外的快速型心律失常,因任何异位快速心律只要有心动周期,心电图上有 R 波,放电时就需要和心电图 R 波同步,以避开心室的易损期。如果电复律时在心室的易损期放电可能导致心室颤动。非同步电除颤主要用于心室颤动时,因心室颤动时已无心动周期,也无 QRS 波群,更无从避开心室的易损期,应即刻于任何时间放电。

(七)房室传导阻滞

针对病因进行治疗。一度或二度 I 型房室传导阻滞心室率不太慢者,无须治疗;二度 II 型与三度房室传导阻滞,心室率过慢,可用阿托品、异丙肾上腺素等药物,如心室率缓慢且症状严重者,应首选临时或永久性心脏起搏器治疗。

(郭　英)

第三节　原发性高血压

导入案例

患者,女,65 岁,身高 168cm,体重 90kg,既往健康。患者近 6 年出现间断头痛、头晕,每次头晕测血压均在 170/90mmHg 左右,间断服用抗高血压药,近半年出现视物不清。患者母亲有原发性高血压和脑梗死史。查体:T 36.2℃,P 87 次/min,R 20 次/min,BP 176/90mmHg。叩诊心界向左下扩大。听诊主动脉瓣第二心音亢进(A_2 亢进)。眼底检查可见小动脉硬化及渗出。尿常规显示尿蛋白(+)。

请思考:

1. 该患者属几级高血压,心血管危险分层属于哪一层?

2. 如何用药治疗?

3. 日常生活中应注意什么?

【概述】

(一)概念

原发性高血压又称为高血压病,是以体循环动脉压升高为主要表现的临床综合征,是心脑血管疾病最重要的危险因素。

（二）血压分类和定义

人群中的血压呈连续性正态分布，正常血压和高血压的划分是无明显界限的，高血压的标准是根据临床及流行病学资料界定的。目前，我国采用的血压分类和标准详见第一篇第三章体格检查。

（三）流行病学

我国原发性高血压患病率和流行存在地区、城乡和民族差别，随年龄增长而升高，高血压在老年人较为常见。北方高于南方，沿海高于内地，城市高于农村。

【病因及发病机制】

1. 病因　目前尚未完全明确，认为是遗传与环境相互作用的结果。

（1）遗传因素：高血压具有明显的家族聚集性。

（2）环境因素：食盐摄入量过高、高蛋白、高脂、低钾饮食和饮酒均使高血压的发生率增加；脑力劳动者、长期精神紧张和噪声刺激者患原发性高血压也较多；吸烟可使去甲肾上腺素增加而使血压升高，同时损害一氧化氮介导的血管舒张作用而引起血压升高。

（3）其他：如肥胖者、男性、服用避孕药的女性，睡眠呼吸暂停低通气综合征患者也是高血压的易患人群。目前认为肥胖是血压升高的重要危险因素，腹型肥胖者更容易发生高血压。

2. 发病机制　在多种因素作用下，由于交感神经系统功能亢进、肾素-血管紧张素-醛固酮系统激活、血管结构与功能变化及胰岛素抵抗等机制，导致外周血管阻力增加，血压升高。心脏和血管是高血压损害的主要靶器官。长期高血压可引起左心室肥厚和扩大；长期高血压也可使全身小动脉管腔缩小，导致心、脑、肾等组织缺血；长期高血压也可促进动脉粥样硬化的形成及发展。目前认为血管内皮功能障碍是高血压最早期和最重要的血管损害。

【临床表现】

（一）症状

起病隐匿，病情进展缓慢，早期多无症状。部分患者在体检，或者出现心、脑、肾及视网膜并发症后才被发现。常见症状有头痛、头晕、失眠、乏力、胸闷、心悸等。

（二）体征

高血压体征一般较少，主要检查项目有周围血管搏动、血管杂音和心脏杂音。心脏听诊可有主动脉瓣区第二心音亢进，收缩期杂音或收缩早期喀喇音。颈部、背部两侧肋脊角、上腹部脐两侧也可闻及血管杂音。

（三）高血压急症和亚急症

1. 高血压急症　是原发性或继发性高血压患者，在某些诱因作用下，血压突然和明显升高（一般 >180/120mmHg），伴有进行性心、脑、肾等重要靶器官功能不全的表现。高血压急症包括高血压脑病、脑出血、脑梗死、急性心力衰竭、急性冠脉综合征、主动脉夹层、急性肾小球肾炎及围手术期严重高血压等。

少数患者病情急剧发展,血压显著升高,舒张压持续≥130mmHg,并伴头痛、视物模糊、眼底出血、渗出和视盘水肿,肾损害突出,有持续性蛋白尿、血尿、管型尿,称为恶性高血压。

2. 高血压亚急症 是血压明显升高但不伴有严重临床症状及进行性靶器官损害。区别高血压急症和亚急症的标准:是否有新近发生的急性进行性靶器官损害。

(四)并发症

常见的并发症有脑血管病(如脑出血、脑血栓形成等)、心力衰竭、慢性肾衰竭和主动脉夹层。其中,脑出血是高血压者最常见的死因;慢性肾衰竭是长期高血压的严重后果之一;主动脉夹层是严重的心血管急症,容易引起猝死。

【辅助检查】

常规检查项目是尿常规、肾功能、血糖、血脂、血同型半胱氨酸;心电图;还可进一步检查眼底、超声心动图、24h动态血压等。

【诊断要点】

(一)诊断标准

在安静、清醒状态下,未使用抗高血压药条件下,采用标准测量血压方法,至少3次非同日血压值,收缩压≥140mmHg和/或舒张压≥90mmHg为高血压。高血压诊断中注意区分是原发性还是继发性。原发性高血压患者需做有关实验室检查,评估靶器官损害和相关危险因素。

(二)心血管危险分层

应作心血管危险分层;根据血压升高水平、其他心血管危险因素、糖尿病、靶器官损害,以及并发症情况,将患者分为低危、中危,高危和很高危,见表8-1。

表8-1 高血压患者心血管危险分层标准

其他危险因素和病史	高血压		
	1级	2级	3级
无其他危险因素	低危	中危	高危
1~2个其他危险因素	中危	中危	很高危
≥3个其他危险因素或靶器官损害	高危	高危	很高危
临床并发症或合并糖尿病	很高危	很高危	很高危

注:①用于分层的其他心血管危险因素有年龄(男性>55岁、女性>65岁),吸烟,血脂异常,早发心血管疾病家族史,腹型肥胖,血同型半胱氨酸升高。②用于分层的靶器官损害有左心室肥厚,颈动脉超声内膜中层厚度≥0.9mm或动脉粥样斑块形成,血清肌酐轻度升高、尿微量白蛋白30~300mg/24h等。③用于分层的并发症有心脏病、脑血管病、肾脏病、周围血管病、糖尿病、视网膜病变。

【治疗】

（一）治疗原则

原发性高血压目前尚无根治方法,降压治疗的最终目的是减少患者的心、脑血管病的发生率和患者死亡率。

（二）治疗目标

一般人群血压降至 <140/90mmHg；合并糖尿病、慢性肾脏病、心力衰竭、病情稳定的冠心病者,血压降至 <130/80mmHg；老年单纯收缩期高血压收缩压控制在 140~150mmHg。

（三）治疗要点

1. 生活方式干预　适用于所有高血压患者:

（1）减轻体重:尽量将 BMI 控制在 <24kg/m²。

（2）减少钠盐摄入:每人每日食盐量以不超过 6g 为宜。

（3）补充钙和钾盐:多吃新鲜的蔬菜水果。

（4）减少脂肪摄入,少吃或不吃肥肉和动物内脏。

（5）戒烟、限酒。

（6）增加运动:有利于改善胰岛素抵抗和减轻体重,提高心血管调节适应能力,稳定血压水平。

（7）减轻精神压力,保持心态平衡。

（8）必要时补充叶酸制剂。

2. 抗高血压药治疗　适用于:

（1）高血压 2 级或以上的患者。

（2）合并糖尿病、已有靶器官损害和并发症患者,也就是高危和很高危患者。

（3）血压持续升高,改善生活方式后血压不能控制者。

（4）使用抗高血压药应遵循从小剂量开始、优先选择长效制剂、联合用药及个体化四个原则。目前临床常用的药物可归纳为五大类,多数情况下需联合用药。

1) 利尿药:适用于轻、中度高血压。该药物能增强其他抗高血压药的疗效,主要通过利尿排钠、降低容量负荷而降低血压。

排钾利尿药(氢氯噻嗪、呋塞米等)不良反应有低血钾,血糖、血脂、血尿酸代谢异常,应小剂量使用;保钾利尿药(氨苯蝶啶、阿米洛利)可引起高血钾,不宜与 ACEI、ARB 合用,肾功能不全者慎用。呋塞米主要用于肾功能不全的高血压患者。

2) β 受体拮抗药:适用于各种不同程度高血压,尤其是心率较快的中、青年患者或合并心绞痛患者。主要通过抑制中枢和周围 RASS,抑制心肌收缩力和减慢心率,使心排血量降低,达到降压目的。

不良反应主要有心动过缓、乏力、四肢发冷。常用药物有普萘洛尔、美托洛尔、阿替洛尔、卡维地洛等。

3) 钙通道阻滞剂:通过阻滞钙离子通道,抑制血管平滑肌细胞及心肌细胞钙离子内流,导致心肌收缩力下降、血管平滑肌松弛、血管扩张而降低血压,包括二氢吡啶类和非二氢吡啶类两类。

与其他抗高血压药相比的优势:对老年患者有较好降压疗效,高钠饮食和非甾体抗炎药物不影响降压疗效,对嗜酒患者也有显著降压作用,可用于合并糖尿病、冠心病或外周血管病患者;长期治疗还具有抗动脉粥样硬化作用。二氢吡啶类主要不良反应是心率增快、面部潮红、头痛、下肢水肿、便秘;以硝苯地平为代表。非二氢吡啶类抑制心肌收缩和传导功能,不宜在心力衰竭、窦房结功能低下或心脏传导阻滞患者中应用,常用药物有维拉帕米和地尔硫䓬。

4) ACEI:通过抑制血管紧张素转换酶而使血管紧张素Ⅱ生成减少,同时抑制缓激肽的分解而起降压作用。对伴有心力衰竭、左室肥大、心肌梗死、糖尿病肾病等并发症的患者尤为适宜。不良反应主要是刺激性干咳和血管性水肿。

5) ARB:其适应证与ACEI相同,降压主要通过选择性阻滞血管紧张素Ⅱ受体,阻断了血管紧张素Ⅱ收缩血管、水钠潴留与心室重构的作用。

3. 高血压急症和亚急症的处理　高血压急症需要采用静脉途径给药迅速降低血压,亚急症可使用快速起效的口服抗高血压药在24~48h内降低血压。

治疗原则:及时降低血压、控制性降压、合理选择抗高血压药。

常用药物:硝普钠、硝酸甘油、尼卡地平和拉贝洛尔。硝普钠可用于各种高血压急症;硝酸甘油主要用于高血压急症伴急性心力衰竭或急性冠脉综合征;尼卡地平主要用于高血压急症合并急性脑血管病或其他高血压急症;拉贝洛尔主要用于高血压急症合并妊娠或肾功能不全患者。使用各种抗高血压药的过程中密切监测血压,并注意其不良反应。

(郭　英)

第四节　冠状动脉粥样硬化性心脏病

冠状动脉粥样硬化性心脏病(coronary atherosclerotic heart disease,CHD)简称为冠心病,是冠状动脉因粥样硬化使管腔狭窄、阻塞,导致心肌缺血、缺氧或坏死而引起的心脏病。冠心病是动脉粥样硬化导致器官病变最常见的类型。

近年来趋向将冠心病分为急性冠脉综合征和慢性心肌缺血综合征两大类。①急性冠脉综合征(acute coronary syndrome,ACS):包括不稳定型心绞痛(unstable angina pectoris,UAP)、非ST段抬高心肌梗死(non-ST segment elevation myocardial infarction,NSTEMI)和ST段抬高心肌梗死(ST segment elevation myocardial infarction,STEMI),也有将冠心病猝死包括在内。②慢性心肌缺血综合征:又称为慢性冠脉病,包括隐匿性冠心病、稳定型心绞痛和缺血性心肌病。

冠心病的危险因素：①年龄、性别，本病多发生在40岁以后，男性多于女性，近年来临床发病有年轻化的趋势。②血脂异常，脂代谢异常是动脉粥样硬化最重要的危险因素。③高血压，血压高者患本病概率比血压正常的人高3~4倍。④吸烟，吸烟者与不吸烟者相比，发病率和病死率高2~6倍。吸烟是仅次于高脂血症、高血压的第三大危险因素。⑤糖尿病，糖尿病患者的动脉粥样硬化发生率比无糖尿病患者明显增高，且病变发展迅速。⑥其他如肥胖，体力活动少，长期摄取高能量、高脂肪、高胆固醇、高钠盐，遗传因素，性格急躁等与动脉粥样硬化发生有关。

一、稳定型心绞痛

 导入案例

患者，男，68岁，既往有血脂增高病史6年。患者发作性胸痛1个月，每次发作均在晨练跑步时发生，胸痛呈闷痛，有紧缩感，伴左侧肩背部不适，停止跑步，休息约5min后胸痛好转，再跑再发作，休息后仍能好转。

请思考：

1. 患者应考虑诊断的疾病是什么？

2. 为进一步明确诊断，需要做哪些检查？

3. 发作时首选什么药物治疗？

【概述】

稳定型心绞痛是在冠状动脉固定性严重狭窄基础上导致供血不足引起心肌急剧的、暂时的缺血与缺氧的临床综合征，常发生于劳力负荷增加的时候，故又名劳力性心绞痛。疼痛发作的程度、频度、持续时间、性质及诱发因素等在数个月内无明显变化。

【病因及发病机制】

（一）病因及诱因

冠状动脉粥样硬化是最基本的原因，其次为冠状动脉血流量减少或缺血性疾病。体力劳动、情绪激动、饱餐、便秘、寒冷、阴雨天气、吸烟、酗酒、血压过高或过低等为常见诱因。

（二）发病机制

在静息状态，狭窄或部分闭塞的冠状动脉的供血仍能满足心脏需求，但存在诱因时，心脏负荷突然增加，心肌耗氧量增加，存在狭窄冠状动脉的供血不能相应地增加以满足心肌对血液的需求，即引起心绞痛。

【临床表现】

（一）症状

最主要的症状是发作性胸痛。疼痛的特点：

1. 部位 典型部位在胸骨体之后，可波及心前区，疼痛范围约于掌大小，界限不清。常放射至左肩、左臂内侧达小指和无名指等部位。

2. 性质 典型疼痛表现为压迫、发闷或紧缩感，也可为烧灼样疼痛，偶伴濒死感，每次发作，疼痛轻重程度不一，但性质基本一致。心绞痛发作时，患者被迫停止原来的活动，直至症状缓解。

3. 诱因 有明确诱因，凡引起心肌需氧量增加或冠状动脉血流量减少的因素均可诱发本病。疼痛一定出现在劳累的当时，而不是在劳累之后。

4. 持续时间 每次发作持续 3~5min，很少超过 30min；发作频率高则 1d 数次；也可几天或几周甚至几个月发作一次。

5. 缓解方式 停止活动或舌下含服硝酸甘油可在几分钟内缓解。

（二）体征

缓解期无特异性体征，发作时可有面色苍白或伴冷汗，强迫停立位，心率加快，血压升高，心尖部出现第四心音、收缩期杂音等。

 知识拓展

不稳定型心绞痛

不稳定型心绞痛根据临床表现可分为三种：

1. 静息型心绞痛 发作于休息时，持续时间通常 >20min。

2. 初发型心绞痛 通常在首发症状 1~2 个月内、很轻的体力活动可诱发（平地步行 200m 内或登楼一层引起心绞痛）。

3. 恶化型心绞痛 在相对稳定的劳力性心绞痛基础上心绞痛逐渐增强（疼痛更剧烈、时间更长或更频繁）。

【辅助检查】

（一）实验室检查

血糖、血脂检查可了解冠心病危险因素；胸痛明显者需查心肌肌钙蛋白、肌酸激酶及同工酶，以与急性冠脉综合征相鉴别；必要时需检查甲状腺功能。

（二）心电图检查

1. 心电图 是发现心肌缺血，诊断心绞痛最方便、最常用的方法。静息时约半数患者心电图正常，也可有非特异性 ST 段和 T 波异常。心绞痛发作时，大多数患者心电图出现 ST 段压低 >0.1mV，有时出现 T 波倒置。

2. 运动负荷试验　运动中可出现典型心绞痛的心电图改变,ST 段水平或下斜型压低≥0.1mV,持续 2min。

3. 24h 动态心电图　连续记录患者 24h 心电图变化,有利于提高缺血性心电图的检出率。

(三) 冠状动脉造影

冠状动脉造影是目前诊断冠心病最准确的方法,具有确诊价值。通过选择性冠状动脉造影能明确病变的部位、程度等,并能指导治疗、判断预后。

(四) 其他检查

放射性核素心肌显像对心肌缺血诊断较有价值。放射性核素心血池显像,可测定左室射血分数,判定室壁局部运动情况。冠脉内超声显像可用于冠心病的诊断及指导介入治疗。

【诊断要点】

(一) 诊断

稳定型心绞痛依据心绞痛发作的特点,结合年龄和存在冠心病的危险因素,除外其他原因所致的心绞痛可诊断,必要时做冠状动脉造影检查明确诊断。

(二) 鉴别诊断

稳定型心绞痛需与急性冠脉综合征、严重的主动脉瓣狭窄或关闭不全等其他疾病引起的心绞痛、心脏神经症等疾病相鉴别。

【治疗】

(一) 发作时治疗

1. 休息　心绞痛发作时应立即停止活动,就地休息,症状即可消失。

2. 药物治疗　舌下含服硝酸酯类药物是缓解心绞痛最有效的措施。硝酸酯类药物可扩张冠状动脉,增加冠脉循环的血流量,还可扩张周围血管,减少静脉回心血量,减轻心脏前后负荷和心肌的需氧,从而缓解心绞痛。常用药物有硝酸甘油、硝酸异山梨酯等,使用时注意直立性低血压的发生。

(二) 缓解期治疗

1. 一般治疗　避免诱因,如过度劳累、情绪激动等;控制危险因素,如高血压、高血糖、血脂代谢异常、肥胖、吸烟等;注意饮食、生活起居的规律性;适当的体育锻炼;戒烟限酒。

2. 药物治疗

(1) 改善缺血、减轻症状

1) 硝酸酯类药物:如硝酸甘油、硝酸异山梨酯。主要不良反应是头痛、面色潮红、心率反射性加快和低血压等。

2) β 受体拮抗药:如美托洛尔,其主要通过减慢心率,减轻心肌耗氧量,缓解心绞痛。有严重心动过缓、支气管哮喘等疾病的患者禁用。

3）钙通道阻滞剂：如维拉帕米等，其主要通过阻滞血管平滑肌、心肌的钙通道，扩张血管，降低心脏后负荷，增加冠脉血流量。

4）其他药物：如β受体拮抗药或钙通道阻滞剂患者不能耐受时可选用曲美他嗪、尼可地尔等。

（2）预防心肌梗死，改善预后

1）抗血小板药物：如阿司匹林、吲哚布芬等，能预防血栓形成，减少心绞痛发展为心肌梗死的可能性。

2）其他药物：如β受体拮抗药、ACEI、调脂类药物等。

3. 介入治疗　可用经皮冠状动脉介入治疗、冠状动脉旁路移植术。

二、急性 ST 段抬高心肌梗死

 导入案例

患者，男，66 岁，因胸骨后剧痛 3h 急诊入院。患者 3h 前在休息时突然出现胸骨后疼痛，疼痛剧烈、持续，有濒死感，伴左侧肩背部不适，舌下含服硝酸甘油，胸痛不缓解，急诊入院。查体：BP 120/76mmHg，表情痛苦，大汗，心率 96 次/min，律齐，未闻及杂音。心电图：V_1~V_3 导联 ST 段弓背向上型抬高。

请思考：

1. 患者应考虑诊断的疾病是什么？进一步还应做哪些检查？

2. 如何治疗？好转的依据是什么？

【概述】

急性 ST 段抬高心肌梗死是在冠状动脉病变的基础上，冠状动脉供血急剧减少或中断，引起心肌持续而严重缺血，导致部分心肌急性坏死。

【病因及发病机制】

（一）病因

冠状动脉粥样硬化是心肌梗死的基本病因。其他如自发性冠状动脉夹层、冠状动脉痉挛等也可引起心肌梗死。交感神经兴奋性增高、进食多量脂肪后、左心室负荷加重、冠状动脉灌注量锐减等可诱发心肌梗死。

（二）发病机制

绝大多数急性 ST 段抬高心肌梗死是由于不稳定的粥样斑块溃破，继而出血和管腔内血栓形成，导致冠状动脉血管持续、完全闭塞。冠状动脉闭塞后 20~30min，受其供血的心肌即有少数坏死，开始了急性心肌梗死的病理过程。

【临床表现】

（一）症状

1. 先兆症状　半数以上的患者发病前数日有先兆症状,表现为心绞痛发作较前频繁,持续时间长,硝酸甘油不易缓解,甚至在安静状态下有心绞痛发作。

2. 疼痛　胸痛是最早最明显的症状,特点为胸骨后突发压榨性剧烈疼痛,伴有窒息感或濒死感。性质、部位与心绞痛相似,但疼痛程度剧烈且持续时间长,休息或含服硝酸甘油不能缓解。少数患者无疼痛,一开始就表现为休克或急性心力衰竭,部分患者疼痛可放射至下颌、颈部、背部上方。部分患者表现为上腹部疼痛,易被误诊为急腹症。

3. 全身症状　一般在疼痛发生后24~48h出现;可有发热、心动过速、白细胞计数增高等。

4. 胃肠道症状　疼痛剧烈时常伴恶心、呕吐和上腹胀痛。

5. 心律失常　以24h内最多见,多为室性心律失常,尤其是室性期前收缩。下壁心肌梗死易发生房室传导阻滞。

6. 心源性休克　多在起病后数小时至数日内发生,为心肌广泛坏死,心排血量急剧下降所致。如疼痛缓解而收缩压仍<80mmHg,烦躁不安,面色苍白,皮肤湿冷,脉搏细数,大汗淋漓,尿量减少,意识不清甚至昏迷,提示休克。

7. 心力衰竭　主要为急性左心衰竭,可在起病最初几天内发生,为梗死后心脏收缩力显著减弱或不协调所致。右心室梗死者一开始即可出现右心衰竭表现,并伴血压下降。

（二）体征

心脏浊音界正常也可稍增大,心率多增快,少数患者心率减慢,血压先升高,后降低,心肌收缩力减弱时心尖部第一心音减弱,二尖瓣乳头肌功能失调或断裂时心尖部可闻及收缩期吹风样杂音伴收缩中晚期喀喇音等。并发纤维素性心包炎可有心包摩擦音。

（三）并发症

乳头肌功能失调或断裂、心脏破裂、栓塞、室壁瘤、心肌梗死后综合征均为急性ST段抬高心肌梗死的并发症。乳头肌功能失调或断裂可引起心力衰竭,甚至急性肺水肿而导致患者死亡。左心室附壁血栓脱落可引起脑、肾、脾或四肢动脉栓塞。心肌梗死后综合征常于心肌梗死后数周或数个月出现,可反复发生。心脏破裂少见,但常可致患者猝死。

【辅助检查】

（一）实验室检查

1. 起病24~48h后白细胞计数升高,中性粒细胞数量增多;红细胞沉降率(erythrocyte sedimentation rate,ESR,简称为血沉)增快;C反应蛋白增高。起病数小时至2d内血中游离脂肪酸增高。

2. 血清心肌坏死标志物　心肌坏死后肌红蛋白、肌钙蛋白、肌酸激酶同工酶均可升高。肌红蛋白在急性心肌梗死后出现最早(起病后2h内升高),也十分敏感,但特异性不很强。肌钙蛋白出现稍延迟(起病3~4h后升高),而特异性很高,在症状出现后6h内测定为阴性则 6h 后应再复查,其缺点是持续时间长(可达 10~14d),对在此期间判断是否有新的梗死不利。肌酸激酶同工酶虽不如肌钙蛋白敏感,但对小于 4h 急性心肌梗死的诊断有较重要价值。

(二)心电图

心电图是诊断急性心肌梗死最快捷、最方便、最简单的方法,并能确定其梗死的部位和范围。其特征性改变为宽而深的 Q 波、ST 段弓背向上抬高、T 波倒置。

(三)其他

1. 超声心动图 有助于了解室壁运动及心功能情况,对发现室壁瘤、心脏破裂、乳头肌功能失调有重要价值。

2. 正电子发射体层摄影 是目前能直接评价心肌存活性的影像技术。

【诊断要点】

(一)诊断

根据典型的临床表现、特征性的心电图改变及实验室检查可诊断本病。对老年人突然发生严重的心律失常、休克、心力衰竭而原因不明者,或者突然发生较重而持久的胸闷或胸痛者,应首先考虑该病;先按急性心肌梗死处理;动态观察心电图、血清心肌坏死标记物来明确诊断。

(二)鉴别诊断

急性 ST 段抬高心肌梗死应与心绞痛、主动脉夹层、急性肺动脉栓塞、急腹症及急性心包炎区别。

【治疗】

(一)一般治疗

1. 活动与休息 急性期卧床休息 12h,若无并发症,24h 内在床上行肢体活动,若无低血压,第 3 日可在病房内走动,梗死后 4~5d,据病情逐渐增加活动直至每日 3 次步行 100~150m。

2. 吸氧 急性期给予中流量吸氧。

3. 监测 心电图、血压、呼吸、血流动力学改变,及时发现并发症,除颤仪随时处于备用状态。

(二)缓解疼痛

1. 吗啡或哌替啶 使用时注意低血压和呼吸功能抑制的不良反应。

2. 硝酸酯类药物 根据血压情况使用硝酸酯类药物,扩张冠状动脉,增加冠脉血流量,改善症状。

3. β 受体拮抗药 如无心力衰竭、低心排血量状态、心源性休克危险性增高、其他使用 β 受体拮抗药的禁忌证患者,应在发病 24h 内尽早常规口服 β 受体拮抗药,可减轻交感神经系统功能亢进引起的心脏负荷,降低心肌耗氧量,防止梗死面积扩大,对降低急性期病死率有肯定的疗效。

（三）抗血小板治疗

各种类型的急性冠脉综合征均需联合应用包括阿司匹林和P_2Y_{12}受体拮抗药在内的口服抗血小板药，负荷剂量后给予维持剂量。

（四）抗凝治疗

如无禁忌，急性 ST 段抬高心肌梗死患者无论是否采用溶栓治疗，均应在抗血小板治疗基础上常规联合抗凝治疗。抗凝治疗可预防深静脉血栓形成、肺动脉栓塞和心室内血栓形成。

（五）再灌注心肌治疗

起病 3~6h，最多在 12h 内开通闭塞的冠状动脉，可防止梗死面积扩大，缩小心肌缺血范围。常用方法有溶栓疗法、介入治疗、紧急冠状动脉旁路移植术。常用的溶栓药有尿激酶、链激酶、重组组织型纤溶酶原激活物。

（六）消除心律失常

心律失常必须及时消除，以免发展成严重心律失常甚至猝死。室性期前收缩或室性心动过速者，立即静脉注射利多卡因，如反复发生可用胺碘酮治疗；心室颤动者，立即采用非同步直流电除颤；室上性快速心律失常，选用维拉帕米、洋地黄类药物等，药物治疗不能控制时可采用同步直流电复律；缓慢性心律失常，可用阿托品肌内或静脉注射；严重房室传导阻滞，应尽早安装临时心脏起搏器。

（七）控制休克

治疗主要是补充血容量，应用升压药及血管扩张药，纠正酸中毒，避免脑缺血，保护肾功能等。

（八）治疗心力衰竭

治疗主要是急性左心衰竭，以吗啡（或哌替啶）和利尿药为主，亦可选用血管扩张药或多巴酚丁胺静脉滴注。急性心肌梗死后 24h 内应尽量避免使用洋地黄类药物。右心室梗死的患者应慎用利尿药。

（九）降低血脂

他汀类药物在急性期可促进内皮细胞释放一氧化氮，有类硝酸酯的作用，远期有抗炎症和稳定斑块的作用。

（十）ACEI 和 ARB

在患病早期，ACEI 和 ARB 有助于改善心肌的重塑，降低心力衰竭的发生率。

（十一）其他治疗

极化液疗法（氯化钾 1.5g、胰岛素 10U 加入 10% 葡萄糖 500ml），7~14d 为一疗程。主要作用是促进心肌摄取和代谢葡萄糖，恢复心肌细胞膜的极化状态，有利于心肌正常收缩，减少心律失常的发生。

（郭　英）

第五节 风湿性心脏病

患者,女,55岁。患者10年前曾做过一次体检,被告知心脏有杂音,当时无心悸气短,体力活动不受限,未引起注意,没有行进一步的检查;平时容易患上呼吸道感染,近6个月出现活动后心悸气短,且随着时间的推移,气短程度有加重趋势。查体:P 90次/min,听诊心音有力,心率100次/min,心律不齐,心尖部可闻及舒张期隆隆样杂音,双下肢无水肿。

请思考:

1. 患者应考虑诊断的疾病是什么? 进一步还应做哪些检查?

2. 如何治疗并预防病情的发展?

风湿炎症引起的心脏瓣膜损害称为风湿性心脏病,简称为风心病。风湿性心脏病最终造成单个或多个瓣膜急性或慢性狭窄和/或关闭不全,导致心脏血流动力学显著变化,并出现一系列的临床综合征。临床上以单纯二尖瓣病变最为常见,其次为二尖瓣合并主动脉瓣的病变,而三尖瓣和肺动脉瓣受累较少。病变可累及一个瓣膜,也可累及两个以上瓣膜,当累及两个以上瓣膜时,称为联合瓣膜病变。临床上最常见的联合瓣膜病变组合为二尖瓣狭窄伴主动脉瓣关闭不全。联合瓣膜病变对心功能的影响较单一的瓣膜病变严重。

一、二尖瓣狭窄

【概述】

风湿性二尖瓣狭窄多40~50岁发病,女性约占2/3。早期(10年左右)一般无明显症状。

【病因及发病机制】

（一）病因

风湿热是二尖瓣狭窄最常见的病因,部分患者无急性风湿热史,但多有反复链球菌感染导致的扁桃体炎或咽峡炎。少数二尖瓣狭窄患者与二尖瓣环钙化、先天性畸形、类风湿关节炎、系统性红斑狼疮等疾病有关。

（二）发病机制

二尖瓣狭窄的发病机制见图8-18。

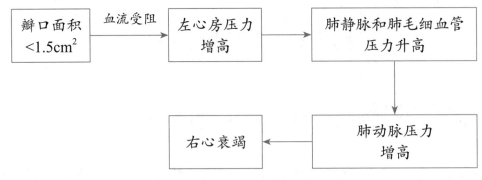

图 8-18 二尖瓣狭窄发病机制

【临床表现】

（一）症状

1. 呼吸困难 是二尖瓣狭窄最常见、最早期出现的症状,早期表现为劳力性呼吸困难、随狭窄加重,出现夜间阵发性呼吸困难、端坐呼吸,甚至发生急性肺水肿。

2. 咳嗽 多在夜间睡眠或劳动后发生,为干性无痰或泡沫样痰,并发感染时为黏液样痰或脓痰。

3. 咯血 可为大咯血或痰中带血,肺梗死时咳胶冻状暗红色痰、急性肺水肿时咳大量粉红色泡沫样痰。

4. 压迫症状 左心房扩大和左肺动脉扩张可压迫左喉返神经,引起声音嘶哑;压迫食管,引起吞咽困难。

（二）体征

二尖瓣面容,心尖部可触及舒张期震颤、闻及舒张中晚期隆隆样杂音,在左侧卧位或活动或用力呼气时听诊较明显,是二尖瓣狭窄的特征性体征,瓣膜有弹性和活动度较好时,可出现第一心音亢进和开瓣音。

（三）并发症

二尖瓣狭窄的并发症有心律失常、血栓栓塞、肺部感染、充血性心力衰竭、急性肺水肿等。心律失常以心房颤动最常见。二尖瓣狭窄伴心房颤动患者可出现血栓栓塞,以脑栓塞最多见。肺部感染常可诱发或加重心力衰竭。急性肺水肿是重度二尖瓣狭窄的严重并发症,如不及时抢救,往往导致患者死亡。

【辅助检查】

（一）胸部 X 射线检查

中度狭窄的患者心影呈梨形心。

（二）心电图

重度狭窄心电图可呈二尖瓣型 P 波,当肺动脉高压时,电轴可右偏。晚期可见右心室肥厚表现。

（三）超声心动图

超声心动图是确诊二尖瓣狭窄最可靠的无创性方法,同时也可对房室大小、厚度和运动、心功能等进行测定。

【诊断要点】

（一）诊断

心尖区隆隆样舒张期杂音伴 X 射线摄影或心电图示左心房增大，提示二尖瓣狭窄，超声心动图检查可明确诊断。

（二）鉴别诊断

二尖瓣狭窄导致的心尖部舒张期隆隆样杂音应注意与严重的主动脉瓣关闭不全引起相对性二尖瓣狭窄、大量左向右分流的先天性心脏病、甲状腺功能亢进症、贫血等所致的舒张期隆隆样杂音相鉴别。

【治疗】

（一）内科治疗

1. 积极预防及治疗风湿活动　长期应用苄星青霉素 120 万 U 肌内注射，每个月肌内注射 1 次。

2. 防治并发症　防止心律失常、肺部感染、心力衰竭等并发症。二尖瓣狭窄出现心房颤动时，先用洋地黄类药物控制心室率。预防栓塞，如无禁忌可口服华法林。出现咯血时，患者取坐位，同时使用镇静剂及利尿药。出现急性肺水肿时，处理原则与急性左心衰竭所致的肺水肿相似，用药时应避免使用以扩张小动脉为主、减轻心脏后负荷的血管扩张药物，正性肌力药物仅用于心房颤动伴快速心室率时。

（二）手术治疗

常用的介入及手术方法有经皮球囊二尖瓣成形术、二尖瓣分离术和人工瓣膜置换术。

二、二尖瓣关闭不全

【概述】

正常二尖瓣功能有赖于二尖瓣瓣叶、瓣环、腱索、乳头肌这四部分及左心室的结构和功能完整性，其中任何一个或多个部分发生异常，均可导致二尖瓣关闭不全。二尖瓣关闭不全根据病因不同分为急性和慢性两种。本节主要介绍慢性二尖瓣关闭不全。

【病因及发病机制】

（一）病因

引起慢性二尖瓣关闭不全常见的病因有风湿热、黏液样变性、瓣环钙化、结缔组织疾病、瓣膜脱垂、乳头肌功能不全、扩张型心肌病等。

（二）发病机制

二尖瓣关闭不全的发病机制见图 8-19。

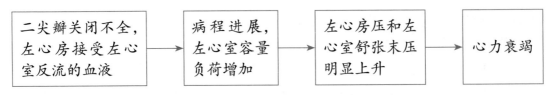

图 8-19　二尖瓣关闭不全发病机制

【临床表现】

（一）症状

轻度二尖瓣关闭不全症状不明显,病变严重时,可出现乏力、心悸、胸闷、呼吸困难,晚期可出现右心衰竭的表现。

（二）体征

心界向左下扩大,心尖搏动向左下移位,心尖部第一心音减弱,心尖部吹风样全收缩期杂音向左腋下传导为特征性体征,P_2 亢进及分裂。右心衰竭时可见颈静脉怒张、肝颈回流征阳性、肝大及双下肢水肿等。

（三）并发症

二尖瓣关闭不全并发症与二尖瓣狭窄相似,如感染性心内膜炎、栓塞、心房颤动等。

【辅助检查】

（一）X 射线检查

轻度二尖瓣关闭不全,胸部 X 射线检查可无明显异常发现,严重者可有左房增大及左室增大,左心衰竭时可见肺淤血征。

（二）超声心动图检查

超声心动图显示二尖瓣前叶活动幅度增大,左心房扩大,左心室扩大,二尖瓣瓣叶增厚、变形、回声增强,收缩期二尖瓣瓣口关闭不良。多普勒血流显像在左心房内可探及收缩期高速射流影像。

（三）心电图检查

轻度二尖瓣关闭不全心电图可正常。严重者左心室肥大,电轴左偏,P 波双峰及增宽,提示左心房增大。

【诊断要点】

（一）诊断

左心房、左心室扩大伴心尖部全收缩期吹风样杂音为诊断慢性二尖瓣关闭不全提供主要诊断依据,超声心动图可明确诊断。

（二）鉴别诊断

二尖瓣关闭不全收缩期吹风样杂音应与三尖瓣关闭不全、室间隔缺损、主动脉瓣狭窄等引起的收缩期杂音相鉴别。

【治疗】

（一）内科治疗

无症状者无须治疗，长期随访。二尖瓣反流出现症状时需使用血管紧张素转换酶抑制药减低左心室容积。慢性二尖瓣关闭不全合并心房颤动应长期抗凝治疗。

（二）手术治疗

有明显二尖瓣关闭不全者，在左心功能发生不可逆损害之前应进行手术治疗。常用方法有二尖瓣修补术和二尖瓣置换术。

三、主动脉瓣狭窄

【概述】

单纯性主动脉瓣狭窄多为先天性或退行性变，极少数为风湿性炎症，多见于男性。

【病因及发病机制】

（一）病因

1. 先天性畸形　包括单叶瓣畸形、二叶瓣畸形、三叶瓣畸形。

2. 老年性主动脉瓣钙化　退行性主动脉瓣狭窄是成人最常见的原因。

（二）发病机制

主动脉瓣狭窄的发病机制见图 8-20。

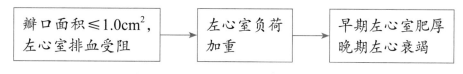

图 8-20　主动脉瓣狭窄发病机制

【临床表现】

（一）症状

呼吸困难、心绞痛和晕厥为典型的主动脉瓣狭窄常见的三联征，劳力性呼吸困难为常见的首发症状。

（二）体征

收缩压降低、脉压减小、脉搏细弱；心尖区可呈抬举样搏动，位置正常或向左下移位。胸骨右缘第 2 肋间可闻及粗糙响亮的收缩期杂音为其特征性体征。

（三）并发症

主动脉瓣狭窄并发症有心律失常、心脏性猝死、左心衰竭、感染性心内膜炎、体循环栓塞等。

【辅助检查】

（一）胸部 X 射线检查

左心室一般无明显增大，当出现左心衰竭或合并主动脉瓣关闭不全时，则左心室明显增大。左心房轻度增大,升主动脉根部常见狭窄后扩张。

(二)心电图

轻度狭窄者心电图正常;重度狭窄者可出现 QRS 波群电压增高伴轻度 ST-T 改变;严重者可出现左室肥厚伴劳损和左心房增大的表现。

(三)超声心动图

超声心动图是诊断本病的重要方法,二维超声示主动脉瓣瓣叶增厚,开放受限,可见左心室室壁增厚。

【诊断要点】

(一)诊断

典型主动脉瓣区喷射样收缩期杂音为主要诊断依据,确诊有赖于超声心动图。

(二)鉴别诊断

主动脉瓣狭窄出现的主动脉瓣区收缩期杂音应与梗阻性肥厚型心肌病出现的收缩期杂音相鉴别。

【治疗】

(一)内科治疗

无症状者无须治疗,应定期随访;一旦出现症状则需手术治疗。

(二)手术治疗

人工瓣膜置换术是治疗成人主动脉瓣狭窄的主要方法;直视下主动脉瓣分离术适用于儿童和青少年的非钙化性先天性主动脉瓣严重狭窄者。

四、主动脉瓣关闭不全

【概述】

主动脉瓣关闭不全主要由主动脉瓣本身的病变和/或主动脉根部的病变引起,根据发病情况分为急性和慢性两种。本节主要介绍慢性主动脉瓣关闭不全。

【病因及发病机制】

(一)病因

常见病因有风湿性心脏病、先天性畸形、感染性心内膜炎、退行性主动脉瓣病变、马方综合征(Marfan syndrome)、梅毒性主动脉炎等。

(二)发病机制

主动脉关闭不全的发病机制见图 8-21。

【临床表现】

(一)症状

可长期无症状或有心悸、心前区不适等症状。出现左心功能不全后,病情进行性加重,可有劳力性呼吸困难等左心衰竭症状,甚至肺水肿。

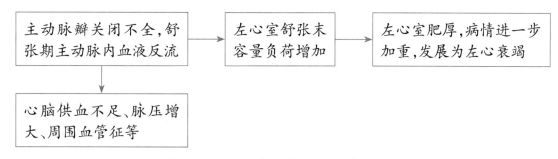

图 8-21　主动脉瓣关闭不全发病机制

（二）体征

面色苍白、头颈部动脉搏动感；心尖搏动向左下移位；心浊音界向左下扩大，呈靴形；第一心音减弱，主动脉瓣区第二心音减弱或消失，主动脉瓣区叹气样舒张期杂音；收缩压升高、舒张压降低、脉压增大，可出现周围血管征如点头征、水冲脉、毛细血管搏动征、股动脉枪击音等。

（三）并发症

感染性心内膜炎常见，心力衰竭常于慢性主动脉瓣关闭不全晚期出现，心律失常中以室性心律失常常见。

【辅助检查】

（一）胸部 X 射线检查

X 射线检查示左心室增大，升主动脉扩张，主动脉弓突出，搏动明显，心影呈靴形心。

（二）心电图检查

心电图表现为左室肥厚劳损伴电轴左偏，如有心肌损害，可出现室内传导阻滞及左束支传导阻滞等改变。

（三）超声心动图

超声心动图显示左心室内径及左室流出道增宽，主动脉根部扩张。

【诊断要点】

（一）诊断

有典型主动脉瓣区叹气样舒张期杂音伴周围血管征，可诊断为主动脉瓣关闭不全，超声心动图可明确诊断。

（二）鉴别诊断

主动脉瓣关闭不全杂音于胸骨左缘明显时，应与二尖瓣狭窄引起的相对性肺动脉瓣关闭不全出现的杂音相鉴别。

【治疗】

（一）治疗原则

控制病情发展，防止风湿活动，改善心功能，减轻症状，防止并发症。

（二）内科治疗

1. 随访　轻中度主动脉瓣关闭不全每 1~2 年随访一次，重症者每半年随访一次。

2. 预防与控制风湿活动　长期应用苄星青霉素 120 万 U，每个月肌内注射 1 次。

3. 防止并发症

（1）心力衰竭、心房颤动的预防和治疗，减轻心脏负荷，维持正常心率。

（2）防止血栓栓塞，实施抗凝治疗或溶栓治疗。

（3）呼吸道感染或感染性心内膜炎，应针对病原菌积极控制感染。

（三）手术治疗

慢性主动脉瓣关闭不全若无症状，且左心室功能正常，要定期随访，可不需手术。手术方法包括主动脉瓣置换术、主动脉瓣成形术等。

五、多 瓣 膜 病

多瓣膜病是两个或两个以上瓣膜病变同时存在。风湿性心脏病为引起多瓣膜病的最常见原因。临床上最常见的联合瓣膜病变是二尖瓣狭窄伴主动脉瓣关闭不全，此时二尖瓣狭窄的舒张期杂音可不明显，主动脉瓣关闭不全的周围血管征也可因同时存在的重度二尖瓣狭窄而减轻。联合瓣膜病变对心功能的影响较单一瓣膜病变严重。诊断多瓣膜病必须仔细，超声心动图对诊断及评价心功能有重要价值。多瓣膜病药物治疗与单瓣膜病变一致，手术治疗为主要措施，多瓣膜人工瓣膜置换术死亡危险性高，预后不良。

（郭　英）

第六节　心脏停搏及心肺复苏

 导入案例

患者，男，40 岁，1 年前被诊断为冠心病。患者自述现口服"酒石酸美托洛尔 25mg/次，2 次/d、阿托伐他汀钙片 20mg/次，1 次/d"等药物治疗；平时病情稳定，近日经常加班，出现胸闷、疲劳感；今日上班期间，突感胸痛、大汗、四肢无力、呼吸急促、面色苍白、站立不稳倒地。

请思考：

1. 患者最可能的诊断是什么？

2. 该病的诊断要点有哪些？

3. 作为医务人员应普及哪些抢救知识？

【概述】

心脏停搏（cardiac arrest，CA）是心脏射血功能突然停止，造成全身血液循环中断、呼吸停止和意识丧失。心肺复苏（cardiopulmonary resuscitation，CPR）是在心跳、呼吸突然停止的情况下所采取的一系列急救措施，目的是使心肺恢复正常功能，挽救生命。心脏停搏是心源性猝死的直接原因。

【病因及发病机制】

（一）病因

引起心脏停搏的原因主要有以下两个方面：

1. 疾病状态下出现心脏停搏　呼吸功能衰竭或呼吸停止的疾病，如重症肺炎、喉炎、窒息、肺栓塞、气管异物等，是引起心脏停搏的主要原因；心血管系统的状态不稳定，如心力衰竭、心脏压塞、冠状血管栓塞、严重心律失常等；急危重症神经系统疾病。

2. 其他　手术、临床诊疗操作、麻醉意外、外伤及意外伤害、电解质紊乱、中毒、缺氧、低血容量、药物、低温或体温过高、低血糖或高血糖、婴儿猝死综合征等。

（二）发病机制

心脏停搏最常见的 3 种机制：缺氧、心肌缺血和心律失常；可分为 4 个阶段：心脏停搏前期、无血流灌注期、低血流灌注期、复苏后阶段。

【临床表现】

心脏停搏的临床过程可分为 4 个时期：前驱期、终末事件期、心脏停搏和生物学死亡。

1. 前驱期　在猝死前数日至数月，有些患者可出现胸痛、气促、疲乏、心悸等非特异性症状。但也可无前驱期症状。

2. 终末事件期　是导致心脏停搏发生前的急性心血管改变时期，通常 <1h。典型表现包括严重的胸痛，急性呼吸困难，突然心悸，持续心动过速，头晕目眩等。

3. 心脏停搏

（1）突然昏迷：一般心脏停搏 8~12s 后出现，可有一过性抽搐。

（2）瞳孔扩大：一般心脏停搏 30~40s 后瞳孔开始扩大，对光反射消失。

（3）大动脉搏动消失：颈动脉、股动脉搏动消失。

（4）心音消失：心脏停搏时心音消失。

（5）呼吸停止：呼吸断续，呈叹息样，以后即停止。多发生在心脏停搏后 30~40s 内。面色灰暗或发绀。

4. 生物学死亡　从心脏停搏向生物学死亡的演进，主要取决于原发病的性质及心脏复苏的及时性。心脏停搏如未及时给予心肺复苏，经数分钟即过渡到生物学死亡。心脏停搏发生后立即实施心肺复苏和尽早除颤，是避免发生生物学死亡的关键。

【辅助检查】

心电图可见心室颤动（图 8-22）、无脉性室性心动过速、心室静止（图 8-23），或者无脉性电活动（图 8-24）。心室颤动是心脏停搏最常见的类型。

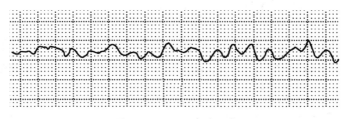

图 8-22　心室颤动

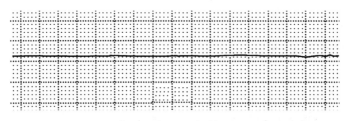

图 8-23　心室静止

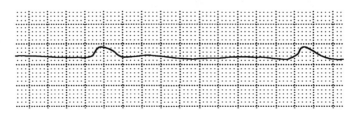

图 8-24　无脉性电活动

【诊断要点】

若呼唤患者无回应,压迫眶上、眶下无反应,即可确定患者已处于昏迷状态;再注意观察患者胸腹部有无起伏;如触颈动脉和股动脉无搏动,心前区听不到心跳;瞳孔散大,对光反射减弱以至消失,可判定患者已发生心脏停搏。

【治疗】

(一)治疗原则

心脏停搏的生存率很低,抢救成功的关键是尽早进行心肺复苏和复律治疗。心肺复苏分为初级心肺复苏和高级心肺复苏。

(二)治疗要点

1. 识别心脏停搏　首先需要判断患者的反应,快速检查是否没有呼吸或不能正常呼吸(无呼吸、过缓或喘息)并以最短时间判断有无脉搏(5~10s内完成)。如判断患者无反应时,应立即开始初级心肺复苏。

2. 呼救　在不延缓实施心肺复苏的同时,应尽早启动急救医疗系统(打"120"急救电话或呼叫他人),有条件时寻找并使用自动体外除颤器(automated external defibrillator, AED)。

3. 初级心肺复苏　即基础生命支持(basic life support,BLS)。一旦确定心脏停搏应立即实施初级心肺复苏。在确定环境安全的条件下,立即将患者仰卧在坚固的平面上。按心肺复苏程序（CAB）依次进行人工胸外按压（circulation）→开放气道（airway）→人工呼吸（breathing）。

（1）胸外按压和早期除颤：胸外按压是建立人工循环的主要方法，最重要。人工胸外按压时，患者应仰卧平躺于硬质平面，救助者跪在其旁。若胸外按压在床上进行应在患者背部垫以硬板。胸外按压的部位是胸骨下半部，双乳头连线中点。用一只手掌根部放在胸部正中双乳头之间的胸骨上，另一手平行重叠压在手背上，保证手掌根部横轴与胸骨长轴方向一致，以手掌根部为着力点，保证手掌用力在胸骨上，避免发生肋骨骨折。施救者身体稍微前倾，使肩、肘、腕位于同一轴线上，与患者身体平面垂直，按压时肘关节伸直，依靠肩部和背部的力量垂直向下按压，放松时双手不要离开胸壁，按压和放松的时间大致相等（图 8-25），按压频率 100~120 次/min；按压的幅度成人 5~6cm，儿童和婴儿至少为胸部前后径的 1/3（儿童约 5cm，婴儿 4cm）。保证按压后胸廓完全回弹，尽可能减少胸外按压的中断，若需中断控制在 10s 内。

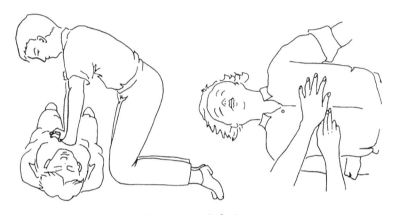

图 8-25　胸部按压

胸外按压的并发症主要包括肋骨骨折、心包积血或心脏压塞、气胸、血胸、肺挫伤、肝脾裂伤和脂肪栓塞。应遵循正确的操作方法，尽量避免并发症发生。

如果具备 AED，应联合应用 CPR 和 AED。

（2）开通气道：若患者无呼吸或出现异常呼吸，先使患者仰卧位，行 30 次心脏按压后再开通气道。保持呼吸道通畅是成功复苏的重要一步，若无颈部损伤，常采用仰头抬颏法。将一手置于患者前额用力加压，使头后仰，另一手的示、中两指抬起下颏，使下颌尖、耳垂的连线与地面呈垂直状态，以通畅气道。应清除患者口中的异物和呕吐物，若有义齿松动应取下（图 8-26）。

（3）人工呼吸：开放气道后，首先进行 2 次人工呼吸，每次持续吹气时间 >1s，保证足够的潮气量使胸廓起伏。无论是否有胸廓起伏，两次人工通气后应该立即胸外按压。

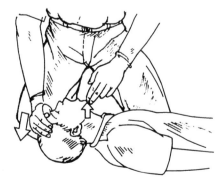

图 8-26　仰头抬颏法

气管内插管是建立人工通气的最好方法。当时间或条件不允许时,可以采用口对口、口对鼻或口对通气防护装置呼吸。首先要确保气道通畅。将手的拇指与示指置于患者前额处捏住患者鼻孔,吸一口气,用口唇完全罩住患者的口,然后缓慢吹气,每次吹气应持续 >1s,确保呼吸时有胸廓起伏(图 8-27)。

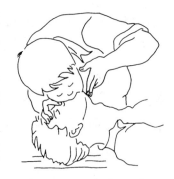

图 8-27　口对口呼吸

无论是单人还是双人进行心肺复苏时,按压和通气的比例为 30∶2,交替进行。条件允许应争取马上气管内插管,以人工气囊挤压或人工呼吸机进行辅助呼吸与输氧,纠正低氧血症,但同时应避免过度通气。与成人心脏停搏不同,儿童,尤其是婴儿心脏停搏多有各种意外(特别是窒息)导致,因此施救更重视人工通气的重要性。对儿童,尤其是婴儿 CPR 时,若有 2 名以上施救者在场,按压和通气的比例为 15∶2。

4. 高级心肺复苏　即高级生命支持(advanced life support,ALS),包括气管插管、心脏除颤、建立静脉通路及病情监测。

(1) 通气与氧供:院外常用面罩、简易球囊维持通气,院内在呼吸机使用前可用球囊-面罩通气,挤压 1L 容量成人球囊 1/2~2/3 或 2L 容量成人球囊 1/3 量。

(2) 电除颤、复律与起搏治疗:心室颤动可以直接导致心脏停搏,终止心室颤动最有效的方法是电除颤。AED 胸骨电极片放在患者右锁骨下方,心尖电极片放在与左乳头平齐的左下外侧部。若患者体内植入了置入性装置(如起搏器),应注意避免将电极片直接放置入装置上。对心脏停搏患者不推荐使用起搏治疗,而对有症状心动过缓患者则考虑起搏治疗。

(3) 药物治疗:心脏停搏患者在应尽早开通静脉通道,常选用肘前静脉、颈外静脉、颈内静脉、锁骨下静脉和股静脉;也可用骨内通路。

常选用药物有肾上腺素、血管升压素、去甲肾上腺素、多巴胺、多巴酚丁胺等。肾上腺素是 CPR 的首选药物。心律失常可选用胺碘酮、利多卡因、β 受体拮抗药等。

5. 复苏后处理　维持有效的循环和呼吸功能,特别是脑灌注,预防再次心脏停搏,维持水、电解质和酸碱平衡,防止脑水肿、急性肾衰竭和继发感染等,重点是脑复苏。

(田　洁)

本章小结

　　循环系统疾病包括心脏病和血管病,统称为心血管疾病。循环系统疾病主要有心功能不全、心律失常、原发性高血压、冠心病、风湿性心脏病、心脏停搏等。诊断心血管疾病须依据充足、综合分析、仔细鉴别,学习过程中要善于总结、学会区分。心血管疾病的治疗包括药物治疗、介入治疗、心肺复苏等。药物治疗是基础,介入治疗极大改善了患者的预后和生活质量,尽早进行心肺复苏是抢救心脏停搏、提高生存率的关键。

学习感悟：心血管疾病的低龄化态势,应引起整个社会的关注。心血管疾病在很大程度上是可以预防的,健康的生活习惯、平和的心理状态,良好的生活环境对心血管疾病预防大有裨益。如原发性高血压病因虽然很多,但多数病因是可以有效预防的。对于青少年而言,应要养成良好的生活习惯,限制钠盐的摄入,多吃蔬菜和水果,忌烟忌酒,保持充足的睡眠,坚持锻炼身体,拥有乐观积极的生活态度。时间就是生命,心脏停搏的抢救必须争分夺秒,要当机立断,遵循正确的操作方法进行心肺复苏。

 思考与练习

[名词解释]

1. 慢性心力衰竭

2. 心律失常

3. 原发性高血压

4. 急性 ST 段抬高心肌梗死

5. 心脏停搏

6. 心肺复苏

[填空题]

1.（　　　　）是心力衰竭诊断、临床风险评估的重要指标。

2. 心脏传导系统包括（　　　）、（　　　）、（　　　）、（　　　）、（　　　）和（　　　）。

3.（　　　　）是终止心房扑动最有效的方法。

4.（　　　　）是发现心肌缺血,诊断心绞痛最方便、最常用的方法。

5. 舌下含服（　　　）药物是缓解心绞痛最有效的措施。

6. 急性心肌梗死心电图特征性改变为（　　　）、（　　　）和（　　　）。

7. 无论是单人还是双人进行心肺复苏时,按压和通气的比例为（　　　　）,交替进行。对儿童,尤其是婴儿 CPR 时,若有 2 名以上施救者在场,按压和通气的比例为（　　　　）。

[简答题]

1. 简述洋地黄类药物中毒的常见表现。

2. 简述急性心力衰竭的治疗要点。

3. 简述心房颤动心电图特征。

4. 简述二尖瓣狭窄的常见并发症。

5. 简述主动脉瓣关闭不全的临床表现。

6. 简述心脏停搏的临床表现。

第九章 | 消化系统疾病

09章 数字内容

1. 具有端正的学习态度,充分认识消化系统疾病的重要性;具有高度的责任感和医者仁心的价值观,为患者提供准确、便捷的诊疗服务;在与患者沟通时应注意方式方法,耐心、细致地对待患者,善于缓和患者紧张情绪。
2. 掌握消化性溃疡、肝硬化、急性胰腺炎、原发性肝癌的主要临床表现及诊断。
3. 熟悉慢性胃炎的疾病概要、主要临床表现、诊断、治疗要点;消化性溃疡、肝硬化、急性胰腺炎、原发性肝癌的疾病概要。
4. 了解急性胃炎的疾病概要、主要临床表现、诊断、治疗要点;消化性溃疡、肝硬化、急性胰腺炎、原发性肝癌的治疗要点。
5. 能对常见消化系统疾病的患者进行相关辅助检查。

消化系统疾病属于常见病,包括食管、胃、肠、肝、胆、胰等脏器的疾病。

第一节 胃 炎

导入案例

患者,女,54岁,教师,因反复上腹部不适2年,腹痛2d入院。患者于2年前出现上腹部不适,表现为间断腹痛、腹胀,伴反酸、嗳气,自服中成药后缓解。患者于2d前进食辛辣食物后上腹痛加重,遂来院就诊。查体:T 36.4℃,P 76次/min,R 19次/min,BP 120/66mmHg。神志清楚,表情痛苦,心、肺未见异常;腹平软,上腹部轻压痛,无腹肌紧张及反跳痛,肝、脾未触及,双下肢无水肿。

请思考：

1. 患者最可能的诊断是什么？
2. 该病的诊断要点有哪些？
3. 为诊断该病可建议患者做哪些辅助检查？

胃炎是胃黏膜对胃内各种刺激因素的炎症反应，是一种常见的消化道疾病；按照临床发病缓急和病程的长短，一般将其分为急性胃炎和慢性胃炎。

一、急性胃炎

【概述】

急性胃炎指各种病因引起的胃黏膜急性炎症。病理组织学特征是胃黏膜固有层见到以中性粒细胞为主的炎症细胞浸润，包括急性糜烂出血性胃炎、急性幽门螺杆菌感染引起的胃炎和其他感染性胃炎，其中以急性糜烂出血性胃炎较常见。

【病因及发病机制】

（一）病因

引起急性糜烂出血性胃炎的常见原因：非甾体抗炎药，如阿司匹林、保泰松、吲哚美辛等；应激状态如严重创伤、手术、多器官功能衰竭、败血症等；酒精刺激。

（二）发病机制

各种致病因素导致胃黏膜屏障破坏，并使胃内氢离子反弥散入胃黏膜，进一步加重胃黏膜损害，导致胃黏膜糜烂和出血。

【临床表现】

急性胃炎常有上腹痛、腹胀、恶心、呕吐和食欲减退等表现。急性糜烂出血性胃炎多以突然出现呕血和/或黑便就诊；少数患者表现为轻微上腹不适或隐痛。

【辅助检查】

胃镜检查是确诊急性胃炎的依据，急性糜烂出血性胃炎行胃镜检查，可见弥散分布的多发性糜烂、出血病灶或多发性浅表溃疡。因病变可在短时间内消失，应建议患者尽早行胃镜检查，明确诊断。

【诊断要点】

有近期服用非甾体抗炎药史，应激状态或大量饮酒者；若出现呕血和/或黑便，应考虑急性糜烂出血性胃炎的可能，确诊依靠胃镜检查发现糜烂及出血病灶。

【治疗】

（一）治疗原则

除去病因，积极治疗原发疾病，纠正病理生理紊乱。

（二）治疗要点

常规给予抑制胃酸分泌的药物,如 H_2 受体拮抗药或质子泵抑制剂;胃黏膜保护药,如硫糖铝等治疗。

二、慢 性 胃 炎

【概述】

慢性胃炎指由多种病因引起的胃黏膜慢性炎症;根据病变的部位及病理组织学改变,一般将其分为非萎缩性、萎缩性、特殊类型三类。

【病因及发病机制】

（一）病因及发病机制

1. 幽门螺杆菌感染　是慢性胃炎最主要的病因。幽门螺杆菌通过释放尿素酶分解尿素产生的氨及空泡细胞毒素,导致细胞损伤;促进上皮细胞释放炎症介质;菌体细胞壁还可作为抗原,诱导自身免疫反应。在多种机制作用下,胃黏膜的炎症反应迁延或加重。

2. 十二指肠胃反流　如各种原因引起的胃肠道动力异常、肝胆疾病及远端消化道梗阻等,可引起十二指肠胃长期反流,从而导致胃黏膜慢性炎症。

3. 自身免疫　当体内出现针对壁细胞或内因子(由胃底壁细胞分泌的一种黏蛋白)的自身抗体时,自身免疫性的炎症会导致壁细胞总数减少、泌酸腺萎缩、胃酸分泌降低。由于内因子的减少,可导致维生素 B_{12} 吸收不良,引发巨幼细胞贫血,即恶性贫血。

4. 其他因素　如饮食、酗酒、服用非甾体抗炎药等各自作用,或者与幽门螺杆菌感染协同作用而引起或加重胃黏膜慢性炎症。

（二）病理类型

1. 慢性非萎缩性胃炎　指不伴有胃黏膜萎缩性改变,胃黏膜层以淋巴细胞和浆细胞浸润为主的慢性胃炎。

2. 慢性萎缩性胃炎　指胃黏膜已发生了萎缩性改变的慢性胃炎。慢性萎缩性胃炎又分为多灶萎缩性胃炎和自身免疫性胃炎两种。前者多位于胃窦部,病因多由幽门螺杆菌引起的慢性非萎缩性胃炎进展而来;后者多位于胃体部,病因主要是自身免疫。

3. 特殊类型的胃炎　较少见,如腐蚀性胃炎、感染性胃炎等。

【临床表现】

慢性胃炎进展缓慢,常反复发作。多数患者无明显症状,有症状者可表现为上腹不适、饱胀、钝痛、烧灼痛等,也可呈食欲减退、反酸、嗳气、恶心等消化不良症状。体征多不明显,部分患者有上腹轻压痛。自身免疫性胃炎患者可伴有贫血、舌炎、周围神经炎等维生素 B_{12} 缺乏的表现。

【辅助检查】

（一）幽门螺杆菌检查

幽门螺杆菌检查有助于病因诊断。检测方法分为侵入性和非侵入性两类。前者需要胃镜下取黏膜组织进行检测，包括组织学检查、快速尿素酶试验等；后者有碳^{13}（C^{13}）或碳^{14}（C^{14}）尿素呼气试验、血清学检查、粪便幽门螺杆菌抗原检测等。

（二）胃镜检查

胃镜检查是诊断慢性胃炎最可靠的检查方法。胃镜下慢性非萎缩性胃炎可见点状红斑，黏膜粗糙不平，出血点。慢性萎缩性胃炎可见黏膜血管显露，黏膜呈颗粒状或结节状，色泽灰暗，皱襞细小。

（三）其他检查

自身免疫性胃炎患者应检查血清壁细胞抗体和内因子抗体，壁细胞抗体多呈阳性，伴恶性贫血时内因子抗体多呈阳性。血清维生素 B_{12} 浓度测定及维生素 B_{12} 吸收试验（即希林试验）有助于恶性贫血的诊断。

【诊断要点】

确诊依靠胃镜及胃黏膜活检，幽门螺杆菌检查可明确病因。怀疑自身免疫性胃炎者应检测相关自身抗体及血清胃泌素等。

【治疗】

（一）治疗原则

慢性非萎缩性胃炎：幽门螺杆菌阴性、无糜烂和症状，可不给予药物治疗。其他类型慢性胃炎或合并幽门螺杆菌感染，应给予相关治疗。

（二）治疗要点

1. 一般治疗　饮食规律，清淡易消化饮食，避免刺激性饮食，多吃新鲜蔬菜水果，少吃烟熏食物，减少食盐的摄入，戒除烟酒。

2. 根除幽门螺杆菌　对幽门螺杆菌感染引起的慢性胃炎，应根除幽门螺杆菌。目前多采用四联疗法，具体方案详见本章第二节消化性溃疡。

3. 对症治疗　针对不同的症状可用抑酸或抗酸药，如奥美拉唑、西咪替丁、氢氧化铝等；促胃动力药，如多潘立酮；胃黏膜保护药，如枸橼酸铋钾等。药物不仅能够消除症状，对胃黏膜上皮修复及炎症也有一定的作用。有恶性贫血者应注射维生素 B_{12}。

4. 其他治疗　对胃黏膜的肠化生、异型增生，应耐心解释，消除恐惧心理；增加维生素 C、维生素 E、叶酸及微量元素的摄入。对于异型增生，应积极治疗并定期随访。对重度异型增生，应进行预防性手术，目前多采用在内镜下行胃黏膜切除术。

第二节 消化性溃疡

导入案例

患者,男,33岁,工程师,因反复上腹疼痛8年,加重伴黑便1d入院。患者于8年前,经常在进食刺激性食物后出现上腹隐痛不适,进食后缓解,未给予正规治疗;自诉服用"胃复康颗粒"后好转;1d前患者大量饮酒后再次出现上腹部疼痛,疼痛剧烈,为烧灼样痛,伴反酸、嗳气,夜间痛醒,吃饼干后好转;今晨解黑便1次,量约60g,无呕血。查体:T 37.0℃,P 90次/min,R 20次/min,BP 110/70mmHg。面色苍白,神志清楚,精神差;心肺未见异常;腹部平坦,未见肠型及异常蠕动波,剑突下偏右局限性轻压痛,无腹肌紧张及反跳痛,肝、脾未触及,移动性浊音(−),肠鸣音活跃,12次/min。辅助检查:Hb 105g/L,粪便隐血试验(+)。

请思考:

1. 患者最可能的诊断是什么?

2. 该病的诊断要点有哪些?

3. 为诊断该病可建议患者做哪些辅助检查?

【概述】

消化性溃疡(peptic ulcer)指胃肠黏膜发生的炎性缺损,通常与胃酸、胃蛋白酶的消化作用有关。消化性溃疡的黏膜缺损达到或超过肌层。

消化性溃疡是最常见的消化系统疾病之一;近年来,随着幽门螺杆菌根除治疗法的普及,就诊率及复发率有所降低;根据发病部位分为胃溃疡(gastric ulcer,GU)和十二指肠溃疡(duodenal ulcer,DU)。胃溃疡多发生在胃角和胃小弯侧,十二指肠溃疡多发生在十二指肠球部的前壁。消化性溃疡可发生于任何年龄,十二指肠溃疡多见于青壮年,胃溃疡多见于中老年,男性多于女性。临床上十二指肠溃疡比胃溃疡多见。

【病因及发病机制】

正常生理情况下,胃、十二指肠黏膜经常受到胃酸、胃蛋白酶及其他摄入的有害物质的侵袭,但因为胃、十二指肠黏膜具有一系列防御和修复机制,如黏液-碳酸氢盐屏障、黏膜丰富的血流、前列腺素、表皮生长因子等。生理状态下,黏膜的防御屏障和侵袭因素保持着平衡。只有当某些因素打破这种平衡,才会为胃酸、胃蛋白酶侵蚀黏膜提供机会,导致溃疡的形成。

（一）幽门螺杆菌

幽门螺杆菌（*Helicobacter pylori*，Hp）是消化性溃疡的主要病因。消化性溃疡患者幽门螺杆菌的检出率明显高于正常人。幽门螺杆菌在十二指肠溃疡的检出率约为90%，在胃溃疡的检出率为60%~90%。幽门螺杆菌通过直接或间接作用于胃窦的 G、D 细胞，使胃酸分泌增加，十二指肠酸负荷增加；同时，定植于十二指肠球部的幽门螺杆菌引起十二指肠炎症，致使十二指肠碳酸氢盐分泌减少，从而导致黏膜屏障作用减弱，进一步促进了十二指肠溃疡的发生。目前认为幽门螺杆菌感染引起的胃黏膜炎症削弱了胃黏膜的防御屏障而导致溃疡的发生。

（二）胃酸和胃蛋白酶

消化性溃疡的形成是由于胃酸和胃蛋白酶对黏膜的自身消化所致，其中胃酸是溃疡形成的关键因素。

（三）非甾体抗炎药

非甾体抗炎药是引起消化性溃疡的常见的病因，通过破坏黏膜屏障使黏膜防御和修复功能受损而导致消化性溃疡。

（四）其他因素

吸烟、遗传、应急状态、胃十二指肠运动异常等因素也与消化性溃疡的发生、发展有关。

【临床表现】

（一）症状及体征

消化性溃疡的典型症状是上腹痛，性质可有钝痛、灼痛、胀痛、剧痛和饥饿样不适，临床特点为慢性、周期性、节律性上腹部疼痛，服用抑酸药、抗酸药或进食能缓解腹痛。部分患者可为无症状或症状较轻。

1. 病程　慢性过程，可达几年或十几年。

2. 周期性　上腹痛呈周期性反复发作，发作、缓解交替出现，发作期可为数周或数月，缓解期长短不一。发作有季节性，多在秋冬和冬春之交发作，可因情绪不良，饮食不当或过劳而诱发。

3. 节律性　部分患者有与进餐相关的节律性上腹痛，胃溃疡多为餐后痛，可在进餐后 0.5~1h 出现疼痛，至下次餐前消失。十二指肠溃疡多为饥饿痛或夜间痛，可在餐后 2~4h 出现疼痛，进餐后疼痛缓解。

4. 部位　疼痛多位于剑突下，可偏右或偏左。疼痛性质多为灼痛，也可为钝痛、胀痛、饥饿样不适。部分不典型患者仅表现为上腹部隐痛或不适，或者有反酸、嗳气、上腹胀痛等症状。

（二）并发症

1. 出血　是消化性溃疡最常见的并发症，患者表现为呕血和/或黑便，严重者可出现失血性休克。出血量多少主要与病变部位侵及的血管有关，一般出血量在 50~70ml 出现黑便,250~300ml 出现呕血,短时间内失血量超过 1 000ml 可发生失血性休克。

2. 穿孔　急性穿孔常发生在十二指肠前壁或胃前壁,胃肠的内容物漏入腹腔易引起急性腹膜炎。立位腹部 X 射线检查透视下可见膈肌下游离气体。十二指肠或胃后壁的穿孔,因溃疡深至浆膜层,早已与邻近组织或器官发生粘连,所以穿孔时胃肠内容物一般不流入腹腔,这种穿孔称为慢性穿孔。穿孔常使上腹疼痛失去节律性,变得顽固而持续,并向背部放射。

3. 幽门梗阻　多由十二指肠球部溃疡和幽门管溃疡反复发作所致。溃疡急性发作时可因严重水肿和幽门部痉挛而引起暂时性梗阻,可随炎症的好转而缓解。慢性梗阻主要由瘢痕收缩引起,呈持久性。幽门梗阻可导致患者上腹部饱胀不适,于进食后加重,常伴有恶心、呕吐,呕吐物含有大量发酵酸性宿食,大量呕吐后症状可缓解。严重呕吐可产生脱水、低氯、低钾性碱中毒。腹部体检可见胃型及胃蠕动波,清晨空腹检查胃内有振水音。

4. 癌变　反复发作、病程持续时间长的胃溃疡癌变风险高,十二指肠溃疡一般不发生癌变。对有长期胃溃疡病史、年龄在 45 岁以上、溃疡顽固不愈的患者应提高警惕。应定期复查胃镜结合活检,有助于明确良、恶性溃疡,以及是否发生癌变。

【辅助检查】

（一）胃镜及黏膜活检

胃镜检查是确诊消化性溃疡的首选方法。在胃镜下可直接观察到胃、十二指肠黏膜,并在直视下做黏膜活检及幽门螺杆菌检测,可以确定有无病变、部位及分期;鉴别良、恶性溃疡;对治疗效果进行评价;对合并出血者给予止血治疗;对合并狭窄梗阻患者给予扩张或支架治疗。

（二）X 射线钡剂造影

X 射线钡剂造影适用于了解胃运动情况、胃镜禁忌者、不愿接受胃镜检查者和没有胃镜检查条件时。溃疡的 X 射线征象分为直接征象和间接征象,龛影和黏膜聚集为直接征象,可确诊为溃疡;间接征象为十二指肠球部激惹、球部畸形、胃大弯侧痉挛性切迹,间接征象不能确诊溃疡。

（三）幽门螺杆菌检测

幽门螺杆菌检测是消化性溃疡的常规检测项目,用于明确病因。

（四）其他检查

若怀疑胃泌素瘤,可进行胃液分析和胃泌素测定。

【诊断要点】

慢性、周期性、节律性上腹部疼痛,且腹痛能通过服用抑酸药或进食缓解的患者,应考虑消化性溃疡的可能。确诊依靠胃镜检查。X 射线钡餐检查发现龛影也能确诊。

【治疗】

（一）治疗原则

消化性溃疡的治疗原则是消除病因,缓解症状,愈合溃疡,防止复发和防治并发症。

（二）治疗要点

1. **一般治疗** 生活规律,避免过度劳累和精神紧张,避免辛辣刺激食物,戒烟戒酒,慎用非甾体抗炎药。

2. **药物治疗**

(1) 抗酸药物:如氢氧化铝、碳酸镁等,具有中和胃酸的作用,可迅速缓解疼痛的症状,但促进溃疡愈合的作用不强,目前多作为加强止痛的辅助治疗。

(2) 抑制胃酸药物:主要包括 H_2 受体拮抗药和质子泵抑制剂(proton pump inhibitor, PPI)。H_2 受体拮抗药可以阻断组胺与壁细胞膜上组胺受体结合,减少胃酸分泌。西咪替丁可通过血-脑脊液屏障,偶有精神异常不良反应;雷尼替丁、法莫替丁和尼莫替丁不良反应较少。PPI 作用于壁细胞膜上促进胃酸分泌的关键酶氢-钾 ATP 酶,通过抑制酶的活性抑制胃酸分泌。奥美拉唑是目前抑酸作用最强药物,不良反应有腹泻、头痛、恶心、腹痛、皮疹、眩晕、嗜睡、偶见血清谷丙转氨酶增高。

(3) 保护胃黏膜药物:硫糖铝抗溃疡的机制主要是直接黏附在溃疡表面上阻止胃酸、胃蛋白酶侵蚀溃疡面,并能促进内源性前列腺素合成,促进表皮生长因子分泌。枸橼酸铋钾除具有类似硫糖铝的作用机制外,还有较强地抑制幽门螺杆菌的作用;短期服用除使舌苔及粪便发黑外很少有不良反应;长期服用可能会使铋在体内过量积蓄引起神经毒性,故不宜长期服用。

(4) 根除幽门螺杆菌:对幽门螺杆菌感染的消化性溃疡,均应根除幽门螺杆菌,不但可促进溃疡的愈合,还可以预防复发。目前倡导的联合方案为包含铋剂的四联方案,即以 PPI 加上 1 种铋剂和 2 种抗生素,见表 9-1。

表 9-1　根除幽门螺杆菌常用的四联方案

PPI(选 1 种)	铋剂(选 1 种)	抗生素(选 2 种)
埃索美拉唑	枸橼酸铋钾	克拉霉素
奥美拉唑	果胶铋	阿莫西林
兰索拉唑		甲硝唑

注:疗程为 10~14d。

3. **手术治疗** 主要限于少数有并发症的患者。手术指征:大量出血经内科治疗无效、急性穿孔、瘢痕性幽门梗阻、胃溃疡疑有恶变、内科治疗无效的顽固性溃疡。

（三）消化性溃疡的预防

根除幽门螺杆菌和停用非甾体抗炎药,能有效地减少溃疡复发。长期维持治疗,一般以 H_2 受体拮抗药或 PPI 半量维持。若非甾体抗炎药不能停用,多用 PPI 或米索前列醇长期维持治疗以预防复发。

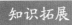知识拓展

幽门螺杆菌

幽门螺杆菌目前被认为是慢性胃炎、消化性溃疡的主要致病因素,是胃癌的重要高危因素。临床实践证实幽门螺杆菌被根除后,消化性溃疡复发率由70%~80%下降到10%以下。

第三节 肝 硬 化

导入案例

患者,男,52岁,进城务工人员,因呕血、黑便1d入院,慢性乙型病毒性肝炎史26年。患者于入院前1d吃硬饼后出现恶心、呕吐;呕吐3次,呕吐物为咖啡色,量约500ml;黑便1次,量约150g。患者自诉近1个月来腹胀,食欲减退,厌食油腻食物。查体:T 37.4℃,P 90次/min,R 21次/min,BP 100/65mmHg;面色苍白,神志清楚,巩膜皮肤黏膜黄染;心、肺未见异常;腹部膨隆,无压痛、反跳痛;肝未触及,脾位于左肋下2cm,移动性浊音(+);肠鸣音活跃,13次/min。辅助检查:Hb 89g/L,粪便隐血试验(+)。

请思考:

1. 患者最可能的诊断是什么?

2. 该病的诊断要点有哪些?

3. 为诊断该病可建议患者做哪些辅助检查?

【概述】

肝硬化是一种或多种原因引起肝细胞变性坏死、再生及间质纤维化,这三种病变反复进行而形成的慢性进行性肝病。假小叶的形成是肝硬化主要病理特征。

肝硬化是我国的常见病;起病隐匿,病程发展缓慢;晚期以肝损害和门静脉高压为主要表现,常出现消化道出血、肝性脑病、继发感染等并发症;患者死亡率较高;发病高峰年龄在35~50岁,男性多见。

【病因及发病机制】

(一)病因

1. 病毒性肝炎 是我国引起肝硬化最常见的原因,主要为乙型、丙型和丁型病毒性肝炎,占60%~80%,通常经过慢性肝炎阶段演变而来;急性或亚急性肝炎,如有大量肝细胞坏死和肝纤维化可以直接演变为肝硬化。

2. **酒精中毒**　是肝硬化的重要原因。长期大量饮酒(每日摄入乙醇 80g 达 10 年以上),乙醇及其中间代谢产物(乙醛)的毒性作用,可引起酒精性肝炎,进而发展为肝硬化。

3. **胆汁淤积**　肝内、外胆道梗阻,持续胆汁淤胆,皆可引起原发性或继发性胆汁性肝硬化。

4. **循环障碍**　慢性右心衰竭、缩窄性心包炎、肝静脉和/或下腔静脉阻塞可致肝长期缺血,肝细胞缺氧,发生变性坏死及纤维组织增生,形成淤血性肝硬化(心源性肝硬化)。

5. **遗传代谢性疾病**　先天性酶缺陷疾病,致使某些物质不能被正常代谢而沉积在肝,如肝豆状核变性(即威尔逊病,一种常染色体隐性铜代谢障碍性遗传病)、血色病(机体原发性或继发性铁过载导致的多脏器损伤病理综合征)等。

6. **其他**　药物(如异烟肼)和工业毒物(如砷、四氯化碳)、血吸虫病、营养障碍、免疫紊乱、隐源性肝硬化等。

(二)发病机制

肝硬化的演变过程是广泛肝细胞变性坏死,肝小叶支架塌陷,残存肝细胞形成再生结节,大量纤维结缔组织增生,包绕再生结节或将残留肝小叶重新分割,形成假小叶。这些病理改变造成肝内循环紊乱,形成门静脉高压,促进肝硬化病变进一步发展。

【临床表现】

肝硬化起病隐匿,病程发展缓慢,临床将肝硬化分为肝功能代偿期和失代偿期。

(一)代偿期

代偿期症状轻,可有乏力、食欲减退、腹胀、恶心、上腹隐痛、轻微腹泻等。症状无特异性,多呈间歇性发作。肝轻度大,质地结实或偏硬,脾可大。

(二)失代偿期

失代偿期主要有肝功能减退和门静脉高压两大类临床表现。

1. **肝功能减退**

(1) 全身症状:面色黝黯、无光泽(肝病面容),消瘦乏力,可有不规则低热、水肿、夜盲等。

(2) 消化道症状:食欲减退,恶心,呕吐,进食后上腹饱胀不适,稍进油腻食物即引起腹泻。上述症状与门静脉高压时胃肠道淤血水肿,消化吸收障碍和肠道菌群失调等有关。半数以上患者有轻度黄疸,少数有中、重度黄疸。

(3) 出血倾向和贫血:患者常出现鼻出血、牙龈出血、皮肤紫癜和胃肠道出血,与肝合成凝血因子减少、脾功能亢进引起血小板减少及毛细血管脆性增高等有关。患者不同程度的贫血与脾功能亢进,肠道吸收障碍,营养不良和胃肠道失血等因素有关。

(4) 内分泌紊乱:主要是肝对激素的灭活作用降低。如肝对雌激素灭活减少,雌激素水平最高,雄激素减少,常出现蜘蛛痣、肝掌。男性患者可出现性功能减退、睾丸萎缩、乳房发育等;女性患者出现月经失调、不孕等。肝硬化时,促皮质素释放因子受抑制,肾上腺皮质功能减退,促黑色素生成激素增加,患者皮肤色素沉着、面色黑黄、晦暗无光,称为肝病面容。肝硬化时,对抗利尿激素(antidiuretic hormone,ADH)代谢清除减弱,促进腹水形成。

2. 门静脉高压　脾大,侧支循环的建立和开放,腹水是门静脉高压的三大临床表现。

(1) 脾大:长期淤血可致脾轻、中度大。晚期脾功能亢进可使红细胞、白细胞、血小板计数均减少。

(2) 侧支循环的建立和开放:门静脉压力增高可使门静脉分支与腔静脉之间建立门腔侧支循环。主要表现为食管胃底静脉曲张破裂,引起上消化道出血;腹壁静脉曲张,可见脐周腹壁浅静脉呈放射状曲张;痔静脉曲张,出现痔疮,部分患者因痔疮出血而发现肝硬化。

(3) 腹水:是肝硬化失代偿期最突出的表现。腹水的形成与门静脉压力增高,低蛋白血症,淋巴液生成过多,继发性醛固酮增多,抗利尿激素分泌增多等相关。患者大量腹水时,腹胀明显,腹部膨隆,称为蛙腹。部分患者伴有胸腔积液,多见于右侧。

(三) 并发症

1. 上消化道出血　最常见的并发症,多因食管胃底静脉曲张破裂引起。表现为大量呕血或黑便,严重者导致出血性休克。肠道内积血吸收过多,容易诱发肝性脑病。

2. 肝性脑病　为肝硬化最严重的并发症,也是患者死亡最常见的原因。肝性脑病是在肝硬化基础上因肝功能不全和/或门体分流引起的以代谢紊乱为基础,中枢神经系统功能失调的综合征。主要表现为意识障碍、行为异常、昏睡甚至昏迷。

3. 感染　患者抵抗力低下,常并发细菌感染,如自发性腹膜炎、肺炎、胆道感染、尿路感染等。自发性腹膜炎的致病菌多为革兰氏阴性菌,主要表现为不同程度的发热、腹痛,腹水在短期内迅速增加,可出现不同程度的全腹压痛和腹膜刺激征;严重者可出现中毒性休克。

4. 肝肾综合征(功能性肾衰竭)　由于有效循环血量不足及肾内血流重新分布等因素造成;表现为自发性少尿或无尿、氮质血症、稀释性低钠血症和低尿钠,但肾并无器质性病理改变。

5. 原发性肝癌　病毒性肝硬化及酒精性肝硬化发生原发性肝癌的危险性较高,详见本章第四节原发性肝癌。

6. 肝肺综合征　严重肝病基础上,因肺内血管扩张导致低氧血症。临床特征为严重肝病、肺内血管扩张、低氧血症或肺泡-动脉氧梯度增加的三联征。

7. 电解质及酸碱平衡紊乱　有低钠、低钾、低氯、代谢性碱中毒,易诱发肝性脑病。

【辅助检查】

(一) 实验室检查

1. 血常规　脾功能亢进时,红细胞、白细胞、血小板计数均减少。

2. 肝功能检查　失代偿期患者转氨酶有轻、中度增高。血清总蛋白含量正常、降低或增高,但白蛋白含量降低、球蛋白含量增高,A/G 比值降低或倒置;凝血酶原时间延长。

(二)影像学检查

1. B 超检查 是诊断肝硬化常用且重要的方法,超声显像可显示肝大小、外形的改变和脾的大小。门静脉高压患者,门静脉主干内径 >13mm,脾静脉内径 >8mm。晚期肝左、右叶比例失调,肝表面不规则,肝实质回声不均匀。

2. CT 检查 能较早地发现原发性肝癌。

3. X 射线钡剂造影 食管胃底静脉曲张患者做食管吞钡 X 射线检查可发现虫噬样或蚯蚓状充盈缺损。

(三)其他检查

1. 内镜检查 可直接观察静脉曲张的部位及程度,在并发上消化道出血时,可直接施行止血。

2. 腹腔镜和肝穿刺活检 可直接观察肝、脾等脏器的改变,并可对病变明显处做穿刺活检。

3. 腹水检查 一般为漏出液,若并发自发性腹膜炎,比重介于漏出液与渗出液之间。腹水若呈血性应高度怀疑癌变,应做细胞学检查。

【诊断要点】

代偿期肝硬化诊断较困难。对慢性病毒性肝炎、酒精性肝炎患者应长期密切随访,如发现肝硬度增加、脾大、B 超检查显示肝内回声不均匀等变化,应怀疑肝硬化的可能,必要时行肝穿刺活检确诊。

失代偿期肝硬化可根据以下特点作出诊断:有病毒性肝炎、长期饮酒等可导致肝硬化的有关病史;有肝功能减退和门静脉高压的临床表现;肝功能检查有血清白蛋白下降,胆红素升高,凝血酶原时间延长等指标提示肝功能失代偿;B 超或 CT 提示肝硬化,以及内镜发现食管胃底静脉曲张。肝穿刺活检见假小叶形成是诊断本病的可靠依据。

【治疗】

(一)治疗原则

本病无特效治疗,关键在于早期诊断。综合治疗使病情缓解并延长其代偿期。对于失代偿期患者主要是对症治疗、改善肝功能及并发症的治疗。

(二)一般治疗

1. 休息 减少活动,注意休息,失代偿期以卧床休息为主。

2. 合理饮食 给予高能量、高蛋白、丰富维生素且易消化的食物;避免进食坚硬粗糙食物;肝损害显著或有肝性脑病先兆者,应限制或禁食蛋白质;有腹水者应少盐或无盐饮食。

3. 支持治疗 失代偿期患者,宜静脉补充营养,纠正水、电解质、酸碱平衡紊乱,酌情应用复方氨基酸、白蛋白和凝血因子。

（三）腹水治疗

1. 限制钠、水的摄入 氯化钠 <2.0g/d；水 <1 000ml/d，如有低钠血症，则应限制在 500ml/d 以内。

2. 利尿药 常用螺内酯和呋塞米联合应用，以发挥协同作用，减少电解质紊乱。利尿速度不宜过快，体重减少 <0.5kg/d 为宜，以免诱发肝性脑病。利尿药应在白天使用，避免影响患者睡眠。

3. 排放腹水与输注白蛋白 一般放腹水量 <3 000ml，以免诱发肝性脑病。一般每放腹水 1 000ml，输注白蛋白 8g，可缩短缓解症状的时间，但易于诱发肝肾综合征、肝性脑病等并发症。

4. 提高血浆胶体渗透压 每周定期静脉输注血浆、白蛋白，能促进腹水消退。

5. 其他方法 腹水浓缩回输、经颈静脉肝内门体分流术等。

（四）食管胃底静脉曲张破裂出血的治疗

1. 一般治疗 卧床休息，头偏向一侧，保持呼吸道通畅，禁食。严密观察患者生命体征，以及呕血、黑便情况。

2. 补充血容量 若出血量大，应尽快补充血容量。当患者出现失血性休克或血红蛋白含量 <70g/L、红细胞压积 <25% 时，要紧急输血。

3. 止血

（1）药物止血：对食管胃底静脉曲张破裂出血常用生长抑素、奥曲肽、特利加压素或垂体加压素止血。生长抑素及奥曲肽是最常用的药物。生长抑素首剂 250μg 静脉缓注，奥曲肽首剂 100μg 静脉缓注；垂体加压素剂量为 0.2U/min 静脉持续滴注，视情况可逐渐增加剂量至 0.4U/min。为防止药物的不良反应，如血压升高、心律失常、腹痛、心绞痛等，可同时使用硝酸甘油。

（2）三腔双囊管压迫止血：是食管胃底静脉曲张破裂出血的特征性治疗，目前用于药物不能控制的出血。为防止黏膜糜烂，使用三腔双囊管压迫止血时，持续压迫时间应 <24h，放气解除压迫一段时间后，必要时可重复应用。该止血方法效果肯定，但患者痛苦大、并发症多、停用后再出血率高，不宜长期使用。

（3）内镜治疗：内镜直视下注射硬化剂或组织黏合剂至曲张的静脉，或者用皮圈套扎曲张静脉，不但能止血，而且防止早期再出血。

（五）手术治疗

治疗可用门脉分流、断流术和脾切除等，可以降低门静脉系统压力和消除脾功能亢进。肝移植手术是晚期肝硬化的适用治疗方法。

肝硬化大体形态

肝硬化在大体形态上表现为肝早期大、晚期明显缩小，质地变硬，外观呈棕黄色或灰褐色，表面有弥漫性大小不等的结节和塌陷区。病理切面见肝正常结构被圆形或近圆形的岛屿状结节代替，结节周围有灰白色的结缔组织包绕。

第四节　原发性肝癌

导入案例

患者，男，74 岁，因右上腹疼痛、消瘦 2 个月余入院。患者有乙型病毒性肝炎病史 23 年，被确诊为肝硬化 10 年；于 2 个月前出现右上腹胀痛，并呈进行性加重，伴有乏力，食欲减退。查体：T 37.3℃，P 86 次/min，R 21 次/min，BP 140/70mmHg；消瘦，慢性病容，皮肤黏膜巩膜黄染；心、肺未见异常；腹部膨隆，肝位于右肋缘下 3cm，质硬，表面凹凸不平，边缘不整齐，肝区叩击痛（+），移动性浊音（+）；下肢轻度水肿。

请思考：

1. 患者最可能的诊断是什么？

2. 该病的诊断要点有哪些？

3. 为诊断该病可建议患者做哪些辅助检查？

【概述】

原发性肝癌指原发于肝细胞或肝内胆管上皮细胞的恶性肿瘤，包括肝细胞癌、肝内胆管细胞癌和混合性癌三种病理类型，其中肝细胞癌最常见，约占 90%。原发性肝癌是我国常见的消化系统恶性肿瘤，多见于中年男性。

【病因及发病机制】

原发性肝癌的病因及发病机制尚未完全明确，与下列因素有关：

（一）病因

1. 病毒性肝炎　原发性肝癌患者中约 1/3 有病毒性肝炎病史。乙型病毒性肝炎与肝癌的发生密切相关。原发性肝癌会在乙型病毒性肝炎后肝硬化的基础上发生。

2. 黄曲霉毒素　发霉的谷物中存在大量黄曲霉毒素，其代谢产物黄曲霉毒素 B_1 有强烈的致癌作用。流行病学研究发现，在粮食受到黄曲霉素污染严重的地区，人群肝癌发病率较高。

3. 肝纤维化　非酒精性脂肪肝后肝纤维化是肝癌发生的重要危险因素。

4. 其他因素　肝癌常亦发生在肝硬化、酒精性肝硬化基础上；一些化学物质，如有机氯农药、氯乙烯、亚硝胺类；血吸虫及华支睾吸虫感染；香烟中的多环芳烃、亚硝胺和尼古丁等都是可能导致肝癌的物质。

（二）病理类型

1. 大体病理分型

（1）块状型：占肝癌的 70% 以上，呈单个、多个或融合成块，直径 5~10cm，>10cm 者成为巨块型。质硬，膨胀性生长，有包膜。

（2）结节型：呈大小和数目不等的癌结节，直径 <5cm，与周围肝组织的分界不清，常伴有肝硬化。

（3）弥漫型：较少见，呈米粒至黄豆大的癌结节弥漫地分布于整个肝，不易与肝硬化区分。

2. 组织病理分型

（1）肝细胞癌：癌细胞来自肝细胞，最多见，异型性明显，肝细胞癌的肝动脉供血 >90%，可作为肝癌影像诊断和介入治疗的重要循环基础。

（2）肝内胆管癌：癌细胞来自胆管上皮细胞，较少见。

（3）混合癌：具有肝细胞癌和胆管细胞癌两种结构，最少见。

（三）转移途径

1. 肝内转移　易侵犯门静脉及分支形成癌栓，脱落后在肝内引起多发性转移灶。

2. 肝外转移

（1）血行转移：常转移至肺，其他部位有脑、肾上腺、肾及骨骼等。

（2）淋巴转移：常见肝门淋巴结转移，也可转移至胰、脾、主动脉旁及锁骨上淋巴结。

（3）种植转移：较少见，从肝表面脱落的癌细胞可种植在腹膜、横膈、盆腔等处，引起血性腹水、胸腔积液。女性可有卵巢转移。

【临床表现】

原发性肝癌常在肝硬化的基础上发生，起病隐匿，早期缺乏典型症状，以原发病表现为主。原有腹水者可表现为腹水迅速增加且具有难治性。症状明显者往往已进入中晚期。

（一）肝癌表现

1. 肝区疼痛　为肝癌最常见的症状，表现为间歇或持续性的钝痛或胀痛，多因肿瘤迅速生长会使肝包膜受牵拉所致。若病变侵犯膈肌，疼痛可放射至右肩或右背。突然发生剧烈腹痛和腹膜刺激征提示癌结节包膜下出血或向腹腔破溃。

2. 肝大　肝进行性增大，质硬，表面凹凸不平，边缘不规整，常有不同程度的压痛。

3. 黄疸　一般出现在肝癌晚期，多数为阻塞性黄疸，常因癌肿压迫或侵犯胆管或肝门淋巴结肿大压迫胆管所致。少数为肝细胞性黄疸，可由于癌组织在肝内广泛浸润所致。

4. 全身表现　进行性消瘦、发热、食欲减退、乏力、营养不良和恶病质等。

（二）转移灶症状

转移至肺、骨、脑、淋巴结等处，可出现相应症状。其中肺为最常见的肝外转移部位。

（三）伴癌综合征

由于癌肿本身代谢异常，或者肝癌患者机体内分泌或代谢异常而出现的一组综合征，表现为自发性低血糖、红细胞增多症、高钙血症、高脂血症等。

【辅助检查】

（一）肝癌标志物检查

1. 甲胎蛋白（AFP）　是诊断肝细胞癌特异性的标志物，现已广泛应用于原发性肝癌的普查、诊断、判断治疗效果及预测复发。血清 AFP 浓度常与肝癌的大小呈正相关。在排除妊娠和生殖腺胚胎瘤的基础上，AFP>400ng/ml 为诊断肝癌的条件之一。对 AFP 逐渐升高不降，或者 >200ng/ml 持续 8 周，应结合影像学及肝功能变化做综合分析或动态观察，以确诊是否存在肝癌。

2. 其他肝癌标志物　血清 α-L-岩藻糖苷酶（AFu）、γ-谷氨酰转肽酶同工酶Ⅱ（γ-GTⅡ）、异常凝血酶原（DCP）、磷脂酰肌醇蛋白多糖-3（GPC-3）、高尔基体蛋白 73（GP73）等有助于 AFP 阴性的肝癌的诊断和鉴别诊断。

（二）影像学检查

1. B 超检查　筛查肝癌的首选检查方法，能确定肝内有无占位性病变以及提示病变的可能性质。B 超检查对肝癌的早期定位诊断有较大价值，并有助于引导肝穿刺活检。

2. CT 检查　CT 分辨率高，对肝癌的定位、定性更加准确，能显示病变范围、数目、大小及其与邻近器官和重要血管的关系等，是肝癌诊断的重要手段。

3. 肝血管造影　选择性肝动脉造影是肝癌诊断的重要补充手段。该项检查为有创性；适用于肝内占位性病变非侵入检查未能定性者，疑为肝癌而非侵入检查未能明确定位者，拟行肝动脉栓塞治疗者等。

（三）其他检查

超声或 CT 引导下的细针肝穿刺活检，是确诊肝癌最可靠的方法，属于创伤性检查，有一定风险。

【诊断要点】

有病毒性肝炎病史或酒精性肝病的中年，尤其是男性患者，出现不明原因的肝区疼痛、消瘦、进行性肝大者，应考虑肝癌的可能。应进行血清 AFP 测定，或者 B 超、CT 检查，必要时行肝穿刺活检，可明确诊断。

有典型临床症状的就诊患者，往往已是晚期，为争取对肝癌的早诊、早治，应对高危人群（肝炎史 5 年以上，乙型或丙型肝炎病毒标记物阳性，35 岁以上）进行肝癌筛查。血清 AFP 测定和 B 超检查每年 1 次是肝癌普查的基本措施。经普查检出的肝癌可无任何症状和体征，称为亚临床肝癌。

【治疗】

（一）治疗原则

早期肝癌首选手术切除，不能切除者应采取综合治疗模式。

（二）治疗要点

1. 手术治疗　手术切除是目前根治原发性肝癌的较好治疗方法，通过完整地清除肿瘤组织，达到治愈的目的。早期肝癌手术切除后1年生存率达80%以上，五年生存率达50%以上。若在术后辅以综合性治疗，可以获得更好的效果。

2. 局部治疗　常用局部治疗方法的有射频消融术、微波消融术、肝动脉栓塞化疗术、经皮穿刺瘤内注射无水乙醇等。

射频消融术和微波消融术适用于直径≤3cm的肝癌患者，将电极插入肝癌组织内，应用电流热效应等方法毁损病变组织；肝动脉栓塞化疗术是目前非手术治疗中晚期肝癌常用的方法，经肿瘤的供血动脉注入栓塞剂如碘化油、明胶海绵、金属弹簧圈、药物微球等，阻断肿瘤血供，使其坏死；经皮穿刺瘤内注射无水乙醇对直径≤2cm的肝癌效果确切，将无水乙醇直接注入肝癌组织内，使癌细胞脱水、变性、凝固性坏死。

3. 肝移植　对于肝癌合并肝硬化患者，肝移植可将整个病肝切除，是治疗肝癌和肝硬化的有效手段。但若肝癌已有血管侵犯及远处转移，则不宜行肝移植术。肝移植患者需终生使用免疫抑制药。

4. 药物治疗　目前靶向治疗药物已相继应用于临床，如分子靶向药物多激酶抑制药索拉非尼是目前获得批准治疗晚期肝癌的分子药物。其他如单克隆抗体、基因治疗和肿瘤疫苗技术也在研究中。

5. 综合治疗　根据患者的个体差异和肿瘤的生物学特性不同，合理地选择一种或多种治疗方法联合应用，尽可能地去除肿瘤，保护重要脏器的功能，是中、晚期肝癌的主要的治疗方法。合并乙型肝炎病毒感染患者，在手术、局部治疗或肝移植后，均需坚持口服抗病毒药物。

第五节　急性胰腺炎

 导入案例

患者，女，43岁，突发腹痛、腹胀1d入院。患者于入院前1d与同事聚餐、饮酒后出现腹痛；腹痛位于中上腹并向腰背部放射，为刀割样、持续性、阵发性加剧；自觉腹胀、恶心，呕吐4次，呕吐物为食物和胆汁；既往有胆道结石病史。查体：T 38.7℃，P 93次/min，R 24次/min，BP 100/70mmHg。面色苍白，神志清楚，表情痛苦；心肺未见异常；腹部平坦，未见肠型及异常蠕动波，中上腹轻压痛，无腹肌紧张及反跳痛，肝、脾未触及，移动性浊音

(−);肠鸣音减少,1次/min。

请思考:

1. 患者最可能的诊断是什么?

2. 该病的诊断要点有哪些?

3. 为诊断该病可建议患者做哪些辅助检查?

【概述】

急性胰腺炎是多种病因导致胰酶在胰腺内被激活后引起胰腺组织自身消化所致的胰腺水肿、出血甚至坏死的炎症性损伤;是临床常见的急腹症之一,以急性上腹痛、恶心、呕吐、发热等为主要特点;根据病情的轻重,分为轻症急性胰腺炎和重症急性胰腺炎。轻症急性胰腺炎临床多见,常呈自限性,预后较好;重症急性胰腺炎少见,会导致胰腺出血坏死,常继发感染、腹膜炎、休克等并发症,病死率高。

【病因及发病机制】

(一)病因

引起急性胰腺炎的原因较多,主要包括:

1. 胆道疾病　胆石症及胆道感染是急性胰腺炎的主要病因。由于胰管与胆总管汇合成共同通道开口于十二指肠壶腹部,当结石、蛔虫嵌顿在壶腹部、胆管内炎症或结石移动时损伤奥迪括约肌(Oddi sphincter),导致胰管内胰液流出不畅,胰管内压增高。

2. 大量饮酒和暴饮暴食　引起十二指肠乳头水肿和奥迪括约肌痉挛,同时刺激大量胰液或胆汁分泌,使胰液和胆汁排泄不畅。

3. 胰管阻塞　结石、肿瘤或蛔虫等可导致胰管阻塞。当胰液大量分泌时胰管内压增高,导致胰管小分支和胰腺腺泡破裂,胰液与消化酶渗入间质,引起胰腺炎。

4. 其他　如手术或创伤、内分泌与代谢障碍、药物作用、感染等因素。

(二)发病机制

急性胰腺炎的发病机制未完全明了,目前的共识是胰腺自身消化理论。各种病因使胰腺腺泡内的酶原激活,发生胰腺自身消化的连锁反应;同时胰腺导管内通透性增加,使活性胰酶渗入胰腺组织,加重胰腺炎症。

【临床表现】

急性胰腺炎常在饮酒或暴饮暴食后发生。

(一)症状

1. 腹痛　是主要表现和首发症状,常突然起病,程度轻重不一。疼痛部位多在中上腹,可向腰背部呈带状放射。疼痛可为钝痛、刀割样痛或绞痛,呈持续性,可有阵发性加剧,弯腰抱膝位可以缓解。

2. 恶心、呕吐及腹胀　频繁恶心与呕吐,呕吐物为食物和胆汁,呕吐后腹痛不减轻。腹胀明显,甚至出现麻痹性肠梗阻。

3. 发热　中度以上的发热,持续 3~5d。

4. 水、电解质、酸碱平衡紊乱　多有不同程度的脱水、低血钾,呕吐频繁者可出现代谢性碱中毒。

5. 休克　重症胰腺炎可发生,主要是有效血容量不足,缓激肽类物质致周围血管扩张,并发消化道出血等原因所致。

（二）腹部体征

1. 轻症　腹部可有压痛,与腹痛程度不相符。

2. 重症　上腹或全腹压痛、腹肌紧张、反跳痛,肠鸣音减弱,可出现血性腹水,其中淀粉酶含量明显升高;少数患者因胰酶、坏死组织及出血,自腹膜后间隙渗到侧腹壁的皮下,致腰部、季肋部和下腹部皮肤呈蓝色的体征,称为格雷·特纳征(Grey Turner sign);脐周围或下腹壁皮肤呈发蓝的体征,称为卡伦征(Cullen sign)。

【辅助检查】

（一）实验室检查

1. 血、尿淀粉酶测定　血清淀粉酶在发病 6~12h 开始升高,48h 开始下降,持续3~5d,较正常值高出 3 倍以上可确诊本病。尿淀粉酶在发病 12~14h 开始升高,下降缓慢,持续 1~2 周,但受患者尿量影响。

2. 血清脂肪酶测定　常在发病 24~72h 上升,持续 7~10d,对就诊较晚的患者有诊断价值。

3. C 反应蛋白　在胰腺坏死时明显升高,可评估和监测急性胰腺炎的严重程度。

4. 生化检查　血糖、血甘油三酯升高;血清 GOT、LDH 可增加;血钙降低,若血钙<1.5mmol/L,提示预后不良。

（二）影像学检查

1. 腹部 B 超　是常规初筛检查,可见胰腺肿大,亦可了解胆道情况。

2. CT 检查　轻症显示胰腺局限或弥漫性肿大,边缘不规则。重症可见胰周围区消失,网膜囊和网膜脂肪变性,密度增加。增强 CT 是诊断胰腺坏死的最佳方法。

【诊断要点】

轻症胰腺炎有剧烈而持续的上腹部疼痛、恶心、呕吐、发热、上腹部压痛,无腹肌紧张和反跳痛,同时有血清淀粉酶、尿淀粉酶增高,排除其他急腹症者,即可诊断。

重症胰腺炎除具备轻症急性胰腺炎的诊断标准,且具有局部并发症,如胰腺坏死、假性囊肿、胰腺周围脓肿、多器官衰竭等。

【治疗】

（一）治疗原则

轻症急性胰腺炎经非手术治疗 3~5d 可治愈。重症胰腺炎必须采用综合性治疗措施,积极抢救,必要时手术治疗。

（二）治疗要点

1. 非手术治疗

（1）抑制或减少胰液分泌

1）早期禁食水，持续胃肠减压，同时注意营养支持。重症患者可采用全肠外营养，病情好转可进少量清淡的流质饮食。

2）药物治疗：生长抑素或生长抑素类似物奥曲肽，有抑制胰液、胰酶分泌的作用，还有助于控制胰腺及全身炎症反应。轻症患者可在起病初予以生长抑素 250μg/h 或奥曲肽 25μg/h，持续静脉滴注 3d。重症患者宜在起病后 48h 内予以生长抑素 500μg/h 或奥曲肽 50μg/h，使用 3~4d 后减量 1/2，疗程为 4~5d。

（2）解痉止痛：腹痛严重者给予哌替啶，可同时服用解痉药如山莨菪碱、阿托品。禁用吗啡，以免引起奥迪括约肌痉挛。

（3）抗感染：重症胰腺炎应使用抗生素，以预防胰腺坏死合并感染。常选用针对大肠埃希菌并对胰腺渗透性较好的抗生素，以喹诺酮类或亚胺培南为佳，并联合应用抗厌氧菌的药物如甲硝唑。

（4）积极抗休克治疗：维持水、电解质和酸碱平衡。重症患者如有休克，应积极补充血容量；若扩容后循环衰竭仍未改善者，可用血管活性药物。适当输注白蛋白、鲜血或血浆代用品。出现手足抽搐者可静脉注射 10% 葡萄糖酸钙 10~20ml。

2. 手术治疗

（1）腹腔灌洗：腹腔灌洗可清除腹腔内细菌、内毒素、胰酶、炎性因子等，减少这些物质进入血液循环后对全身脏器损害。

（2）手术疗法：手术可解除胆道梗阻，清除坏死胰腺及周围的坏死组织，并可进行局部引流和持续灌洗。手术适应证包括胰腺坏死合并感染、胰腺假性囊肿、胰腺脓肿、胆道梗阻或感染等；对诊断未明确，疑有腹腔脏器穿孔或肠坏死者应尽早行剖腹探查术。

（张枞刈）

本章小结

消化系统疾病是临床常见病、多发病。临床表现除消化系统本身症状体征外，常伴有其他系统或全身症状，必须认真收集病史、症状、体征和辅助检查资料，进行全面的分析才能得到正确的诊断。

腹痛是消化系统常见病的共同症状，但不同的疾病，腹痛的部位、性质等有所不同，在学习中应注意区别。在体格检查中，应重点检查腹部体征，如有无腹部膨隆、异常蠕动波，有无压痛、反跳痛、腹肌紧张、肝大、脾大、腹部包块等，有无振水音、移动性浊音，以及肠鸣音情况。

对消化系统疾病进行相关辅助检查是明确诊断的重要方法，要运用好实验室检查和影像学检查的结果，为准确、快速诊断疾病提供有力依据。

学习感悟:慢性胃炎病程较长、临床表现不典型,工作中要有耐心、细心和爱心,才能发现诊治最有价值的信息。消化性溃疡是临床常见病、多发病,临床工作者应熟悉疾病发展规律,掌握病情变化特点,有利于避免消化性溃疡并发症发生。肝硬化患者病程较长,大部分时间需要居家治疗,应尽快帮助患者和家属掌握健康教育知识,更好地配合院内治疗,以减少并发症,利于疾病康复。重症急性胰腺炎病情发展迅速、病死率高,对患者的救治应准确、迅速,以高度的责任心和使命感救治生命、降低患者死亡率。我国原发性肝癌高发地区,培养以患者为中心的理念,在与患者沟通时应注意方式方法,善于缓和患者紧张情绪。

 思考与练习

[**名词解释**]

1. 慢性非萎缩性胃炎

2. 消化性溃疡

3. 肝肾综合征

4. 伴癌综合征

5. 格雷·特纳征

[**填空题**]

1. 急性糜烂出血性胃炎多以突然出现(　　　)和/或(　　　)就诊。

2. 消化性溃疡根据发病部位分为(　　　　　)和(　　　　　　　　),(　　　　　　)多发生在胃角和(　　　　　),(　　　　　　)多发生在十二指肠球部的(　　　)。

3. 肝硬化门静脉高压的三大临床表现是(　　　)、(　　　　　)及(　　　)。

4. 原发性肝癌常见的转移部位是(　　)、(　　)、(　　)、(　　)等,其中,最常见的肝外转移部位是(　　　)。

5. 急性胰腺炎的主要表现和首发症状是(　　　　),部位多在(　　　　　),可向腰背部呈(　　　)放射。

[**简答题**]

1. 简述消化性溃疡的临床表现。

2. 简述肝硬化失代偿期的临床表现。

3. 简述急性胰腺炎的主要临床表现。

第十章 | 泌尿系统疾病

10章 数字内容

1. 具有高度的责任感,树立正确的人生观和价值观;正确处理好医患关系,努力克服心理障碍,保护好患者隐私,维护好泌尿系统疾病患者合法权益;医者仁心,德能兼修;语言文明,和蔼可亲。
2. 掌握慢性肾小球肾炎、肾病综合征、尿路感染、慢性肾衰竭的临床表现及诊断要点。
3. 熟悉慢性肾小球肾炎、肾病综合征、尿路感染、慢性肾衰竭的治疗原则。
4. 了解慢性肾小球肾炎、肾病综合征、尿路感染、慢性肾衰竭的病因及发病机制。
5. 能对慢性肾小球肾炎、肾病综合征、尿路感染、慢性肾衰竭作出初步诊断。

泌尿系统由肾、输尿管、膀胱、尿道及相关的血管、神经等组成。其主要功能包括滤过功能、重吸收和排泄功能、内分泌功能。泌尿系统的疾病既可由身体其他系统病变引起,又可影响其他系统甚至全身。其主要表现在泌尿系统本身,如排尿改变、尿的改变、肿块、疼痛等;亦可表现在其他方面,如高血压、水肿、贫血等。本章主要讨论内科范畴的常见泌尿系疾病。

第一节 原发性肾小球疾病

 导入案例

患者,男,50岁,发现蛋白尿、乏力、颜面水肿3年。患者自述曾在当地医院就诊,间断服用多种中药、西药治疗,效果不明显;3d前因上呼吸道感染使症状加重,伴头昏、剧烈头痛、视物模糊,被家属送院就诊。入院查体:T 36.7℃,P 82 次/min,R 20 次/min,BP 150/100mmHg,面色苍白,双下肢凹陷性水肿。尿常规:尿蛋白(++)、红细胞(++)。血常规:RBC $3.0×10^{12}$/L、Hb 90g/L。

请思考:

1. 患者最可能的诊断是什么,诊断依据有哪些?

2. 为进一步诊治还需要做哪些辅助检查?

3. 该病的治疗原则有哪些?

肾小球疾病是一组以血尿、蛋白尿、水肿、高血压、肾损害等为主要临床表现,病变通常累及双侧肾小球的常见病,其病因、发病机制、病理改变、病程和预后不尽相同。根据病因,肾小球疾病可分为原发性、继发性和遗传性三大类。原发性肾小球疾病占肾小球疾病的绝大多数,目前仍是导致慢性肾衰竭的最主要的病因,其临床分为急性肾小球肾炎、急进性肾小球肾炎、慢性肾小球肾炎、隐匿性肾小球肾炎(无症状性血尿和/或蛋白尿)、肾病综合征。本节主要介绍急性肾小球肾炎、慢性肾小球肾炎及肾病综合征。

一、急性肾小球肾炎

急性肾小球肾炎可简称为急性肾炎(acute glomerulonephritis),是以急性肾炎综合征为主要临床表现的一组疾病。急性起病,多见于链球菌感染后,其他细菌、病毒及寄生虫感染亦可引起。本节主要介绍链球菌感染后急性肾小球肾炎。

 知识拓展

肾炎综合征

肾炎综合征以肾小球性血尿为主要特征,常伴有蛋白尿,可有水肿、高血压和/肾损害,可分为3种类型。

1. 急性肾炎综合征 急性起病,临床上最典型的为链球菌感染后急性肾小球肾炎。

2. 急进性肾炎综合征 主要特征是数周至数个月内出现进行性加重的肾损害,可见于IgA肾病等。

3. 慢性肾炎综合征 缓慢起病,早期常无明显症状,或者仅有水肿、乏力等,血尿和蛋白尿迁延不愈或逐渐加重,随着病情进展可逐渐出现高血压和/或肾损害。

【病因及发病机制】

急性肾小球肾炎主要因乙型溶血性链球菌(β-hemolytic streptococcus)致肾炎菌株感染所致,常诱发于呼吸道感染或皮肤感染等,如扁桃体炎、猩红热和脓疱疮等。本病系感染诱发的免疫反应所致。针对链球菌致病抗原,如蛋白酶外毒素 B 等的抗体,可能与肾小球内成分发生交叉反应、循环或原位免疫复合物沉积、诱发补体异常活化等参与致病,导致肾小球内炎症细胞浸润。

【临床表现】

急性肾小球肾炎多见于儿童,男性略多,常于感染后 2 周起病,起病急,轻者呈亚临床型(仅尿常规及血清补体 C3 异常);典型者呈急性肾炎综合征表现;重症者可发生急性肾损伤。

1. 血尿　几乎全部患者有肾小球性血尿,约 30% 患者可有肉眼血尿,常为起病首发症状和患者就诊原因。

2. 蛋白尿　几乎全部患者尿蛋白阳性。蛋白尿一般不严重,多为轻、中度蛋白尿。

3. 水肿　80% 以上患者有水肿,常为起病的初发表现,典型表现为晨起眼睑水肿或伴有下肢轻度凹陷性水肿,少数严重者可波及全身。

4. 高血压　约 80% 患者出现一过性轻、中度高血压,常与水钠潴留有关。

5. 肾功能异常　患者起病早期可出现尿量减少,少数者甚至少尿(<400ml/d)。

【辅助检查】

1. 血清补体测定　起病初期血清补体 C3 及总补体下降,8 周内逐渐恢复正常,有诊断意义。

2. 抗链球菌溶血素 O(anti-streptolysin O,ASO)测定　血清 ASO 滴度升高,提示近期内曾有过链球菌感染。

3. 肾功能检查　肾功能受损可表现为血清肌酐升高等。

4. 尿液检查　尿常规以红细胞为主,早期可见白细胞和上皮细胞数量稍增多,可有红细胞管型。尿蛋白一般在 0.5~3.5g/d,少数患者(<20%),可呈肾病综合征范围的大量蛋白尿。

【诊断要点】

乙型溶血性链球菌感染后 1~3 周发生急性肾炎综合征,伴血清补体 C3 一过性下降,即可临床诊断为急性肾小球肾炎。若血清肌酐持续升高或 2 个月病情尚未见好转应及时肾穿刺活检,以明确诊断。

【治疗】

1. 治疗原则　治疗以卧床休息、支持及对症治疗为主,积极防治并发症、保护肾功能;反复发作慢性扁桃体炎时,病情稳定后可考虑扁桃体切除。

2. 治疗要点

(1) 一般治疗:急性期应卧床休息,直至肉眼血尿消失、水肿消退及血压恢复正常。限制水钠摄入,根据病情予以特殊的饮食治疗。

(2) 对症治疗:经休息、限制水钠摄入后水肿仍明显者,应适当使用利尿药;若经休息、限制水钠和利尿后血压仍不能控制者,可给予抗高血压药;预防心脑血管并发症的发生。

(3) 控制感染：本病主要为乙型溶血性链球菌后引起的免疫反应所致，发病时感染多数已控制，故通常不需要使用抗菌药物。除非感染持续存在，则需选用无肾毒性抗菌药物（如青霉素、头孢菌素等）积极治疗。

(4) 透析治疗：发生急性肾损伤且有透析指征者，应及时给予短期透析治疗，以度过危险期。本病有自愈倾向，一般无须长期透析。

 知识拓展

血 液 透 析

血液透析是最常用的血液净化方法之一，能部分替代肾功能。血液透析是将患者血液与含一定化学成分的透析液分别引入透析器内半透膜的两侧，根据膜平衡原理，经弥散、对流等作用，达到清除代谢废物、血液中蓄积的毒素，以及过多的液体，纠正水、电解质及酸碱平衡紊乱的一种治疗方法。弥散是在布朗运动作用下，溶质从半透膜浓度高的一侧向浓度低的一侧移动，最后达到膜两侧浓度的平衡。对流是通过膜两侧的压力梯度使溶质随着水的跨膜移动而移动。血液透析还可通过半透膜两侧压力差产生的超滤作用去除患者体内过多的水分。

二、慢性肾小球肾炎

慢性肾小球肾炎可简称为慢性肾炎，以蛋白尿、血尿、高血压和水肿为基本临床表现，起病方式各有不同，病情迁延缓慢进展，可有不同程度的肾损害，部分患者最终将发展至终末期慢性肾衰竭。慢性肾小球肾炎发病无明显年龄差异，以青中年略多，男性多于女性。

【病因及发病机制】

绝大多数慢性肾小球肾炎由不同病因的原发性肾小球疾病发展而来，仅有少数慢性肾小球肾炎是由急性肾小球肾炎发展所致（直接迁延或临床痊愈若干年后再现）。慢性肾小球肾炎的病因、发病机制和病理类型不尽相同，但起始因素多为免疫介导炎症。此外，高血压、大量蛋白尿、高血脂等非免疫非炎症因素也起到重要作用。

【临床表现】

慢性肾小球肾炎多起病缓慢、隐匿，临床表现多样，个体差异较大，病情时轻时重，逐渐发展为慢性肾衰竭。早期表现乏力、食欲减退、腰膝酸软，部分患者因感染、劳累呈急性发作。蛋白尿、血尿、高血压和水肿为基本表现。

1. 蛋白尿　出现较早，多为轻度蛋白尿，是慢性肾小球肾炎必有的表现。

2. 血尿　多为镜下血尿，部分可出现肉眼血尿。

3. 高血压　多为持续性中等度血压增高,以舒张压增高明显,可出现眼底视网膜动脉变细、迂曲和动静脉交叉压迫现象;少数可见絮状渗出物或出血。

4. 水肿　多为眼睑水肿和/或下肢凹陷性水肿,一般无体腔积液。

5. 其他　急性发作或使用肾毒性药物病情急剧恶化者,引起不可逆慢性肾衰竭。

【辅助检查】

1. 实验室检查

(1) 尿常规:多数尿蛋白(+)~(+++),尿蛋白定量常为 1~3g/d;尿沉渣镜检可见红细胞和红细胞管型。

(2) 血常规:早期多数正常或有轻度贫血,晚期红细胞计数和血红蛋白明显下降。

(3) 肾功能检查:早期肾功能正常或轻度受损,晚期肌酐清除率下降,血清肌酐及血尿素氮增高。

2. 其他检查

(1) 超声检查:早期肾大小正常,晚期双肾缩小、皮质变薄。

(2) 肾活检:可表现为原发病的病理改变,对于指导治疗和估计预后具有重要价值。

【诊断要点】

凡尿检查异常(蛋白尿、血尿),伴或不伴水肿、原发性高血压史≥3 个月,无论有无肾损害,均应考虑慢性肾小球肾炎。诊断中应注意与继发性肾小球肾炎、遗传性肾小球肾炎鉴别。

慢性肾小球肾炎临床表现差异较大,故要特别注意因某一表现突出而误诊。如慢性肾小球肾炎高血压突出而误诊为原发性高血压;增生性肾炎,如系膜毛细血管性肾小球肾炎、IgA 肾病等感染后急性发作,误诊为急性肾小球肾炎。

【治疗】

1. 治疗原则　慢性肾小球肾炎治疗以防治或延缓肾功能进行性恶化,改善或缓解临床症状,防治心脑血管并发症为主要目的。

2. 治疗要点

(1) 积极控制高血压和减少尿蛋白:高血压和蛋白尿是加速肾小球硬化、促进肾功能恶化的重要因素,积极控制高血压和减少蛋白尿是两个重要的环节。高血压的控制目标是 <130/80mmHg,尿蛋白的控制目标是 <1g/d。

(2) 限制食物中蛋白质及磷的摄入量:肾功能不全患者应严格限制蛋白质及磷的摄入量,采用优质低蛋白饮食 [<0.6g/(kg·d)]。

(3) 糖皮质激素和细胞毒性药物:一般不主张积极应用。

(4) 避免加重肾损害的因素:①预防与控制各种感染。②禁用肾毒性药物,如氨基糖苷类抗生素、两性霉素、磺胺类抗生素等。③及时治疗高脂血症、高尿酸血症等。

三、肾病综合征

肾病综合征(nephrotic syndrome,NS)是由多种病因引起的以大量蛋白尿(尿蛋白>3.5g/d),低蛋白血症(血浆白蛋白<30g/L),伴或不伴水肿、高脂血症为特点的一组临床综合征。

【病因及发病机制】

肾病综合征可分为原发性和继发性两大类。原发性肾病综合征指原发于肾本身的肾小球疾病,其发病机制为免疫介导炎症所致的肾损害;继发性肾病综合征指继发于全身性或其他系统的疾病,如系统性红斑狼疮、糖尿病、过敏性紫癜等。肾病综合征的分类和常见病因见表10-1。本节仅讨论原发性肾病综合征。

表 10-1　肾病综合征的分类和常见病因

分类	儿童	青少年	中老年
原发性肾病综合征	微小病变型肾病	系膜增生性肾小球肾炎 微小病变型肾病 局灶节段性肾小球硬化 系膜毛细血管性肾小球肾炎	膜性肾病
继发性肾病综合征	过敏性紫癜肾炎 乙型肝炎病毒相关性肾炎 狼疮肾炎	狼疮肾炎 过敏性紫癜肾炎 乙型肝炎病毒相关性肾炎	糖尿病肾病 肾淀粉样变性 骨髓瘤性肾病 淋巴瘤或实体肿瘤性肾病

【临床表现】

1. 大量蛋白尿　是肾病综合征的起病根源。尿蛋白>3.5g/d,其发生机制是肾小球滤过屏障受损,肾小球对血浆蛋白(多以白蛋白为主)的通透性增加,尿蛋白增多,当超过肾小管的重吸收量时,形成大量蛋白尿。

2. 低蛋白血症　主要由大量蛋白自尿中丢失所致。此外,胃黏膜水肿致蛋白质吸收减少、肝合成白蛋白不足也是低蛋白血症的原因。

3. 水肿　是肾病综合征最突出的体征。其发生与低蛋白血症所致血浆胶体渗透压明显下降有关。严重水肿患者可出现胸腔、腹腔和心包积液。

4. 高脂血症　以高胆固醇血症最为常见。甘油三酯、低密度脂蛋白、极低密度脂蛋白和 α 脂蛋白也常可增加,其发生与低蛋白血症刺激肝增加脂蛋白合成及脂蛋白分解减少有关。

5. 并发症

（1）感染：是最常见并发症，是导致本病复发和治疗效果不佳的主要原因。其发生与蛋白质营养不良、免疫功能紊乱和应用糖皮质激素治疗有关。常见感染部位顺序为呼吸道、尿路和皮肤。

（2）血栓、栓塞：多数患者血液呈高凝状态，容易发生血栓和栓塞，其中以肾静脉血栓最常见。血栓、栓塞是直接影响治疗效果和预后的重要原因。

（3）急性肾损伤：见于少数病例，尤以微小病变型肾病者居多，发生多无明显诱因，表现为少尿甚至无尿，扩容利尿无效。

（4）其他：长期高脂血症易引起动脉粥样硬化、冠心病等心血管并发症；长期大量蛋白尿可导致严重的蛋白质营养不良；免疫球蛋白减少造成机体免疫力低下，易致感染；金属结合蛋白及维生素 D 结合蛋白丢失可致体内铁、锌、铜缺乏，以及钙、磷代谢障碍。

【辅助检查】

（一）实验室检查

1. 尿液检查　尿蛋白定性（+++）~（++++），24h 尿蛋白定量 >3.5g/d；尿沉渣镜检可见红细胞和颗粒管型等。

2. 血生化检查　血浆白蛋白 <30g/L，血中胆固醇、甘油三酯（triglyceride，TG）、低密度脂蛋白（low density lipoprotein，LDL）及极低密度脂蛋白均可增高，血 IgG 可降低。

3. 肾功能检查　肾衰竭时血清肌酐及血尿素氮升高，肌酐清除率降低。

（二）其他检查

1. 超声检查　早期双侧肾大小正常，晚期缩小。

2. 肾穿刺活检　可明确肾小球病变的病理类型，指导治疗及判断预后。

【诊断要点】

1. 明确是否为肾病综合征。

2. 确认病因，必须首先除外继发性病因和遗传病，才能诊断为原发性肾病综合征；应进行肾活检，作出病理诊断。

3. 判定有无并发症。

【治疗】

（一）治疗原则

治疗应以抑制免疫与炎症反应为主，同时防治并发症和保护肾功能，而不是简单地利尿、消肿和减少尿蛋白。

（二）治疗要点

1. 一般治疗　凡有严重水肿、低蛋白血症者需卧床休息；水肿消失、一般情况好转后，可起床活动；给予正常量 0.8~1.0g/（kg·d）的优质蛋白饮食。能量要保证充分，体重不应少于 126~147kJ/（kg·d）［30~35kcal/（kg·d）］。水肿时应低盐（<3g/d）饮食。

2. 对症治疗

（1）利尿消肿：体重下降 0.5~1kg/d 为宜，不宜过快、过猛，以免引起有效循环血容量不足、加重血液高凝倾向，诱发血栓、栓塞。常合用噻嗪类利尿药和保钾利尿药，提高利尿效果，减少钾代谢紊乱。

（2）减少尿蛋白：应用 ACEI 和 ARB，除有效控制血压外，还通过降低肾小球内压和直接影响肾小球基底膜对大分子的通透性，达到减少尿蛋白的作用。

（3）降脂治疗：高脂血症可加速肾小球疾病的发展，增加心脑血管病的发生概率，因此，对于高脂血症者应给予降脂治疗。

3. 抑制免疫与炎症反应

（1）糖皮质激素：抑制免疫与炎症反应，抑制醛固酮和抗利尿激素分泌，影响肾小球基底膜通透性而达到治疗作用。应用激素时注意：①起始足量。②缓慢减药。③长期维持用药，以最小有效剂量作为维持量，服半年至 1 年或更久。

（2）细胞毒性药物：常用药物为环磷酰胺，用于激素依赖型或激素抵抗型肾病综合征，配合激素治疗可提高缓解率，一般不首选及单独应用。

（3）环孢素：该药选择性抑制辅助性 T 细胞及细胞毒效应 T 细胞，作为二线药物，用于治疗激素及细胞毒性药物无效的难治性肾病综合征。

4. 中医中药治疗　一般主张与激素及细胞毒性药物联合使用，不但降尿蛋白，还能拮抗激素及细胞毒性药物的不良反应，常用雷公藤多苷等。

5. 防治并发症

（1）感染：用激素治疗时，不必预防性使用抗生素，否则可能诱发真菌二重感染。一旦出现感染及时选用敏感、强效及无肾毒性的抗生素。

（2）血栓及栓塞：血液出现高凝状态时，给予抗凝剂，如肝素；辅以抗血小板药，如双嘧达莫。出现血栓或栓塞时，及早给予尿激酶或链激酶溶栓，配合应用抗凝药。

（3）急性肾损伤：利尿无效且达到透析指征时，进行血液透析。

第二节　尿路感染

 导入案例

　　患者，女，28 岁，新婚外出旅游期间，出现每日排尿次数近 20 次，有排尿不尽感，排尿时尿道口疼痛，小腹不适等症状。查体：T 38.5℃，P 86 次/min，R 20 次/min，BP 125/85mmHg，腹部平软，膀胱区压痛，触之有明显尿意，肝脾未触及，无包块。尿常规：白细胞（+++），红细胞（++）。

请思考：

1. 患者最可能的诊断是什么？

2. 该病的诊断依据有哪些？

3. 为进一步诊断该病可建议患者继续做哪些辅助检查？

【概述】

尿路感染又称为泌尿系感染，是各种病原微生物在尿路中生长并繁殖而引起的一组炎症性疾病，可分为上尿路感染和下尿路感染。上尿路感染主要是肾盂肾炎，下尿路感染为膀胱炎和尿道炎。

本病以女性多见；老年男性因前列腺增生，其发生率增加；多为无症状性细菌尿；有症状者，以育龄期已婚女性多见。

【病因及发病机制】

1. 致病菌　尿路感染多为细菌直接引起的尿路炎症。最常见致病菌为大肠埃希菌，约占尿路感染的 80%~90%，其次为变形杆菌、克雷伯菌；5%~10% 尿路感染由革兰氏阳性菌引起。

2. 感染途径　包括上行感染、血行感染、淋巴道感染和直接感染（图 10-1）。正常情况下，前尿道和尿道口周围定居着少量细菌，如链球菌、乳酸菌、葡萄球菌和类白喉杆菌等，但不致病；性生活、尿路梗阻、医源性操作、生殖器感染等，易导致上行感染；病原菌经由尿道上行至膀胱、输尿管、肾盂引起感染，约占尿路感染 95%。血行感染指病原菌通过血液循环到达肾和尿路引起的感染；少见，不足 3%，多见于慢性疾病或免疫抑制药治疗者；常见病原菌为金黄色葡萄球菌、沙门菌属等。

3. 易感因素　由于泌尿系统在解剖、生理方面的特点，使致病菌在正常情况下不易停留、繁殖，故不易引起感染。但是，一旦泌尿系统发生病理改变，机体的防御功能被破坏，致病菌乘虚而入，会诱发感染。主要易感因素（图 10-2）如下：

（1）尿路梗阻：任何使尿液流出不畅的因素，如尿路结石，以及前列腺增生、狭窄、肿瘤等，均使尿液潴留导致细菌在局部大量繁殖引起感染。尿路梗阻合并感染可快速破坏肾组织。

（2）膀胱输尿管反流：输尿管壁内段及膀胱开口处黏膜，形成阻止尿液从膀胱输尿管口反流至输尿管的屏障；当其功能或结构异常时，尿液从膀胱逆流到输尿管，甚至导致细

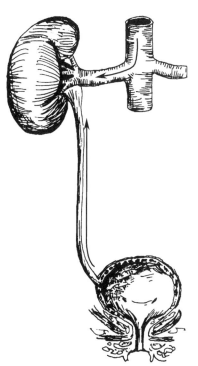

图 10-1　感染途径

血管外箭头示上行感染，血管内箭头示血行感染。

菌在局部定植,发生感染。

(3) 机体免疫力低下:长期使用免疫抑制药、糖尿病、长期卧床、严重的慢性病和艾滋病等。

(4) 性别和性活动:女性尿道短而宽、距离肛门较近,是易发尿路感染的重要因素;性生活时,将尿道口周围的细菌挤压入膀胱引起尿路感染;前列腺增生导致的尿路梗阻,是老年男性尿路感染的重要原因;包茎、包皮过长,是男性尿路感染的诱发因素。

(5) 医源性因素:导尿或留置导尿管、膀胱镜和输尿管镜检查、逆行性尿路造影等,可致尿路黏膜损伤,将细菌带入尿路,易引发尿路感染。

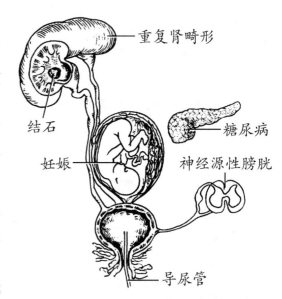

图 10-2　泌尿系统感染易感因素

4. 细菌致病力　细菌进入膀胱后,对尿道上皮细胞的吸附力是引起尿路感染的重要因素。

5. 机体防御功能　正常情况下,进入膀胱的细菌很快被清除。尿路感染不仅与细菌的数量、毒力有关外,还取决于机体的防御功能。①排尿的冲刷作用。②尿道和膀胱黏膜的抗菌能力。③尿液中高浓度尿素、高渗透压和低 pH 等。④前列腺分泌物中含有的抗菌成分。⑤感染出现后,白细胞很快进入膀胱上皮组织和尿液中,起清除细菌的作用。⑥输尿管膀胱连接处的活瓣,具有防止尿液、细菌进入输尿管的功能。

【临床表现】

(一) 症状

1. 膀胱炎　占尿路感染的 60% 以上,分为急性单纯性膀胱炎和反复发作性膀胱炎,一般无明显的全身感染症状,主要表现为尿频、尿急、尿痛、排尿不适、下腹部疼痛等,部分患者出现排尿困难。尿液常浑浊,约 30% 患者可出现血尿。

2. 肾盂肾炎

(1) 急性肾盂肾炎:可发生于各年龄段,育龄女性最多见,临床表现与感染程度有关,通常起病较急。

1) 全身症状:发热、寒战、头痛、全身酸痛、恶心、呕吐等,体温多在 38.0℃以上。部分患者出现革兰氏阴性杆菌菌血症。

2) 泌尿系统症状:尿频、尿急、尿痛、排尿困难等。部分患者泌尿系统症状不典型或缺如。

3) 腰痛:腰痛程度不一,多为钝痛或酸痛。

(2) 慢性肾盂肾炎:临床表现较为复杂,全身及泌尿系统局部表现可不典型,有时仅表现为无症状性菌尿。半数以上患者可有急性肾盂肾炎病史,后出现程度不同的低热、间歇性尿频、排尿不适、腰部酸痛及肾小管功能受损表现,如夜尿增多、低比重尿等。病情持续可发展为慢性肾衰竭。急性发作时患者症状明显,类似急性肾盂肾炎。

3. 无症状细菌尿　指患者有真性细菌尿,而无尿路感染的症状。20~40 岁女性发病率低,而老年女性和男性发病率高。

(二)体征

急性膀胱炎可有耻骨上膀胱区压痛。急性肾盂肾炎患者常有肋脊角、输尿管点压痛或/和肾区叩击痛。

(三)并发症

尿路感染如能及时治疗,并发症很少;但有些治疗不及时或治疗不当可出现并发症。肾乳头坏死常发生于伴有糖尿病或尿路梗阻的肾盂肾炎,为其严重并发症。肾周脓肿为严重肾盂肾炎直接扩展而致。

【辅助检查】

(一)实验室检查

1. 尿常规　尿液常混浊,可有异味。尿沉渣镜检白细胞 >5 个/HP,称为白细胞尿,对尿路感染的诊断意义较大。出现白细胞管型提示肾盂肾炎。部分患者有镜下血尿,少数可有肉眼血尿。尿蛋白常为阴性或微量。

2. 尿细菌学检查　具有诊断意义。

(1)涂片细菌检查:清洁中段尿沉渣涂片,初步确定致病菌,对及时选择有效抗生素有重要参考价值。

(2)细菌培养:采用清洁中段尿、导尿及膀胱穿刺尿做细菌培养。其中膀胱穿刺尿培养结果最可靠。中段尿细菌定量培养≥10^5/ml 为真性菌尿,确诊尿路感染;10^4~10^5/ml,为可疑阳性,需复查;<10^4/ml,为污染。耻骨上膀胱穿刺尿细菌定性培养有细菌生长,即为真性菌尿。

3. 血液检查　急性肾盂肾炎时,白细胞计数升高,中性粒细胞数量增多,核左移;血沉增快。慢性肾盂肾炎肾功能受损时,肾小球滤过率(glomerular filtration rate,GFR)下降,血清肌酐升高。

(二)其他检查

B 超、X 射线腹部平片、静脉肾盂造影(intravenous pyelography,IVP)、排尿期膀胱输尿管反流造影、逆行性肾盂造影等检查,可了解尿路有无结石、梗阻、反流、畸形等致病因素。尿路感染急性期不宜做 IVP,可做 B 超。

【诊断要点】

典型尿路感染有尿路刺激征、感染中毒症状、腰部不适等,结合尿常规和尿细菌学检查,诊断不难。凡是有真性菌尿者,均可诊断为尿路感染。无症状细菌尿的诊断主要依靠尿细菌学检查,要求 2 次细菌培养均为同一菌种的真性菌尿。

慢性肾盂肾炎的诊断,除反复发作尿路感染病史外,尚需结合影像学及肾功能检查。

1. 肾外形凹凸不平,且双肾大小不等。

2. IVP 可见肾盂、肾盏变形,缩窄。

3. 持续性肾小管功能损害。

具备上述第 1、2 条的任何一项再加第 3 条可诊断慢性肾盂肾炎。

【治疗】

(一)治疗原则

去除易患因素;早期、合理使用抗菌药物;多饮水,勤排尿,辅以全身对症支持治疗;同时积极预防并发症发生。

(二)治疗要点

1. 急性膀胱炎　①单剂量疗法:对首次发病者采用单剂量疗法,常用磺胺类、碳酸氢钠、氧氟沙星、阿莫西林等。②短疗程疗法:选用磺胺类、喹诺酮类、头孢类等,任选一种药物,连用 3d,大多数患者可治愈。

2. 肾盂肾炎　首次发病者,致病菌多为大肠埃希菌,在留取尿标本检查后,立即治疗。首选对革兰氏阴性杆菌有效药物,72h 显效者无须换药;否则应按药敏结果更改药物。

(1)病情较轻者:口服药物治疗,疗程 10~14d。常用药物有喹诺酮类(氧氟沙星、环丙沙星)、半合成青霉素类(阿莫西林)、头孢菌素类(头孢呋辛)等;治疗 14d 后,通常 90% 治愈。如尿细菌检查仍阳性,参考药敏试验选用有效药物,继续治疗 4~6 周。

(2)严重感染全身中毒症状明显者需住院治疗。常用药物有氨苄西林、头孢噻肟钠、头孢曲松钠、左氧氟沙星等,必要时联合用药;经过上述治疗好转者,于热退后继续用药 3d 再改为口服抗生素,完成 2 周疗程。治疗 72h 无好转,按药敏结果更换抗生素,疗程不少于 2 周。仍持续发热者,注意肾盂肾炎并发症,如肾盂积脓、肾周脓肿等。

(3)慢性肾盂肾炎:积极寻找并去除易感因素。急性发作时治疗同急性肾盂肾炎。

3. 无症状性菌尿　有下述情况者予以治疗:①妊娠期无症状性菌尿。②学龄前儿童。③曾出现有症状感染者。④肾移植、尿路梗阻及其他尿路有复杂情况者。根据药敏结果选择有效抗生素,短疗程用药,如治疗后复发,应用长程低剂量抑菌疗法。

(三)用药原则

1. 选用肾毒性小、不良反应少、致病菌敏感的抗生素。无病原学结果前,首选对革兰氏阴性杆菌有效的抗生素;治疗 3d 症状无改善,按药敏结果调整用药。

2. 抗生素在尿和肾内的浓度要高。

3. 单一药物治疗失败、严重感染、混合感染、耐药菌株出现时,联合用药。

4. 对不同类型尿路感染,给予不同的治疗时间。

第三节 肾 衰 竭

 导入案例

　　患者，男，35岁。患者自述近2年有乏力、头痛、食欲减退及夜间尿量增多现象；近2个月全身皮肤瘙痒并厌食、恶心；近3d心悸、气短，不能平卧；情绪低落。查体：T 36.5℃，P 100次/min，R 32次/min，BP 160/95mmHg；神志清楚，呼吸深快；面色苍白晦暗，轻度水肿；口腔有尿臭味，口腔黏膜有溃疡；皮肤有尿霜；双肺底闻及湿啰音。血常规：血红蛋白80g/L；血钙1.95mmol/L、血磷2.14mmol/L；BUN 16mmol/L，Scr 800μmol/L，GFR 8ml/min；血pH 7.28。尿常规：尿比重1.009，尿蛋白（++），有颗粒管型。B超示双肾缩小。

　　请思考：

　　1. 患者最可能的诊断是什么？

　　2. 该病的诊断依据有哪些？

　　3. 为诊断该病可建议患者做哪些辅助检查？

　　肾衰竭是各种原因导致的肾功能下降，引发代谢紊乱、多系统症状的综合征，主要分为急性肾损伤和慢性肾衰竭，部分患者可在慢性肾衰竭基础上合并急性肾损伤。

一、急性肾损伤

【概述】

　　急性肾损伤（acute kidney injury，AKI）是由各种原因引起的肾功能在短时间内（几小时至几周）急剧减退而出现的临床综合征，以含氮代谢废物潴留，水、电解质和酸碱平衡紊乱为主，可产生全身各系统并发症。

　　急性肾损伤以往称为急性肾衰竭，急性肾损伤的提出是将肾功能严重受损并需要肾替代治疗的阶段扩展至肾功能标志物轻微改变的早期阶段，体现了对疾病早期诊断和早期干预的重视。

　　AKI有广义和狭义之分，广义的AKI根据损伤最初发生的解剖部位可分为肾前性、肾性和肾后性3类。狭义的AKI指急性肾小管坏死（acute tubular necrosis，ATN），此为AKI最常见类型，占全部AKI的75%~80%。AKI是肾病中的常见危重症，在重症监护室发生率为30%~60%，危重患者死亡率高达30%~80%。

【病因及发病机制】

（一）病因

1. **肾前性AKI** 又称为肾前性氮质血症,指各种原因引起肾血流灌注不足所致的肾小球滤过率降低的缺血性肾损伤。若在6h内,肾灌注减少得到纠正,肾功能可迅速恢复;若持续低灌注,则发生肾小管上皮细胞损伤而致ATN。常见原因有血容量不足,心排血量减少,周围血管扩张,肾血管收缩及肾自身调节受损等。

2. **肾后性AKI** 从肾盂到尿道任一部位发生的急性尿路梗阻,如前列腺增生、肿瘤、输尿管结石、腹膜后肿瘤压迫等。

3. **肾性AKI** 肾实质损伤包括ATN、急性肾间质病变及肾小球和肾血管病变。其中ATN是最常见的急性肾损伤类型,由肾缺血或肾毒性物质(如生物毒素、化学毒素、抗菌药物、造影剂等)损伤肾小管上皮细胞引起。本节主要以ATN为代表进行阐述。

（二）发病机制

发病机制尚未完全阐明,不同病因、不同程度的ATN,有不同的始动因素和持续因素,主要与GFR下降,肾小管上皮细胞损伤有关。涉及肾血流动力学改变、肾毒素,或者肾缺血再灌注所致的肾小管上皮细胞损伤及脱落、管型形成和肾小管阻塞等。

【临床表现】

典型AKI临床病程可分为三期:起始期、维持期、恢复期。

1. **起始期** 患者常遭受低血压、缺血、脓毒血症和肾毒素等因素影响,但尚未发生明显的肾实质损伤,在此阶段AKI是可预防的。随着肾小管上皮细胞发生明显损伤,则进入维持期。

2. **维持期** 又称为少尿期。该期持续7~14d,但也可短至数日,长至4~6周。许多患者可出现少尿(<400ml/d)和无尿(<100ml/d)。但也有些患者尿量在400ml/d以上,称为非少尿型AKI,其病情大多较轻,预后较好。然而,不论尿量是否减少,随着肾功能减退,可出现一系列临床表现。

（1）AKI的全身症状

1）消化系统:表现为食欲减退、恶心、呕吐、腹胀、腹泻等,严重者可发生消化道出血。

2）呼吸系统:除感染外,主要是因容量负荷过多导致的急性肺水肿,表现为呼吸困难、咳嗽、憋气等症状。

3）循环系统:多因少尿和未控制饮水,以致体液过多,出现高血压及心力衰竭表现;因毒素蓄积、电解质紊乱、贫血及酸中毒引起各种心律失常及心肌病变。

4）神经系统:出现意识障碍、躁动、谵妄、抽搐、昏迷等尿毒症脑病症状。

5）血液系统:可有出血倾向及轻度贫血表现。

感染是AKI常见而严重的并发症。在AKI同时或在疾病发展过程中还可合并多个脏器衰竭,死亡率很高。

（2）水、电解质和酸碱平衡紊乱

1）代谢性酸中毒：主要因为肾排酸能力减低，同时又因合并高分解代谢状态，使酸性产物明显增多。

2）高钾血症除肾排泄钾减少外，酸中毒、组织分解过快也是原因之一。在严重创伤、烧伤等所致横纹肌溶解引起的 AKI，每日血钾可上升 1.0~2.0mmol/L。

3）低钠血症主要由水潴留引起的稀释性低钠；此外，还可有低钙、高磷血症，但远不如慢性肾衰竭时明显。

3. 恢复期　从肾小管细胞再生、修复，直至肾小管完整性恢复称为恢复期。少尿型患者开始出现利尿，可有多尿表现，在不使用利尿药的情况下，每日尿量可达 3 000~5 000ml 或更多。通常持续 1~3 周，继而逐渐恢复。

【辅助检查】

（一）实验室检查

1. 血液检查　少尿期有轻、中度贫血；血尿素氮、血清肌酐升高；血清钾浓度常 >5.5mmol/L，有低钠、低钙、高磷血症。

2. 尿液检查　尿蛋白（+）~（++），可见肾小管上皮细胞、少许红细胞及白细胞、上皮细胞管型、颗粒管型等；尿比重降低且固定，多在 1.015 以下；尿渗透浓度低于 350mmol/L；尿钠增高，多在 20~60mmol/L。

（二）其他检查

1. 影像学检查　首选尿路 B 超检查，以排除尿路梗阻和慢性肾脏病，并了解 AKI 病因。CT、MRI 或放射性核素检查有助于发现有无肾血管病变，必要时行肾血管造影明确诊断。

2. 肾活检　是重要的诊断手段。在排除肾前性及肾后性原因后，对于没有明确致病原因的肾性 AKI，如无禁忌证，应尽早行肾活检。

【诊断要点】

根据原发病因，肾功能急性进行性减退，结合相应临床表现和辅助检查，一般不难作出诊断。AKI 诊断标准：肾功能在 48h 内突然减退，血清肌酐绝对值升高≥26.5μmol/L（0.3mg/dl），或者 7d 内血清肌酐增至≥1.5 倍基础值，或者尿量 <0.5ml/（kg·h），持续时间 ≥6h。AKI 根据血清肌酐及尿量，分期见表 10-2。

表 10-2　急性肾损伤的分期

分期	血清肌酐	尿量
1	升高达基础值的 1.5~1.9 倍，或者升高≥0.3mg/d（≥26.5μmol/L）	<0.5ml/（kg·h），持续 6~12h
2	升高达基础值的 2.0~2.9 倍	<0.5ml/（kg·h），持续≥12h
3	升高达基础值的≥3.0 倍，或者升高≥4.0mg/dl（≥353.6μmol/L），或者开始肾替代治疗，或者年龄 <18 岁，估算的肾小球滤过率（eGFR）<35ml/（min·1.73m²）	<0.3ml/（kg·h），持续≥24h 或无尿≥12h

【治疗】

（一）治疗原则

早期诊断、及时干预,最大限度地减轻肾损伤、促进肾功能恢复;维持水、电解质和酸碱平衡,防治并发症;适时肾替代治疗。

（二）治疗要点

1. 尽早纠正可逆病因　AKI治疗首先要纠正可逆的病因。对于各种严重外伤、心力衰竭、急性失血等都应进行相关治疗,包括输血、等渗盐水扩容、处理血容量不足、休克和感染等。停用影响肾灌注或肾毒性的药物。存在尿路梗阻时,应及时采取措施去除梗阻。

2. 维持体液平衡　每日补液量应为显性失液量加上非显性失液量减去内生水量。每日进液量可按前1d尿量加500ml计算。发热患者只要体重不增加即可增加进液量。

3. 饮食和营养　AKI患者每日所需能量应为1.3倍基础能量消耗(basal energy expenditure,BEE),即147kJ/(kg·d),主要由碳水化合物和脂肪供应;蛋白质摄入量应限制为0.8g/(kg·d),对于有高分解代谢或营养不良及接受透析的患者蛋白质摄入量可放宽;尽量减少钠、钾、氯的摄入量。

4. 高钾血症　血钾超过6.5mmol/L,心电图表现为QRS波群增宽等明显的变化时,应予以紧急处理;包括钙剂、乳酸钠或碳酸氢钠静脉滴注,50%葡萄糖溶液加胰岛素静脉注射,口服聚磺苯乙烯;以上措施无效,或者为高分解代谢型AKI的高钾血症患者,血液透析是最有效的治疗。

5. 代谢性酸中毒　应及时治疗,可选用5%碳酸氢钠100~250ml静脉滴注;对于严重酸中毒患者,应立即予以透析治疗。

6. 感染　是常见并发症,也是死亡主要原因之一;应尽早使用抗生素,但不提倡预防使用抗生素。

7. 肾替代疗法　严重高钾血症(>6.5mmol/L)、代谢性酸中毒(pH<7.15)、容量负荷过重对利尿药治疗无效、心包炎和严重脑病等都是透析治疗指征。

8. 多尿期的治疗　多尿开始时,肾小管的浓缩功能较差,治疗仍应以维持水、电解质和酸碱平衡,控制氮质血症和预防各种并发症为主。已行透析的患者,应继续透析。

9. 恢复期的治疗　一般无须特殊处理,定期随访肾功能,避免使用肾毒性药物。

 知识拓展

常见肾毒性药物

1. 抗菌药物　氨基糖苷类(如庆大霉素、卡那霉素、阿米卡星、妥布霉素、链霉素)、糖肽类抗生素(如多黏菌素、万古霉素)、第一代头孢菌素、两性霉素B、磺胺类、利福平等。

2. 造影剂　泛碘酸、泛影葡胺等。

3. 肿瘤化疗药物　顺铂、卡铂、甲氨蝶呤、丝裂霉等。

4. 免疫抑制药　环孢素、他克莫司、青霉胺等。

5. 其他药物　利尿药(如右旋糖酐、甘露醇、利尿酸钠)、非甾体抗炎药、麻醉剂(如甲氧氟烷、氟甲氧氟烷等)、中药(如含马兜铃酸类、雄黄、蟾酥、生草乌、生白附子)等。

二、慢性肾衰竭

【概述】

慢性肾衰竭(chronic renal failure,CRF)指各种原发性或继发性慢性肾脏病进行性发展引起的肾小球滤过率下降和肾损害,出现以代谢产物潴留,水、电解质和酸碱平衡紊乱和全身各系统症状为主要表现的临床综合征。

慢性肾脏病(chronic kidney disease,CKD)指肾病理学检查异常或肾损伤(血、尿成分异常或影像学检查异常),伴有或不伴有 GFR 下降,或者不明原因的 GFR 下降 <60ml/min,异常病变超过 3 个月。

CKD 根据 GFR 下降的程度分为 1~5 期,见表 10-3。CKD 囊括了疾病的整个过程,即 CKD1 期至 CKD5 期,部分 CKD 在疾病进展过程中 GFR 可逐渐下降,进展至慢性肾衰竭。慢性肾衰竭则代表 CKD 中 GFR 下降至失代偿期的那一部分群体,主要为 CKD4 期至 CKD5 期。

表 10-3　慢性肾脏病分期

分期	特征	GFR/(ml·min^{-1}·1.73m^{-2})
1	肾损害,GFR 正常或稍高	≥90
2	肾损害,GFR 轻度降低	60~89
3a	GFR 轻到中度降低	45~59
3b	GFR 中到重度降低	30~44
4	GFR 重度降低	15~29
5	终末期肾病	<15(或透析)

【病因及发病机制】

(一) 病因

任何能破坏肾正常结构和功能的泌尿系统疾病,均可导致肾衰竭。常见病因依次为原发性肾小球肾炎、糖尿病肾病、高血压肾小动脉硬化、狼疮性肾炎、梗阻性肾病、多囊肾等。肾功能在危险因素作用下,如累及肾的疾病复发或加重、血容量不足、肾局部血供急剧减少、严重高血压、肾毒性药物、尿路梗阻、严重感染等,出现急性加重,或者进展至终末期,威胁患者的生命。

（二）发病机制

1. 慢性肾衰竭进展机制　可能与以下因素有关：

（1）残余肾单位肾小球出现高灌注、高滤过，是导致肾小球硬化和残余肾单位进一步丧失的重要原因之一。高灌注和高滤过促进系膜细胞增殖和基质增加，导致微动脉瘤的形成、内皮细胞损伤和血小板集聚增强、炎症细胞浸润、系膜细胞凋亡等，加快了肾小球硬化。

（2）残余肾单位肾小管高代谢状况，是肾小管萎缩、间质纤维化和肾单位进行性损害的重要原因之一。

（3）肾组织上皮细胞分化为肌成纤维细胞和细胞因子、生长因子的作用也在肾小球硬化和间质纤维化中起重要作用。

2. 尿毒症症状发生机制　尿毒症症状及体内各器官系统损害与以下因素有关：

（1）肾排泄和代谢功能下降，导致水、电解质和酸碱平衡失调。

（2）尿毒症毒素（分为小分子、中分子、大分子物质）的毒性作用。

（3）肾内分泌功能障碍，如促红细胞生成素（erythropoietin，EPO）分泌减少引起肾性贫血、钙三醇 $[1,25(OH)_2D_3]$ 产生不足，导致肾性骨病。

【临床表现】

不同阶段慢性肾脏病和慢性肾衰竭的临床表现各异。CKD1 期至 CKD3 期患者可以无任何症状，或者仅有乏力、腰酸、夜尿增多等轻度不适；少数患者可有食欲减退、代谢性酸中毒及轻度贫血。进入 CKD4 期以后，上述症状更趋明显。到 CKD5 期时，可出现急性左心衰竭、严重高钾血症、消化道出血、中枢神经系统障碍等，甚至有生命危险。

（一）水、电解质及酸碱平衡失调

出现高钾或低钾血症、高钠或低钠血症、水肿或脱水、低钙血症、高磷血症、高镁血症和代谢性酸中毒等。其中以代谢性酸中毒和水钠平衡紊乱最为常见。

（二）糖类、脂类、蛋白质代谢紊乱

表现为糖耐量降低、低血糖症、高甘油三酯血症、高胆固醇血症和血浆白蛋白水平降低等。

（三）各系统表现

1. 胃肠道表现　食欲减退是最常见、最早期的表现，此外恶心、呕吐、腹胀及腹泻也很常见。尿毒症晚期，由于唾液中的尿素被分解成氨，呼气常有氨味。晚期患者多由于胃黏膜糜烂或消化性溃疡而发生消化道出血。

2. 心血管系统表现　心血管病变是慢性肾衰竭患者的常见并发症和最主要死因。

（1）高血压和左心室肥大：多数患者存在不同程度的高血压，高血压引起左心室肥厚、心力衰竭、动脉硬化并加重肾损害。

（2）心力衰竭：是尿毒症患者最常见的死亡原因，主要与水钠潴留、高血压有关。

（3）心包炎：其表现同一般心包炎，但心包积液多为血性，可能与毛细血管破裂有关。

（4）动脉粥样硬化：与高血压、脂代谢紊乱有关，动脉粥样硬化发展迅速，也是主要的致死因素。

3. 血液系统表现

（1）贫血：几乎所有患者均有轻至中度贫血，且多为正细胞正色素性贫血。主要原因为肾产生促红细胞生成素减少，故称为肾性贫血，引起贫血的其他原因包括铁摄入不足、营养不良、慢性失血、叶酸缺乏、红细胞寿命缩短等。

（2）出血倾向：可表现为皮下瘀斑、鼻出血及月经过多等，与血小板功能障碍、凝血因子减少等有关。

4. 呼吸系统表现　体液过多或酸中毒时均可出现气短、气促，严重酸中毒可致呼吸深长。体液过多、心功能不全可引起肺水肿或胸腔积液。由尿毒症毒素诱发的肺泡毛细血管通透性增加、肺充血，可引起尿毒症肺水肿，肺部 X 射线检查可出现"蝴蝶翼"征。

5. 神经、肌肉系统表现　神经系统异常包括中枢和周围神经病变。中枢神经系统异常称为尿毒症脑病（又称为肾性脑病），早期常有疲乏、失眠、注意力不集中等，后期出现性格改变、抑郁、记忆力下降、谵妄、幻觉及昏迷等。晚期患者常有周围神经病变，出现肢体麻木、疼痛、深反射消失。尿毒症时可出现肌肉震颤、痉挛、肌无力和肌肉萎缩等。

6. 皮肤表现　尿素随汗液在皮肤排出，可形成尿素霜，刺激皮肤引起瘙痒，有时难以忍受。皮肤瘙痒是慢性肾衰竭最常见症状之一，与继发性甲状旁腺功能亢进有关。尿毒症患者因贫血出现面色苍白或色素沉着异常呈黄褐色，为尿毒症患者特征性面容。

7. 肾性骨营养不良症　简称为肾性骨病，可出现纤维囊性骨炎、骨软化症、骨质疏松症和骨硬化症等，较少引起骨痛、行走不便等。其发生与活性维生素 D$_3$ 不足、继发性甲状旁腺功能亢进等有关。

8. 内分泌失调　儿童性成熟延迟，成年女性性欲减退、闭经、不孕，男性患者性欲缺乏和阳痿。

9. 感染　CRF 主要死因之一，与机体免疫功能低下和白细胞功能异常等有关，以肺部、尿路和皮肤感染常见。

【辅助检查】

（一）实验室检查

1. 血常规　红细胞计数下降，血红蛋白浓度降低，白细胞计数升高或降低，血小板计数正常或降低。

2. 尿液检查　夜尿增多，尿比重降低，严重者尿比重固定在 1.010~1.012。尿中可有蛋白、红细胞、颗粒管型及蜡样管型等。蜡样管型对本病有诊断意义。

3. 血生化检查　血清肌酐、尿素氮含量增高，肌酐清除率降低；血浆白蛋白降低；血钙降低、血磷增高，血钠和血钾增高或降低；可有代谢性酸中毒等。

（二）其他检查

1. 影像学检查　B 超、X 射线、CT 等检查可见双肾缩小。

2. 肾活检　可明确导致慢性肾衰竭的基础肾病,以便寻找引起肾功能恶化的可逆因素,延缓慢性肾脏病进展至慢性肾衰竭。

【诊断要点】

慢性肾衰竭诊断并不困难,主要依据病史、肾功能检查及相关临床表现。其临床表现复杂,各系统表现均可成为首发症状,因此应当十分熟悉慢性肾衰竭的病史特点,仔细询问病史和查体,并重视肾功能检查,以尽早明确诊断,防止误诊。对既往病史不明,或者存在近期急性加重诱因的患者,需与急性肾损伤鉴别,是否存在贫血、低钙血症、高磷血症、血甲状旁腺激素升高、肾缩小等有助于本病与急性肾损伤鉴别。如有条件,可行肾活检以尽早明确导致慢性肾衰竭的基础肾病。

【治疗】

(一)治疗原则

按照慢性肾衰竭的不同阶段(肾衰竭分期),选择不同的防治策略,具体措施:

1. 早期防治　治疗原发疾病,消除引起慢性肾衰竭恶化的可逆因素,纠正体液失衡,防治各系统并发症,预防感染。

2. 营养治疗　给予优质低蛋白、低磷、能量充足的饮食,适当加用必需氨基酸,可避免负氮平衡。

3. 替代治疗　当 GFR<10ml/min 并有明显尿毒症表现,则应进行肾替代治疗。对糖尿病肾病患者,可适当提前至 GFR 10~15ml/min 时安排替代治疗。肾替代治疗包括血液透析、腹膜透析和肾移植。

 知识拓展

肾　移　植

肾移植是将自体肾脏整体迁移到另一部位,或者将异体肾脏迁移到受者体内某一部位,以保留或恢复肾功能的外科治疗性手术;根据肾脏供者的不同分为自体肾移植和同种异体肾移植。肾移植前需进行组织配型,包括 ABO 血型系统、HLA 组织相容性系统及淋巴细胞毒试验。肾移植后需长期使用免疫抑制药预防排斥反应。

(二)药物治疗

1. 纠正酸中毒和水、电解质紊乱

(1)纠正代谢性酸中毒:主要为口服碳酸氢钠,必要时可静脉输入。对有明显心力衰竭的患者,要防止碳酸氢钠输入量过多,输入速度宜慢,以免心脏负荷加重。

(2)水、钠紊乱的防治:为防止出现水钠潴留需适当限制钠摄入量,一般氯化钠摄入量不应超过 6~8g/d。对严重急性左心衰竭者,常需及时给予血液透析或持续性血液滤过,以免延误治疗时机。

（3）高钾血症的防治：首先应积极预防高钾血症的发生。GFR<25ml/min时，应适当限制钾摄入量。当GFR<10ml/min或血清钾水平>5.5mmol/L时，则应更严格地限制钾摄入量。在限制钾摄入的同时，还应注意及时纠正酸中毒，并适当应用利尿药，增加尿钾排出。

2. 高血压的治疗　对高血压进行及时、合理的治疗，不仅是为了控制高血压的症状，也是为了保护心、肾、脑等靶器官。ACEI、ARB、CCB应用广泛；此外可应用袢利尿药、β受体拮抗药、血管扩张药等。一般透析前患者应控制血压130/80mmHg以下，维持透析患者血压不超过140/90mmHg。ACEI、ARB有使钾升高及一过性血清肌酐升高的作用，在使用过程中，应注意观察血清钾和肌酐水平的变化。

3. 贫血的治疗　如排除失血、造血原料缺乏等因素，血红蛋白<100g/L可考虑开始应用重组人促红细胞生成素治疗。Hb上升至110~120g/L即达标，不建议维持Hb>130g/L。

4. 低钙血症、高磷血症和肾性骨营养不良的治疗　GFR<30ml/min时，除限制磷摄入外，可应用磷结合剂口服，如碳酸钙、醋酸钙等。

5. 防治感染　平时应注意预防各种病原体感染。抗生素的选择和应用原则，与一般感染相同、但剂量需要根据GFR水平调整。在疗效相近的情况下，应选用肾毒性最小的药物。

6. 高脂血症的治疗　透析前患者与一般高血脂患者治疗原则相同，应积极治疗。但对维持透析患者，高脂血症的标准宜放宽。

7. 口服吸附疗法和导泻疗法　口服氧化淀粉、活性炭制剂或大黄制剂等，均是应用胃肠道途径增加尿毒症毒素的排出。这些疗法主要应用于透析前患者，对减轻氮质血症起到一定辅助作用，但不能依赖这些疗法作为治疗的主要手段，同时需注意并发营养不良，加重电解质紊乱、酸碱平衡紊乱的可能。

（赵建国）

本章小结

本章重点介绍了常见泌尿系统疾病的临床概要。

慢性肾小球肾炎以蛋白尿、血尿、高血压和水肿为基本临床表现，病情迁延并呈缓慢进展，部分患者最终将发展至终末期肾衰竭。

肾病综合征共同表现：①大量蛋白尿（尿蛋白>3.5g/d）。②低蛋白血症（血浆白蛋白<30g/L）。③水肿。④高脂血症。前两项为诊断的必备条件。

尿路感染分为上尿路感染和下尿路感染，常见感染途径是上行感染，女性多见，主要表现为尿频、尿急、尿痛，治疗主要是抗感染及对症治疗。

慢性肾衰竭是发生在各种肾疾病后期的临床综合征，以代谢产物潴留，水、电解质和酸碱平衡紊乱和全身各系统症状为主要表现，早期以综合治疗为主，后期主要依靠透析，肾移植是治疗终末期肾衰竭的理想方法。

[名词解释]

1. 急性肾小球肾炎

2. 肾病综合征

3. 真性菌尿

4. 慢性肾衰竭

[填空题]

1. 泌尿系统由（　　）、（　　）、（　　）、（　　）及相关的血管、神经等组成。其主要功能包括（　　）功能、（　　）和（　　）功能、（　　）功能。

2. 链球菌感染后（　　）周发生急性肾炎综合征,伴（　　）一过性下降,可临床诊断急性肾小球肾炎。

3. 肾病综合征是由各种肾疾病所致的一组临床综合征,其共同表现为:①（　　）。②（　　）。③（　　）。④（　　）。其中（　　）为诊断的必备条件。

4. 尿路感染分为（　　）感染和（　　）感染。本病以女性多见,最常见致病菌为（　　）,95% 感染途径为（　　）。

5. 急性肾损伤有广义和狭义之分,广义的 AKI 分为（　　）、（　　）和（　　）三类,狭义的 AKI 指（　　）。

6. 典型 AKI 临床病程可分为（　　）、（　　）、（　　）三期。

7. CKD 指肾病理学检查异常或肾损伤,伴有或不伴有 GFR 下降,或者不明原因的 GFR 下降 <（　　）,异常病变超过（　　）个月。

[简答题]

1. 简述慢性肾小球肾炎实验室检查的阳性表现。

2. 简述尿路感染的易感因素。

3. 简述慢性肾衰竭的治疗原则。

第十一章 | 常见血液病

11章 数字内容

1. 具有爱岗敬业、严谨务实的职业精神；心怀大爱，发扬奉献精神。
2. 掌握贫血的概念、诊断标准、分度及治疗原则；缺铁性贫血、再生障碍性贫血的临床表现及实验室检查；补铁的方法及注意事项。
3. 熟悉缺铁性贫血、再生障碍性贫血的概述，白血病、特发性血小板减少性紫癜的概述、临床表现及诊断要点。
4. 了解再生障碍性贫血、白血病、特发性血小板减少性紫癜的治疗要点。
5. 能对贫血、缺铁性贫血、再生障碍性贫血、白血病及特发性血小板减少性紫癜作出初步诊断，对疾病的实验室检查结果分析，判断。

第一节 血液病总论

【概述】

血液病是原发或主要累及血液、造血器官和组织的疾病，分为红细胞疾病、白细胞疾病及出血性疾病等，因血细胞和血浆成分的病理性改变，导致机体出现贫血、感染、出血，以及肝、脾、淋巴结等造血器官和组织的结构及功能异常表现。

（一）血液系统的解剖和生理功能

1. 造血器官和组织与血细胞的生成

（1）造血干细胞：又称为多能干细胞，是各种血细胞的起始细胞，具有更新、增殖、分化功能。

（2）造血微环境：骨髓实质细胞以外的间质成分均属于造血微环境，是造血干细胞增殖、分化成熟的场所。

（3）造血器官和组织

1）肝、脾、骨髓：肝、脾为胚胎早期主要造血器官；胚胎后期至出生后，骨髓为主要造血器官。4~5岁前所有骨髓为红骨髓，随年龄增长四肢管状骨内红骨髓逐渐被黄骨髓替代；但当机体需要时，如急性失血、溶血，红骨髓造血不能完全代偿时，黄骨髓可转为红骨髓再恢复造血功能，甚至已停止造血的肝、脾也部分恢复造血功能，称为髓外造血。

2）淋巴系统：淋巴细胞在淋巴器官和淋巴组织增殖，可成为具有免疫活性的淋巴细胞和浆细胞。淋巴器官与组织通过淋巴循环与血液循环相互联系，形成一个整体。

3）单核吞噬细胞：因具有清除被激活的凝血因子的功能而成为抗凝血系统的重要组成部分。

2. 血液的组成与血细胞的生理功能

（1）血液的组成：血液由血细胞和血浆组成。血细胞包括红细胞、白细胞和血小板。血浆中含有多种蛋白质、凝血及抗凝因子、各种激素、电解质及营养物质等。

（2）血细胞的生理功能

1）红细胞和网织红细胞：红细胞正常寿命120d，是血液中最多的血细胞，细胞质内充满具有运输氧和二氧化碳功能的血红蛋白。当红细胞数目减少时，机体出现缺氧表现。网织红细胞是存在于外周血液中尚未完全成熟的红细胞，网织红细胞计数可反映骨髓造血功能，为血液病的诊断和预后提供参考。

2）白细胞：因其具有变形、游走与吞噬的特殊生理特性，参与机体的防御功能，当白细胞数量减少时，机体免疫功能下降，易诱发感染。白细胞可分为中性粒细胞、嗜酸性粒细胞、嗜碱性粒细胞、单核细胞及淋巴细胞。中性粒细胞比例最高，具有吞噬异物功能，是人体的第一道防线；单核细胞可清除坏死的细胞、微生物等，是人体的第二道防线；嗜酸性粒细胞具有抗过敏和抗寄生虫作用；嗜碱性粒细胞可释放组胺。

3）血小板：主要功能为参与机体的止血与凝血过程，保持血管壁的完整性。血小板减少或功能异常可致出血。

（二）血液病的分类

1. 红细胞疾病　红细胞数量改变，如缺铁性贫血、红细胞增多症等；红细胞质的改变，如椭圆形红细胞增多症、高铁血红蛋白血症（常伴红细胞数量的变化）等；红细胞体积改变，如巨幼细胞贫血、缺铁性贫血等。

2. 白细胞疾病　粒细胞缺乏症；急性、慢性粒细胞白血病及类白血病反应；单核细胞增多症及恶性组织细胞病等；各类淋巴瘤，急性、慢性淋巴细胞白血病，浆细胞疾病及多发性骨髓瘤等。

3. 出血及血栓性疾病　过敏性紫癜、特发性血小板减少性紫癜、弥散性血管内凝血及血栓性疾病等。

4. 造血干细胞疾病　再生障碍性贫血、阵发性睡眠性血红蛋白尿、骨髓增生异常综合征及急性非淋巴细胞白血病。

5. 脾功能亢进。

【临床表现】

（一）常见症状

1. 贫血　皮肤黏膜苍白,疲乏无力及组织器官缺氧等表现。

2. 出血　皮肤瘀点、瘀斑,鼻腔、关节腔出血,严重者颅内出血。

3. 感染　口腔、咽峡等处感染最常见,其次是肺部、肛周等,最严重为脓毒血症。

4. 其他　红细胞破坏过多出现黄疸和脾大,急性血管内凝血时出现血红蛋白尿。

（二）常见体征

最常见的体征是肝大、脾大、淋巴结肿大,感染者常伴有发热。

【辅助检查】

（一）实验室检查

1. 血常规　确定有无贫血。血红蛋白含量可判断贫血的程度,网织红细胞计数反映骨髓增生情况和贫血疗效的判断。

2. 骨髓细胞学检查及细胞化学染色　骨髓细胞学检查为确诊再生障碍性贫血和白血病的主要依据。细胞化学染色对急性白血病的鉴别诊断必不可少。

3. 发病机制检查　缺铁性贫血的铁代谢及病因检查,再生障碍性贫血的 $CD4^+$/$CD8^+$ 比值等。

4. 出血性疾病检查　出血性疾病指因先天或遗传性及获得性因素导致血管、血小板、凝血、抗凝及纤维蛋白溶解等止血机制的缺陷或异常而引起的,以自发性出血或轻度损伤后出血不止为特征的疾病;临床表现主要为不同部位的出血;依据病因及发病机制,可分为血管壁异常、血小板异常、凝血异常、抗凝与纤溶异常等。出血性疾病检查:出凝血时间及纤维蛋白原定量等检查是基本检查。血小板集聚和黏附试验用于了解血小板功能。

5. 组织病理学检查　如淋巴结、脾及浸润包块等活检,对疾病的鉴别诊断提供依据。

6. 其他　溶血性疾病的游离血红蛋白测定、渗透脆性试验、高铁血红蛋白还原试验等确定溶血病因;细胞遗传学及分子生物学检查等提供依据。

（二）其他检查

CT、MRI 等影像学检查对血液病的诊断有很大帮助。放射性核素应用于红细胞寿命或红细胞破坏部位测定等。

【诊断要点】

详细询问血液病有关的症状;进行既往史和病因等病史采集;进行体格检查和辅助检查,观察皮肤黏膜的颜色,有无出血点,有无肝大、脾大、淋巴结肿大等,为临床诊断提供依据。

【治疗】

1. 病因治疗　积极寻找和去除病因是根治贫血的关键。

2. 对症及支持治疗　贫血者输注红细胞或全血;出血者输注血小板;感染、发热者给予降温等改善症状;通过应用雄激素刺激骨髓造血,脾切除以延长血细胞寿命等治疗方法保持正常血液成分及其功能;去除异常血液成分和抑制其异常功能,如放疗、化疗、应用免疫抑制药、抗凝及溶栓治疗等。

3. 造血干细胞移植　指对患者进行预处理后,将来自正常供者或自体的造血干细胞注入患者体内,使之重建正常造血和免疫功能的一种治疗方法。

第二节　贫　血

 导入案例

患者,女,50岁。患者自述近2年月经周期紊乱,经期延长,自觉进入更年期,未重视;因近1周出现头晕、乏力,活动后心慌明显而来院就诊。患者既往体健,无药物过敏史。查体:皮肤黏膜苍白,反甲。实验室检查:Hb 85g/L,RBC 3.0×10^{12}/L,WBC 4.2×10^9/L,PLT 150×10^9/L。

请思考:

1. 该患者最可能的诊断是什么?

2. 为诊断该病可建议患者做哪些实验室检查?

【概述】

(一)概念及诊断标准

贫血指人体外周血中血红蛋白浓度、红细胞计数及红细胞压积(hematocrit,HCT,又称为红细胞比容)低于相同年龄、性别和地区的正常标准。临床上常以血红蛋白浓度作为判断指标。我国诊断贫血的标准(在我国海平面地区)见表11-1。

表 11-1　贫血的实验室诊断标准

性别	血红蛋白浓度/(g·L^{-1})	红细胞计数(×10^{12}/L)	红细胞压积
男	<120	<4.5	0.42
女	<110	<4.0	0.37
妊娠期妇女	<100	<3.5	0.30

(二)贫血分类及分度

1. 分类　贫血按病因及发病机制,分为红细胞生成减少性贫血、红细胞破坏过多性贫血和红细胞丢失过多性贫血;按红细胞形态,分为大细胞性贫血(如巨幼细胞贫血)、正细胞性贫血(如再生障碍性贫血)、小细胞低色素性贫血(如缺铁性贫血),见表11-2;按骨髓红系增生情况,分为增生不良性贫血(如再生障碍性贫血)和增生性贫血(除再生障碍性贫血以外的贫血);按贫血的进展速度,分为急性贫血和慢性贫血两类。

表 11-2　贫血的细胞学分类

类型	MCV/fl	MCH/pg	MCHC/%	常见病
大细胞性贫血	>100	>32	32~35	巨幼细胞贫血、伴网织红细胞大量增生的溶血性贫血、肝脏疾病
正细胞性贫血	80~100	27~32	32~35	再生障碍性贫血、急性失血性贫血、溶血性贫血
小细胞低色素性贫血	<80	<27	<32	缺铁性贫血、铁粒幼细胞贫血、珠蛋白生成障碍性贫血

注:MCV 为平均红细胞体积;MCH 为平均红细胞血红蛋白含量;MCHC 为平均红细胞血红蛋白浓度。

2. 分度　依据血红蛋白值划分,贫血严重程度见表 11-3。

表 11-3　贫血严重程度的划分标准

贫血的严重程度	血红蛋白浓度/(g·L^{-1})	红细胞总数(×10^{12}/L)
轻度	>90	<4.5
中度	60~90	<4.0
重度	30~59	<3.5
极重度	<30	<1.0

【病因及发病机制】

1. 红细胞生成减少　造血原料不足或利用障碍所致贫血,如缺铁可引起缺铁性贫血,缺乏叶酸或维生素 B_{12} 可引起巨幼细胞贫血;造血调节异常所致贫血,如慢性肾衰竭、重症肝病所致贫血;造血干细胞异常所致贫血,如再生障碍性贫血、骨髓增生异常综合征等。

2. 红细胞破坏过多　见于免疫、理化因素所致的溶血性贫血;红细胞本身缺陷导致的贫血,如遗传性球形红细胞增多症。

3. 红细胞丢失过多　见于各种急性和慢性失血,如消化性溃疡、月经过多、特发性血小板减少性紫癜等。慢性失血是我国成人贫血最常见的原因。

【临床表现】

贫血患者一系列临床表现主要是因为血红蛋白含量减少,血液携氧能力下降,全身各组织和器官出现缺氧表现,临床表现与贫血的严重程度、个体的代偿能力及其对缺氧的耐受性等有关。

1. 一般表现　乏力是贫血最早、最常见的症状。皮肤黏膜苍白是贫血最突出的体征,以睑结膜、甲床及口唇较明显。

2. 神经系统　脑组织对缺氧最敏感,缺氧导致神经组织损害,患者表现为头晕、头痛、耳鸣、失眠多梦、注意力不集中及记忆力减退。小儿贫血时可有哭闹不安、躁动甚至影响智力发育。贫血引发末梢神经炎可出现肢端麻木。

3. 循环系统　急性失血性贫血时,心率加快、主观感觉心悸等。非失血性贫血的轻度贫血活动后引起心悸、心率加快;中、重度贫血无论任何状态均可出现心悸、心率加快,而且贫血越重症状越明显。长期贫血可导致贫血性心脏病、心律失常和心功能不全。

4. 呼吸系统　轻度贫血活动后出现呼吸加快加深,重度贫血时平静状态也可能有气短甚至端坐呼吸。

5. 消化系统　患者消化功能减退,常见食欲缺乏、恶心、呕吐、腹胀、腹泻及消化不良等。巨幼细胞贫血或恶性贫血可引起舌炎、镜面舌等。

6. 泌尿生殖系统　肾性贫血在贫血前和贫血同时有原发肾脏疾病的表现。如溶血出现胆红素尿、含铁血黄素尿等,重度者堵塞肾小管引起急性肾衰竭。生殖系统表现为女性月经失调或闭经;男性睾丸分泌睾酮下降,男性特征减弱。

7. 内分泌系统　长期贫血还可致机体各内分泌腺如甲状腺、性腺、肾上腺、胰腺的腺体功能减退及激素分泌异常。

8. 免疫系统　贫血本身会引起免疫系统的改变,如红细胞数量减少可降低红细胞在抵御病原微生物感染过程中的调理素作用,红细胞膜上补体 C3 的减少会影响机体的非特异性免疫功能。

9. 其他　严重贫血者还可出现低热,伤口愈合较慢及容易并发各种感染。

【辅助检查】

1. 血液检查　确定有无贫血及判断贫血的分度。判断贫血是否伴有白细胞或血小板数量的变化。

2. 骨髓检查　分为骨髓涂片和骨髓活检。骨髓涂片反映骨髓细胞的增生程度、细胞成分和形态等;骨髓活检反映骨髓造血组织的结构、增生程度、细胞成分及形态变化。

3. 贫血机制检查　缺铁性贫血做铁代谢的检查,巨幼细胞贫血做叶酸和维生素 B_{12} 的检查,失血性贫血做原发病检查等。

【诊断要点】

通过患者的症状,结合辅助检查、体格检查等确定患者是否有贫血。

【治疗】

1. 病因治疗　是贫血治疗的关键。如通过治疗消化性溃疡和功能失调性子宫出血这些原发病来纠正缺铁性贫血;采用脾切除或糖皮质激素治疗溶血性贫血等。

2. 对症治疗　急性失血者输红细胞或全血迅速恢复血容量并纠正贫血;合理用药或

输血小板控制出血;对合并感染的患者给予抗感染治疗。合并其他脏器功能不全者施予相应的支持治疗。

一、缺铁性贫血

【概述】

缺铁性贫血是机体对铁的需求增加和/或供给减少,导致体内储存铁缺乏,使血红蛋白合成减少,红细胞生成受阻的一种小细胞低色素性贫血。婴幼儿和育龄妇女发病率较高。

正常人体内含铁量,男性 50~55mg/kg,女性 35~40mg/kg,以储存铁和功能状态铁两种形式存在。储存铁主要存在于血红蛋白中或以铁蛋白和含铁血黄素的形式储存于肝、脾及骨髓等器官的单核巨噬细胞系统内。功能状态铁主要存在于血红蛋白、肌红蛋白、转铁蛋白等。

人体铁主要来源于体内衰老红细胞破坏释放的铁,其次是食物中的铁。食物中的铁以 Fe^{3+} 为主,在胃酸和还原剂的作用下还原为 Fe^{2+} 才能被机体(十二指肠及空肠上段)吸收。吸收入血的 Fe^{2+} 用于合成血红蛋白,多余的铁以铁蛋白和含铁血黄素形式储存起来。正常人每日通过粪便、汗腺或尿液排泄约 1mg 铁,哺乳期妇女还通过乳汁排出。

【病因及发病机制】

(一)病因

1. 需要量增加而摄入不足　婴幼儿、青少年及妊娠期妇女等对铁的需要增加;婴幼儿未及时添加含铁高的辅食,青少年偏食挑食,妊娠和哺乳期妇女未及时补充高铁食物等都会导致铁缺乏。

2. 吸收障碍　影响铁吸收的因素也会引起缺铁性贫血,如胃肠功能紊乱、胃大部切除术后及胃空肠吻合术后等。

3. 丢失过多　成人缺铁性贫血最常见、最重要的病因是慢性失血,如慢性胃肠道出血(消化性溃疡、消化道肿瘤等)、女性月经过多、肺部出血(肺结核、支气管扩张等)及其他(钩虫病)等。

(二)发病机制

体内储存铁缺乏时,组织和红细胞缺铁,血红蛋白合成减少,红细胞胞质少,体积小,引起小细胞低色素性贫血,严重时粒细胞、血小板的生成也受影响。缺铁时细胞中含铁酶和铁依赖性酶的活性降低,细胞功能紊乱,出现精神、行为等异常和抵抗力低下等表现。缺铁还会引起黏膜组织病变和外胚叶组织营养障碍。

【临床表现】

(一)贫血的表现

患者皮肤黏膜苍白、乏力、头晕、头痛、心悸、气短等。

（二）组织缺铁的表现

患者精神行为异常,如烦躁、易怒、注意力不集中、异食癖;指甲脆薄易裂、扁平、反甲;口角炎,舌炎,镜面舌,口角皲裂;皮肤干燥,毛发干枯易脱落,无光泽;体力耐力下降;易感染;儿童生长发育迟缓,智力低下。

（三）原发病表现

消化性溃疡的呕血与黑便,内痔的便血;功能性子宫出血引起的月经失调;肺结核的咯血,支气管扩张的慢性咳嗽、大量脓痰等。

【辅助检查】

1. 血常规　血涂片可见红细胞体积减小,中心淡染区扩大,呈小细胞低色素性贫血;网织红细胞数量正常或轻度增高;血红蛋白浓度降低比红细胞数量减少更明显;白细胞和血小板数量正常或降低,部分患者有血小板数量增多。

2. 骨髓检查　红系增生活跃或明显活跃,粒系、巨核系多正常,以中幼和晚幼红细胞增生为主,因其体积小,核染色质致密,包浆少,边缘不规则,血红蛋白形成不良,称为"核老浆幼"。骨髓涂片铁染色表现为含铁黄素(细胞外铁)消失。

3. 铁代谢指标　血清铁含量降低,<8.95μmol/L;血清总铁结合力 >66.44μmol/L,血清铁蛋白 <12μg/L(反映体内储存铁)。

4. 其他　红细胞内卟啉代谢及血清转铁受体测定。

【诊断要点】

患者有缺铁的临床表现,存在缺铁的病因;实验室检查显示血清铁蛋白下降,呈小细胞低色素,骨髓铁染色含铁血黄素消失;铁剂治疗有效时,即可诊断缺铁性贫血。本病注意与慢性病贫血、铁粒幼细胞贫血、转铁蛋白缺乏症等鉴别。

【治疗】

（一）治疗原则

原则上以去除病因及补足储存铁为主。去除病因是纠正贫血、防止贫血复发的关键。

（二）治疗要点

1. 病因治疗　治疗消化性溃疡、寄生虫感染等原发病,及时给婴幼儿添加辅食,妊娠期、哺乳期妇女多补充含铁高食物,纠正青少年偏食、挑食等。

2. 补铁治疗　首选口服铁剂,分为无机铁(硫酸亚铁)和有机铁(右旋糖酐铁)两类。液体铁剂会使牙齿染色,口服时应使用吸管。铁剂对胃黏膜有刺激,建议餐后服用。口服补铁同时,应避免服用抑制铁吸收的牛奶、咖啡及碱性药物等;可与促进铁剂吸收的肉类、酸性食物、维生素 C 等同服。临床多用外周血网织红细胞和血红蛋白浓度判断疗效。前者服药后 5~10d 达高峰,后者 2 周后开始上升,一般 2 个月左右恢复正常。当血红蛋白含量恢复正常后仍应继续用药 4~6 个月,来补足体内储存铁。若口服铁剂不耐受或胃肠道正常解剖部位发生改变而影响铁的吸收可用右旋糖酐铁深部肌内注射。

【预防】

对易患缺铁性贫血的人群重点预防。婴幼儿及时添加蛋类、动物肝脏、瘦肉、菠菜、黑木耳等富含铁的食品；纠正青少年不良饮食习惯，定期查治寄生虫感染；对妊娠期、哺乳期妇女可补充铁剂；积极防治慢性出血性疾病和女性月经过多等问题。

二、再生障碍性贫血

【概述】

再生障碍性贫血（aplastic anemia，AA）是由骨髓多能干细胞被抑制而导致的骨髓造血障碍及全血细胞减少的疾病。主要表现为骨髓造血功能低下、全血细胞减少、贫血、出血及感染。本病可见于各年龄段，老年人发病率较高，无明显性别差异。

（一）病情分类

再生障碍性贫血可分为重型再生障碍性贫血和非重型再生障碍性贫血。

（二）病因分类

病因包括先天性（遗传性）和后天性（获得性），获得性又分为继发性和原发性。

【病因及发病机制】

（一）病因

病因不明，可能与以下因素有关：

1. 病毒感染　各型肝炎病毒、微小病毒 B19、EB 病毒等感染均可引起再生障碍性贫血，以肝炎病毒多见。

2. 化学因素　如苯及其衍生物、氯霉素类抗生素、磺胺类药物、抗肿瘤化疗药、有机磷杀虫药、抗甲状腺药等，其中以氯霉素最多见。

3. 物理因素　长期接触 X 射线、γ 射线及其他放射性物质会干扰 DNA 的复制而抑制细胞的有丝分裂，造成骨髓造血功能障碍。

（二）发病机制

目前多数学者认为发病机制与三种学说有关：一是造血干细胞（种子）缺陷；二是造血微环境（土壤）异常；三是免疫（虫子）异常。

【临床表现】

再生障碍性贫血的临床表现主要是骨髓造血细胞（红细胞、白细胞和血小板）功能受损，患者出现进行性的贫血、出血和感染，多无肝大、脾大、淋巴结肿大。

1. 重型再生障碍性贫血　起病急，进展快，病情重，少数可由非重型再生障碍性贫血进展而来。

（1）出血：与血小板异常有关，以皮肤黏膜出血最为常见，也可表现为鼻出血、牙龈出血等，内脏出血和颅内出血较重。后者危及患者生命。

（2）感染：白细胞计数减少引起机体抵抗力下降而致感染，呼吸道感染最多见，其次是尿路、消化道和皮肤黏膜等；以革兰氏阴性菌、金黄色葡萄球菌和真菌感染为主；感染是再生障碍性贫血死亡原因之一。

（3）贫血：因红细胞减少引起，表现为皮肤黏膜苍白、乏力、心悸和气短等。

2. 非重型再生障碍性贫血　起病慢，进展缓，临床症状较重型轻，易控制。贫血多为慢性过程，是非重型再生障碍性贫血的主要症状，经输血可改善，但不持久。感染易控制，病程几乎不超过1周。出血轻，多为皮肤黏膜出血，内脏及颅内出血少见，若久治无效可发生颅内出血。

【辅助检查】

1. 血常规　呈正细胞正色素性贫血。全血细胞减少，网织红细胞百分数小于0.005，白细胞 $<2\times10^9/L$，血小板计数 $<20\times10^9/L$。

2. 骨髓细胞学检查　确诊再生障碍性贫血的主要依据。多部位骨髓增生减低或重度减低。重型再生障碍性贫血，三系细胞明显减少，淋巴细胞明显增高。非重型再生障碍性贫血，骨髓有较多脂肪滴。

3. 发病机制检查　$CD4^+$ 细胞/$CD8^+$ 细胞比值减低，Th1 细胞/Th2 细胞比值增高等；骨髓细胞染色体核型正常；溶血检查均阴性。

【诊断要点】

患者具有贫血、出血和感染表现，不伴肝大、脾大；血液检查示全血细胞减少，网织红细胞绝对值减少；骨髓检查可见增生低下或重度低下；除外其他引起全血细胞减少的疾病即可诊断该病。

再生障碍性贫血分型诊断标准：

1. 重型再生障碍性贫血　急性发病，进行性加重的贫血，常伴感染和/或出血。血液检查具备下述三项中的两项：①网织红细胞绝对值 $<15\times10^9/L$。②中性粒细胞 $<0.5\times10^9/L$。③血小板 $<20\times10^9/L$。骨髓增生广泛重度减少。

2. 非重型再生障碍性贫血　未达到重型再生障碍性贫血诊断标准的再生障碍性贫血。

本病的诊断还需注意与阵发性睡眠性血红蛋白尿、自身抗体介导的全血细胞减少、急性白血病、恶性组织细胞病、骨髓增生异常综合征等相鉴别。

【治疗】

（一）治疗原则

采取对症治疗和病因治疗，迅速控制症状，达到缓解。

（二）治疗要点

1. 一般治疗　积极防治病因；避免各种感染，必要时给予保护性隔离；防止外伤及剧烈运动，预防出血。

2. 对症治疗　输红细胞或全血纠正贫血；通过用药（促凝血药、抗纤溶药、丙酸睾酮等）或输注血小板控制出血；根据分泌物或血液、尿液、粪便标本的细菌培养和药敏试验选用合理抗生素控制感染。合并肝损害的患者酌情使用保肝药。

3. 免疫抑制药治疗　抗淋巴胸腺细胞球蛋白（主要用于重型再生障碍性贫血）、环孢素（用于全部再生障碍性贫血）、环磷酰胺、甲泼尼龙等。

4. 促造血治疗　雄激素可用于全部再生障碍性贫血，是治疗慢性再生障碍性贫血的首选。常用药物有司坦唑醇、十一酸睾酮、丙酸睾酮及达那唑。该药有肝损害及女性男性化等不良反应，注意根据疗效和不良反应调整疗程及剂量。造血生长因子适用于全部再生障碍性贫血，特别是重型再生障碍性贫血，一般在免疫抑制药治疗后使用，剂量可酌情减量，维持 3 个月以上为宜。

5. 造血干细胞移植　有条件者尽早进行干细胞移植，包括骨髓移植和脐血输注等。

第三节　特发性血小板减少性紫癜

 导入案例

患者，女，33 岁。患者自述近半年来，无明显诱因反复出现双下肢瘀点、瘀斑，时隐时现，时轻时重。查体：T 36.4℃，P 78/次 min，R 15 次/min，血压 110/70mmHg；肝正常，脾大，皮肤黏膜苍白，毛发干枯，指甲扁平易脆裂，双下肢散在分布较多紫癜及出血点，余无异常。血常规：Hb 95g/L，RBC 3.2×10^{12}/L，WBC 6.8×10^9/L，PLT 50×10^9/L。

请思考：

1. 该患者最可能的诊断是什么？

2. 为诊断该病患者还需做何实验室检查？

3. 该病的诊断要点是什么？

【概述】

特发性血小板减少性紫癜（idiopathic thrombocytopenic purpura，ITP）是自身免疫性疾病，是一种因患者产生体液免疫和细胞免疫介导的血小板免疫性破坏和生成受抑制，导致外周血中血小板减少的出血性疾病。临床可分为急性型和慢性型，急性型多见于儿童，慢性型多见于成人。本病发病率 5/10 万 ~10/10 万，男、女发病率相近，育龄期女性发病率高于同年龄组的男性，60 岁以上人群的发病率约是 60 岁以下人群的 2 倍。

【病因及发病机制】

病因未明，机制与以下因素有关。

1. 体液免疫和细胞免疫介导的血小板过度破坏。50%~70% 的患者血浆和血小板表面可检测到血小板抗体，该抗体致敏的血小板被单核巨噬细胞系统过度破坏。患者的细胞毒性 T 细胞可直接破坏血小板。

2. 体液免疫和细胞免疫介导的巨核细胞数量和质量异常,血小板生成不足。一方面,自身抗体损伤巨核细胞或抑制巨核细胞释放血小板,造成血小板生成不足;另一方面,CD8$^+$细胞毒性 T 细胞可通过抑制巨核细胞凋亡,使血小板生成障碍。

【临床表现】

（一）急性型特发性血小板减少性紫癜

急性型特发性血小板减少性紫癜起病急,多见于儿童。起病前 1~2 周有上呼吸道等感染史。

1. 出血　广泛而严重的皮肤、黏膜出血,如瘀点、瘀斑;重者可有血泡及血肿,多见于四肢,以下肢为多;也可表现为鼻出血、牙龈出血、口腔出血及舌出血、损伤或注射部位出血不止。

2. 内脏出血　血小板 <20×10^9/L 时,可有内脏出血,如呕血、咯血等。出血量过大,可出现不同程度的贫血;重者表现为失血性休克;颅内出血是本病致死的主要原因,患者出现剧烈头痛、意识障碍、瘫痪及抽搐等表现。

（二）慢性型特发性血小板减少性紫癜

慢性型特发性血小板减少性紫癜起病隐匿,一般无前驱症状;多见于 40 岁以下中青年女性。

1. 出血倾向　轻而局限,但易反复发生;表现为皮肤、黏膜出血,如瘀点、紫癜、瘀斑及外伤后不易止血等;鼻出血、牙龈出血亦常见;严重内脏出血较少见;女性月经过多较常见,且可为部分患者唯一的症状;感染等会使病情骤然加重,出现广泛、严重的皮肤黏膜及内脏出血。

2. 其他　部分患者出现乏力,有血栓形成倾向,长期月经过多可出现贫血。病程超过半年可有脾大。

【辅助检查】

（一）实验室检查

1. 血常规　血小板计数减少,急性型血小板计数多在 20×10^9/L 左右,慢性型常 <50×10^9/L,血小板平均体积增大,出血时间延长。血小板功能一般正常。反复出血或短时间内失血过多者会出现红细胞和血红蛋白含量减少,白细胞计数多正常。

2. 骨髓细胞学检查　急性型骨髓巨核细胞数量轻度增加或正常,慢性型骨髓巨核细胞数量显著增加;巨核细胞发育成熟障碍,表现为体积变小,胞浆内颗粒减少,幼稚巨核细胞增加;有血小板形成的巨核细胞显著减少;红系、粒系、单核系正常。

3. 其他　如血小板动力学、血浆血小板生成素水平检查等。

（二）其他检查

毛细血管脆性试验,即束臂试验阳性,出血时间延长等。

【诊断要点】

具有下列特点的出血性疾病即可诊断为特发性血小板减少性紫癜。

1. 至少 2 次化验血小板计数减少,血细胞形态无异常。

2. 体检脾一般不增大。

3. 骨髓巨核细胞数量增多或正常,有成熟障碍。

4. 排除其他继发性血小板减少症。

在确诊特发性血小板减少性紫癜时,尚需与再生障碍性贫血、脾功能亢进、系统性红斑狼疮、白血病、药物性血小板减少等鉴别。

【治疗】

(一)治疗原则

治疗的原则是减少血小板的破坏,防止出血。

(二)治疗要点

1. 一般治疗　出血严重者注意休息,避免外伤。PLT<50×10⁹/L 时增加卧床休息,PLT<20×10⁹/L 时绝对卧床休息。出血时给予局部加压包扎、固定及手术结扎局部血管等处理。

2. 观察　患者无明显出血倾向,PLT>30×10⁹/L,且无诱发或增加患者出血风险的因素存在时,可临床观察暂不进行药物治疗。

3. 药物治疗

(1) 糖皮质激素:一般作为首选药物。机制为减少抗体生成和减轻抗原反应;抑制血小板的破坏;刺激骨髓造血及血小板向外周血的释放等。

(2) 丙种球蛋白:用于急症处理,不能耐受糖皮质激素或者脾切除前准备,妊娠或分娩前。

(3) 其他:如长春新碱、环孢素 A、抗 CD20 单克隆抗体、血小板生成药物、环磷酰胺等免疫抑制药等。

4. 脾切除　适用于糖皮质激素治疗无效或有使用禁忌证、需要大剂量维持治疗者。年龄小于 2 岁,妊娠期或有其他疾病不能耐受手术者不可进行脾切除。

5. 急症的处理　PLT<20×10⁹/L;出血严重、广泛者;疑有或已发生颅内出血者;近期将实施手术或分娩者,可采用血小板输注,静脉输注丙种球蛋白、大剂量甲泼尼龙等治疗方法。

 知识拓展

过敏性紫癜

过敏性紫癜是一组毛细血管变态反应性出血性疾病,主要是由于机体对某些致敏物质发生变态反应,导致毛细血管脆性及通透性增加,出现皮肤紫癜、黏膜及某些器官出血,常伴有腹痛、关节痛和肾损害,也可以伴有血管神经性水肿、荨麻疹等其他过敏表现。本病多见于儿童及青少年,男性发病多于女性,春秋季发病较多,多为自限性。临床上分为单纯型(最常见)、腹型、关节型、肾型(最严重)和混合型。

第四节 白 血 病

 导入案例

患者,男,30 岁,因发热、咳嗽、咳痰 2 周伴皮肤、黏膜出血 2d 入院。查体:T 38.5℃,P 98 次/min,R 20 次/min,BP 120/80mmHg。患者面色苍白,皮肤有散在瘀点和瘀斑,胸骨中下段有压痛,右中肺叩诊浊音,脾大。实验室检查:Hb 85g/L、WBC $20×10^9$/L、PLT $70×10^9$/L,外周血液可见原始细胞及幼稚细胞,骨髓增生极度活跃。X 射线胸片示右中肺片状渗出性改变。

请思考:

1. 该患者最可能的诊断是什么?

2. 为诊断该病可建议患者做哪些实验室检查?

【概述】

白血病是一类造血干细胞的恶性克隆性疾病,白血病细胞增殖失控、分化障碍、凋亡受阻,而停滞在细胞发育的不同阶段。白血病细胞在骨髓和其他造血组织中大量增生累积而抑制正常造血功能,并浸润其他器官和组织。

白血病在我国的发病率为 3/10 万 ~4/10 万,是死亡率较高的恶性肿瘤。

(一) 按白血病细胞自然病程和分化成熟程度分类

白血病可分为急性白血病(acute leukemia,AL)和慢性白血病(chronic leukemia,CL)。急性白血病起病急,进展快,自然病程几个月,细胞分化停滞在以原始细胞及早期幼稚细胞的较早阶段。慢性白血病病情发展缓慢,自然病程为数年,细胞分化停滞在以成熟的幼稚细胞和成熟细胞为主的较晚阶段。

(二) 按受累细胞分类

急性白血病可分为急性淋巴细胞白血病(acute lymphoblastic leukemia,ALL)和急性髓细胞性白血病(acute myeloid leukemia,AML)。慢性白血病又分为慢性髓细胞性白血病(chronic myelogenous leukemia,CML,又称为慢性粒细胞白血病)、慢性淋巴细胞白血病(chronic lymphocytic leukemia,CLL)及少见类型的白血病。

【病因及发病机制】

（一）病因

白血病的病因及发病机制尚未完全明确。其主要与生物因素（如病毒感染和免疫功能异常）、物理因素（包括 x 射线、γ 射线等电离辐射）、化学因素（如苯及其衍生物、保泰松、乙双吗啉、抗肿瘤药物中的烷化剂）、遗传因素和某些血液病（骨髓增生异常综合征、淋巴瘤、多发性骨髓瘤等）密切相关。

（二）发病机制

目前认为，白血病的发生至少有两类分子事件共同参与，称为"二次打击学说"。一类为各种原因引起造血细胞内某些基因突变，导致克隆性异常造血细胞生成，此类细胞增殖和/或生存能力强，凋亡受阻；另一类为一些遗传学改变涉及某些转录因子，导致造血细胞分化阻滞或紊乱。

【临床表现】

（一）急性白血病

起病急缓不一，急性以突然高热或严重出血起病。缓慢者因皮肤紫癜、月经过多或拔牙后出血不止就医等被发现。

1. 骨髓造血功能受抑制表现

（1）贫血：多为首发症状，呈进行性发展。半数患者就诊时已有重度贫血。

（2）发热：半数患者的早期表现；可为低热，亦可为高热，甚至超高热，伴有畏寒、出汗等症状，高热提示继发感染。最常见的感染为口腔炎、牙龈炎和咽峡炎；革兰氏阴性菌感染最常见，如铜绿假单胞菌、大肠埃希菌等；近年来革兰氏阳性菌感染的发病率也有所上升；长期应用抗生素者，可出现真菌感染；伴免疫功能缺陷的患者还可发生病毒感染，偶有肺孢子菌肺炎。

（3）出血：患者都有不同程度的出血，可发生于任何部位，以皮肤瘀点、瘀斑、鼻出血、牙龈出血、月经过多最常见。眼底出血可致视力障碍。尿路出血时尿液呈洗肉水样。颅内出血最为严重，可导致死亡。大量白血病细胞在血管中淤滞及浸润、血小板减少、凝血异常及感染是引起出血的主要原因。

2. 器官和组织浸润的表现

（1）肝大、脾大、淋巴结肿大：淋巴结肿大以急性淋巴细胞白血病多见。肝、脾大多为轻至中度。

（2）骨和关节：常有胸骨下段局部压痛。关节、骨骼疼痛以儿童多见。骨髓坏死者引起剧烈骨痛。

（3）中枢神经系统：多见于急性淋巴细胞白血病缓解期，是白血病最常见的髓外浸润部位，也是髓外复发的部位之一。中枢神经系统性白血病（central nervous system leukemia，CNSL）由多数化疗药物难以通过血脑屏障，不能杀灭隐藏在其内的白血病细胞引起，轻者表现为头痛、头晕，重者有呕吐、颈项强直，甚至抽搐、昏迷。

（4）眼部：粒细胞肉瘤（或称为绿色瘤）可见于部分粒细胞白血病患者，常累及骨膜，以眼眶部位最常见，可引起眼球突出、复视或失明。

（5）口腔和皮肤：口腔黏膜浸润可有牙龈增生、肿胀。皮肤出现蓝灰色斑丘疹、局部皮肤隆起、变硬等。

（6）睾丸：多见于急性淋巴细胞白血病化疗缓解后的幼儿和青年，是仅次于 CNSL 的髓外复发部位，表现为一侧睾丸无痛性肿大，另一侧虽无肿大，但活检时往往发现有白血病细胞浸润现象。

（二）慢性白血病

1. 慢性髓细胞性白血病　发展缓慢，早期常无自觉症状，可因体检或其他疾病就诊发现血常规异常或脾大而确诊。临床表现分为三个时期：

（1）慢性期：持续 1~4 年。患者有乏力、低热、盗汗、体重减轻等代谢亢进的表现。脾大为最突出体征。发生脾梗死可突发局部剧烈疼痛和明显压痛，部分患者可有胸骨中下段压痛。白细胞计数极度增高时可发生"白细胞淤滞症"。

（2）加速期：可维持几个月到数年。患者表现为发热、虚弱、进行性体重下降、骨骼疼痛，逐渐出现贫血、出血，脾持续或进行性增大，对原来治疗有效的药物无效。

（3）急变期：为慢性髓细胞性白血病终末期，表现与急性白血病类似。急性变预后极差，多于数月内死亡。

2. 慢性淋巴细胞白血病　是一种进展缓慢的 B 淋巴细胞（简称 B 细胞）增殖性肿瘤，以外周血、骨髓、脾和淋巴结等淋巴组织中出现大量克隆性 B 细胞为特征；多见于 50 岁以上患者，男女比例为 2∶1。起病缓慢，往往无自觉症状，有症状者早期可表现为乏力、疲倦，而后出现食欲缺乏、消瘦、低热、盗汗等。淋巴结肿大常为就诊的首要原因，一般为无痛性，中等硬度，无粘连；以头颈部、腋下、腹股沟淋巴结肿大为主。半数以上患者有脾轻至中度增大，肝大多为轻度。晚期可出现贫血、血小板减少和粒细胞缺乏，常易并发感染，尤其是呼吸道感染。

【辅助检查】

1. 血常规　急性白血病多数患者白细胞 >10×10⁹/L，白细胞过高或过低提示预后较差。血涂片分类可见数量不等的原始和/或幼稚细胞；患者有不同程度的贫血，血小板减少。慢性髓细胞性白血病患者白细胞 >20×10⁹/L，晚期 >100×10⁹/L，可出现各阶段的幼稚细胞，但以接近成熟的白细胞为主。慢性淋病细胞白血病以淋巴细胞持续性增多为主要特征。

2. 骨髓细胞学检查　确诊白血病的主要依据和必做检查。急性白血病多数患者骨髓增生呈明显或极度活跃，细胞分类以原始细胞和/或幼稚细胞为主。慢性髓细胞性白血病骨髓增生明显至极度活跃，以粒细胞为主。慢性淋巴细胞白血病有核细胞增生明显活跃或极度活跃，以成熟淋巴细胞为主。

3. 细胞化学　主要用于协助形态鉴别各类白血病。

4. 免疫学 根据白血病细胞表达的系列相关抗原,确定来源。淋巴细胞具有单克隆性,呈现 B 细胞免疫表型特征。

5. 染色体和分子生物学 白血病常伴有特异的染色体和基因改变。

6. 生化检查 血清及尿中尿酸浓度增高,血清乳酸脱氢酶增高。发生 CNSL 时,脑脊液压力升高,白细胞数量增加,蛋白质增多,而糖定量减少。

【诊断要点】

白血病根据临床表现、血常规和骨髓细胞学检查特点进行诊断;注意与骨髓增生异常综合征、某些感染引起的白细胞异常、巨细胞性贫血、类白血病反应、骨髓纤维化等疾病鉴别。

【治疗】

(一) 治疗原则

急性白血病根据患者的临床特点选择完整、系统的治疗方案。慢性髓细胞性白血病的治疗应着重于慢性期早期,避免疾病转化力争缓解。慢性淋巴细胞白血病既往多采用姑息疗法,以减轻肿瘤负荷、改善症状为主要目的。

(二) 治疗要点

1. 急性白血病

(1) 一般治疗

1) 紧急处理高白细胞血症:患者体内白细胞计数 >200×10⁹/L,表现为呼吸困难、低氧血症、言语不清、颅内出血等。当血中白细胞计数 >100×10⁹/L 时,就应紧急使用血细胞分离机,同时给予化疗。

2) 防治感染:因粒细胞减少或缺乏,特别是化疗后长时间缺乏,此时因安排住层流生物洁净病房或隔离病房。有感染者根据药敏试验给予抗生素治疗。

3) 成分输血治疗:严重贫血者输浓缩红细胞,但白细胞淤滞时不宜使用。血小板计数过低时输血小板悬液。

4) 防治高尿酸血病肾病:白血病细胞大量破坏引起高尿酸血症,堵塞肾小管会发生高尿酸肾病。应鼓励患者多喝水并碱化尿液,化疗期间给予别嘌醇抑制尿酸合成。

5) 维持营养:给予高能量、高蛋白、易消化食物加强营养,必要时静脉补充。

(2) 抗白血病治疗

1) 急性淋巴细胞白血病治疗:分为诱导缓解治疗和缓解后治疗两个阶段。诱导缓解治疗分三种方案:长春新碱(VCR)和泼尼松(P)组成的 VP 方案;VP 方案加蒽环类似物,如柔红霉素(DNR),组成 DVP 方案;DVP 方案再加左旋门冬酰胺酶(L-ASP)即为 DVLP 方案。缓解后治疗包括强化巩固和维持治疗两个阶段。

2) 急性髓细胞性白血病治疗:诱导缓解治疗最常用的是 IA 方案(I 为去甲氧柔红霉素,A 为阿糖胞苷)和 DA 方案(D 为柔红霉素,A 为阿糖胞苷)。

3) 老年急性白血病的治疗:大于 60 岁的老年患者应减少用药量,以降低治疗相关死亡率。

2. 慢性髓细胞性白血病

(1) 细胞淤滞症的紧急处理：同急性髓细胞性白血病处理，需并用羟基脲和别嘌醇。

(2) 分子靶向治疗：第一代酪氨酸激酶抑制药甲磺酸伊马替尼能阻止酪氨酸残基磷酸化，从而抑制 BCR-ABL 阳性细胞的增殖。

(3) 药物治疗：干扰素是分子靶向药出现之前的首选药物。其他药物治疗，如羟基脲、阿糖胞苷、白消安等。

(4) 异基因造血干细胞移植：是目前慢性髓细胞性白血病的根治性标准治疗。

3. 慢性淋巴细胞白血病

(1) 化疗：主要包括烷化剂、嘌呤类似物和糖皮质激素。

(2) 免疫治疗：利妥昔单抗联合氟达拉滨及环磷酰胺，是目前最佳治疗方案。

(3) 造血干细胞移植：预后较差的年轻患者可在缓解期行自体干细胞移植。

 知识拓展

脐 带 血

脐带血是胎儿娩出、脐带结扎并离断后残留在胎盘和脐带中的血液，以前通常是废弃不用的；近十几年的研究发现，脐带血内含可以重建人体造血和免疫系统的造血干细胞，可用于造血干细胞移植治疗，是造血干细胞的重要来源。

(刘 悦)

本章小结　　血液病是有关血液成分(如红细胞、白细胞、血小板和血浆等)及血液形成器官(如骨髓、淋巴结、脾等)的疾病，是一类以血液、造血器官异常，以及出血、凝血方面的病理变化为表现的疾病。血液病多采用血常规、骨髓细胞学检查等实验室检查，以病因治疗和对症治疗为主。白血病须进行化疗以达到缓解，造血干细胞移植可以重建患者造血和免疫功能。

 思考与练习

[名词解释]

1. 贫血
2. 白血病

[填空题]

1. 再生障碍性贫血主要临床表现是(　　　　　)(　　　　　)(　　　　　)。

2. 白血病确诊的主要依据是(　　　　　　　)。

3. 特发性血小板减少性紫癜首选用药(　　　　　　　)。

[简答题]

简述特发性血小板减少性紫癜的诊断标准。

第十二章 │ 内分泌、代谢性疾病

12章 数字内容

内分泌系统由内分泌腺(包括下丘脑、垂体、甲状腺、肾上腺、性腺等)和内分泌组织组成,主要功能是合成、分泌各种激素,与神经系统和免疫系统相互配合和调控,共同担负起机体的代谢、生长、发育、生殖、衰老等生命现象。

内分泌系统疾病是因自身免疫、肿瘤、出血、感染、放射损伤、手术切除、药物等导致的内分泌腺的病变;根据病变发生部位,可分为原发性(发生在周围靶腺)和继发性(发生在下丘脑或垂体);根据病理生理改变,可分为功能亢进、功能减退和功能正常。

代谢性疾病指机体新陈代谢过程中某一环节障碍引起的相关疾病,如糖尿病。随着人们生活方式和生活水平的改变,代谢性疾病也成为严重威胁人类健康的公共卫生问题。

内分泌、代谢性疾病种类繁多,很多为常见病和多发病,包括甲状腺功能亢进症、糖尿病、痛风及肥胖症等,且大多为慢性过程。患者常出现营养失调、水电解质平衡紊乱、外貌体态改变,甚至出现精神异常等表现。

第一节　甲状腺功能亢进症

 导入案例

患者,女,23 岁,因心慌、多汗、体重下降 3 个月入院。患者自述 3 个月前无明显诱因出现口渴,易饥多食且明显消瘦,伴有手抖、烦躁易怒,大便 2~3 次/d,质地稀,无黏液脓血,无恶心、呕吐,无尿频、尿急,无肢体麻木无力。查体:T 36.8℃,P 107 次/min,R 20 次/min,BP 130/75mmHg;青年女性,神志清楚,精神紧张;皮肤潮湿多汗,双眼突出,目光炯炯有神;双侧甲状腺Ⅱ度肿大,质软,无压痛,未触及结节;双肺呼吸音清,未闻及明显干湿啰音。辅助检查:WBC 4.26×10^9/L,Hb 132.0g/L,PLT 200×10^9/L,N 54.3%,L 36.2%。请思考:

1. 患者最可能的诊断是什么?

2. 该病的诊断要点有哪些?

3. 为诊断该病可建议患者做哪些辅助检查?

【概述】

甲状腺毒症(thyrotoxicosis)指血液循环中甲状腺激素过多,引起以神经、循环、消化等系统兴奋性增高和代谢亢进为主要表现的一组临床综合征。根据甲状腺的功能状态,甲状腺毒症可分为甲状腺功能亢进症类型和非甲状腺功能亢进症类型两类。

甲状腺腺体本身产生甲状腺激素过多引起的甲状腺毒症,称为甲状腺功能亢进症(hyperthyroidism),简称为甲亢。

甲状腺功能亢进症常见病因有毒性弥漫性甲状腺肿,又称为格雷夫斯病;毒性结节性甲状腺肿和自主性高功能性甲状腺腺瘤等。80% 以上的甲状腺功能亢进症由格雷夫斯病引起,本节主要讨论格雷夫斯病。

【病因及发病机制】

格雷夫斯病(Graves' disease)是甲状腺功能亢进症的最常见病因,占全部甲状腺功能亢进症的 80%~85%。女性显著高发,女:男为(4~6):1,高发年龄为 20~50 岁。

格雷夫斯病是一种伴甲状腺激素分泌增多的器官特异性自身免疫病,有显著的遗传倾向,是复杂的多基因疾病;同时其发病受环境因素的影响,如细菌感染、应激、性激素变化等都可影响本病的发生。

格雷夫斯病患者的血清中存在促甲状腺激素受体抗体,这是针对甲状腺细胞促甲状腺激素受体的特异性自身抗体,包括促甲状腺激素受体刺激性抗体、促甲状腺激素受体刺激阻断性抗体两种类型。促甲状腺激素受体刺激性抗体是格雷夫斯病的致病性抗体,可与促甲状腺激素受体结合,使腺苷酸环化酶信号系统被激活,引起甲状腺细胞增生,导致甲状腺激素合成、分泌增加。

浸润性突眼是弥漫性甲状腺肿伴甲状腺功能亢进症时由于眼肌炎性浸润,造成单个或多个眼肌肥厚使眼球外突的特殊征象。其病理基础是在眶后组织浸润的淋巴细胞分泌细胞因子刺激成纤维细胞分泌黏多糖,堆积在眼外肌和眶后组织,导致突眼和眼外肌纤维化。

【临床表现】

格雷夫斯病的临床表现由血液循环中甲状腺激素过多引起,其严重程度与激素升高水平、病史长短、患者年龄等因素有关。

（一）甲状腺毒症

1. 高代谢综合征　甲状腺激素分泌增多导致交感神经兴奋性增高和新陈代谢加速。患者常表现为疲乏无力,怕热多汗,皮肤潮湿,低热(危象时有高热),多食易饥,体重显著下降等。

2. 精神神经系统　神经过敏,多言好动,紧张焦虑,焦躁易怒,失眠不安,记忆力减退,注意力不集中,手、眼睑震颤,腱反射亢进等。

3. 心血管系统　心悸,胸闷,气短,心动过速,第一心音亢进;心搏出量增加可致收缩压增高;外周血管扩张,血管阻力下降,可致舒张压降低,脉压增大,可出现周围血管征;合并甲状腺毒症心脏病时,出现心律失常(以心房颤动等房性心律失常多见)、心脏增大,甚至心力衰竭;多见于病史较长或老年患者。

4. 消化系统　食欲亢进,因胃肠蠕动加快消化吸收不良而出现稀便,大便次数增加。重者可有肝大、肝功能异常,偶有黄疸。

5. 肌肉与骨骼系统　主要表现为甲状腺毒症性周期性瘫痪,多见于20~40岁青年男性,剧烈运动、高碳水化合物饮食、注射胰岛素等情况下可诱发,病变主要累及下肢,可伴有低钾血症,病程呈自限性。少数患者发生甲状腺功能亢进症性肌病,表现为近端肌肉进行性无力、萎缩,以肩胛带和骨盆带肌群受累为主。甲状腺功能亢进症可影响骨骼脱钙而发生骨质疏松。严重者可表现为重症肌无力。

6. 血液系统　周围血白细胞计数偏低,淋巴细胞比例增加、单核细胞增多等;血小板寿命缩短,可伴发血小板减少性紫癜。

7. 生殖系统　女性常有月经减少或闭经;男性有阳痿、乳房发育等。

少数老年患者起病隐袭,无高代谢综合征、眼征及甲状腺肿大。临床表现为神志淡漠、乏力、嗜睡、反应迟钝、明显消瘦,称为淡漠型甲状腺功能亢进症。

（二）甲状腺肿大

程度不等的甲状腺肿大是格雷夫斯病患者的典型体征之一。表现为甲状腺弥漫性、对称性肿大,质地不等,无压痛。肿大程度与病情轻重无明显关系。在甲状腺上下极可触及震颤,闻及血管杂音。

（三）眼征

眼征是格雷夫斯病的特征性表现,分为两类:

1. 单纯性突眼 因甲状腺毒症导致的交感神经兴奋性增高所致,多为对称性双眼球突出。临床表现:

(1) 眼球轻度突出(突眼度 18mm 以内)。

(2) 施特尔瓦格征(Stellwag's sign):瞬目减少,眼神炯炯发亮。

(3) 上睑挛缩,睑裂增宽。

(4) 冯·格雷费征(von Graefe's sign):双眼向下看时,上眼睑不能随眼球下落,露出白色巩膜。

(5) 若弗鲁瓦征(Joffroy's sign):眼球向上看时,前额皮肤不能皱起。

(6) 默比乌斯征(Mobius' sign):两眼看近物时,眼球辐辏不良。

2. 浸润性突眼 因眶后组织的炎症反应所致。男性多见,表现为眼球明显突出(女性 >18mm,男性 >21.6mm),少数为单侧突眼。患者自觉眼内异物感、畏光、流泪、斜视、复视、视力下降。查体见眼睑肿胀、闭合不全,结膜充血水肿,眼球活动受限,严重者眼球固定,眼睑闭合不全、角膜外露形成角膜溃疡或全眼炎,甚至失明。应注意与其他疾病导致的突眼鉴别。

本病发病后约 66% 病例可以自发性减轻,20% 病例眼征无变化,14% 病例眼征继续恶化。大部分病例病情活动持续 6~12 个月,然后炎症症状逐渐缓解,进入稳定期,部分病例可以复发。浸润性突眼病情的分级标准见表 12-1,用突眼度、复视和视神经损伤三个指标评估病情的程度。

表 12-1 浸润性突眼病情分级标准

级别	突眼度/mm	复视	视神经损伤
轻度	19~20	间歇性发生	视神经诱发电位异常,视力 >9/10
中度	21~28	非持续性存在	视力 8/10~5/10
重度	>23	持续性存在	视力 <5/10

注:间歇性发生复视仅在劳累或行走时发生;非持续性存在复视是眨眼时发生复视;持续性存在复视是阅读时发生复视。

（四）甲状腺危象

甲状腺危象又称为甲状腺功能亢进症危象,是甲状腺毒症急性加重的一个综合征;发生原因可能与循环内甲状腺激素水平增高有关;多见于病情较重者,是甲状腺毒症急性加重的表现;多因感染、精神刺激、手术、创伤等诱因导致。

典型表现:高热或过高热(≥40.0℃)、心动过速(≥140 次/min)、大汗、烦躁、谵妄、恶心、呕吐、腹泻,严重者可出现心力衰竭、休克、昏迷等。甲状腺危象的诊断主要靠临床表现综合判断，患者病死率超过 20%。临床表现高度疑似者或有危象前兆者应按甲状腺危象处理。

（五）胫前黏液性水肿

约 5% 的格雷夫斯病患者伴胫前黏液性水肿。胫前黏液性水肿多发生在胫下 1/3；也见于足背、手背、踝关节、肩部或手术瘢痕处；偶见于面部皮损，大多为对称性。皮肤在早期增厚、变粗，有大小不等的广泛的棕红色或红褐色或暗紫色突起不平的结节或斑块，边界清楚，直径 5~30mm 不等，病变表面及周围可有毳毛增生、变粗、毛囊角化，可伴感觉过敏或减退，或者伴痒感。后期皮肤粗厚，如橘皮或树皮样，皮损融合，有深沟，覆以灰色或黑色疣状物，下肢粗大似"象皮腿"。

【辅助检查】

（一）实验室检查

1. 促甲状腺激素（thyroid stimulating hormone，TSH） 反映甲状腺功能最敏感的指标，为筛查甲状腺功能亢进症的首选指标。

2. 血清甲状腺激素测定 血清总甲状腺素（total thyroxine，TT_4）、总三碘甲状腺原氨酸（total triiodothyronine，TT_3）：是甲状腺功能亢进的主要诊断指标之一，稳定、重复性好，但受血清甲状腺激素结合球蛋白量和蛋白与激素结合力变化的影响。

多数患者甲状腺功能亢进症时血清 TT_3 与 TT_4 均升高，但 T_3 型甲状腺毒症时仅有 TT_3 增高。血清游离甲状腺素（free thyroxine，FT_4）、游离三碘甲状腺原氨酸（free triiodothyronine，FT_3），是实现该激素生物效应的主要部分，是诊断甲状腺功能亢进症的首选指标，但是稳定性不如 TT_3、TT_4。

3. 促甲状腺激素受体抗体（thyroid stimulating hormone receptor antibody，TRAb）和促甲状腺激素受体刺激性抗体（thyroid stimulating hormone receptor- stimulating antibody，TSAb） 是诊断格雷夫斯病的重要指标之一，用于鉴别甲状腺功能亢进症病因，也是判断病情活动情况、是否复发、治疗后能否停药的指标之一。

4. 甲状腺 ^{131}I 摄取率 ^{131}I 摄取率正常 3h 为 5%~25%，24h 为 20%~45%，在 24h 出现高峰。甲状腺功能亢进症时总摄取量增加，摄取高峰前移。本方法主要用于甲状腺毒症病因的鉴别：甲状腺功能亢进症类型的甲状腺毒症 ^{131}I 摄取率增高；非甲状腺类型的甲状腺毒症 ^{131}I 摄取率减低。

（二）实验室检查

1. 影像学检查 眼部 CT 和 MRI 检查可评估突眼患者眼外肌受累的情况，并排除其他原因所致的突眼。甲状腺 B 超检查可协助甲状腺功能亢进症病因的鉴别诊断。

诊断浸润性突眼应行眶后 CT 或 MRI 检查，可见眼外肌肿胀增粗，同时排除球后占位性病变。

2. 甲状腺放射性核素扫描 对自主性高功能性甲状腺腺瘤有诊断意义，肿瘤区显示大量核素浓聚。

【诊断要点】

（一）甲状腺功能亢进症的诊断

符合以下三项标准,甲状腺功能亢进症诊断即可成立:

1. 高代谢症状和体征。

2. 甲状腺肿大。

3. 血清 TT_4、FT_4 增高,TSH 减低。

有部分患者表现不典型,如淡漠型甲状腺功能亢进症无明显高代谢症状,仅表现为消瘦明显或心房颤动,多见于老年患者。T_3 型甲状腺功能亢进症仅表现为血清 TT_3 增高,少数患者无甲状腺肿大。

（二）格雷夫斯病的诊断

前两项为必备诊断条件,后三项为辅助诊断条件:

1. 甲状腺功能亢进症诊断确立。

2. 甲状腺弥漫性肿大(触诊和 B 超检查证实),少数病例无甲状腺肿大。

3. 眼球突出和其他浸润性眼征。

4. 胫前黏液性水肿。

5. TRAb、TSAb、甲状腺过氧化物酶自身抗体阳性。

（三）鉴别诊断

鉴别诊断包括亚急性甲状腺炎、无症状性甲状腺炎、多毒性结节性甲状腺肿、自主性高功能性甲状腺腺瘤。

【治疗】

（一）治疗原则

目前尚不能进行病因治疗,普遍采用抗甲状腺药物、^{131}I 和手术治疗格雷夫斯病。

（二）治疗要点

1. 药物治疗

（1）抗甲状腺药物(antithyroid drug,ATD)治疗:是甲状腺功能亢进症的基础治疗,其作用是抑制甲状腺合成甲状腺激素,常用药物可分为硫脲类和咪唑类两类。硫脲类包括丙硫氧嘧啶和甲硫氧嘧啶等。咪唑类包括甲巯咪唑和卡比马唑等。

ATD 治疗用药维持时间 12~18 个月。如患者停药 1 年,复查血清 TSH 和甲状腺激素正常,可考虑甲状腺功能亢进症缓解。单纯 ATD 治疗的复发率 50%~60%;治愈率为40% 左右。

适应证:病情轻、中度患者,甲状腺轻、中度肿大患者;妊娠期妇女、高龄或由于其他严重疾病不适宜手术者;^{131}I 治疗前和手术前准备者;手术后复发且不适宜 ^{131}I 治疗者。

（2）碘剂:甲状腺功能亢进症患者应减少碘的摄入量,食用无碘食盐,忌用含碘药物和含碘造影剂。复方碘化钠溶液只能用于手术前准备和甲状腺危象时。

（3）β 受体拮抗药:可阻断甲状腺激素对心脏的兴奋作用,阻断外周组织 T_4 向 T_3 的转化。在 ATD 治疗初期使用,可较快控制甲状腺功能亢进症的临床症状,通常应用普萘洛尔。对有支气管疾病的患者,可选用阿替洛尔、美托洛尔等 β 受体拮抗药。

2. ^{131}I 治疗 ^{131}I 被甲状腺摄取后释放 β 射线(组织内射程仅 2mm,不累及毗邻组织),破坏甲状腺组织细胞,从而减少甲状腺激素产生。^{131}I 治疗相对安全,效益高;一般情况下不增加甲状腺癌和白血病等癌症的发病率,不影响生育能力,不增加遗传缺陷的发生率。^{131}I 主要蓄积在甲状腺内,对其他脏器不造成急性辐射损伤。^{131}I 治疗甲状腺功能亢进症后的主要并发症是甲状腺功能减退症。妊娠期和哺乳期妇女禁用 ^{131}I 治疗。

3. 手术治疗 手术方式通常为甲状腺次全切除术。

4. 甲状腺危象的治疗

(1) 减少甲状腺激素的合成和释放

1) 大剂量 ATD 治疗,抑制甲状腺激素合成及外周组织中 T_4 向 T_3 转换,首选丙硫氧嘧啶。

2) 服用丙硫氧嘧啶 1h 后开始服用复方碘溶液(鲁氏碘液),抑制甲状腺激素释放。

3) 如患者无心力衰竭,可口服普萘洛尔,阻断甲状腺激素对心脏的刺激作用,并抑制外周组织 T_4 向 T_3 转换。

4) 氢化可的松静脉滴注,防止肾上腺皮质功能低下。

5) 上述治疗效果不佳时,可选用血液透析、腹膜透析或血浆置换等措施,促使血浆甲状腺激素浓度迅速降低。

(2) 对症治疗:积极防治诱因;高热者可给予物理降温,但应避免应用乙酰水杨酸类药物;并纠正水电解质紊乱、心力衰竭等。

5. 浸润性突眼的治疗 浸润性突眼不需强化治疗,以局部控制为主。

减轻眼部水肿,高枕卧位,限制钠盐摄入,使用利尿药。畏光,戴有色眼镜。角膜异物感,人工泪液。保护角膜,夜间遮盖。眶周水肿、抬高床头。轻度复视,棱镜矫正。吸烟是加重浸润性突眼的危险因素之一,应戒烟。甲状腺功能亢进症或甲状腺功能减退症都可以促进浸润性突眼进展。有效控制甲状腺功能亢进症是基础性治疗。

(张晓星)

第二节 糖 尿 病

 导入案例

患者,男,52 岁,乏力、多尿伴体重减轻 2 年余。患者自述 2 年前开始,无明显诱因出现全身无力,排尿增多,无明显心悸、多汗症状;发病以来,食欲佳,睡眠尚可,体重减轻 5kg。门诊测随机血糖 15.1mmol/L。入院查体:T 36.3℃,P 83 次/min,R 17 次/min,

BP 125/80mmHg；神志清，精神可，甲状腺未触及；双肺呼吸音清，未闻及干湿啰音；心率83 次/min，律齐，未闻及病理性杂音；腹软，无压痛及反跳痛，双下肢无水肿。

请思考：

1. 患者最可能的诊断是什么？本病的诊断依据有哪些？

2. 为进一步诊治，还需要做哪些辅助检查？

3. 该病的治疗原则有哪些？

【概述】

糖尿病（diabetes mellitus，DM）是一组由多种病因引起的以慢性高血糖为特征的代谢性疾病，是由胰岛素分泌和/或作用缺陷所引起，表现为长期碳水化合物、蛋白质及脂肪代谢紊乱。糖尿病可引起多系统损害，导致出现神经、血管、心脏、眼、肾等组织、器官慢性进行性病变、功能减退及衰竭。糖尿病病情严重或应激时，甚至可发生糖尿病酮症酸中毒、高血糖高渗状态等急性严重代谢紊乱。

近年来我国糖尿病患病率快速增长。部分糖尿病患者未被诊断出；部分未接受治疗；而已接受治疗的，控制情况也很不理想。目前国际上通用 WHO 糖尿病专家委员会提出的分型标准（1999 年）。

1. 1 型糖尿病（diabetes mellitus type 1） 又称为胰岛素依赖型糖尿病。胰岛 β 细胞破坏，常导致胰岛素绝对缺乏。自身免疫性：急性型及缓发型。特发性：无自身免疫证据。

2. 2 型糖尿病（diabetes mellitus type 2） 又称为非胰岛素依赖型糖尿病，从以胰岛素抵抗为主伴胰岛素分泌不足，到以胰岛素进行性分泌不足为主伴胰岛素抵抗。

3. 其他特殊类型糖尿病 病因学（环境因素、遗传因素或二者间的相互作用）相对明确的一些高血糖状态。

4. 妊娠糖尿病（gestational diabetes mellitus，G 糖尿病） 妊娠期间发生的不同程度的糖代谢异常。

【病因及发病机制】

糖尿病的病因及发病机制比较复杂，常为多种因素共同作用引起发病。不同类型的糖尿病病因不同，即使在同一类型中也不尽相同。总的来说，遗传因素和环境因素共同参与其发病过程。我国 2 型糖尿病最多见，占 90%~95%；1 型糖尿病的比例 <5%。

1 型糖尿病绝大多数是自身免疫性疾病。外界因素（如病毒感染、饮食和化学毒物作用等）作用于有遗传易感性的个体，激活 T 细胞介导的自身免疫反应，引起胰岛 β 细胞破坏和胰岛功能衰竭，使胰岛素分泌不足进行性加重，最终导致糖尿病。

2 型糖尿病是多基因遗传性复杂病，受环境因素影响，如生活方式、营养过剩、活动不足、年龄增长、不良子宫内环境、化学毒物作用、应激反应等因素。

【临床表现】

（一）代谢紊乱

糖尿病典型临床表现为"三多一少"，即多尿、多饮、多食和体重减轻。血糖升高后因渗透性利尿引起多尿，继而出现口渴多饮；因外周组织对葡萄糖利用障碍，导致脂肪、蛋白质分解增多，继而体重逐渐减轻。儿童则生长发育受阻。血糖升高较快时可引起屈光改变，导致视力模糊；可出现皮肤瘙痒，尤其是外阴瘙痒；还可出现四肢酸痛、麻木、腰痛、性欲减退、月经失调、便秘等。许多患者甚至无明显症状，仅于体检或因其他疾病就诊时发现血糖升高。

（二）临床特点

1. 1型糖尿病　多见于青少年患者，起病较急，"三多一少"症状明显，如诊断治疗不及时，可出现糖尿病酮症酸中毒。

2. 2型糖尿病　多见于成人，常在40岁以后起病，有家族史；起病隐匿，半数以上患者无明显症状，可因慢性并发症或体检时发现；在严重感染、中断治疗，或者不适当减量、酗酒、各种应激、某些药物（如糖皮质激素）作用等诱因下也可发生糖尿病酮症酸中毒；临床上常与肥胖、血脂异常、高血压等症状同时或先后发生。

（三）并发症

1. 急性并发症

（1）糖尿病酮症酸中毒（diabetic ketoacidosis，DKA）：是胰岛素不足和拮抗胰岛素过多共同作用所致的严重代谢紊乱综合征，以高血糖、酮症和酸中毒为主要表现，为最常见的糖尿病急症。部分患者以DKA为糖尿病的首发表现。

糖尿病代谢紊乱加重时，胰岛素缺乏会导致血糖升高、脂肪分解增加，产生大量酮体（β-羟丁酸、乙酰乙酸和丙酮），形成酮症（酮血症、酮尿症）。其中乙酰乙酸、β-羟丁酸为酸性代谢产物，消耗体内碱储备，引起酸中毒。早期"三多一少"症状加重；酸中毒失代偿后，出现食欲减退、疲乏、恶心、呕吐、多尿、烦渴、头痛、嗜睡、呼吸深快有烂苹果味（丙酮）；后期失水严重，尿量减少，皮肤黏膜干燥，眼眶下陷，心率加快，血压下降，四肢厥冷；晚期出现不同程度的意识障碍。

（2）高血糖高渗状态（hyperglycemic hyperosmolar status，HHS）：是糖尿病急性代谢紊乱的另一种临床类型，以严重高血糖、高血浆渗透压、脱水为临床特点，无明显酮症，可出现不同程度的意识障碍或昏迷。HHS多见于2型糖尿病老年患者，超过2/3的患者既往无糖尿病病史。

HHS诱因为引起血糖升高和脱水的因素，如急性感染、外伤、手术、脑血管意外等应激状态，水摄入不足、失水、透析治疗或静脉高营养疗法等。部分患者在糖尿病早期未确诊时，因摄入大量含糖饮料或输入大量葡萄糖溶液而诱发。多尿、烦渴、多饮为最初表现，多食不明显或食欲减退。与DKA相比，患者失水更严重、神经精神症状更突出，表现为反应迟钝、嗜睡、烦躁或淡漠，甚至陷入昏迷、抽搐。

（3）低血糖：糖尿病患者因饮食不当或用药不当可发生低血糖。表现为心悸、焦虑、出汗、饥饿感、软弱无力、手抖、面色苍白、神志改变、视物不清、认知障碍、抽搐和昏迷。一般将成人空腹血糖浓度≤2.8mmol/L，作为低血糖的诊断标准；而糖尿病患者血糖浓度≤3.9mmol/L，即属于低血糖范畴。

（4）感染：糖尿病患者易并发各种感染，血糖控制差者更易发生。如女性糖尿病患者可出现反复发作的肾盂肾炎和膀胱炎；严重者可发生肾及肾周脓肿、肾乳头坏死，也可出现疖、痈等皮肤化脓性感染，足癣、体癣等皮肤真菌感染。

2. 慢性并发症

（1）微血管病变：是糖尿病的特异性并发症。长期高血糖引起微循环障碍、微血管瘤形成和微血管基底膜增厚。主要表现：

1）糖尿病肾病：慢性肾脏病的重要类型之一，易导致终末期肾衰竭，是1型糖尿病的主要死因；在2型糖尿病，其严重性仅次于心、脑血管疾病。

2）糖尿病性视网膜病变：多见于病程超过10年的患者，最终会导致失明。

3）糖尿病心肌病：心肌代谢紊乱和心脏微血管病变引起心肌广泛性坏死，可诱发心律失常、心力衰竭、心源性休克和猝死。

（2）大血管病变：是糖尿病最严重而突出的并发症。动脉粥样硬化在糖尿病（主要是2型糖尿病）患者中的患病率高；主要引起冠心病、脑血管病、肾动脉硬化、肢体动脉硬化等。肢体外周动脉硬化常以下肢动脉病变为主，表现为下肢疼痛、感觉异常和间歇性跛行，严重者可致肢体坏疽而截肢。其中心血管疾病是糖尿病患者致残致死的主要原因。

（3）神经病变

1）周围神经病变：最常见的类型是远端对称性多神经病变，呈手套或袜套式对称性分布，出现肢端感觉异常、痛觉过敏或疼痛。

2）自主神经病变：多影响胃肠、心血管、泌尿生殖系统等。表现为胃排空延迟、腹泻、便秘、残尿量增加、尿失禁、尿潴留，排汗异常等；休息时心动过速、直立性低血压等，严重者可发生心源性猝死。

（4）糖尿病足：指与下肢远端神经异常和不同程度周围血管病变相关的足部溃疡、感染和/或深层组织破坏。表现为皮肤干燥和发凉、足部畸形，严重者出现足部溃疡、坏疽。其病情严重、治疗费用高，是糖尿病非外伤性截肢的最主要原因。

【辅助检查】

1. 尿糖测定　尿糖阳性是诊断糖尿病的线索，但易受肾糖阈影响。也就是说，不能依尿糖阳性诊断糖尿病；也不能仅依尿糖阴性排除糖尿病。

2. 血糖测定　血糖升高是诊断糖尿病的依据，也是判断病情和糖尿病控制情况的指标。有静脉血和毛细血管血葡萄糖测定两种方法，常用葡萄糖氧化酶法测定。诊断糖尿病时必须用静脉血测定血糖，治疗随访时可用便携式血糖仪测定末梢血糖。

3. 口服葡萄糖耐量试验（oral glucose tolerance test，OGTT）　当血糖高于正常范围而又未达到糖尿病诊断标准时进行 OGTT。OGTT 应在清晨空腹(禁食 8h)进行。将 75g (儿童为 1.75g/kg,总量不超过 75g)无水葡萄糖溶于 250~300ml 水中,5~10min 内饮完。从饮葡萄糖溶液第一口开始计时,于饮葡萄糖溶液前和饮葡萄糖溶液后 2h 分别在前臂采血测血糖。饮葡萄糖溶液后 2h 测静脉血浆葡萄糖。试验过程中禁止受试者喝茶及咖啡、吸烟、做剧烈运动。

4. 糖化血红蛋白(glycosylated hemoglobin,HbA1c) 是葡萄糖或其他糖与血红蛋白的氨基发生非酶催化反应(一种不可逆的蛋白糖化反应)的产物,其量与血糖浓度呈正相关。由于红细胞在血液循环中的寿命约为 120d,因此,HbA1c 可反映患者取血前 8~12 周总的血糖水平,为糖尿病控制情况的主要监测指标之一。

5. 胰岛素、C 肽释放试验 本试验反映胰岛 β 细胞的储备功能。可在 OGTT 或馒头餐试验(100g 标准面粉制作的馒头)时,抽血测定血糖的同时,测定血胰岛素、C 肽水平。血清中外源性胰岛素和胰岛素抗体可干扰胰岛素测定,但 C 肽测定不受影响。

6. 其他检查 ①血脂、肾功能、尿常规、尿蛋白-肌酐比值等检查,可了解病情控制情况。②眼底检查,心脏、泌尿系、下肢血管、脑血管彩超,颅脑 CT 或 MRI,神经肌电图,足部影像学检查等可了解慢性并发症的发生及发展情况。③血电解质、血酮体、尿酮体、血气分析、血渗透压等检查,可帮助诊断 DKA 或 HHS。

【诊断要点】

WHO 糖尿病专家委员会(1999 年)报告提出的糖尿病诊断和分类标准见表 12-2、表 12-3。

表 12-2 糖尿病诊断标准(WHO 1999 年)

诊断标准静脉血浆葡萄糖水平
①典型糖尿病症状加随机血糖≥11.1mmol/L
或②空腹血糖(fasting plasma glucose,FPG)≥7.0mmol/L
或③口服葡萄糖耐量试验中,2h 血糖≥11.1mmol/L

注:空腹状态指至少 8h 没有进食能量;随机血糖指不考虑上次用餐时间,1d 中任意时间的血糖;糖尿病症状指多尿、烦渴、多饮、多食和难于解释的体重减轻。需再测一次,予以证实,诊断才能成立。

表 12-3 糖代谢状态分类(WHO 1999 年)

单位:mmol/L

糖代谢分类	空腹血糖	糖负荷后 2h 血糖
正常血糖	<6.1	<7.8
空腹血糖受损	<6.1~7.0	<7.8
糖耐量减低	<7.0	7.8~<11.1
糖尿病	≥7.0	≥11.1

注:测静脉血浆葡萄糖(mmol/L)。

【治疗】

（一）治疗原则

糖尿病治疗应遵循早期、长期、积极理性、综合治疗、全面达标和治疗措施个体化等原则。治疗目标为纠正代谢紊乱，消除症状，防止或延缓并发症的发生，降低病死率，提高患者生活质量。

糖尿病综合管理的"五驾马车"：糖尿病教育、医学营养治疗、运动治疗、血糖监测和药物治疗。

（二）药物治疗

1. 口服降血糖药　常用药物特点见表12-4、表12-5。

表12-4　常用口服降血糖药的主要作用及适应证

药物分类	常用药物	主要作用	适应证
双胍类	二甲双胍	抑制肝糖输出，改善外周组织对胰岛素的敏感性，增加对葡萄糖的摄取和利用	2型糖尿病特别是肥胖者，1型糖尿病与胰岛素联合可减少胰岛素用量和血糖波动
磺酰脲类	格列吡嗪 格列齐特 格列美脲	刺激胰岛β细胞分泌胰岛素，使血糖下降	新诊断的非肥胖2型糖尿病患者，饮食和运动治疗血糖控制不理想时
格列奈类	瑞格列奈 那格列奈	刺激胰岛素的早相分泌，吸收、起效快，作用时间短	2型糖尿病早期餐后高血糖阶段；以餐后高血糖为主的患者
α葡萄糖苷酶抑制药	阿卡波糖 伏格列波糖	抑制小肠黏膜刷状缘的α葡萄糖苷酶，延迟碳水化合物吸收，降低餐后高血糖	用于食物以碳水化合物为主，或者空腹血糖正常（或不太高）而餐后血糖明显升高者
噻唑烷二酮类	吡格列酮 罗格列酮	增加靶组织对胰岛素作用的敏感性	适用于2型糖尿病，尤其是肥胖、胰岛素抵抗明显者

表12-5　常用口服降血糖药的用法及禁忌、不良反应

分类	用法及禁忌	不良反应
双胍类	餐时或餐后服药；从小剂量开始；肝、肾功能不全者，严重感染、缺氧、酗酒、大手术者，妊娠期妇女和哺乳期妇女禁用	消化道反应；皮肤过敏反应；乳酸性酸中毒：最严重，但罕见

分类	用法及禁忌	不良反应
磺酰脲类	从小剂量开始；早餐前半小时1次服用；剂量较大时早、晚餐前2次服药	低血糖反应；体重增加；皮肤过敏反应；上腹不适，食欲减退等
格列奈类	3次/d,餐前15min 口服	低血糖和体重增加；但较磺酰脲类低血糖的风险和程度轻
α 葡萄糖苷酶抑制药	餐时嚼服；肝、肾功能不全者慎用；胃肠功能紊乱者，妊娠期妇女，哺乳期妇女和儿童不宜用	常见腹胀、排气增多等；与其他药物合用时有低血糖可能，需给予葡萄糖纠正
噻唑烷二酮类	1次/d,固定时间服用；有心力衰竭、肝病、严重骨质疏松者禁用	体重增加和水肿；与胰岛素或促胰岛素分泌剂联用时低血糖风险增加
二肽基肽酶Ⅳ抑制药（DPPⅣ抑制药）	不推荐用于重度肝、肾功能不全，1型糖尿病或 DKA 患者的治疗；妊娠期妇女、儿童禁用	可能出现头痛，转氨酶升高，超敏反应，上呼吸道感染，胰腺炎等不良反应

2. 胰岛素

(1) 适应证：①1 型糖尿病患者。②2 型糖尿病伴严重的急、慢性并发症患者，或者处于应激状态(如急性感染、手术、妊娠和分娩)患者。③新发病且与 1 型糖尿病鉴别困难的消瘦糖尿病患者。④新诊断的 2 型糖尿病伴血糖明显升高患者。⑤2 型糖尿病胰岛β 细胞功能明显减退患者，或者体重无明显诱因显著下降患者。⑥某些特殊类型糖尿病患者。

(2) 分类及作用特点(表 12-6)：根据不同的来源和化学结构,胰岛素分为动物胰岛素、人胰岛素和胰岛素类似物。按作用起效快慢和维持时间,胰岛素(包括人和动物)又分为短效、中效、长效和预混胰岛素。胰岛素类似物分为速效、长效和预混胰岛素类似物。

表 12-6 常用胰岛素及胰岛素类似物的作用特点

胰岛素制剂	起效时间	峰值时间	作用持续时间
短效胰岛素	15~60min	2~4h	5~8h
短效胰岛素类似物(门冬胰岛素)	10~15min	1~2h	4~6h
中效胰岛素	2.5~3h	5~7h	13~16h
长效胰岛素类似物(甘精胰岛素)	2~3h	无峰值	长达 30h
预混胰岛素(胰岛素30R,胰岛素70/30)	0.5h	2~12h	14~24h
预混胰岛素类似物(预混门冬胰岛素30)	10~20min	1~4h	14~24h

短效胰岛素可经静脉注射用于抢救 DKA；短效胰岛素和速效胰岛素类似物皮下注射后，可用于控制一餐饭后高血糖；中效胰岛素和长效胰岛素类似物是主要提供的基础胰岛素，中效胰岛素也可用于控制两餐饭后高血糖。

（3）保存及使用注意事项：胰岛素保存时不能冰冻，避免温度过高、过低及剧烈晃动。未开封的胰岛素放于冰箱 4.0~8.0℃冷藏保存，正在使用的胰岛素在常温下（不超过 28.0℃）可使用 28d，无须放入冰箱，避免过冷、过热。

（4）不良反应

1）低血糖反应：见于剂量过大和/或饮食失调时可发生，表现为心悸、出汗、饥饿感、认知障碍，甚至昏迷。

2）过敏反应：表现为注射部位瘙痒，继而出现荨麻疹样皮疹。

3）脂肪营养不良：注射部位皮下脂肪萎缩或增生。

（三）急性并发症治疗

1. DKA 的治疗　①应尽快补液以恢复血容量，纠正失水状态。对心、肾功能不全的患者，应在严密监测神志状态，以及心、肺、肾功能和血浆渗透压下，调整补液量和速度。②小剂量（短效）胰岛素治疗。③纠正电解质及酸碱平衡失调。④同时积极寻找和消除诱因，防治并发症，特别是脑水肿和肾衰竭，维持重要脏器功能。

2. HHS 治疗　治疗原则同 DKA。输液要更加积极、小心，24h 补液量可达 6 000~10 000ml，可给予等渗溶液如生理盐水。视病情可同时给予胃肠道补液，如鼻饲或口服温开水。当血糖下降至 16.7mmol/L 时，应输注 5% 葡萄糖溶液，并按每 2~4g 葡萄糖加入 1U 胰岛素。

（张晓星）

第三节　痛　风

 导入案例

患者，男，53 岁，因左足趾肿痛 4d 入院。患者自述 4d 前晚上饮酒后出现左足趾肿胀、疼痛，在凌晨发生，呈刀割样剧痛，惊醒后难以入睡，活动时疼痛加剧，活动受限，休息后疼痛稍减轻；无发热，无恶心、呕吐。查体：T 36.5℃，P 83 次/min，BP 147/85mmHg；神志清楚，精神差，睡眠差，大小便无明显异常，乏力、体重无明显变化，双肺呼吸音清，未闻及干湿啰音；心律齐，未闻及病理性杂音；腹软，无压痛及反跳痛。左足第一跖趾关节红肿，局部皮温高，有压痛。

请思考：

1. 患者最可能的诊断是什么？

2. 该病的诊断要点有哪些?

3. 为诊断该病可建议患者做哪些辅助检查?

【概述】

痛风的发病率在地区和种族之间存在差异。随着生活方式和饮食结构的改变,痛风患病率较前有明显升高,特别在大中城市已成为常见病。本病多见于中老年男性、绝经期后女性。

痛风是嘌呤代谢障碍,血清尿酸过多,尿酸盐结晶沉积在关节和脏器引起的疾病;随着病程进展,出现高尿酸血症、急性痛风性关节炎、关节畸形及功能障碍、痛风石、痛风肾等;可分为原发性和继发性两类。

【病因及发病机制】

原发性痛风由遗传因素和环境因素共同致病,同时受地域、民族、饮食习惯的影响,常与肥胖、高血压、冠心病、代谢紊乱等聚集发生。继发性痛风可由某些药物或疾病(如放疗、骨髓增生性疾病等)引起。本节主要讨论原发性痛风。

1. 高尿酸血症形成　尿酸是嘌呤代谢的终产物,约80%来源于内源性嘌呤代谢。80%~90%的患者因尿酸排泄减少或排泄障碍导致高尿酸血症,包括肾小球滤过减少、肾小管重吸收增多、肾小管分泌减少及尿酸盐结晶沉积,以肾小管分泌减少最为重要;也可因酶的缺陷导致嘌呤代谢异常,引起嘌呤生成增多,使尿酸水平升高。

2. 痛风发生　临床上有5%~15%高尿酸血症患者发展为痛风,常有家族史,属多基因遗传缺陷。当血尿酸水平过高和/或在酸性环境下,尿酸盐结晶析出,沉积于骨关节、肾和皮下等部位,引发急、慢性炎症和组织损伤,表现为痛风性关节炎、痛风肾和痛风石等。

【临床表现】

(一)临床分期

1. 无症状期　仅有波动性或持续性高尿酸血症,可长达数年至数十年,甚至可终生不出现症状;随年龄增长,痛风的患病率增加,并与高尿酸血症的水平和持续时间有关。

2. 急性痛风性关节炎期　是痛风的首发症状,是尿酸盐结晶、沉积引起的炎症反应,常见诱因有劳累、受寒、饮酒、高蛋白高嘌呤饮食、手术、外伤、感染等。

(1)多在午夜或清晨突然起病,关节剧痛,呈难以忍受的刀割样、撕裂样或咬噬样疼痛,受累关节在数小时内出现红、肿、热、痛、功能障碍。

(2)最易受累的部位是单侧第一跖趾关节,其次为趾、踝、膝、腕、指、肘关节。

(3)初次发作多呈自限性,在数日或2周内自行缓解,受累关节局部皮肤瘙痒、脱屑。

(4)多伴高尿酸血症,部分患者急性发作期血尿酸水平正常。

(5)可有发热等全身症状,秋水仙碱治疗可迅速缓解关节症状。

3. 痛风石及慢性痛风性关节炎期　痛风石为痛风的特征性表现,可存在于任何关节、肌腱和关节周围软组织,常见于耳郭、反复发作的关节周围,及鹰嘴、跟腱、髌骨滑囊等处。呈隆起的黄白色赘生物,大小不一、表面菲薄,破溃后排出白色粉状或糊状物,难愈合,但不易感染。

痛风石在关节内大量沉积,可造成关节骨质破坏、关节周围组织纤维化、继发退行性改变等导致慢性痛风性关节炎,表现为持续关节肿痛、畸形、功能障碍。

（二）肾并发症

1. 痛风性肾病　起病隐匿,表现为尿浓缩功能下降,早期仅有夜尿增多、低比重尿、间歇性低分子蛋白尿、白细胞尿、轻度血尿及管型等。随着病情发展出现持续性蛋白尿。晚期可出现水肿、高血压、血尿素氮和肌酐升高等肾功能不全的表现。

2. 尿酸性肾石病　10%~25% 的痛风患者,尿酸盐结晶在肾中形成的尿酸结石,呈泥沙样,常无症状,较大者可发生肾绞痛、血尿。当结石引起梗阻时导致肾积水、肾盂肾炎、肾积脓或肾周围炎,严重者可致急性肾衰竭。

【辅助检查】

（一）实验室检查

1. 血尿酸(血清标本,尿酸酶法)　正常男性为 150~380μmol/L,女性为 100~300μmol/L,女性更年期后接近男性,波动较大,应反复监测。

2. 尿尿酸　限制嘌呤饮食 5d 后,每日尿酸排出量超过 3.57mmol(600mg),可认为尿酸生成增多。

（二）其他辅助检查

1. 关节液或痛风石内容物检查　偏振光显微镜下可见双折光的针形尿酸盐结晶,是确诊本病的依据。

2. 影像学检查　X 射线检查急性痛风性关节炎期可见非特征性软组织肿胀。反复发作后或慢性期可见软骨缘破坏,关节面呈穿凿样、虫蚀样圆形或弧形的骨质透亮缺损改变。CT 检查受累部位可见不均匀的斑点状高密度痛风石影像,MRI 检查的 T_1 和 T_2 加权图像呈斑点状低信号。

3. 关节镜检查　痛风发作时滑膜上可见微小结节,冲洗关节腔内,可见部分结晶脱落到关节腔内。

【诊断要点】

1. 男性和绝经期后女性血尿酸 >420μmol/L、绝经期前女性 >350μmol/L 可诊断为高尿酸血症。

2. 中老年男性高尿酸血症患者,如出现特征性关节炎、尿路结石或肾绞痛发作,可考虑痛风。

3. 关节液或痛风石　活检发现双折光的尿酸盐结晶可明确诊断,X 射线、CT 或 MRI 检查可帮助诊断。

4. 秋水仙碱试验性治疗　对急性痛风性关节炎期诊断有困难者有诊断意义。

【治疗】

（一）治疗原则

1. 迅速控制急性痛风性关节炎发作。

2. 控制高尿酸血症，预防尿酸盐沉积。

3. 防止尿酸结石形成和肾损害。

4. 患者应避免高嘌呤饮食，保持理想体重，每日饮水在 2 000ml 以上。必要时可选择剔除痛风石、对残毁关节进行矫形等手术治疗。

（二）治疗要点

1. 急性痛风性关节炎期　绝对卧床，抬高患肢，避免负重。不进行降尿酸治疗，但已服用降尿酸药物者不需停用，以免引起血尿酸波动，导致发作时间延长或再次发作。及早、足量使用以下三类药物，见效后逐渐减停。

（1）非甾体抗炎药：可缓解急性痛风症状，常用药物如吲哚美辛、双氯芬酸、依托考昔等。活动性消化性溃疡、消化道出血者禁用，伴肾功能不全者慎用。禁止同时服用两种或多种非甾体抗炎药，否则会加重不良反应。

（2）秋水仙碱：是治疗急性发作的特效药物，但不良反应较多，主要是严重的胃肠道反应，如恶心、呕吐、腹泻、腹痛等，也可引起骨髓抑制、肝细胞损害、过敏、神经毒性等，肾功能不全者减量使用。

（3）糖皮质激素：常用于不能耐受非甾体抗炎药或秋水仙碱或肾功能不全者。可应用中小剂量的糖皮质激素，起效快，缓解率高，但停药后症状易"反跳"。

2. 发作间歇期和慢性期　通过治疗使血尿酸维持正常水平。应在急性发作缓解 2 周后小剂量开始，逐渐加量，根据血尿酸的目标水平调整至最小有效剂量并长期甚至终生维持。

（1）排尿酸药：抑制近端肾小管对尿酸盐的重吸收，从而增加尿酸的排泄，降低尿酸水平，适合肾功能良好者；用药期间应多饮水，并服碳酸氢钠 3~6g/d，常用药物如苯溴马隆、丙磺舒等。

（2）抑制尿酸生成药物：如别嘌醇通过抑制黄嘌呤氧化酶，使尿酸的生成减少，适用于尿酸生成过多或不适合使用排尿酸药物者。

（张晓星）

本章小结　通过介绍甲状腺功能亢进症、糖尿病及痛风三种常见的内分泌、代谢性疾病，让同学们了解人体各器官系统须依赖内分泌等系统的调控协调，共同担负起机体的生长发育、新陈代谢、生殖、衰老等生命现象。

内分泌系统直接由下丘脑调控，下丘脑和内分泌腺体之间存在反馈调节。

多种原因可引起内分泌腺体的功能异常,进而影响新陈代谢导致营养物质代谢紊乱。

甲状腺和胰腺是两个重要的内分泌腺,分别分泌甲状腺激素和胰岛素,这两种激素通过血液循环到达并作用于靶细胞发挥生物学作用。一方面使靶器官出现功能亢进或减退,从侧面也反映出腺体本身功能的亢进和减退,如甲状腺功能亢进症、甲状腺功能减退症;另一方面有些激素参与物质代谢,在环境因素和/或遗传因素的作用下,会导致代谢性疾病的发生,如糖尿病、痛风等。

学习感悟:甲状腺功能亢进症患者易激惹,要学会指导患者保持身心愉快,避免患者精神受刺激。要学会帮助痛风患者改善生活方式,调整饮食习惯,解决患者部分痛苦,体现以人为本的理念。

 思考与练习

[名词解释]

1. 淡漠型甲状腺功能亢进症

2. 格雷夫斯病

3. 甲状腺危象

4. 痛风石

5. 高尿酸血症

[填空题]

1. 内分泌系统由内(　　　)和(　　　)组成。主要功能是(　　　)、(　　　)各种激素。

2. 甲状腺功能亢进症眼征包括(　　　　)和(　　　　)。

3. 糖尿病是由于胰岛素(　　　　)或(　　　　)以及不同程度的(　　　　),引起碳水化合物、脂肪及蛋白质代谢紊乱的综合征。

4. 2 型糖尿病治疗应遵循:糖尿病教育及心理治疗、(　　　　)、(　　　　)、药物治疗、(　　)五项原则。

5. 痛风患者应避免(　　　　)饮食,保持理想体重,每日饮水在(　　　　)以上。

[简答题]

1. 简述甲状腺功能亢进症药物治疗的适应证。

2. 简述糖尿病诊断标准。

3. 简述口服降血糖药分类(每类至少举 1~2 例常用药物)。

4. 简述胰岛素治疗适应证。

第十三章 | 风湿性疾病

13章 数字内容

学习目标

1. 具有运用辩证唯物主义观点解决问题的能力,关爱患者,体恤患者的痛苦。
2. 掌握类风湿关节炎、系统性红斑狼疮的临床表现及实验室检查。
3. 熟悉类风湿关节炎、系统性红斑狼疮的诊断及治疗要点。
4. 了解类风湿关节炎、系统性红斑狼疮的病因及发病机制。
5. 能根据实验室检查结果对类风湿关节炎和系统性红斑狼疮作出初步诊断。

第一节 类风湿关节炎

 导入案例

患者,女,40岁。患者自述多关节酸痛3年,近2周疼痛加剧,晨起的时候手腕和手指有僵硬感,活动受限,并伴有低热、食欲减退。查体:T 37.6℃,P 85次/min,R 20次/min,BP 110/70mmHg;指关节肿胀变形,向尺侧偏斜;肘关节附近触及直径约6mm大小结节,质硬无压痛;辅助检查:Hb 100g/L,ESR 55mm/h,WBC $6.8×10^9$/L,PLT $300×10^9$/L。X射线片示腕关节骨质疏松、关节腔变窄。

请思考:

1. 该患者最可能的诊断是什么?
2. 为诊断该病还需做哪些实验室检查?

风湿性疾病是一组病变累及骨、关节及其周围软组织的自身免疫性疾病。其病因和机制复杂,主要与感染、免疫、内分泌、地理环境及遗传等因素有关,主要表现是关节疼痛、肿胀、活动功能障碍,部分患者可发生脏器损害。

【概述】

类风湿关节炎(rheumatoid arthritis,RA)是以侵蚀性、对称性多关节炎和骨质破坏为主要临床特征的慢性、全身性自身免疫性疾病,主要表现为侵犯四肢手足小关节为主的对称性、周围性多关节慢性炎症。本病可发生于任何年龄,男女比例约为1:3。

【病因及发病机制】

(一)病因

病因尚无定论,可能与以下因素有关:

1. 感染 目前未证实有直接感染因子导致本病,但临床及实验研究资料均表明,某些细菌、病毒、支原体可能通过感染,激活T、B细胞进而影响类风湿关节炎发病和病情进展。

2. 遗传易感性 目前的研究证实,类风湿关节炎与遗传因素密切相关。

3. 自身的免疫紊乱 是类风湿关节炎的主要发病机制。

4. 性激素 类风湿关节炎与性别有关,如绝经期前妇女发病率较同龄男性显著升高。

此外,类风湿关节炎还有一些诱发因素,如寒冷、潮湿、创伤、精神因素等,但多数患者发病前无明显诱因。

(二)发病机制

类风湿关节炎的主要发病机制是免疫紊乱。滑膜关节组织的某些成分或体内产生的内源性物质也可能作为自身抗原启动特异性免疫应答,产生自身抗体IgM,导致相应的关节炎症状。

滑膜炎和血管炎是类风湿关节炎的基本病理改变。滑膜炎是关节表现的基础。血管炎不仅是关节外表现的基础,还是其预后不良的因素之一。急性期,滑膜表现为渗出性和细胞浸润性,从而出现关节肿痛;病变进入慢性期之后,具有破坏性的血管翳形成,其是造成关节破坏、畸形、功能障碍的病理基础。血管炎可发生在关节外的任何组织,主要导致中、小动脉和/或静脉血管腔的狭窄或堵塞。类风湿结节是血管炎的一种表现。

【临床表现】

类风湿关节炎可见于任何年龄,起病多缓慢隐匿。患者在出现典型关节症状之前可有数周的低热。少数患者有高热、乏力等全身表现。少数患者起病急剧,数日便出现多关节症状。

(一)关节表现

类风湿关节炎的最主要表现有滑膜炎症状(有一定可逆性)和关节结构破坏表现(很难逆转)。

1. 晨僵 95%以上患者早晨起床后出现关节及其周围组织僵硬感。该症状活动后可减轻,持续时间超过1h,意义较大,为疾病活动性的指标之一。

2. 关节疼痛　多为首发症状,常为腕、掌指、近端指间关节,也可累及足趾、踝、肘、肩等关节,呈对称性、持续性,时轻时重,伴有压痛,受累关节的皮肤可出现褐色色素沉着。

3. 关节肿胀　由关节腔内积液或关节周围软组织炎症引起,可见于任何受累关节。

4. 关节畸形　晚期因骨质破坏造成关节纤维性或骨性强直,加上关节周围肌肉萎缩、痉挛使关节畸形更为加重。最常见的关节畸形是腕和肘关节强直、手指向尺侧偏斜或呈“天鹅颈”样。关节肿痛和结构破坏引起关节的活动障碍常导致患者生活不能自理。

5. 特殊关节受影响　颈椎、肩、髋关节受累出现疼痛、活动受限;颞颌关节受影响出现讲话或咀嚼时疼痛加重,严重者有张口困难。

6. 关节功能障碍　按照影响生活程度将其分为四级。Ⅰ级:能照常进行日常生活和各项工作;Ⅱ级:可进行一般的日常活动和某种职业工作,但参与其他项目活动受限;Ⅲ级:可进行一般的日常生活,但参与某种职业工作或其他项目活动受限;Ⅳ级:日常生活的自理和参与工作的能力均受限。

(二)关节外表现

1. 类风湿结节　是类风湿关节炎较常见的关节外表现,提示活动性。部分患者可在关节隆突或受压部位的皮下出现类风湿结节,如前臂伸面、鹰嘴突附近、枕、跟腱等处。

2. 类风湿血管炎　是关节外损害的病理基础,表现为指甲下或指端小血管炎,较少引起局部组织的缺血性坏死。眼受累多为巩膜炎。重者因巩膜软化出现视力受损。

3. 脏器损害　肺受累可为首发症状,表现为活动后气短、胸腔积液、肺结节液化等。心包炎多发生于类风湿因子(rheumatoid factor,RF)阳性,有类风湿结节的患者。神经受压是出现神经系统表现的常见原因,如正中神经在腕关节处受压可出现腕管综合征。还有部分患者出现贫血和干燥综合征等其他损害。

【辅助检查】

(一)实验室检查

1. 血液检查　①红细胞数量及血红蛋白含量减少,轻至中度贫血。血小板数量增高见于活动期患者。白细胞计数及分类多正常。②炎性标志物:血沉和C反应蛋白常升高,且与疾病的活动度相关。

2. 免疫学检查　在患者体内可检测到RF、抗核周因子抗体、抗环瓜氨酸肽抗体等。多数患者血清中出现各类免疫复合物,尤其是活动期和RF阳性患者。

3. 关节滑液检查　关节炎症时滑液增多,患者WBC $2\times10^9/L\sim75\times10^9/L$,N>0.5。

4. 类风湿结节的活检　其典型的病理改变有助于本病的诊断。

(二)影像学检查

1. X射线检查　是类风湿关节炎诊断、关节病变分期和疗效观察的重要指标。初次就诊至少要对手指及腕关节进行X射线摄影。

2. CT与MRI检查　对X射线平片难以显示的病变可选择CT或MRI检查,可对疾病早期的诊断提供依据。

【诊断要点】

类风湿关节炎主要依据临床表现、实验室检查及影像学检查等进行诊断,需注意要与强直性脊柱炎、系统性红斑狼疮、银屑病性关节炎等相鉴别。

 知识拓展

国际通用的类风湿关节炎诊断分类标准

1. 关节内或周围晨僵至少 1h。

2. 至少同时有 3 个关节区软组织肿或积液。

3. 腕关节、掌指关节或近端指间关节中至少 1 个关节区肿胀。

4. 对称性关节炎。

5. 有类风湿结节。

6. 手部 X 射线改变(至少有骨质疏松和关节间隙狭窄)。

7. 类风湿因子阳性(所用方法为正常人群中不超过 5% 阳性)。

具备上述 7 项中的 4 项即可诊断为类风湿关节炎(其中前 4 项病程至少持续 6 周)。

【治疗】

(一) 治疗原则

类风湿关节炎目前不能根治,而是以消除或缓解症状的对症治疗为主,控制病情发展,以达到临床缓解或病情低活动度。治疗遵循早期、达标、个体化原则,密切监测病情,减少残疾发生。

(二) 治疗要点

1. 一般治疗　加强对患者的健康教育并给予物理疗法。急性期、发热及内脏受累的患者卧床休息。急性期,患者关节制动;恢复期进行关节功能锻炼。

2. 药物治疗　根据药物作用性质分为五大类。

(1) 非甾体抗炎药(nonsteroidal anti-inflammatory drug, NSAID):是治疗的常用药物,可以镇痛抗炎,但只能改善关节症状不能控制病情,应与其他抗风湿药同服。2 种以上的 NSAID 同时服用不仅不会疗效叠加,反而会增多不良反应,应单一用药。此外,NSAID 可增加心血管意外,应谨慎选药、个体化用药。

(2) 改变病情抗风湿药(disease modifying anti-rheumatic drug):起效比 NSAID 慢,既可改善和延缓病情进展,又有抗炎作用,多与 NSAID 合用。甲氨蝶呤可作为首选药,是联合治疗的基本药。

(3) 糖皮质激素:有强大的抗炎作用,能迅速缓解关节肿痛和全身炎症。原则上小剂量、短疗程用药;但伴有心、肺等脏器受累的重症患者,可给予中到大剂量,待症状控制后递减。

（4）生物制剂靶向治疗：疗效显著,临床运用发展迅速。如最初改变病情抗风湿药用药方案未能达标或存在预后不良因素时,应考虑加用生物制剂。

（5）植物药制剂：如雷公藤多苷、青藤碱、白芍总苷等。雷公藤多苷最为常用,但要注意明显性腺抑制、骨髓抑制等不良反应。

3. 外科手术治疗　关节置换和滑膜切除术等。

第二节　系统性红斑狼疮

【概述】

系统性红斑狼疮(systemic lupus erythematosus,SLE)是自身免疫介导的,以免疫性炎症为突出表现的弥漫性结缔组织病;主要临床特征是血清中出现以抗核抗体为代表的多种自身抗体和多系统累及;以 20~40 岁的育龄女性多见。

【病因及发病机制】

（一）病因

SLE 有明显的遗传倾向;环境因素,如阳光中的紫外线、含补骨脂素的食物(如芹菜、香菇等)、药物(如普鲁卡因胺、氯丙嗪等)、化学试剂、病原体等也可诱发本病;此外,雌激素在发病中也起着重要作用。

（二）发病机制

外来抗原作用于易感者的 B 细胞,B 细胞在 T 细胞活化刺激下,产生大量不同类型的自身抗体造成组织损伤。免疫异常体现在以下方面:

1. 致病性自身抗体　这类自身抗体的特性:

(1) 以与自身抗原有很高亲和力的 IgG 型为主,如 DNA 抗体可与肾组织直接结合导致损伤。

(2) 抗血小板抗体导致血小板破坏出现血小板减少,抗红细胞抗体使红细胞破坏出现溶血性贫血。

(3) 抗 SSA 抗体可通过胎盘屏障进入胎儿心脏,新生儿发生心脏传导阻滞。

(4) 抗磷脂抗体引起包含血栓形成、血小板减少、习惯性自发性流产的抗磷脂抗体综合征,神经精神性狼疮与抗核糖体抗体有关。

2. 致病性免疫复合物　本病是免疫复合物病,由自身抗体和相应自身抗原结合而成的免疫复合物(immune complex,IC)沉积在组织造成。

3. T 细胞和 NK 细胞功能失调　患者的 CD8$^+$ T 细胞和自然杀伤细胞(NK 细胞)功能失调,不能抑制 CD4$^+$ T 细胞的作用,CD4$^+$ T 细胞刺激 B 细胞持续活化而产生自身抗体。T 细胞的功能异常不断产生新抗原,使自身免疫持续存在。

【临床表现】

（一）全身症状

活动期患者大多有发热、疲乏无力、体重下降等全身症状。其中 90% 的患者有各种热型的发热,尤以低、中度热常见。

（二）皮肤与黏膜表现

80% 的患者出现皮疹,其中鼻梁和双颧部呈蝶形分布的红斑最具有特征性,亦可有盘状红斑、指掌部和甲周红斑、面部及躯干皮疹等,其他皮疹见表 13-1。口腔和鼻黏膜的无痛性溃疡提示本病活动。

表 13-1　系统性红斑狼疮常见皮疹

分类	常见皮疹
狼疮特异性皮疹	急性皮疹:如颊部红疹
	亚急性皮疹:如亚急性皮肤型红斑狼疮
	慢性皮疹:如肿胀性狼疮、黏膜狼疮、盘状红斑等
非特异性皮疹	脱发、雷诺现象、光敏感等

（三）浆膜炎

浆膜炎见于急性发作期患者,半数以上患者可见。

（四）肌肉关节痛表现

对称性多关节痛是常见的症状之一，指、腕、膝关节多见，多不伴红肿。其特点为可复的非侵蚀性关节半脱位，关节功能正常。

（五）肾脏表现

狼疮性肾炎是 SLE 的肾损害，部分患者以肾受累为首发表现。主要表现为蛋白尿、血尿、水肿、高血压、管型尿乃至肾衰竭。慢性肾衰竭是 SLE 患者死亡的常见原因。有平滑肌受累者可出现输尿管扩张和肾积水。

（六）心血管表现

心包炎最常见，心脏压塞少见。可出现疣状心内膜炎，通常不引起临床症状，但可脱落引起栓塞。约 10% 的患者出现因心肌损害导致的心前区不适、心律失常表现，严重者发生心力衰竭而死亡。部分患者有冠状动脉受累而出现心绞痛甚至心肌梗死。

（七）肺部表现

约 1/3 患者有中小量、双侧性胸腔积液。SLE 可引起肺间质性病变，表现为活动后气促、干咳、低氧血症。极少数患者合并病死率较高的弥漫性肺泡出血。

（八）神经系统表现

神经精神狼疮又称为狼疮脑病，提示病情活动性且预后不佳。主要为无菌性脑膜炎、狼疮性头痛、运动障碍、癫痫等中枢神经系统表现，还有自主神经病、重症肌无力、颅神经病变等外周神经系统表现。

（九）消化系统表现

部分患者以食欲减退、腹痛、腹泻或腹水等症状为首发表现。早期出现肝损害者提示预后不良。少数患者可并发急腹症，预示 SLE 活动性。

（十）血液系统表现

活动性 SLE 常出现白细胞减少，有血红蛋白下降导致贫血，血小板减少与血清中存在血小板抗体及骨髓巨核细胞成熟障碍有关。部分患者有无痛性淋巴结肿大，以颈部和腋窝淋巴结多见。

（十一）抗磷脂抗体综合征

抗磷脂抗体综合征可出现在 SLE 的活动期，临床表现为动脉和/或静脉血栓形成、习惯性自发性流产、血小板减少，患者血清不止一次出现抗磷脂抗体。

（十二）干燥综合征

部分患者有继发性干燥综合征，表现为唾液腺和泪腺功能不全。

（十三）眼部表现

还有些患者伴有出血、视盘水肿、视网膜渗出物等眼底变化，可影响视力，主要与视网膜血管炎有关。若炎症累及视神经，轻者影响视力，重者数日内致盲。

【辅助检查】

（一）实验室检查

1. 一般检查　血液、尿液检查会因不同系统功能受影响而异，可表现为全血细胞数量减少、蛋白尿、各种管型尿，以及肝、肾功能异常等。狼疮脑病患者脑脊液检查可见压力及蛋白质含量升高，细胞数量、氯化物和葡萄糖水平正常。

2. 免疫学检查

（1）抗核抗体谱

1）抗核抗体（antinuclear antibody, ANA）：几乎可见于所有患者，是目前的筛选指标，但其特异性低，不能作为与其他结缔组织疾病的鉴别。

2）抗双链 DNA（dsDNA）抗体：标记抗体之一，滴度与疾病活动性密切相关。

3）抗 Sm 抗体：系统性红斑狼疮的标志性抗体，特异性约 99%，但敏感性约 25%；主要用于早期和不典型患者的诊断或回顾性诊断。

（2）其他抗体：如抗组织细胞抗体、抗磷脂抗体等。

（3）补体：总补体、补体 C3 和 C4 低下，尤其是补体 C3 低下常提示有 SLE 活动。

（4）病情活动度指标：尿蛋白增多和炎症指标升高（血沉增快、血清 C 反应蛋白升高、类风湿因子阳性等）亦提示病情活动性。

（5）肾活检病理：主要用于狼疮肾炎的诊断、治疗和预后估计，尤其对指导狼疮肾炎治疗有重要价值。

（二）其他检查

CT、X 射线及超声心动描记术（ultrasonic cardiography, UCG）检查分别用于早期发现出血性脑病、肺部浸润及心血管病变。

【诊断要点】

诊断要点主要依据风湿病学会 1997 年推荐的 SLE 分类标准，见表 13-2。

表 13-2　风湿病学会 SLE 分类标准

分类	标准
1. 颊部红斑	固定红斑，扁平或高起，在两颧突出部位
2. 盘状红斑	片状高起于皮肤的红斑，黏附有角质脱屑和毛囊栓；陈旧病变可发生萎缩性瘢痕
3. 光过敏	对日光有明显的反应，引起皮疹，从病史中得知或医生观察到
4. 口腔溃疡	经医生观察到的口腔或鼻咽部溃疡，一般为无痛性
5. 关节炎	非侵蚀性关节炎，累及 2 个或更多的外周关节，有压痛、肿胀或积液
6. 浆膜炎	胸膜炎或心包炎
7. 肾脏病变	尿蛋白 >0.5g/24h 或（+++），或者管型（红细胞、血红蛋白、颗粒或混合管型）

分类	标准
8. 神经病变	癫痫发作或精神病,除外药物或已知的代谢紊乱
9. 血液病	溶血性贫血,或者白细胞减少,或者淋巴细胞减少,或者血小板减少
10. 免疫学异常	抗 dsDNA 抗体阳性或抗 Sm 抗体阳性,或者抗磷脂抗体阳性(包括抗心磷脂抗体,或者狼疮抗凝物,或者至少持续 6 个月的梅毒血清试验假阳性三者中具备一项阳性)
11. 抗核抗体	在任何时候和未用药物诱发药物性狼疮的情况下,抗核抗体滴度异常

该分类标准的 11 项中,符合 4 项或 4 项以上者,在除外感染、肿瘤和其他结缔组织病后,可诊断 SLE。

SLE 会累及多系统,因此要与各系统原发疾病相鉴别;此外尚须与其他结缔组织病(如类风湿关节炎)和系统性血管炎等鉴别;还要与有些药物引起的类似 SLE 表现(药物性狼疮)进行鉴别。

【治疗】

(一)治疗原则

急性期积极用药尽快控制病情活动;病情缓解后调整药量并维持治疗以保护重要脏器功能并减少药物不良反应。

(二)治疗要点

1. 一般治疗 急性期卧床休息,缓解期的慢性患者可适当工作,避免劳累;及早发现和治疗各种感染;避免诱发因素,如使用诱发狼疮的药物(如避孕药)、强阳光暴晒和紫外线照射等。缓解期可注射灭活疫苗做防疫治疗。

2. 对症治疗 发热及关节痛者用非甾体抗炎药。高血压、糖尿病及骨质疏松等分别给予抗高血压药、胰岛素、钙剂等相应治疗。伴有神经精神症状者应给予降颅内压、抗癫痫等治疗。

3. 药物治疗

(1)糖皮质激素:根据病情用泼尼松诱导缓解,病情稳定后 2 周或 6 周内,缓慢减量,当存在重要脏器进行性损伤时用激素冲击疗法。

(2)免疫抑制药:免疫抑制药联合治疗适用于大多数 SLE 患者尤其是病情活动期,可以保护重要脏器功能,减少复发以及激素用量和不良反应。重要脏器受累时,首选环磷酰胺或霉酚酸酯治疗 6 个月以上,可选择 1~2 种免疫抑制药长期维持。

(3)其他治疗:病情危重或治疗困难的患者,可根据情况注射大剂量免疫球蛋白、血浆置换等。另外,近些年生物制剂也逐渐应用于 SLE 的治疗。合并抗磷脂抗体综合征的患者应用阿司匹林或华法林抗血小板抗凝治疗。

风湿性关节炎

风湿性关节炎是免疫介导的、累及关节的炎症性病变；以游走性多关节炎为其临床特征；受累关节红、肿、热、痛及活动受限。病因未明，可能与溶血性链球菌感染有关；起病较急，常侵犯大关节，此伏彼起，相继发生，以膝关节和踝关节最常见，其次是肩、肘、腕关节等，呈多发性和游走性；表现为血清中抗链球菌溶血素 O 凝集效价明显升高。

（刘　悦）

本章小结

风湿性疾病是一组病变累及骨、关节及其周围软组织的自身免疫性疾病，病因和机制复杂，包括类风湿关节炎、系统性红斑狼疮等。主要临床表现为关节损害，部分患者伴有其他系统损害的表现。因此，风湿性疾病的辅助检查除侧重关节检查外，还要注意其他受累系统的检查。临床治疗主要采用非甾体抗炎药、抗风湿药、糖皮质激素等。

学习感悟：类风湿关节炎会导致关节畸形，要指导患者功能锻炼；系统性红斑狼疮有皮肤损害，嘱患者做好皮肤护理，避免阳光暴晒。对面部红斑的患者要给予安慰，给关节疼痛患者做检查时动作轻柔，避免带给患者疼痛。

思考与练习

[名词解释]

1. 类风湿关节炎

2. 系统性红斑狼疮

[填空题]

1. 类风湿关节炎的基本病理改变是（　　　　　　　）。

2. 系统性红斑狼疮的特征性皮肤损害是（　　　　　　　）。

[简答题]

1. 简述类风湿关节炎的关节表现。

2. 简述系统性红斑狼疮的抗核抗体谱检查。

第十四章 | 神经系统疾病

14章
14章 数字内容

学习目标

1. 具有高度的责任意识,爱岗敬业、无私奉献、救死扶伤的职业精神;能与患者及其家属有效沟通,同情、关爱、尊重、理解患者。

2. 掌握短暂性脑缺血发作、脑梗死、脑出血、蛛网膜下腔出血、癫痫、阿尔茨海默病的临床表现及诊断要点。

3. 熟悉短暂性脑缺血发作、脑梗死、脑出血、蛛网膜下腔出血、癫痫、阿尔茨海默病的治疗。

4. 了解短暂性脑缺血发作、脑梗死、脑出血、蛛网膜下腔出血、癫痫、阿尔茨海默病的病因及发病机制、辅助检查。

5. 能对短暂性脑缺血发作、脑梗死、脑出血、蛛网膜下腔出血、癫痫、阿尔茨海默病作出初步诊断。

第一节 脑血管疾病

脑血管疾病是各种病因引起的脑部血管病变的总称。

脑卒中是各种原因引起的脑血管疾病急性发作,以突然发病、迅速出现局限性或弥漫性脑功能障碍为临床特征。其病理变化为脑血管突然破裂或闭塞,从而造成该血管支配区域脑组织的功能障碍。

(一)脑部血液供应

脑部血液由颈内动脉和椎动脉供给。颈内动脉供给大脑半球前部 3/5 的血液。椎动脉经枕骨大孔入颅内后汇合成大脑基底动脉,供应大脑半球后部 2/5 的血液。

脑的重量占体重的 2%~3%,然而脑组织需用的血液供应占心排血量的 15%~20%(静态时)。脑组织几乎没有能源的储备,需要血液循环连续地供应氧和葡萄糖。若脑组织的血供中断,约 2min 内脑电活动停止,约 5min 后脑组织出现不可逆性损伤。

(二)病因

1. **血管壁异常** 动脉粥样硬化、动脉炎、发育异常、外伤等,以动脉粥样硬化最常见。

2. **血液成分及血液流变学异常** 高脂血症、高血糖、高蛋白血症,以及红细胞增多症等引起的血液黏滞度增高;血小板减少性紫癜、血友病、弥散性血管内凝血,以及应用抗凝剂等引起的凝血机制异常;妊娠、产后、术后等引起的高凝状态。

3. **血流动力学改变** 高血压、低血压或血压急骤波动,心脏瓣膜病,心房颤动等。

4. **其他** 颈椎病、肿瘤等压迫邻近的大血管,各种栓子(如空气、脂肪、肿瘤等)引起的脑栓塞等。

知识拓展

脑卒中的危险因素

脑卒中的危险因素一般可分为两类。一类是无法干预的,如年龄、遗传等;另一类是可以干预的,如高血压、心脏疾病、糖尿病、眼底动脉硬化、高脂血症、血液黏滞度增高、腹型肥胖,吸烟、酗酒、口服避孕药、饮食因素(盐摄入量、肉类和含饱和脂肪酸的动物油食用量)、心理应激、抑郁等。若及时对可干预的因素进行有效的干预,脑卒中的发病率和患者死亡率就能显著降低。

(三)分类

根据病变性质将脑卒中分为缺血性脑卒中和出血性脑卒中两大类。

1. **缺血性脑卒中** 短暂性脑缺血发作、脑血栓形成、脑栓塞等。
2. **出血性脑卒中** 脑出血、蛛网膜下腔出血等。

一、短暂性脑缺血发作

导入案例

患者,女,70 岁。患者 4 年前已被确诊为脑动脉粥样硬化;自述 5h 前无明显诱因始感头晕并发现左侧上肢肢体麻木,被家属送来医院。入院查体:T 36.3℃,P 75 次/min,R 20 次/min,BP 150/85mmHg,左侧上肢肌力 5 级,颅脑 CT 未见明显异常。

请思考:

1. 该患者应考虑为哪种神经系统疾病?
2. 该病的诊断要点是什么?

【概述】

短暂性脑缺血发作（transient ischemic attack，TIA）是由于各种原因造成脑动脉突发性、短暂性供血障碍，导致相应供血区局灶性神经功能障碍。

【病因及发病机制】

多数学者认为短暂性脑缺血发作是一种多病因的综合征，动脉粥样硬化是其主要原因，也可能由于血流动力学、血液成分的异常等触发因素所引起。

【临床表现】

短暂性脑缺血发作多见于 50~70 岁，男性多于女性，起病突然，历时短暂。短暂性脑缺血发作表现为脑某一局部的神经功能突然缺失，持续数分钟至数小时后缓解。此症状通常在 24h 内完全恢复，而不遗留神经功能缺损的症状和体征，但可以反复发作。短暂性脑缺血发作因缺血动脉不同而表现不同：

（一）颈内动脉系统短暂性脑缺血发作

颈内动脉系统短暂性脑缺血发作多表现为病灶对侧发作性肢体无力、面瘫或不完全性偏瘫，可有病灶对侧感觉异常或减退，病灶侧短暂的单眼失明（眼动脉缺血），优势半球缺血时可出现失语等。

（二）椎基底动脉系统短暂性脑缺血发作

椎基底动脉系统短暂性脑缺血发作以阵发性眩晕最常见；一般无明显的耳鸣；可有跌倒发作，短暂性全面性遗忘（短时间记忆丧失，持续数分钟或数小时），复视，双眼视力障碍，交叉性感觉障碍，眼球震颤等；还可能出现吞咽困难，构音障碍，共济失调等。

【诊断要点】

诊断包括五方面：①多见于中老年患者。②突然发病、持续时间短暂、24h 内完全恢复。③通常有反复发作病史，每次发作的症状相似。④发作间歇期无神经系统体征，无后遗症。⑤应注意与脑梗死、出血性脑卒中等疾病相鉴别。

【治疗】

（一）治疗原则

针对病因和诱发因素治疗，控制危险因素，减少及预防复发，保护脑功能。

（二）治疗要点

1. 抗血小板聚集治疗　阿司匹林、双嘧达莫、噻氯匹定、氯吡格雷等。

2. 抗凝治疗　低分子量肝素、华法林或达比加群酯。伴有心房颤动、冠心病或经抗血小板治疗仍频繁发作的短暂性脑缺血发作患者，应考虑抗凝治疗。有出血倾向，严重高血压，肝、肾疾病、消化性溃疡等为抗凝禁忌证。

3. 钙通道阻滞剂治疗　尼莫地平等。

4. 中药治疗　丹参、红花、川芎等。

（三）手术治疗

二、脑 梗 死

脑梗死(cerebral infarction)是各种原因引起的脑组织血液供应障碍,使局部脑组织发生持续缺血、缺氧而导致的不可逆性的缺血性坏死或软化。根据发病机制,脑梗死可分为脑血栓形成、脑栓塞、腔隙性脑梗死及低血流动力性脑梗死等。

(一)脑血栓形成

 导入案例

患者,女,65岁。患者4年前已被确诊为脑动脉粥样硬化;自述1d前无明显诱因始感头晕并发现右侧上、下肢肢体麻木无力,且未去医院就诊;至次日清晨起床后突然不能说话,伴右侧上、下肢肢体活动失灵,被家属送来医院。入院查体:T 36.2℃,P 78次/min,R 20次/min,BP 180/100mmHg,右侧上、下肢肌力0级。

请思考:

1. 该患者应考虑为哪种神经系统疾病?

2. 确诊该病需要进一步做哪些检查?

3. 该病的诊断要点是什么?

[概述]

脑血栓形成又称为动脉粥样硬化性血栓性脑梗死,是在脑动脉粥样硬化等引起的血管壁病变基础上,脑动脉主干和/或分支血管管腔狭窄、闭塞,或者在此基础上形成血栓,最终造成该动脉供血区域局部脑组织发生缺血、缺氧性坏死,引发一系列神经系统症状和体征,为脑血管疾病中最常见的一种类型。

[病因及发病机制]

1. 病因 脑动脉粥样硬化是最常见、最基本的病因。高血压、糖尿病、高脂血症、肥胖等是引起和加速脑动脉粥样硬化发展的启动因子。

2. 发病机制 在颅内血管壁病变的基础上,如动脉内膜损害破裂或形成溃疡;当处于睡眠、失水、心力衰竭、心律失常等情况时,可引起机体心排血量下降、血压下降和血流缓慢,此时胆固醇易沉积于内膜下层,还有血小板及纤维素等成分的黏附、聚集和沉着,这些因素最终导致血栓的形成。

[临床表现]

脑血栓形成好发于中老年患者,患者多伴有动脉粥样硬化、高血压、冠心病、糖尿病等病史,以及吸烟、嗜酒等不良生活习惯。部分患者可有前驱症状,如头昏、头痛、肢体麻木无力等;约1/3的患者病前有短暂性脑缺血发作病史。患者多于安静休息时发病,如表现为次日清晨起床后发现不能说话和/或一侧肢体瘫痪等症状,典型病例的症状可在 48h 内达到高峰。神经系统体征根据脑血管梗死的部位及其范围而定,常见有各种类型的失语、偏瘫。临床类型:

1. 可逆性缺血性神经功能缺失 症状和体征持续超过 24h,1~3 周内完全恢复,不留后遗症。

2. 完全型 起病 6h 内症状可达高峰,常为完全性偏瘫,病情重,甚至出现昏迷。

3. 进展型 局灶性脑缺血逐渐进展,阶梯式加重,可持续数小时或数日。

4. 腔隙性脑梗死 好发于脑深穿动脉(或其他微小动脉)的缺血性微梗死,呈多发性,坏死组织被吸收后可残留细小囊腔。特点是临床症状轻微或无症状。

[辅助检查]

1. 血液检查 血、尿常规,以及血糖、血脂、血液流变学有助于发现危险因素。

2. 影像学检查

(1) CT 检查:颅脑 CT 是最常用的检查,发病当日多正常,24~48h 后梗死区可出现低密度灶(图 14-1)。

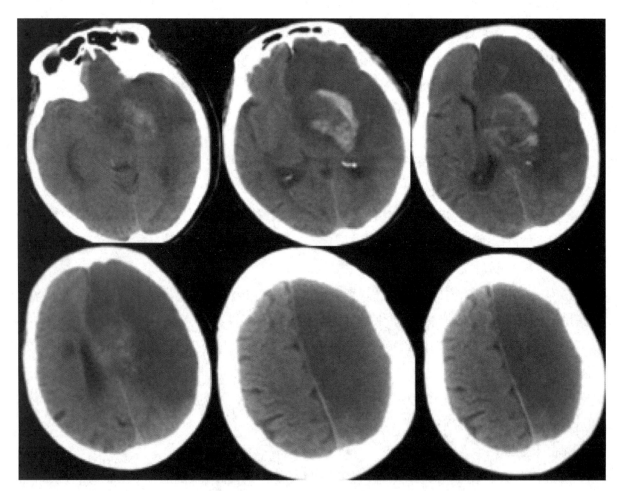

图 14-1 颅脑 CT 示脑梗死

（2）MRI 检查：对急性脑梗死，以及脑干、小脑梗死的确诊率优于颅脑 CT，脑梗死发病数小时内 MRI 即可显影。

（3）数字减影血管造影（digital subtraction angiography，DSA）检查：可显示血栓形成部位、程度及侧支循环，是诊断脑梗死原因的可靠依据。

3. 其他检查　心电图检查可发现心房颤动等。

[诊断要点]

诊断包括四方面：①多见于中老年患者，并伴有高血压、短暂性脑缺血发作、糖尿病等病史。②多于安静休息时发病，出现偏瘫、失语等。③偏瘫、失语、感觉障碍等症状和体征可在数小时或数日内达高峰，发病时意识清醒，结合 CT、MRI、DSA 检查可确诊。④应注意与短暂性脑缺血发作、出血性脑卒中等疾病相鉴别。

[治疗]

1. 急性期　治疗原则是超早期恢复脑供血，保护缺血脑组织，防治脑水肿及并发症。

（1）早期溶栓治疗：发病 3~4h 以内使用重组组织型纤溶酶原激活物、尿激酶等溶栓药物。使用前患者 CT 证实无出血病灶及无相关出血性疾病，并应监测出凝血时间和凝血酶原时间等。早期溶栓是脑梗死的首选方案。

（2）降纤治疗：降低纤维蛋白原治疗。如东菱克栓酶，在病后的第 1 日、第 3 日、第 5 日使用，或者起病后连用 3d。

（3）抗凝治疗：伴有心房颤动或其他高危再栓塞危险的心源性病因、动脉夹层或高度狭窄，溶栓 24h 后应用低分子量肝素抗凝。对于出血性疾病或高血压患者应禁用抗凝治疗。

（4）控制血压：使血压维持在比平时稍高的水平，以保证脑组织灌注，除非血压过高（收缩压 >220mmHg 或舒张压 >120mmHg），否则一般不予以使用抗高血压药，以免血压过低而导致脑组织血流量供应不足，加重脑梗死。血压低患者可加强补液或给予升压药以升高血压。

（5）抗脑水肿、降低颅内压治疗：适用于梗死面积较大患者，常用药物有 20% 甘露醇等。

（6）抗血小板聚集治疗：同短暂性脑缺血发作药物方案。

（7）脑保护治疗：溶栓后 2~4h 联合应用神经保护剂可提高疗效，延长溶栓时间窗。常用药物有长春西汀、胞磷胆碱、脑蛋白水解物、依达拉奉等。

（8）中药治疗：一般采用活血化淤、通筋活络中药，可用丹参、红花、川芎等。

（9）高压氧治疗：提高血氧供应，促进侧支循环的建立。

（10）手术治疗：颈动脉内膜剥脱术、颅内外动脉搭桥术等。

2. 恢复期　治疗目的是促进脑神经功能的恢复。继续稳定患者的病情，高血压的患者控制血压，高血脂的患者控制血脂等。康复治疗是重要的治疗手段，综合利用各种康复治疗手段，如物理疗法、针灸、言语训练、吞咽功能训练等。

（二）脑栓塞

导入案例

患者，男，35 岁。患者风湿性心脏病伴心房颤动 5 年。患者自述起床下地活动时，突然感到头晕，瘫倒在床，被家属当即送院诊治。入院查体：T 36.3℃，P 76 次/min，R 20 次/min，BP 130/85mmHg，左侧上、下肢肌力 0 级。

请思考：

1. 该患者应考虑哪种神经系统疾病？

2. 确诊该病需要进一步做哪些检查？

[概述]

脑栓塞是血液当中的各种栓子（如固体、液体、气体等）随血液循环进入脑动脉，使血管管腔急性闭塞，造成血流中断而引起相应血供区的脑功能障碍。脑栓塞占脑卒中的15%~20%。

[病因及发病机制]

脑栓塞栓子按来源可分为心源性、非心源性、来源不明性栓子三类。

1. 心源性栓子　最常见的原因，如心房颤动（心房颤动时附壁血栓脱落）、心脏瓣膜病、感染性心内膜炎等。

2. 非心源性栓子　为主动脉弓和颅外动脉的动脉粥样硬化斑块和附着物脱落引起的栓塞，如肺部感染性脓栓、癌性栓子、长骨骨折的脂肪栓子等。

3. 来源不明性栓子　少数病例查不到栓子的来源。

[临床表现]

脑栓塞多数与心脏疾病尤其是风湿性心脏病有关，故发病以中青年患者居多；安静与活动状态下均可发生；但多在活动情况下急骤起病，常表现为局限性抽搐、偏瘫、偏盲、偏身感觉障碍、失语等，多伴有意识障碍，症状在数秒至数分钟内可达高峰。个别病例在数小时内呈阶梯式进行性恶化，系反复栓塞所致。轻者逐渐恢复，重者昏迷、全身抽搐，可因脑水肿或颅内压增高继发脑疝死亡。发病 1~3 周内应注意警惕出血。部分患者可伴有肾、肠、视网膜等血管的栓塞。

[诊断要点]

诊断包括四方面：①发病年龄多为中青年。②突发偏瘫、意识障碍、抽搐，数秒至数分钟内达到高峰，可伴有其他部位栓塞。③既往有风湿性心脏病、心房颤动病史。无心脏病史者应注意查找栓子来源。④应注意与短暂性脑缺血发作、脑血栓形成、出血性脑病卒中等疾病相鉴别。

[治疗]

脑栓塞的治疗包括脑部病变、引起栓塞的原发病两方面的治疗。

1. 脑部病变的治疗 原则上与脑血栓形成相同。由于梗死面积大,脑栓塞的治疗更强调早期脱水降低颅内压治疗;因心源性脑栓塞的梗死区极易出血,故抗凝治疗慎用。溶栓治疗必须严格掌握时间窗,梗死面积 >1/3 大脑半球为溶栓禁忌证。急性期应卧床休息数周,以避免心源性脑栓塞再次发生。

2. 原发病的治疗 积极根除栓子的来源,是防治脑栓塞复发的根本环节;主要包括心脏疾病的手术治疗、感染性心内膜炎的抗感染治疗、心房颤动的抗心律失常治疗、空气栓塞患者的高压氧舱治疗等。

三、脑 出 血

 导入案例

患者,男,59 岁,既往原发性高血压史。患者 1h 前因情绪激动后,出现急性头痛、神志不清伴右侧肢体活动障碍,被家属送来医院就诊。入院查体:T 36.3℃,P 80 次/min,R 19 次/min,BP 200/105mmHg,浅昏迷、右侧肢体针刺无反应,右侧肢体肌力 0 级,CT 显示左侧壳核高密度影。

请思考:

1. 此患者最可能的诊断是什么?诊断依据是什么?

2. 为进一步诊治可建议患者继续做哪些辅助检查?

【概述】

脑出血是非外伤性脑实质内的出血,多于活动状态下突然发病,且发病前无先兆症状。急性期病死率为 30%~40%,是脑血管疾病中死亡率最高的类型。

【病因及发病机制】

1. 高血压合并细小动脉硬化 是最常见的病因。

2. 颅内动脉瘤 主要是先天性动脉瘤,少数是动脉硬化性动脉瘤和外伤性动脉瘤。

3. 颅内动、静脉畸形。

4. 其他 如脑动脉炎、脑肿瘤、硬脑膜静脉窦血栓形成、抗凝治疗、溶栓治疗等。

【临床表现】

脑出血好发于 50 岁以上伴有原发性高血压的患者,男性多于女性,常因情绪激动或紧张、过度兴奋或疲劳、用力排便等因素诱发。起病突然,发病前无先兆症状,病情在数分钟至数小时内发展到高峰。急性期主要表现为剧烈头痛、喷射样呕吐、意识障碍、偏瘫、失语、大小便失禁等；发病时血压明显增高，呼吸深沉带有鼾音，重者呈潮式呼吸或不规则呼吸。

不同部位出血的神经系统表现：

（一）基底节区出血

基底节区出血最常见，分为壳核、丘脑、尾状核头出血，其中壳核出血是最常见的部位，占50%~60%。

1. 壳核出血 主要由豆纹动脉破裂引起（豆纹动脉自大脑中动脉呈现直角分出，受高压血流冲击，故此处最易破裂）（图14-2），可出现"三偏征"，即病灶对侧偏瘫、偏身感觉障碍、同向性偏盲；双眼向病侧凝视；出血量大时可继发脑疝，甚至死亡。

2. 丘脑出血 病灶对侧偏瘫，偏身感觉障碍，感觉障碍较重，可有精神障碍；可出现中枢性高热、应激性溃疡，甚至呼吸异常等。

3. 尾状核头出血 一般出血量不大，可表现头痛，对侧中枢性面舌瘫。

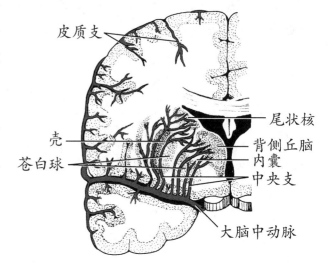

图14-2 豆纹动脉解剖示意图

（二）脑干出血

脑干出血绝大多数为脑桥出血；常突然起病，出现剧烈头痛、头晕、眼花、复视、呕吐，一侧面部发麻。出血往往先从一侧脑桥开始，表现交叉性瘫痪，头和眼转向非出血侧，呈凝视瘫症。出血常迅速波及两侧，出现双侧面部和肢体瘫痪，双侧病理反射阳性。头和双眼位置回到正中，两侧瞳孔极度缩小如"针尖"是脑桥出血的特征性表现。病情迅速恶化，多在24~48h内死亡。

（三）小脑出血

小脑出血多由小脑上动脉破裂所致，多在一侧小脑半球，突然发病，枕部疼痛、眩晕、呕吐、病侧肢体共济失调。出血量较少时，可伴有眼球震颤、站立和步态不稳等，可无肢体瘫痪；出血量较多时，可导致枕骨大孔疝而死亡。

【辅助检查】

1. 实验室检查 可见白细胞增高，白细胞计数 >10×10⁹/L，急性期白细胞计数达(15~20)×10⁹/L；尿蛋白、尿糖阳性；血液尿素氮、血糖增加。

2. 脑脊液检查 脑脊液压力增高，可呈血性。重症脑出血禁忌腰穿，以免诱发脑疝。

3. 影像学检查 颅脑CT是确诊脑出血的首选检查，早期表现圆形或椭圆形的高密度影（图14-3）。MRI对脑干出血和小脑出血的诊断优于CT，并更易发现脑血管畸形、肿瘤等病因。

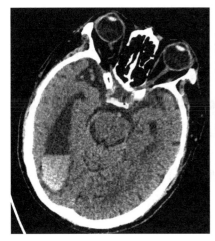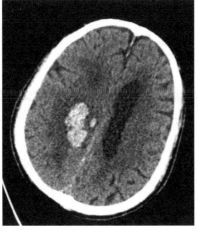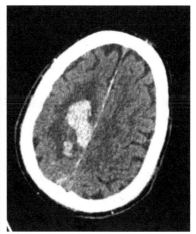

图 14-3　颅脑 CT 示脑出血

【诊断要点】

诊断包括四方面：①好发于 50 岁以上伴有原发性高血压的患者。②多于情绪激动或体力活动时突发病，表现不同程度的意识障碍及颅内压增高，伴偏瘫、失语等。③结合 CT、MRI 等检查可明确诊断。④应注意与缺血性脑病卒中、蛛网膜下腔出血等疾病相鉴别。

【治疗】

（一）治疗原则

急性期积极防止再出血，控制脑出血，脱水降低颅内压，促进神经功能恢复，维持生命体征和防治并发症。

（二）治疗要点

1. 高血压治疗　脑出血急性期一般不予以使用抗高血压药，颅内压降低则血压自然降低。如收缩压 >200mmHg 或舒张压 >110mmHg 时，可适当给予作用温和的抗高血压药。

2. 降低颅内压治疗　是急性期处理的重要环节。常使用 20% 甘露醇快速静脉滴注，可加用呋塞米、人血白蛋白等。

3. 止血和凝血治疗　合并消化道出血或病前曾经接受溶栓治疗或抗凝治疗，发病 24h 内就诊的患者，可以考虑给予适当的止血药物，如重组活化人凝血因子Ⅶ、氨基己酸、巴曲酶等。应激性溃疡所致的消化道出血时，可使用奥美拉唑、西咪替丁、硫糖铝等。

4. 亚低温治疗　发病 6h 内给予亚低温治疗，疗程应至少持续 48~72h。

5. 对症治疗　严格卧床休息，避免情绪激动，保持呼吸道通畅，营养支持，防止便秘，预防并发症等，这也是脑出血治疗的关键。

6. 手术治疗　大脑半球出血量 >30ml、小脑出血量 >10ml，均可考虑手术开颅清除血肿，对破入脑室者可行脑室穿刺引流。

四、蛛网膜下腔出血

导入案例

患者,女,40 岁。患者自述在玩牌时突感头痛,呈剧烈性疼痛,伴喷射样呕吐,被家属送来医院就诊。入院查体:T 36.5℃,P 82 次/min,R 20 次/min,BP 180/90mmHg,神志清楚,瞳孔左侧大于右侧,左眼处于外展位,不能内收,颈项强直、凯尔尼格征(kernig sign)阳性,余病理反射阴性,CT 显示高密度影。

请思考:

1. 该患者考虑什么神经系统疾病? 诊断依据是什么?

2. 该病主要与哪些疾病相鉴别?

【概述】

蛛网膜下腔出血(subarachnoid hemorrhage,SAH)是脑底部或脑表面的血管破裂后,血液流入蛛网膜下腔。各组年龄均可发病,中青年患者多见。蛛网膜下腔出血可分为自发性与外伤性两类,自发性又分为原发性和继发性两种。本节主要介绍原发性蛛网膜下腔出血。

【病因及发病机制】

1. 病因 先天性颅内动脉瘤破裂为主要病因,占 75%~85%。脑血管畸形、高血压性脑动脉粥样硬化、血液病(如白血病、血友病、再生障碍性贫血等)、各种感染引起的脑动脉炎、结缔组织疾病等也可引起。

2. 发病机制 因病因而异。在脑部血管病变的基础上,当重体力活动、情绪激动时,血压突然升高及饮酒特别是酗酒时,脑底部或脑表面的血管破裂,血液直接流入蛛网膜下腔。

【临床表现】

1. 先天性颅内动脉瘤破裂者多见于 20~40 岁的患者,>50 岁的患者以动脉硬化多见。因突然用力或情绪兴奋等因素急骤起病,数秒至数分钟内出现头部剧烈胀痛或爆裂样疼痛、恶心、喷射样呕吐、面色苍白、全身冷汗,脑膜刺激征(颈项强直、凯尔尼格征、布鲁津斯基征)阳性,症状在数分钟至数小时内达高峰。

约 50% 的患者有不同程度的意识障碍,可出现部分性或全面性癫痫发作。少数有精神症状、躁动、幻觉,颈、背及下肢疼痛等。

少数患者可有短暂或持久性体征,如偏瘫、偏盲、失语,一侧动眼神经麻痹等。

老年患者临床表现常不典型,如头痛、呕吐、脑膜刺激征可不明显,而意识障碍及精神障碍较重。

重症患者则很快深昏迷,去皮质强直,常因继发脑疝而死亡。

2. 常见并发症有再出血、脑血管痉挛、脑积水等,其中再出血是蛛网膜下腔出血致命的并发症。

【辅助检查】

1. 脑脊液检查　是最有诊断价值和特征性的检查,其压力增高,常超过 200mmH$_2$O 以上,外观呈均匀血性。

2. 影像学检查　颅脑 CT 是蛛网膜下隙出血诊断的首选方法,呈高密度影(图 14-4);DSA 是确定蛛网膜下腔出血的病因最有意义的检查。

【诊断要点】

诊断包括四方面:①主要病因是先天性颅内动脉瘤破裂,中青年患者多见。②突然出现的剧烈头痛、恶心呕吐,脑膜刺激征阳性。③颅脑 CT 可基本确立诊断。腰椎穿刺,脑脊液呈均匀血性是诊断该病的可靠依据。④应注意与缺血性脑卒中、脑出血及其他急性脑血管疾病相鉴别。

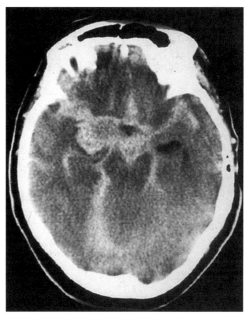

图 14-4　颅脑 CT 示蛛网膜下腔出血

【治疗】

(一) 治疗原则

去除病因,防止再出血,防治继发性脑血管痉挛,减少并发症,去除出血原因和预防复发。

(二) 治疗要点

1. 一般处理　绝对卧床休息 4~6 周,避免血压和颅内压增高的因素(如用力排便、情绪激动)。头痛和烦躁不安者应适当给予止痛、镇静,慎用吗啡、哌替啶等影响呼吸功能的药物。

2. 止血、抗纤溶　氨基己酸、氨甲环酸、氨甲苯酸等。

3. 降低颅内压　甘露醇、甘油果糖等。

4. 防治脑动脉痉挛　尼莫地平等。

5. 腰椎穿刺　少量放出脑脊液 5~10ml,以缓解头痛、减少出血引起的脑膜刺激症状。

6. 手术　在 DSA 介入下进行动脉瘤栓塞,适用于高龄,或者合并心、肝、肾等疾病患者。对于颅内动静脉畸形,可选择手术切除、血管内介入治疗和 γ 刀治疗。

第二节 癫 痫

 导入案例

患者,女,20岁。患者反复发作性抽搐5年,加重1周入院;自述5年前因颅脑外伤后经常出现发作性四肢抽搐(先强直后阵挛),口吐白沫,面色青紫,伴意识丧失、小便失禁,每日发作2~3次,每次发作持续10min左右后清醒,醒后对发生经过毫无记忆;近1周因不愿服药致发作次数较前增加。入院后体检未发现明显异常。

请思考:

1. 患者最可能的临床诊断是什么?
2. 确诊该病需要进一步做哪些检查?
3. 该病发作时如何处置?

【概述】

癫痫是多种原因导致的脑部神经元高度同步化异常放电,所致暂时性中枢神经系统功能障碍的临床综合征。癫痫具有间歇性、刻板性、短暂性和反复发作性的临床特点。临床表现为运动、感觉、意识、行为、自主神经等不同程度的障碍。目前癫痫患病率0.3%~0.8%,可见于各组年龄段。

【病因及发病机制】

(一)病因及分类

癫痫分为特发性癫痫、症状性癫痫和隐源性癫痫三大类。

1. 特发性癫痫 又称为原发性癫痫,主要与遗传因素有密切的关系,多数患者在儿童或青年期首次发病。

2. 症状性癫痫 又称为继发性癫痫,主要病因是脑部器质性病变或全身代谢性疾病所引起。

3. 隐源性癫痫 病因尚未明确。

此外,遗传因素、年龄、内分泌紊乱、睡眠障碍也与癫痫发病有关。某些患者在特定的条件下(如强闪光、过度换气、音乐、心算、阅读、书写、下棋等)引发癫痫的发作,称为反射性癫痫。疲劳、饥饿、便秘、饮酒、情绪激动是癫痫常见的诱因。

(二)发病机制

脑部受损后引发病变神经元异常放电是癫痫的主要发病机制。

【临床表现】

癫痫表现极为多样,但均具有间歇性、刻板性、短暂性和反复发作性的特征。癫痫根据临床表现和脑电图特征分为部分性发作、全面性发作及癫痫持续状态。

不同类型的癫痫发作又具有各自的特征性表现：

（一）部分性发作

部分性发作是源于大脑半球局部神经元的异常放电，包括单纯部分性发作、复杂部分性发作和部分性发作继发全面性发作三类。

1. 单纯部分性发作　发作时间短暂，一般不超过 1min，发作起始和结束均较突然，无意识障碍。

2. 复杂部分性发作　占成人癫痫发作的 50% 以上，主要特征为意识障碍，对外界刺激无反应，又称为精神运动性发作。因其病灶多位于颞叶，故又称为颞叶癫痫。

3. 部分性发作继发全面性发作　先出现上述部分性发作，继而出现全面发作。单纯部分性发作可发展成为复杂部分性发作，单纯或复杂部分性发作均可发展为全面性发作。

（二）全面性发作

全面性发作表现为意识丧失、抽搐、强直、阵挛、昏睡等，患者可伴有口吐白沫、大小便失禁，可有继发性伤害。全面性强直-阵挛性癫痫持续状态（generalized tonic-clonic status epilepticus，GTCSE）在特发性癫痫中又称为大发作，以全身抽搐和意识障碍为特征，可分为强直期、阵挛期、惊厥后期。

1. 强直期　表现为全身骨骼肌强直性收缩：眼肌收缩致眼球上翻或凝视；咀嚼肌收缩出现张口，随后突然闭合，可咬伤舌尖；喉部肌肉痉挛、呼吸肌强直性收缩所致患者尖叫一声，呼吸暂停；颈部和躯干先屈曲后反张，上肢由上举后旋转为内收前旋，下肢先屈曲后强烈伸直，持续约 10s 后进入阵挛期。

2. 阵挛期　表现为全身肌肉交替收缩和松弛，呈现一张一弛性抽动，阵挛频率逐渐变慢，间歇期延长，在一次剧烈阵挛后发作突然停止。本期发作持续 30~60s，但意识尚未恢复。

3. 惊厥后期　尚有短暂性阵挛，以面肌和咬肌为主，可引起牙关紧闭。本期全身肌肉松弛，括约肌松弛可致大小便失禁。呼吸首先恢复，随后瞳孔、心率、血压逐渐恢复至正常，意识逐渐恢复。从发作开始至意识恢复历时 5~15min。患者清醒后可感到头痛、全身酸痛、疲乏无力，对发作过程无记忆。

（三）癫痫持续状态

部分或全身性发作在短时间内频繁发生，2 次发作期间意识或神经功能尚未恢复，或者 1 次全身或部分发作持续时间达 30min 以上未自行停止，称为癫痫持续状态。常见原因为未规范使用抗癫痫药物，以及其他如脑卒中、外伤、感染、肿瘤、药物中毒等亦可导致。

【辅助检查】

1. 实验室检查　血常规、血糖、寄生虫检查等，主要用于寻找病因。

2. 脑电图　是诊断必不可少的依据,是诊断癫痫最重要、最有价值的检查方法。主要显示散在或阵发性出现的痫性活动波形(如棘波、尖波、棘-慢或尖-慢复合波等)。脑电图的检查结果必须结合临床表现。

3. 神经影像学检查　有助于继发性癫痫的病因诊断,如 DSA、放射性核素显像、CT、MRI、脑磁图(magnetoencephalography,MEG)等,可发现颅内病变等病因。

 知识拓展

脑　电　图

脑电图(electroencephalogram,EEG)是通过电极记录下来的脑细胞群的自发性、节律性电活动。脑电图是癫痫诊断和治疗中最重要的一项检查工具,在癫痫的诊治中始终是其他检查方法所不可替代的。目前头皮脑电图监测的种类主要有视频脑电图、动态脑电图及常规脑电图。

脑电图在癫痫诊断中的主要作用:确定发作性事件是否为癫痫发作;确定癫痫发作类型;确定可能的癫痫综合征;有助于发现癫痫的诱发因素。

脑电图在癫痫治疗中的主要作用:评估单次无诱因的癫痫发作后再次发作的风险性;评估何种抗癫痫药物最有效;评估有无外科手术适应证,确定发作起源部位;寻找认知功能受损的原因;判断临床行为变化是否为非惊厥性持续状态;评估撤药后复发的风险性等。

【诊断要点】

详细询问病史(特别是发作时目击者的描述)和全面的体格检查,结合脑电图检查,确定是否为癫痫以及发作类型,实验室、影像学检查用于确定原发性或继发性癫痫以及进一步明确病因。

【治疗】

(一)治疗原则

早期治疗,长期坚持,缓慢撤药。有明确病因时应首先行病因治疗。目前仍以药物治疗为主,药物治疗时应注意:

1. 按照发作类型选择合适的药物,并按照发作规律给药。

2. 尽可能从单一药物开始,逐渐加量,逐步调整至能控制发作而又不出现毒性反应或不良反应很轻为宜,必要时合理地联合用药。

3. 一种药物增加到最大剂量且已达到有效血药浓度而仍不能控制的发作者,可考虑换用另一种药物。

4. 难治性癫痫可联合两种抗癫痫药物,用药期间应监测药物的血药浓度。

5. 第一次发作且不伴有其他器质性疾病、脑电图正常的患者可暂不用药,继续观察。

6. 每次发作均有发热且伴有惊厥的儿童,一般不予以抗癫痫药物治疗。

7. 经药物治疗控制 2~3 年后,脑电图随访痫性活动消失者可以开始酌情减少药量。撤药过程一般需 6~12 个月,不能随意停药。

(一) 常用药物

常用抗癫痫药物见表 14-1。

表 14-1　常用抗癫痫药物

药物	适应证	成人每日剂量/mg	不良反应
苯妥英钠	大发作、单纯部分性发作、复杂部分性发作、肌阵挛小发作	300~400	胃肠反应、眼球震颤、牙龈增生、共济失调、剥脱性皮炎、毛发增多、肝损害、粒细胞缺乏症
卡马西平	复杂部分性发作、大发作、单纯部分性发作	600~1 200	胃肠反应、嗜睡、头晕、皮疹、白细胞减少、复视、共济失调、低钠血症、再生障碍性贫血、剥脱性皮炎
扑米酮	复杂部分性发作、大发作、单纯部分性发作	750~1 500	嗜睡、烦躁、共济失调、眩晕、剥脱性皮炎
苯巴比妥	大发作、单纯部分性发作	90~300	嗜睡、疲劳、皮疹、多动、记忆力下降、共济失调、剥脱性皮炎
丙戊酸钠	失神发作、大发作、肌阵挛小发作	600~1 800	胃肠反应、皮疹、震颤、恶心、呕吐、共济失调、肝损害、骨髓损害
乙琥胺	单纯失神发作	750~1 500	胃肠反应、眩晕、皮疹、精神症状、血小板减少、粒细胞缺乏症
氯硝西泮	肌阵挛小发作、非典型小发作、婴儿痉挛症、复杂部分性发作	4~6	嗜睡、皮疹、共济失调、精神症状

(三) 大发作时处理

立即安置患者就地平卧、头偏向一侧,解开衣领、衣扣及腰带,及时清除口鼻腔内的分泌物,保持呼吸道通畅,及时给氧。尽快将压舌板置于患者口腔的一侧上、下臼齿之间,以防咬伤舌及面颊部,必要时可用舌钳将舌拖出,以防舌后坠阻塞呼吸道。抽搐发作时,切勿用力按压患者抽搐肢体,以免造成骨折、脱臼等二次伤害。移去患者身边的玻璃杯、热水瓶、剪刀等危险物品。为预防再次发作,可选用地西泮、苯妥英钠、异戊巴比妥钠等药物终止发作。

(四) 癫痫持续状态的治疗

应由专人守护,在给氧、防护的同时,尽快终止癫痫发作。终止发作的药物有:地西泮（首选）、劳拉西泮、异戊巴比妥钠、苯妥英钠、丙戊酸钠、苯巴比妥（儿童癫痫持续状态首选）、水合氯醛等。

第三节 阿尔茨海默病

 导入案例

患者，女，80 岁。患者进行性记忆和生活自理能力下降 2 年余；2 年前无明显原因开始出现记忆力减退，初时表现为记不住其他人的名字，记不住看过的新闻等；后续记忆力下降逐渐加重，重复购买相同的物品，烧水时忘了关火导致将水壶烧干，并逐渐发展到遗失贵重物品包括钱包和存折等；2 个月前上街，找不到回家的路，以致家人四处寻找；过去注意仪表，现在却懒于洗澡换衣，连吃饭也要家人督促。

请思考：

1. 该患者最可能的临床诊断是什么？

2. 确诊该病需要进一步做哪些检查？

3. 该病如何治疗？

【概述】

阿尔茨海默病（Alzheimer's disease，AD）是一种病因不明的原发性退行性的中枢神经系统变性疾病；起病隐匿，病程进展缓慢且不可逆转，临床上主要表现为智能方面的损害。病理改变主要为大脑皮质弥漫性萎缩，脑沟回增宽，脑室扩大，神经元大量减少，并可见老年斑、神经原纤维缠结等病变，以及胆碱乙酰转移酶及乙酰胆碱含量显著减少。

阿尔茨海默病是最常见的老年期痴呆类型，占总数 60%~70%，女性高于男性，与年龄呈正相关，>65 岁阿尔茨海默病患病率约为 5%，>85 岁阿尔茨海默病患病率为 20%~50%。发病危险因素包括高龄、阿尔茨海默病家族史、21-三体综合征家族史、脑外伤史、抑郁症史、低教育水平等。

【病因及发病机制】

1. 阿尔茨海默病的神经病理　脑重量减轻、脑萎缩、脑沟回增宽和脑室扩大。大脑皮质中大量出现的老年斑和神经原纤维缠结是诊断阿尔茨海默病主要的依据。大脑的海马旁回是最先受累区域，枕叶受累相对较晚，小脑受累最轻。

2. 阿尔茨海默病的神经化学　脑部特别是海马旁回和颞叶皮质部位乙酰胆碱（acetylcholine，ACh）明显缺乏，乙酰胆碱酯酶和胆碱乙酰转移酶活性降低。去甲肾上腺素（norepinephrine，NE）、5-羟色胺（5-hydroxytryptamin，5-HT）、谷氨酸等减少。

3. 阿尔茨海默病的分子遗传学　有阿尔茨海默病家族史者，其患病率为普通人群的 3 倍。三种早发型家族性常染色体显性遗传的阿尔茨海默病致病基因,分别位于 21 号染色体、14 号染色体和 1 号染色体,包括 21 号染色体上的淀粉样前体蛋白基因(APP)、14 号染色体上的早老蛋白 1 基因(PS1)及 1 号染色体上的早老素 2 基因早老蛋白 2 基因(PS2)。

【临床表现】

阿尔茨海默病通常起病隐匿,为持续性、进行性病程,无缓解,由发病至死亡平均病程 8~10 年,可持续 15 年或以上。临床表现为认知功能减退和非认知性精神症状;常伴有高级皮质功能受损,如失语、失认或失用,抽象思维和计算能力损害,以及人格和行为改变等。阿尔茨海默病根据其发展和认知功能缺损的严重程度,可分为轻度、中度和重度三个阶段:

1. 轻度 在疾病早期,患者主要表现为记忆障碍,近期记忆力减退常为首发及最明显症状,当影响患者日常生活才引起重视。例如,经常遗失身边的物品,忘记重要约会及已许诺的事,记不住新来同事的姓名,学习新事物困难,看书读报后不能回忆其中的内容。患者常有时间定向障碍,通常记不清具体的年、月、日。患者常计算能力减退,很难完成简单的计算,如 100 减 7 再减 7 的连续运算。

早期患者对自己记忆问题有一定的自知力,并力求弥补和掩饰,如经常做记录,避免因记忆缺陷对工作和生活带来不良影响,可伴有轻度的焦虑和抑郁。尚能完成已熟悉的日常事务或家务,患者的个人生活基本能自理。

2. 中度 在疾病中期,患者除了记忆力减退进一步加重外,患者可出现思维和判断力障碍、定向力障碍、性格改变和情感障碍等,此阶段患者不能独自生活。例如,日益严重的记忆障碍,用过的物品随手即忘,日常用品丢三落四,甚至遗失贵重物品,甚至是刚发生的事情也会遗忘;忘记自己的家庭住址及亲友的姓名,但尚能记住自己的名字;有时因记忆减退而出现错构和虚构,远期记忆力也受损,不能回忆自己的工作经历,甚至不知道自己的出生年、月;除有时间定向障碍外,地点定向也出现障碍,容易迷路走失,甚至不能分辨地点;还可以出现失语、失认、失用等局灶性脑部症状。

失语表现为言语功能障碍,讲话无序,内容空洞,不能列出同类物品的名称;以后出现命名不能,在命名测验中对少见物品的命名能力丧失,随后对常见物品的命名亦困难。失认以面容认识不能最常见,不认识自己的亲人和朋友,甚至不认识镜子中自己的影像。失用表现为不能正确地以手势表达,无法作出连续的动作,如刷牙动作。患者已不能工作、难以完成家务劳动,甚至洗漱、穿衣等基本的生活料理也需家人督促或帮助。

3. 重度 在疾病晚期,患者上述症状进一步加重,进而出现记忆力、判断力、认知力及其他认知功能皆严重受损或完全丧失。忘记自己的姓名和年龄,不认识亲人。语言表达能力进一步退化,患者只有自发言语,内容单调或反复发出不可理解的声音,最终丧失语言功能。患者活动逐渐减少,并逐渐丧失行走能力,甚至不能站立,最终只能终日卧床,大、小便失禁。

晚期患者可出现原始反射,如强握反射、吸吮反射等。病程呈进行性,一般经历8~10年,罕见自发缓解或自愈,最后发展为严重的老年期痴呆,常因压疮、骨折、肺炎、营养不良等继发躯体疾病或全身脏器功能衰竭而死亡。

【辅助检查】

1. 实验室检查　用于筛查阿尔茨海默病,如常规的生化检查、甲状腺功能测定、维生素 B_{12} 和叶酸检查、全血细胞计数及血清梅毒抗体测定等。

2. 脑电图检查　早期无特异性变化,晚期可见弥漫性慢波。

3. 影像学检查　CT、MRI 检查显示皮质性脑萎缩和脑室扩大,伴脑沟回增宽等脑萎缩现象。特别是双侧颞叶、海马旁回萎缩,为阿尔茨海默病的诊断提供强有力的依据。单光子发射计算机体层摄影(single photon emission computed tomography,SPECT)和正电子发射体层摄影(positron emission tomography,PET)可显示阿尔茨海默病的顶颞叶、额叶联络皮质有明显的代谢紊乱现象。

4. 神经心理学检查　对阿尔茨海默病的认知评估包括定向力、注意力、记忆力、语言能力、应用能力、知觉和执行能力 7 个领域。临床上常用简易精神状态检查量表(mini mental status examination,MMSE)、阿尔茨海默病认知评估量表(Alzheimer disease assessment scale-cognitive,ADAS-Cog)、长谷川痴呆量表(Hasegawa Dementia Scale,HDS)等,结合临床表现及其他辅助检查结果综合分析测验。

【诊断要点】

临床上阿尔茨海默病的主要诊断依据为临床表现、辅助检查、既往病史、病程特点、体格检查、神经系统检查、心理测试的综合分析,并排除其他原因引起的老年期痴呆方可诊断。MMSE 是常用而简单的测试工具。

【治疗】

目前尚无特效的治疗方法来阻止阿尔茨海默病的发展,但在疾病的早期及时进行综合治疗,可以延缓患者日常生活质量的衰退。

1. 脑保护治疗　应用扩血管药物可增加脑血流,脑细胞代谢药可能改善症状或延缓疾病进展。常用药物如银杏叶提取物、阿米三嗪萝巴新等。抗氧化剂和单胺氧化酶抑制药可延缓阿尔茨海默病的进展。

2. 改善认知功能　常用乙酰胆碱酯酶抑制药,抑制乙酰胆碱降解并提高其活性,改善神经递质传递功能,如重酒石酸卡巴拉汀、石杉碱甲、多奈哌齐等;另有精神兴奋药(美金刚),脑代谢改善药(吡拉西坦)等。

3. 其他治疗

(1) 雌激素替代疗法:使更年期女性阿尔茨海默病患病风险明显降低,可延缓疾病发生、改善患者认知功能。

(2) 非甾体抗炎药:有可能防止和延缓阿尔茨海默病发生。

4. 康复治疗及社会参与　鼓励和指导患者积极参加各种社会日常活动,维持生活能力,加强家庭和社会对患者的照顾、帮助和训练。有定向和视空间障碍的患者应尽量减少外出,以防发生意外。

(于辰龙)

本章小结

脑血管疾病以突然发病、迅速出现局限性或弥漫性脑功能缺损为临床特征,病因以动脉粥样硬化最常见。主要疾病有短暂性脑缺血发作、脑梗死、脑出血和蛛网膜下腔出血,症状视病变部位和病变范围而定。

癫痫发病机制是大脑神经元出现异常的、过度的同步性放电。临床上以症状性癫痫常见,癫痫具有间歇性、刻板性、短暂性和反复发作性的特点。脑电图检查是诊断癫痫最重要、最有价值的检查方法。药物治疗应坚持长期、规律、有选择、单一用药的原则。

阿尔茨海默病是一种病因不明的原发性退行性的中枢神经系统变性疾病,起病隐匿,病程进展缓慢但不可逆转,临床上主要表现为智能的损害。

学习感悟:对癫痫发作患者,应及时发现并迅速而准确地救治,使患者避免遭受二次伤害。对阿尔茨海默病老年患者,更应关爱,给予人文关怀。

 思考与练习

[名词解释]

1. 短暂性脑缺血发作

2. 脑梗死

3. 脑出血

4. 蛛网膜下腔出血

5. 癫痫

6. 阿尔茨海默病

[填空题]

1. 缺血性脑卒中可分为( )、( )、( )。

2. 出血性脑卒中可分为( )、( )。

3. 短暂性脑缺血发作因缺血动脉不同表现不同可分为( )、( )。

4. 脑栓塞按栓子来源可分为( )、( )、( )。

5. 脑梗死患者颅脑 CT 影像可呈现( )灶,脑出血患者颅脑 CT 影像可呈现( )灶。

6. 脑膜刺激征包括( )、( )、( )。

7. 癫痫全面性强直-阵挛发作可分为三期,即( )、( )、( )。

[**简答题**]

1. 简述脑血栓形成的诊断要点。

2. 简述"三偏征"的主要表现。

3. 简述癫痫的临床特点。

4. 简述癫痫大发作时的处理流程。

第十五章 中毒性疾病

15章 数字内容

学习目标

1. 具有高度的责任感和团队合作意识，尊重关爱患者，培育爱岗敬业、无私奉献、救死扶伤的职业精神。
2. 掌握急性一氧化碳中毒、有机磷农药中毒的临床表现及诊断要点。
3. 熟悉急性一氧化碳中毒、有机磷农药中毒的治疗。
4. 了解急性一氧化碳中毒、有机磷农药中毒的病因及发病机制。
5. 能对急性一氧化碳中毒、有机磷农药中毒作出初步诊断。

有毒的化学物质通过一定的途径进入机体后，与机体发生相互作用，导致组织和器官暂时性或永久性损害，从而引起的全身疾病称为中毒。一般将能引起中毒的化学物质称为毒物。中毒根据暴露毒物的毒性、时间和剂量不同，通常可分为急性中毒和慢性中毒两类。急性中毒是具有毒性作用的物质在短时间内大剂量进入人体或 24h 内多次进入人体，而造成人体组织和器官功能紊乱及器质性损害的全身或局限性疾病，如不及时处理常危及生命。本章重点介绍急性一氧化碳中毒和有机磷农药中毒。

第一节 急性一氧化碳中毒

导入案例

患者，男，70 岁，独居。患者因烧煤炉取暖而致昏迷。血液碳氧血红蛋白浓度达 30%。入院查体：T 36.2℃，P 90 次/min，R 18 次/min，BP 90/70mmHg，浅昏迷，口唇呈樱桃红色、呼吸浅快、脉搏细弱；压眶反射存在，瞳孔对光反射和角膜反射迟钝。

请思考:

1. 患者最可能的诊断是什么?

2. 确诊该病需要进一步做哪些检查?

3. 该病的诊断要点是什么?

【概述】

在生活和生产环境中,当碳或含碳物质不能完全被燃烧时可产生一氧化碳(carbon monoxide,CO)。一氧化碳是无色、无味和无臭气体,其比重约为 0.967。若空气中一氧化碳浓度约达 12.5% 时,可有爆炸的危险。当在日常生活和生产中,吸入过量一氧化碳而引起的中毒现象称为一氧化碳中毒,俗称为煤气中毒。急性一氧化碳中毒是常见的生活中毒和职业中毒。患者吸入一定量一氧化碳可引起头晕、头痛、恶心、呕吐,严重者可出现嗜睡、昏迷,甚至死亡等并发症。

【病因及发病机制】

(一)病因

1. 在日常生活中,一氧化碳中毒最常见的原因是家庭中的煤炉取暖及煤气泄漏。煤炉产生的气体中含有大量的一氧化碳,当在使用通风不佳或不通风的煤炉取暖或煤气热水器时极易导致一氧化碳的中毒。

2. 在工业生产中,在炼铁、炼焦、炼钢、烧窑、铸造及采矿等过程中均可产生一氧化碳,如作业环境通风不良或管道密闭不严、煤气管道泄漏或煤矿瓦斯爆炸均可产生大量一氧化碳,吸入后可导致中毒。

3. 失火现场的空气中一氧化碳的浓度可高达 10%,也可引起现场人员一氧化碳中毒。

(二)发病机制

一氧化碳被吸入人体后经肺毛细血管迅速弥散,与血液当中的血红蛋白结合,形成碳氧血红蛋白。一氧化碳与血红蛋白的亲和力比氧与血红蛋白的亲和力高约 240 倍,吸入较低浓度的一氧化碳即可产生大量碳氧血红蛋白。碳氧血红蛋白不能携带氧且不易解离,故造成碳氧血红蛋白在体内的聚集,导致氧合血红蛋白无法正常解离(即氧无法释放到组织),从而造成组织细胞缺氧。由于脑和心脏的组织细胞代谢旺盛,且对缺氧敏感性极高,故一氧化碳中毒时,中枢神经系统和循环系统常最先受损。

【临床表现】

正常人体血液中碳氧血红蛋白含量可达 5%~10%。急性一氧化碳中毒的症状与血液中碳氧血红蛋白浓度有密切关系,同时也与患者中毒前的健康状况(有无脑血管、心血管疾病史)等因素有关。

（一）急性中毒表现

根据临床症状的严重程度及血液中碳氧血红蛋白的含量，将急性中毒可分为轻度、中度和重度三度。

1. 轻度中毒　当血液中碳氧血红蛋白浓度达 10%~20% 时。患者可有不同程度头晕、头痛、恶心、呕吐、四肢无力和心悸等。若原有冠心病的患者可出现心绞痛发作等。如患者迅速脱离中毒环境并吸入新鲜空气或氧疗，症状可很快缓解。

2. 中度中毒　当血液中碳氧血红蛋白浓度达 30%~40% 时。患者可出现胸闷、气短、脉快、呼吸困难、运动失调、幻觉、判断力下降、嗜睡、意识模糊甚至浅昏迷。患者查体可见颜面潮红、口唇呈现樱桃红色。加压氧疗后患者可恢复正常，而且无明显并发症。

3. 重度中毒　当血液中碳氧血红蛋白浓度达 40%~60% 时。患者可迅速出现昏迷、呼吸抑制、面色苍白、肺水肿、心律失常或心力衰竭等。患者可呈去大脑皮质综合征状态。部分患者可合并吸入性肺炎。患者受压部位皮肤可出现红肿或水疱，眼底检查可见视盘水肿，最终可因脑水肿、呼吸循环衰竭死亡。

（二）迟发性脑病

重度一氧化碳中毒的患者经治疗意识障碍恢复后，经过 2~60d 的"假愈期"，可出现下列临床表现：

1. 锥体外系神经障碍　呈现帕金森病综合征(表情淡漠、静止性震颤、慌张步态)。

2. 精神意识障碍　呈现痴呆、谵妄、木僵等。

3. 大脑皮质局灶性功能障碍　呈现失语、失明及继发性癫痫等。

4. 锥体系神经损害　呈现偏瘫、大小便失禁等。

【辅助检查】

1. 血液碳氧血红蛋白测定　不仅可明确诊断，且有助于分度和估计预后。轻度中毒时血液中碳氧血红蛋白浓度达 10%~20%，中度中毒时血液中碳氧血红蛋白浓度达 30%~40%，重度中毒时血液中碳氧血红蛋白浓度达 40%~60%。

2. 脑电图检查　弥漫性低波幅慢波。

3. 颅脑 CT 检查　脑水肿时可见脑部有病理性密度减低区。

【诊断要点】

诊断包括 4 方面：①根据吸入较高浓度一氧化碳的病史。②急性发生的中枢神经损害的症状和体征。③结合血液碳氧血红蛋白测定结果，即可作出急性一氧化碳中毒诊断。④应注意与脑血管意外、糖尿病酮症酸中毒以及其他中毒引起的昏迷相鉴别。

【治疗】

1. 终止一氧化碳吸入　迅速脱离中毒环境，将患者置于空气新鲜处，终止一氧化碳继续吸入。重度中毒昏迷患者，卧床休息，注意保暖并保持气道通畅。

2. 氧疗　中毒者给予氧气吸入治疗,如鼻导管和面罩吸氧,增加一氧化碳的排出。有条件首选高压氧舱治疗,促进血液中碳氧血红蛋白解离,能增加血液中溶解氧,提高动脉血氧分压,使毛细血管内的氧容易向细胞内弥散,尽快纠正组织缺氧,缩短昏迷时间和病程,预防急性一氧化碳中毒迟发性脑病。

3. 防治脑水肿　严重中毒后,脑水肿可在24~48h发展到高峰。在积极纠正缺氧的同时积极予以脱水治疗,常用20%甘露醇、呋塞米、糖皮质激素等防治脑水肿。

4. 促进脑细胞功能恢复　补充促进脑细胞功能恢复的药物。常用的有三磷酸腺苷、辅酶A、胞磷胆碱、细胞色素C、维生素C等。

5. 防治并发症和后遗症　保持呼吸道通畅,必要时行气管插管或气管切开。定时翻身防止压疮和坠积性肺炎。注意营养支持,必要时合理选用抗生素,促进患者早日康复。

6. 预防　加强预防一氧化碳中毒的宣传。居室内燃炉要安装烟筒管道或排气扇,定期开窗通风。厂矿工作人员要严格执行安全操作规程,加强煤气炉和管道的检修,加强一氧化碳浓度的检测和报警。进入高浓度一氧化碳环境内执行任务时,要注意戴好防毒面具。

第二节　有机磷农药中毒

 导入案例

　　患者,女,50岁,农药厂工人。患者在生产有机磷农药工作中误操作,出现恶心、呕吐、口唇青紫、口角流涎、呼吸困难,紧急送往医院就诊。入院查体:T 36.5℃,P 85次/min,R 19次/min,BP 100/60mmHg,意识模糊,瞳孔缩小,呼气有大蒜味,肌束震颤,大汗淋漓,双肺布满湿啰音。实验室检查:全血乙酰胆碱酯酶活力值为50%。

　　请思考:

　　1. 该中毒情况如何处置?

　　2. 确诊该病需要进一步做哪些检查?

　　3. 该病的诊断要点是什么?

【概述】

（一）有机磷农药中毒

　　有机磷农药中毒是有机磷农药进入人体后抑制乙酰胆碱酯酶活性,引起机体内产生效应部位的乙酰胆碱大量聚集,出现毒蕈碱样症状、烟碱样症状,以及中枢神经系统症状和体征。患者常因呼吸衰竭而死亡。

（二）有机磷农药特性

有机磷农药属于有机磷酸酯类或硫化磷酸酯类化合物,且大部分为油状液体,呈现淡黄色;除敌百虫外,一般均难溶于水,不易溶于多种有机溶液中;多有大蒜味,在酸性溶液中较稳定,在碱性溶液中易分解而失去毒力。敌百虫在碱性溶液中可变成毒性更强的敌敌畏。

（三）有机磷农药分类

1. **剧毒类** 如内吸磷、对硫磷、速灭磷等。

2. **高毒类** 如甲胺磷、敌敌畏、甲基对硫磷、水胺硫磷、杀扑磷等。

3. **中等毒类** 如倍硫磷、乙硫磷、乐果、敌百虫等。

4. **低毒类** 如马拉硫磷、辛硫磷、甲基乙酯磷等。

有机磷农药对人、畜均有一定的毒力,在生产、使用或生活中,如不注意防护,可引起中毒,甚至危及生命。

【病因及发病机制】

（一）病因

1. **生产中毒** 见于杀虫剂制作、加工和包装过程中,手套破损或衣服和口罩污染所致。

2. **使用中毒** 见于施药人喷洒时,药物污染皮肤或湿透衣服由皮肤吸收所致。

3. **生活中毒** 见于误服、滥用药物驱虫、摄入被污染的水或食物等所致。

（二）发病机制

有机磷农药主要经消化道、呼吸道及皮肤黏膜吸收。吸收后可迅速分布于全身各器官,其中肝内浓度最高。有机磷农药进入人体后,迅速与胆碱酯酶结合,形成磷酰化胆碱酯酶而失去活性,使胆碱酯酶失去分解乙酰胆碱的能力,使体内乙酰胆碱大量堆积,引起以乙酰胆碱为化学介质的胆碱能神经先兴奋后抑制,在临床上出现一系列毒蕈碱样、烟碱样和中枢神经系统症状和体征。

【临床表现】

中毒症状出现的急缓与毒物的品种、剂量、侵入途径和机体状态有密切的联系。口服中毒者一般在10min~2h内出现症状,吸入者可在30min发病。经皮肤黏膜吸收者,一般多在接触毒物后2~6h发病。

（一）急性中毒

1. **毒蕈碱样症状** 又称为M样症状,主要为副交感神经末梢过度兴奋,类似毒蕈碱样作用。腺体分泌增加表现为大汗、流泪和流涎;平滑肌痉挛表现为瞳孔缩小、腹痛、腹泻;括约肌松弛表现为大小便失禁;支气管分泌物增多表现为咳嗽、气促、呼吸困难、双肺湿啰音等。

2. **烟碱样症状** 又称为N样症状,主要为横纹肌神经肌肉接头处乙酰胆碱蓄积过多,出现肌纤维颤动和全身肌肉强直性痉挛,也可出现肌力减弱或瘫痪,呼吸肌麻痹引起呼吸衰竭或呼吸骤停。交感神经节后神经纤维末梢释放儿茶酚胺,表现为血压增高和心律失常。

3. 中枢神经系统症状　当大脑中乙酰胆碱酯酶浓度<60%时,早期可有头痛、头晕、烦躁不安、谵妄、抽搐和昏迷,严重者甚至出现呼吸、循环衰竭或脑水肿死亡。

4. 局部损害　部分患者在有机磷农药接触皮肤后,可引起过敏性皮炎或剥脱性皮炎。若污染眼部,可引起结膜充血和瞳孔缩小。

(二)迟发性多神经病

急性中、重度有机磷农药中毒的患者症状消失后,2~3周可出现迟发性多神经病。表现为感觉、运动型多发神经病变,主要累及肢体末端,发生下肢瘫痪及四肢肌肉萎缩。

(三)中间综合征

中间综合征多发生于重度有机磷农药中毒后24~96h内,以及胆碱酯酶复活药用量不足的患者;可出现上眼睑下垂、眼外展障碍、面瘫和呼吸肌麻痹;当引起呼吸困难或衰竭时,可导致死亡。

【辅助检查】

1. 全血乙酰胆碱酯酶活力测定　诊断急性有机磷农药中毒的特异性实验指标,对判断中毒程度、疗效和预后尤为重要。正常人血乙酰胆碱酯酶活力值为100%,活力值在70%~50%为轻度中毒;50%~30%为中度中毒;30%以下为重度中毒。对于长期有机磷农药接触者,全血乙酰胆碱酶活力值测定可作为生化检测的指标。

2. 毒物检测　在患者血、尿、粪便或胃内容中可检测到有机磷农药成分或其特异性产物。在体内,对硫磷、甲基对硫磷氧化分解为对硝基酚,敌百虫代谢为三氯乙醇。尿中查出对硝基酚、三氯乙醇有助于上述毒物中毒的诊断。

【诊断要点】

诊断包括5方面:①根据有机磷农药暴露史。②有机磷农药相关的中毒症状和体征,特别是呼气有大蒜味、瞳孔缩小、大汗、肺水肿和昏迷等表现。③有全血胆碱酯酶活力不同程度地降低。④血、尿、粪便或胃内容中有机磷农药成分或其特异性产物的检测。⑤对有机磷农药接触史不明确,临床表现不典型的,需与中暑、急性胃肠炎、脑炎等相鉴别。

急性中毒诊断分级:

1. 轻度中毒　仅有毒蕈碱样症状,并乙酰胆碱酯酶活力值在50%~70%。

2. 中度中毒　毒蕈碱样症状加重,并出现烟碱样症状,乙酰胆碱酯酶活力值在30%~50%。

3. 重度中毒　既有毒蕈碱样症状又有烟碱样症状,并伴有肺水肿、抽搐、昏迷、呼吸肌麻痹和脑水肿等,乙酰胆碱酯酶活力值在30%以下。

【治疗】

（一）迅速清除毒物

立即将中毒患者脱离中毒现场。彻底清除未被机体吸收的毒物,如立即脱去所有污染的衣服,用清水或肥皂水彻底清洗皮肤、头发和指甲缝隙等部位。眼部污染者可用清水、2% 碳酸钠溶液或等渗盐水冲洗。口服中毒者可用清水、生理盐水、2% 碳酸钠溶液(敌百虫忌用)或 1∶5 000 高锰酸钾溶液(对硫磷忌用)反复洗胃。首次洗胃后保留胃管,间隔 3~4h 再重复洗胃,直至洗净为止。口服硫酸钠导泻,同时予以输液、利尿,加快毒物排出体外。

（二）特效解毒药的应用

1. 用药原则　根据病情,要早期、足量、联合、反复应用解毒药,并且选用合理给药途径及择期停药。中毒早期即联合应用抗胆碱药与胆碱酯酶复活药才能取得更好的疗效。

2. 胆碱酯酶复活药　可以使被抑制的胆碱酯酶恢复活性,对解除烟碱样症状作用明显,与磷酰化胆碱酯酶中的磷形成结合物,使其与胆碱酯酶酯解部位分离,恢复真性胆碱酯酶活性(图 15-1)。此外,需要注意的是对已经老化的磷酰化胆碱酯酶无复活作用,因此必须尽早使用。常用药物:

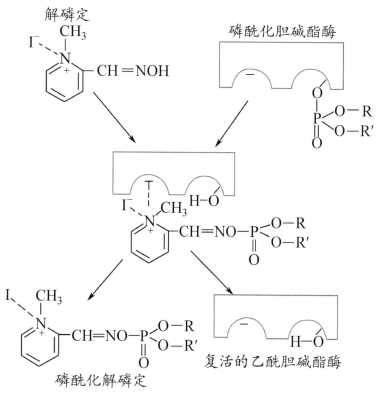

图 15-1　真性胆碱酯酶恢复活性过程示意图

（1）氯解磷定：复活作用强，毒性小，水溶性大，可静脉或肌内注射。临床上为首选解毒药物。

（2）碘解磷定：复活作用差，毒性小，水溶性小，仅能静脉注射。临床上次选解毒药物。

（3）双复磷：重活化作用强，毒性较大，水溶性大，能静脉或肌内注射。

胆碱酯酶复活药常见不良反应有眩晕、视物模糊或复视、血压升高等。碘解磷定剂量过大时可出现口苦、咽痛、恶心等，注射速度过快可致暂时性呼吸抑制。双复磷定不良反应较明显，有四肢及全身麻木和灼烧感等，剂量过大可引起室性期前收缩、室颤和房室传导阻滞。

胆碱酯酶复活药对中毒 24~48h 后已老化的胆碱酯酶无复活作用。对胆碱酯酶复活药效果不佳的患者，需加用胆碱受体拮抗药。

3. 胆碱受体拮抗药　解除平滑肌痉挛，抑制支气管腺体分泌。按照对M和N受体选择性不同可分为M胆碱受体拮抗药和N胆碱受体拮抗药。

（1）M胆碱受体拮抗药：又称为外周性抗胆碱能药。临床上常用阿托品和山莨菪碱等，主要作用于 M 受体，可缓解毒蕈碱样症状，对烟碱样症状无明显作用。根据病情选择阿托品的剂量，强调早期、足量、反复用药，直至毒蕈碱样症状明显好转或患者出现"阿托品化"。阿托品化的指征为口干、皮肤干燥、面部潮红、瞳孔较前散大、双肺湿啰音减少或消失、心率增快等，应酌情减量或停用。若患者出现瞳孔明显散大、烦躁不安、抽搐、昏迷等表现，此为阿托品中毒，应立刻停药。

（2）N胆碱受体拮抗药：又称为中枢性抗胆碱能药。临床上常用东莨菪碱、苯那辛等，对中枢神经系统 M 和 N 受体作用强，对外周 M 受体作用弱，抗胆碱作用较阿托品强，尚能改善毒蕈碱样症状，有效剂量小、不良反应少的特点。首次用药需要与氯解磷定合用。

根据有机磷农药中毒的程度选择用药：轻度中毒者可单用胆碱酯酶复活药；中至重度中毒者需联合使用胆碱酯酶复活药和胆碱受体拮抗药。在中毒症状缓解后应逐渐减量，直至症状消失后停药，并注意观察 3~7d。

（三）对症治疗

重度有机磷农药中毒患者常伴有酸中毒、心律失常、低钾血症、脑水肿等严重并发症。对于此类患者，应重点维持心肺功能，及时清除呼吸道分泌物，保持呼吸道通畅，正确氧疗。根据病情适时应用机械通气，及时纠正呼吸衰竭、循环衰竭、电解质紊乱、脑水肿等，并注意防治感染和加强全身支持疗法。

（四）中间综合征治疗

立即予以机械通气，同时应用氯解磷定，连用 2~3d 并积极对症治疗。

（五）预防

对生产和使用有机磷农药的人群进行科普及防中毒宣传。在生产和加工有机磷农药的过程中,必须严格遵守操作规程和管理制度。在搬运和使用过程中应做好个人防护工作,注意保管好农药,避免误食或误服。

(于辰龙)

本章小结

急性一氧化碳中毒的患者可出现头晕、头痛、恶心、呕吐、四肢无力、心悸、胸闷、气短、脉快、呼吸困难等症状,严重时可出现昏迷,甚至死亡。一旦发现,应迅速脱离中毒环境,将患者置于空气新鲜处,有条件的首选高压氧治疗。要加强预防一氧化碳中毒的宣传。

有机磷农药中毒可出现头晕、头痛、大汗、腹痛、腹泻、呕吐、瞳孔缩小、视物模糊、流涎等毒蕈碱样症状,进一步加重可出现肌纤维颤动和全身肌肉强直性痉挛等烟碱样症状,以及严重的中间综合征症状。全血乙酰胆碱酯酶活力测定是本病特异性的诊断指标。治疗应立即将中毒患者脱离中毒现场。彻底清除未被机体吸收的毒物,并根据中毒程度选用胆碱酯酶复活药和胆碱受体拮抗药等治疗。

学习感悟:对一氧化碳中毒的患者,要准确判断并精准救治,从而减轻脑和心脏的进一步损伤。挽救生命就是在与时间赛跑,要体现出高度的责任感和团队合作意识。

思考与练习

[**名词解释**]

1. 中毒

2. 一氧化碳中毒

3. 有机磷农药中毒

4. 中间综合征

[**填空题**]

1. 急性一氧化碳中毒最易受损的器官(　　　　)、(　　　　)。

2. 一氧化碳与血红蛋白的亲和力比氧与血红蛋白的亲和力高(　　　　)倍。

3. 急性一氧化碳中毒时,当中度中毒时碳氧血红蛋白的含量达(　　　　)。

4. 诊断急性一氧化碳中毒最常用的血液检查是(　　　　)。

5. 有机磷农药中毒的主要机制是(　　　　)。

6. 敌百虫在(　　　)性溶液中可变成毒性更强的敌敌畏。

7. 有机磷农药中毒患者呼气有特殊的(　　　　)味。

8. 常用的胆碱酯酶复活药有(　　　　)、(　　　　)、(　　　　)。

[**简答题**]

1. 简述急性一氧化碳中毒碳氧血红蛋白的含量分度。

2. 简述急性一氧化碳中毒的诊断要点。

3. 简述有机磷农药中毒急性中毒的诊断分级。

4. 简述有机磷农药中毒的诊断要点。

第十六章 │ 休 克

16章 数字内容

1. 具有高尚的职业道德,良好的心理素质,过硬的职业技能,高度的责任心,面对休克患者采取及时、有效的方法救治。
2. 掌握休克的病理生理、临床表现及诊断。
3. 熟悉休克的概念、监测。
4. 了解休克的急救与治疗。
5. 能与患者及其家属有效沟通,对休克作出初步诊断。

 导入案例

患者,男,48岁,因车祸后腹部疼痛3h入院。查体:T 36.5 ℃,P 120次/min,BP 85/50mmHg,R 26次/min;神情淡漠,面色苍白;心律齐,无杂音,双肺呼吸音清;腹稍膨隆,腹肌紧张,全腹压痛,反跳痛,肝、脾触诊不满意,移动性浊音阳性,双肾区无叩击痛;脊柱四肢无异常;腹部B超示脾破裂,腹腔内大量积血。

请思考:

1. 该患者目前主要诊断有哪些?诊断依据有哪些?
2. 入院后如何进行抢救?

【概述】

休克是机体有效循环血容量减少、组织灌注不足、细胞代谢紊乱和功能受损的病理生理过程,由多种病因引起。

【病因及发病机制】

(一)病因与分类

休克分为低血容量性(包括失血性及创伤性)、感染性、心源性、神经源性和过敏性休克五类。低血容量性和感染性休克在外科最常见。

1. 低血容量性休克 当失血、烧伤或创伤造成失血或因剧烈呕吐、腹泻引起失液时,易引起低血容量性休克的发生。

2. 感染性休克 是外科常见并且治疗较为困难的一类休克,病理生理变化比较复杂,是机体对宿主-微生物应答失衡的表现,常继发于革兰氏阴性菌为主的感染,如急性腹膜炎、胆道感染、绞窄性肠梗阻及尿路感染等,又称为败血症休克或中毒性休克。血流动力学有高动力型(高排低阻型)和低动力型(低排高阻型)两种。

3. 心源性休克 由于心脏泵血功能障碍,引起心排血量急剧减少,使有效循环血量和微循环灌流量显著下降所引起的休克。

4. 神经源性休克 强烈的神经刺激可导致神经源性休克。

5. 过敏性休克 常在使用药物、血液制品等发生过敏反应后所致的休克。

 知识拓展

失血性休克

失血性休克多见于大血管破裂,腹部损伤引起的肝脾破裂,胃、十二指肠出血,门静脉高压症所致的食管、胃底静脉曲张破裂出血等。大量血液丢失,导致有效循环血量的不足。通常失血性休克的发生取决于血容量丢失的量和速度,迅速失血超过全身总血量的20%(约 >800ml)时,即发生休克。

(二)发病机制

1. 微循环的变化

(1)微循环收缩期:休克早期,由于有效循环血容量显著减少,引起循环容量降低、动脉血压下降,使微循环内"只出不进",血量减少,组织仍处于低灌注、缺氧状态。若能在此时去除病因积极复苏,休克常较容易得到纠正。

(2)微循环扩张期:若休克继续进展,微循环将进一步因动静脉短路和直捷通道大量开放,使原有的组织灌注不足更为加重,细胞因严重缺氧处于无氧代谢状况,出现能量不足、乳酸类产物蓄积和舒血管的介质如组胺、缓激肽等释放,使微循环内"只进不出",血液滞留、毛细血管网内静水压升高,血压进行性下降、意识模糊、发绀和酸中毒。

（3）微循环衰竭期：若病情继续发展，便进入不可逆性休克，微循环内形成微血栓甚至引起弥散性血管内凝血，最终引起大片组织、整个器官以至多个器官功能受损。

2. 代谢改变　无氧代谢引起代谢性酸中毒和能量代谢障碍，应激时脂肪分解代谢明显增强，成为危重患者机体获取能量的主要来源。

3. 炎症介质释放和缺血再灌注损伤　严重创伤、感染、出血等可刺激机体释放过量炎症介质，形成"瀑布样"连锁放大反应。

4. 内脏器官的继发性损害

（1）肺：部分肺泡萎陷和不张，肺水肿及部分肺血管嵌闭或灌注不足，严重时导致急性呼吸窘迫综合征（acute respiratory distress syndrome，ARDS）。

（2）肾：肾内血流重分布，并转向髓质，从而导致皮质区的肾小管缺血性坏死，可发生急性肾衰竭。

（3）脑：缺血、二氧化碳潴留和酸中毒会引起脑细胞肿胀、血管通透性增高而导致脑水肿和颅内压增高，严重者可发生脑疝。

（4）心脏：冠状动脉血流减少，导致心肌缺血；心肌微循环内血栓形成，可引起心肌的局灶性坏死。

（5）胃肠道：胃肠黏膜屏障功能受损，细菌移位形成肠源性感染。

（6）肝：休克可引起肝缺血、缺氧性损伤，可破坏肝的合成与代谢功能。受损肝的解毒和代谢能力均下降，加重已有的代谢紊乱和酸中毒。

【临床表现】

（一）休克临床分期

休克按照发病进程，可分为休克代偿期和休克失代偿期。

（二）临床表现

1. 休克代偿期　患者表现为精神紧张、兴奋或烦躁不安、皮肤苍白、四肢厥冷、心率加快、脉压小、呼吸加快、尿量减少等。此期处理及时、得当，休克可较快纠正；否则，病情继续发展，进入休克失代偿期。

2. 休克失代偿期　患者神情淡漠、反应迟钝，甚至出现意识模糊或昏迷。出冷汗、口唇肢端发绀，脉搏细速、血压进行性下降、尿量减少。严重时，全身皮肤、黏膜明显发绀，四肢厥冷，脉搏摸不清、血压测不出，尿少甚至无尿。若皮肤、黏膜出现瘀斑或消化道出血，提示病情已发展至弥散性血管内凝血阶段。

【诊断要点】

（一）休克的诊断

休克诊断的关键是早发现并准确分期。休克诊断的要点是凡遇到严重损伤、大量出血、重度感染，以及过敏和有心脏病病史患者，应想到并发休克的可能。在临床观察中，对于有出汗、兴奋、心率加快、脉压小或尿少等症状患者应疑有休克。若患者出现神志淡漠、反应迟钝、皮肤苍白、呼吸浅快、收缩压降至 90mmHg 以下及尿少者，则表明患者已进入休克失代偿期。

(二) 休克的监测

1. 一般监测

(1) 精神状态：是脑组织血液灌流和全身循环状况的反映。

(2) 皮肤温度、色泽：是体表灌流情况的标志。

(3) 血压：通常认为收缩压 <90mmHg、脉压 <20mmHg 是休克存在的表现，而血压回升、脉压增大则是休克好转的征象。

(4) 脉率：是休克监测中的重要生理指标。脉率变化多出现在血压变化之前，应注意观察并对二者进行比较，常用脉率/收缩压计算休克指数，帮助判断休克的有无及轻重。指数为 0.5 多提示无休克，1.0~1.5 提示有休克，超过 2.0 为严重休克。

(5) 尿量：是反映肾血液灌流情况的有效指标。尿少通常是早期休克和休克未完全纠正的表现。

2. 特殊监测

(1) 中心静脉压 (central venous pressure, CVP)：代表了右心房或胸腔段静脉内压力的变化，可反映全身血容量与右心功能之间的关系。正常值为 5~10cmH$_2$O。当 CVP 低于 5cmH$_2$O 时，表示血容量不足；高于 15cmH$_2$O 时，则提示心功能不全、静脉血管床过度收缩或肺循环阻力增高。若 CVP 超过 20cmH$_2$O 时，则表示存在充血性心力衰竭。

(2) 动脉血气分析：动脉血氧分压 (arterial partial pressure of oxygen, PaO$_2$) 正常值为 80~100mmHg；动脉血二氧化碳分压 (arterial partial pressure of carbon dioxide, PaCO$_2$) 正常值为 36~44mmHg。休克时因肺换气不足，体内二氧化碳聚积致 PaCO$_2$ 明显升高；相反，如患者原来并无肺部疾病，因过度换气可致 PaCO$_2$ 较低。若 PaCO$_2$ 超过 45~50mmHg，常提示肺泡通气功能障碍；PaO$_2$ 低于 60mmHg，吸入纯氧仍无改善者则可能是急性呼吸窘迫综合征的先兆。动脉血 pH 正常为 7.35~7.45。通过监测 pH、碱剩余 (base excess, BE)、缓冲碱 (buffer base, BB) 和标准碳酸氢盐 (standard bicarbonate, SB) 的动态变化有助于了解休克时酸碱平衡的情况。

(3) 其他监测：如心电图、心排出量、心脏指数、动脉血乳酸盐测定、胃肠黏膜内 pH、DIC 等监测。

【治疗】

(一) 治疗原则

休克的治疗原则是消除病因，迅速恢复有效循环血容量，防治并发症，维持重要脏器功能。其中关键环节是快速恢复对组织细胞的氧供，并促进其有效地利用。

(二) 治疗要点

1. 紧急治疗

(1) 体位：常采取头和躯干抬高 20°~30°、下肢抬高 15°~20°，以利于呼吸和增加回心血量。

（2）吸氧：早期予以鼻管或面罩吸氧。

（3）其他治疗：注意保温，及早建立静脉通路。

2. 补充血容量　是纠正休克引起的组织低灌注和缺氧的关键，是休克治疗的首要措施。

3. 积极处理原发病　外科疾病引起的休克，多存在需手术处理的原发病变，如内脏大出血的控制、消化道穿孔修补、感染病灶清除等。应在尽快恢复有效循环血容量后，及时施行手术，处理原发病变，才能有效地治疗休克。有的情况应在积极抗休克的同时进行手术，以免延误抢救时机。

4. 纠正酸碱平衡失调　按照血红蛋白氧合解离曲线的规律，碱中毒使血红蛋白氧离曲线左移，氧不易从血红蛋白释出，可使组织缺氧加重，故不主张早期使用碱性药物。而酸性环境有利于氧与血红蛋白解离，从而增加组织供氧。目前对酸碱平衡的处理多主张"宁酸勿碱"，根本的措施是改善组织灌注，并适时和适量地给予碱性药物。

5. 血管活性药物的应用　在充分补足血容量的前提下，需应用血管活性药物，以维持脏器灌注压，尤其是在感染性休克的患者。

（1）血管收缩剂：用于全身血管阻力过低，或者经充分扩容及使用血管扩张药而血压仍低时，小剂量短时应用。多巴胺是最常用的血管活性药，小剂量时，可增强心肌收缩力和增加心排血量，并扩张肾和胃肠道等内脏器官血管；大剂量时，则增加外周血管阻力。抗休克时主要取其强心和扩张内脏血管的作用，宜采取小剂量。还有去甲肾上腺素和间羟胺等。

（2）血管扩张药：用于心排血量低或周围血管显著收缩时。临床上较常用的是山莨菪碱（人工合成品为 654-2），可使血管舒张，从而改善微循环。还有酚妥拉明、酚苄明、阿托品等。

（3）强心药：包括兴奋 α 和 β 肾上腺素能受体兼有强心功能的药物。常用有多巴胺、多巴酚丁胺等，其他还有强心苷如毛花苷 C，可增强心肌收缩力，减慢心率。

6. 治疗弥散性血管内凝血改善微循环　对诊断明确的弥散性血管内凝血，可用肝素抗凝。有时还使用抗纤溶药如氨甲苯酸、氨基己酸，抗血小板黏附和聚集的阿司匹林、双嘧达莫和小分子右旋糖酐。

7. 皮质类固醇的应用　皮质类固醇可用于感染性休克和其他较严重的休克。其主要作用机制：①增强心肌收缩力，增加心排出量。②扩张血管，降低外周血管阻力，改善微循环。③保护细胞内溶酶体，防止溶酶体破裂。④增进线粒体功能，防止白细胞凝集。⑤促进糖异生，减轻酸中毒。

8. 防治重要器官功能障碍或衰竭　多器官功能衰竭是休克的主要死亡原因，因此，在采取针对休克的治疗同时，应注意对重要器官功能的保护，尤其应对心、脑、肺、肾等重要器官功能采取保护措施。

（高　洁）

休克是机体有效循环血容量减少、组织灌注不足,细胞代谢紊乱和功能受损的病理生理过程,由多种病因引起,分为低血容量性(包括失血性及创伤性)、感染性、心源性、神经源性和过敏性休克。低血容量性和感染性休克在外科最常见。休克的最主要特征是微循环灌注严重不足,以致组织细胞发生继发性损伤,致使重要生命器官功能代谢发生严重障碍。休克进展过程中,微循环出现三个时期,临床上分代偿期与失代偿期,典型的临床表现是意识障碍、面色苍白、四肢厥冷、血压下降、脉搏细速、尿量减少。治疗原则是消除病因,迅速恢复有效循环血容量,防治并发症,维持重要脏器功能。其中关键环节是快速恢复对组织细胞的氧供,并促进其有效地利用。

思考与练习

[名词解释]

1. 休克
2. 中心静脉压

[填空题]

1. 休克的最主要特征是( ),以致组织细胞发生继发性损伤,致使( )功能代谢发生严重障碍。

2. 当失血、烧伤或创伤造成( )或因剧烈呕吐、腹泻引起( )时,易引起( )性休克的发生。

3. 失血性休克的发生取决于血容量丢失的( )和( ),当快速失血量超过机体( )的 20% 时即可发生失血性休克。

4. 休克分为( ),( ),( ),( )和( )休克。

[简答题]

1. 简述中心静脉压的意义。
2. 简述休克的治疗原则。

第十七章 | 腹部疾病

17章 数字内容

学习目标

1. 具有高度的责任心和严谨的工作态度,并能耐心细致地诊治患者。
2. 掌握急性阑尾炎、腹外疝、肠梗阻、胆石症与胆道感染的临床表现及诊断。
3. 熟悉急性阑尾炎、腹外疝、肠梗阻、胆石症与胆道感染的病因及发病机制。
4. 了解急性阑尾炎、腹外疝、肠梗阻、胆石症与胆道感染的辅助检查、治疗。
5. 能与患者及其家属有效沟通,对急性阑尾炎、腹外疝、肠梗阻、胆石症与胆道感染作出初步诊断。

腹部的脏器丰富、功能复杂,发生的疾病种类多样、病情多变,其中不少疾病需要通过外科手术才能解决。本章主要介绍急性阑尾炎、腹外疝、肠梗阻、胆石症与胆道感染等外科较为常见的腹部疾病。

第一节 急性阑尾炎

 导入案例

患者,女,38岁,已婚,因转移性右下腹痛,伴恶心、呕吐8h急症入院。患者入院6h前感到脐周阵发性疼痛,伴有恶心、呕吐;2h后转移到右下腹痛,呈持续疼痛。查体:T 38.5℃,P 89次/min,BP 110/80mmHg。急性痛苦面容,心肺检查未及异常,腹部平坦,腹式呼吸存在,右下腹有明显的固定压痛,反跳痛,肌紧张,未触及包块,肠鸣音稍减弱。结肠充气试验阳性,腰大肌试验阴性。血常规:WBC 13.5×10^9/L,N 0.85。

请思考:

1. 该患者最可能的诊断是什么?诊断依据是什么?

2. 治疗措施有哪些?

【概述】

急性阑尾炎是阑尾发生的一种急性非特异性炎症,是最常见的急腹症之一。

【病因及发病机制】

(一)病因

1. 阑尾管腔阻塞　是急性阑尾炎最常见的病因。阑尾管腔阻塞最常见的原因是淋巴滤泡明显增生,其次是肠石阻塞。由于阑尾管腔细、开口狭小,阑尾管腔阻塞后腔内黏膜分泌黏液积聚,腔内压力上升,阑尾管壁血运障碍,炎症加剧。

2. 细菌入侵　致病菌多为肠道内革兰氏阴性菌和厌氧菌。由于阑尾管腔阻塞,细菌繁殖,分泌内毒素和外毒素,损伤黏膜上皮,细菌侵入阑尾肌层。阑尾壁间压力升高,妨碍动脉血流,造成阑尾缺血,最终导致梗死和坏疽。

3. 其他　阑尾先天畸形,如阑尾过长、过度扭曲、管腔细小、血运不佳等都是急性炎症的病因;胃肠道功能障碍引起内脏神经反射,导致肠管肌肉和血管痉挛,黏膜受损,细菌入侵而致急性炎症。

(二)病理

急性阑尾炎按临床进程和病理改变,可分为四种病理类型。

1. 急性单纯性阑尾炎　属于轻型阑尾炎或病变早期。炎症局限于黏膜或黏膜下层,阑尾外观轻度肿胀,浆膜充血并失去正常光泽,表面附有少量纤维素渗出物。临床症状和体征均较轻。

2. 急性化脓性阑尾炎　常由单纯性阑尾炎发展而来。炎症扩展至肌层和浆膜层,阑尾肿胀明显,浆膜高度充血,表面覆盖脓性渗出物。阑尾周围腹腔内有稀薄脓液,形成局限性腹膜炎。临床症状和体征较重。

3. 坏疽性及穿孔性阑尾炎　炎症持续发展,阑尾腔内积脓,压力升高,阑尾壁血运障碍,管壁坏死或部分坏死,呈紫色或黑色。穿孔部位多在阑尾根部和尖端,脓液进入腹腔后,感染继续扩散,引起急性弥漫性腹膜炎。

4. 阑尾周围脓肿　急性阑尾炎化脓、坏疽或穿孔后,被大网膜包裹并粘连,形成炎性肿块或阑尾周围脓肿。

 知识拓展

急性阑尾炎的转归

急性阑尾炎的转归有三种:

1. 炎症消退　一部分单纯性阑尾炎经及时药物治疗后炎症消退。大部分将转为慢性阑尾炎,易复发。

2. 炎症局限化　化脓、坏疽或穿孔性阑尾炎被大网膜包裹粘连,炎症局限,形成阑尾周围脓肿;需用大量抗生素、中药,或者二者联合治疗,治愈缓慢。

3. 炎症扩散　阑尾炎症状重,发展快,未予及时手术切除,又未能被大网包裹局限,炎症扩散,发展为弥漫性腹膜炎、化脓性门静脉炎、感染性休克等。

【临床表现】

(一)症状

1. 腹痛　典型的腹痛发作始于上腹部,逐渐移向脐部,数小时后转移并局限在右下腹。转移性右下腹痛为本病的特点,70%~80% 的患者具有这种典型的转移性腹痛的特点。不同类型阑尾炎,其腹痛也有差异。如单纯性阑尾炎表现为轻度隐痛;化脓性阑尾炎呈阵发性胀痛和剧痛;坏疽性阑尾炎呈持续性剧痛;穿孔性阑尾炎因阑尾腔压力骤减,腹痛可暂时减轻,出现腹膜炎后,腹痛又会持续加剧并且范围扩大。

2. 胃肠道症状　发病早期可能有厌食,恶心、呕吐也可发生,有的病例可能发生腹泻。盆位阑尾炎,炎症刺激直肠和膀胱,引起排便里急后重和尿频尿痛症状。弥漫性腹膜炎时可致麻痹性肠梗阻,腹胀、排便排气减少。

3. 全身症状　急性阑尾炎初期,患者自觉乏力。单纯性阑尾炎体温轻度升高,一般不超过 38.0℃;如有明显发热和全身中毒症状,常提示阑尾有化脓、坏疽;当阑尾化脓、坏疽穿孔并腹腔广泛感染时,并发弥漫性腹膜炎,可同时出现血容量不足及脓毒血症表现,甚至合并其他脏器功能障碍。

(二)体征

1. 右下腹压痛　是急性阑尾炎最常见的重要体征。压痛点通常位于麦氏点(图 17-1),可随阑尾位置的变异而改变,但压痛点始终在一个固定的位置上。

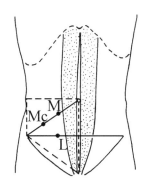

图 17-1　阑尾炎压痛点

M:Morris 点,右髂前上棘与脐连线和腹直肌外缘交汇点;Mc: 麦氏点
(McBurney point),右髂前上棘与脐连线的中、外 1/3 交点;L:Lenz 点,左
右髂前上棘连线的右、中 1/3 交点;点线围成的四边形为 RAPP 压痛区。

2. 腹膜刺激征　阑尾炎症加重,出现化脓、坏疽或穿孔等病理改变时,除了压痛外,还出现反跳痛、腹肌紧张;是壁腹膜受炎症刺激出现的防卫性反应。

3. 右下腹肿块　如体检发现右下腹饱满,扪及一压痛性肿块,边界不清、固定,应考虑阑尾周围脓肿。

4. 可作为辅助诊断的其他体征

(1) 结肠充气试验:患者仰卧位,用右手压迫左下腹,再用左手挤压近侧结肠,结肠内气体可传至盲肠和阑尾,引起右下腹疼痛者为阳性。

(2) 腰大肌试验:患者左侧卧位,使右大腿后伸,引起右下腹疼痛者为阳性。说明阑尾位于腰大肌前方,盲肠后位或腹膜后位。

(3) 闭孔内肌试验:患者仰卧位,右髋、膝关节前屈曲90°并内旋转,引起右下腹疼痛者为阳性。提示阑尾靠近闭孔内肌。

(4) 直肠指检:盆腔位阑尾炎,直肠右前方有触痛,如形成盆腔脓肿,可触及有波动感的痛性包块。

【辅助检查】

1. 实验室检查　多数急性阑尾炎患者的白细胞计数和中性粒细胞比例增高。白细胞计数升高到$(10\sim20)\times10^9$/L,可发生核左移。

2. 影像学检查　阑尾穿孔、腹膜炎形成时,腹部X射线平片可见盲肠扩张和液气平面。B超检查可发现阑尾肿大或脓肿征象。腹腔镜检查可用于诊断急性阑尾炎,且同时可行阑尾切除术。

【诊断要点】

根据转移性右下腹痛、右下腹固定性压痛、体温及白细胞计数升高等条件,多数急性阑尾炎可确诊。诊断特别困难时,可考虑选用B超检查。CT检查有助于阑尾包块性质诊断。必要时可用腹腔镜诊断,并同时行阑尾切除术。

急性阑尾炎常需要与消化性溃疡穿孔、右侧输尿管结石、急性肠系膜淋巴结炎和异位妊娠破裂等疾病鉴别。

【治疗】

(一) 治疗原则

绝大多数急性阑尾炎一经确诊,应早期施行阑尾切除术。早期手术既安全、简单,又可减少近期或远期并发症的发生。

(二) 治疗要点

1. 非手术治疗　仅适用于单纯性阑尾炎及急性阑尾炎的早期阶段,患者全身情况差或客观条件不允许,或者伴有其他严重器质性疾病有手术禁忌证者。主要采取选择有效的抗生素、静脉补液、对症处理等措施。

2. 手术治疗　主要有阑尾切除术和阑尾周围脓肿引流术两种。目前常采用腹腔镜阑尾切除术。

第二节 腹 外 疝

导入案例

患者,男,38岁,因右腹股沟区包块增大伴疼痛5h入院。患者5h前运动后,突感右腹股沟区包块增大并有疼痛,不能回纳,伴持续性腹痛阵发性加剧,呕吐2次,为胃内容物,伴腹胀,无肛门排气排便。患者有右腹股沟斜疝2年病史。查体:T 37.5℃,P 88次/min,R 18次/min,BP 150/90mmHg。神志清楚,急性痛苦病容,心肺正常。腹部膨隆,偶见肠型,肝、脾触诊不满意,全腹轻压痛,无反跳痛和肌紧张,右侧腹股沟区可触及一质硬并压痛的包块,大小约5cm×4cm×4cm。肠鸣音亢进,偶闻气过水声。辅助检查:血尿常规正常,腹部X射线可见多个气液平面。

请思考:

1. 该患者最可能的诊断是什么?诊断依据是什么?

2. 此时对患者该如何处理?

一、概　　述

腹外疝是由腹腔内脏器或组织连同腹膜壁层,经腹壁薄弱点或孔隙,向体表突出形成的包块。

(一) 病因

1. 腹壁强度降低　最常见的因素:①某些组织穿过腹壁部位,如精索或子宫圆韧带穿过腹股沟管、脐血管穿过脐环等处。②腹白线因发育不全也可成为腹壁的薄弱点。③手术切口愈合不良、腹壁外伤、感染,以及腹壁神经损伤、年老、久病、肥胖所致肌萎缩等也是腹壁强度降低的原因。

2. 腹内压力增高　慢性咳嗽、慢性便秘、排尿困难、搬运重物,以及妊娠、婴儿经常啼哭等是引起腹内压力增高的常见原因。

(二) 病理解剖

典型的腹外疝由疝环、疝囊、疝内容物和疝被盖等组成。疝环又称为疝门,是腹壁薄弱或缺损处,即疝囊和疝内容物向体表突出的门户。各种疝通常以疝门部位作为命名依据,如腹股沟疝、股疝、脐疝、切口疝等。疝囊是壁腹膜的憩室样突出部,分颈、体、底三部分。疝囊颈是疝囊比较狭窄的部分,是疝环所在的部位。疝内容物是进入疝囊的腹内脏器或组织,以小肠最多见。疝被盖指疝囊以外的各层组织。

(三) 临床类型

1. 易复性疝　指疝内容物很容易回纳入腹腔的疝。

2. 难复性疝　指疝内容物不能回纳或不能完全回纳入腹腔内,但并不引起严重症状。

3. 嵌顿性疝　指疝环较小而腹内压突然增高时,疝内容物可强行扩张疝囊颈而进入疝囊,随后因疝囊颈的弹性收缩,又将内容物卡住,使其不能回纳。嵌顿可使静脉回流受阻,导致疝内容物淤血和水肿。

4. 绞窄性疝　指嵌顿不能及时解除,疝内容物受压不断加重,可使动脉血流减少,最后导致完全阻断。疝内容物如为肠管,则肠系膜动脉搏动消失,肠壁逐渐失去其光泽、弹性和蠕动能力,最终变黑坏死。

二、腹股沟疝

【概述】

腹股沟疝分为斜疝和直疝两种。腹股沟斜疝的疝囊从腹壁下动脉外侧的腹股沟管内环(深环)突出,向内、向下、向前斜行经过腹股沟管,再穿出腹股沟管皮下环(浅环),并可进入阴囊。腹股沟直疝的疝囊经腹壁下动脉内侧的直疝三角区直接由后向前突出,不经过内环,也不进入阴囊。

斜疝是最多见的腹外疝,发病率约占全部腹外疝的 75%~90%,占腹股沟疝的85%~95%。腹股沟疝男性多见,男女发病率之比约为 15：1,右侧多于左侧。

【病因及发病机制】

腹股沟斜疝有先天性和后天性之分。

(一) 先天性斜疝

婴儿出生后,如腹膜鞘突不闭锁或闭锁不全,当小儿啼哭、排便等腹内压增高时,腹腔内脏器即可进入鞘突形成先天性斜疝。因右侧睾丸下降较晚,鞘突闭锁较迟,故右侧斜疝多见。

(二) 后天性斜疝

任何腹外疝,都存在腹横筋膜不同程度的薄弱或缺损。腹内斜肌及腹横肌发育不全,当腹内压增高时,内环处的腹膜向外突出形成疝囊,腹内脏器或组织随之进入疝囊。腹内斜肌弓状下缘发育不全或位置偏高者,易发生腹股沟疝(特别是直疝)。

【临床表现】

(一) 腹股沟斜疝

患者站立、行走、咳嗽或劳动时,腹股沟区出现肿块,并可降至阴囊或大阴唇。平卧后肿块可以回纳。重体力劳动或用力排便等腹内压骤增时可导致疝块突然增大,伴有明显疼痛。平卧或用手推送不能使疝块回纳,肿块紧张发硬,且有明显触痛。如不及时处理,将会发展成为绞窄性疝。

（二）腹股沟直疝

腹股沟直疝常见于年老体弱者。主要表现为患者站立或腹内压增高时,在腹股沟内侧、耻骨结节外上方,出现一半球形肿块,不伴疼痛和其他症状。平卧后疝块多能自行消失,不需用手推送复位。

腹股沟疝的诊断一般不难,但确定是腹股沟斜疝还是直疝,有时并不容易,见表17-1。

表 17-1 斜疝和直疝的鉴别

鉴别	斜疝	直疝
发病年龄	多见于儿童及青壮年	多见于老年
突出途径	经腹股沟管突出,可进入阴囊	由直疝三角突出,不进入阴囊
疝块外形	椭圆或梨形,上部呈蒂柄状	半球形,基底较宽
回纳疝块后压住深环	疝块不再突出	疝块仍可突出
精索与疝囊的关系	精索在疝囊后方	精索在疝囊前外方
疝囊颈与腹壁下动脉的关系	疝囊颈在腹壁下动脉外侧	疝囊颈在腹壁下动脉内侧
嵌顿机会	较多	极少

【诊断要点】

腹股沟疝的诊断虽较容易,但仍需与睾丸鞘膜积液、交通性鞘膜积液、精索鞘膜积液、隐睾、急性肠梗阻相鉴别。

【治疗】

（一）治疗原则

腹股沟疝如不及时处理,疝块可逐渐增大,终将加重腹壁的损坏而影响日常生活和工作。斜疝又常可发生嵌顿或绞窄而威胁患者的生命。除少数特殊情况外,腹股沟疝一般均应尽早施行手术治疗。

（二）非手术治疗

1岁以下婴幼儿可暂不手术,采用棉线束带或绷带压住腹股沟管深环,防止疝块突出(图17-2),并给发育中的腹肌以加强腹壁的机会。年老体弱或伴有其他严重疾病而禁忌手术者,白天可在回纳疝内容物后,将医用疝带一端的软压垫对着疝环顶住,阻止疝块突出。

（三）手术治疗

腹股沟疝最有效的治疗方法是手术修补。如有慢性咳嗽、排尿困难、习惯性便秘、妊娠等腹内压增高的情况,术前应先予以处理,以避免和减少术后复发。手术方法可归纳

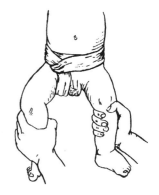

图 17-2 棉线束带使用法

为三种：

1. 传统疝修补术　基本原则是疝囊高位结扎、加强或修补腹股沟管管壁。

2. 无张力疝修补术　是在无张力情况下，利用人工高分子材料网片进行修补，具有术后疼痛轻、恢复快、复发率低等优点。使用修补材料进行无张力疝修补是目前外科治疗的主要方法。

3. 经腹腔镜疝修补术　经腹腔镜疝修补术具有创伤小、术后疼痛轻、恢复快、复发率低、无局部牵扯感等优点，目前临床应用越来越多。

（四）嵌顿性和绞窄性疝的处理原则

嵌顿时间在 3~4h 以内，局部压痛不明显，也无腹部压痛或腹肌紧张等腹膜刺激征者，年老体弱或伴有其他较严重疾病而估计肠袢尚未绞窄坏死者，可先试行手法复位。复位后须严密观察腹部情况，注意有无腹膜炎或肠梗阻的表现，如出现这些表现，应尽早手术探查。绞窄性疝必须紧急手术治疗。

三、股　疝

【概述】

疝囊通过股环、经股管向卵圆窝突出的疝，称为股疝。发生率占腹外疝的 3%~5%，多见于 40 岁以上女性。在腹外疝中，股疝嵌顿者最多。

【病因及发病机制】

女性骨盆较宽阔，联合肌腱和腔隙韧带较薄弱，导致股管上口宽大松弛，加之多次妊娠和分娩致腹内压增高，使腹腔内脏器连同腹膜进入股管，自卵圆窝突出。疝内容物多为小肠和大网膜。因股环较小，周围是坚韧的韧带，而股管几乎垂直向下，在卵圆窝处向前转折形成锐角，因此股疝容易发生嵌顿。一旦嵌顿可迅速发展为绞窄性疝。

【临床表现】

疝块往往不大，常在腹股沟韧带下方卵圆窝处表现为一半球形突出。平卧回纳内容物后，疝块有时不能完全消失。因疝囊颈较小，咳嗽冲击感也不明显。易复性股疝症状较轻，常不为患者所注意，尤其是肥胖者更易疏忽。部分患者可在久站或咳嗽时感到患处胀痛，并有可复性肿块。股疝如发生嵌顿，局部除有明显疼痛外，肿块不能回纳而有触痛，可出现肠梗阻表现。

【诊断要点】

股疝的诊断有时并不容易，特别应与下列疾病进行鉴别，如腹股沟斜疝、脂肪瘤、肿大的淋巴结、大隐静脉曲张结节样膨大及髂腰部结核性脓肿。

【治疗】

（一）治疗原则

股疝因容易嵌顿，并可迅速发展为绞窄性疝，故确诊后应及早手术治疗。

（二）手术治疗

最常用的手术是麦克维疝修补术（McVay herniorrhaphy），也可采用无张力疝修补法或经腹腔镜疝修补术。

第三节 肠 梗 阻

 导入案例

患者，男，44 岁，因腹痛伴呕吐 5h 入院。患者 5h 前出现腹部胀痛，阵发性加剧，伴呕吐胃内容物 3 次；患发病期间未进食，二便未解；2 年前曾行"阑尾切除术"。查体：T 37.5℃，P 110 次/min，R 22 次/min，BP 95/65mmHg。急性痛苦面容，神志清楚。腹膨隆，全腹压痛，以右下腹为甚，无反跳痛及腹肌紧张，听诊肠鸣音亢进，可闻及气过水声。辅助检查：腹部 X 射线片可见小肠扩张，多个气液平面。

请思考：

1. 该患者最可能的诊断？诊断依据是什么？

2. 此时对患者该如何处理？

【概述】

任何原因引起的肠内容物通过障碍统称为肠梗阻，是常见的外科急腹症之一。

【病因及发病机制】

（一）病因与分类

1. 按梗阻原因分类

（1）机械性肠梗阻：系各种原因引起肠腔狭小或不通，致使肠内容物不能通过，是临床上最为常见的类型，如粘连带压迫、疝嵌顿、肿瘤压迫、肠套叠、先天性畸形、蛔虫梗阻、粪块或胆石堵塞等。

（2）动力性肠梗阻：是由于神经抑制或毒素刺激以致肠壁肌运动紊乱，使肠蠕动丧失或肠管痉挛，以致肠内容物不能正常运行，但无器质性肠腔狭小，如腹腔手术后、弥漫性腹膜炎、急性肠炎、肠道功能紊乱的患者。

（3）血运性肠梗阻：由于肠系膜血管栓塞或血栓形成，使肠管血运障碍，肠失去蠕动能力，肠内容物停止运行，可迅速继发肠坏死。

2. 按肠壁血运有无障碍分类

（1）单纯性肠梗阻：指肠内容物通过受阻，而无肠管血运障碍的肠梗阻。

（2）绞窄性肠梗阻：指同时存在肠内容物通过障碍和血运障碍的肠梗阻。

3. 按梗阻部位分类

(1) 高位肠梗阻:指空肠以上的梗阻。

(2) 低位肠梗阻:指回肠及以下肠管的梗阻。

4. 按梗阻程度分类　分为完全性和不完全性肠梗阻。

5. 根据病程发展快慢　分为急性和慢性肠梗阻。

(二) 病理生理

1. 局部变化　梗阻以上肠管因气体和液体的积聚而扩张。梗阻以下肠管则塌陷、空虚。随着肠腔压力升高,导致肠壁静脉回流受阻,肠壁充血水肿,毛细血管通透性增加,并有血性渗出液渗入肠腔和腹腔。肠内容物和大量细菌渗入腹腔,引起腹膜炎。最后,肠管可因缺血性坏死而溃破穿孔。

2. 全身变化

(1) 水、电解质和酸碱失衡:是肠梗阻重要的病理生理改变。肠梗阻时,胃肠道分泌的液体不能被吸收返回全身循环而积存在肠腔,同时肠壁继续有液体向肠腔内渗出,导致体液在第三间隙的丢失。高位肠梗阻频繁呕吐,丢失大量的胃酸和氯离子,可引起代谢性碱中毒。低位小肠梗阻丢失大量的碱性消化液加之组织灌注不良,可引起严重的代谢性酸中毒。

(2) 感染与脓毒血症:肠梗阻腔内细菌大量繁殖,产生多种强烈的毒素,可直接透过肠壁渗入腹腔,肠内细菌易位,引起严重的腹膜炎和脓毒血症。

(3) 休克:严重的缺水、血容量减少、电解质紊乱、酸碱平衡失调、细菌感染、中毒等,可引起严重的低血容量性休克和中毒性休克。

(4) 呼吸和循环功能障碍:肠膨胀时腹压增高,膈肌上抬,影响肺内气体交换;腹压增高和血容量不足可使下腔静脉回流量减少,心排血量减少,引起呼吸、循环功能障碍。

【临床表现】

(一) 症状

不同肠梗阻的临床表现各有特点,其共同的表现即腹痛(痛)、呕吐(吐)、腹胀(胀)及肛门停止排气排便(闭)。

1. 腹痛　机械性肠梗阻多为阵发性绞痛,伴有高亢的肠鸣音。如果腹痛的间歇期不断缩短,以致成为剧烈的持续性腹痛,则应该警惕可能是绞窄性肠梗阻的表现。麻痹性肠梗阻一般为持续性胀痛或不适。

2. 呕吐　高位梗阻的呕吐出现较早,呕吐较频繁,呕吐物主要为胃及十二指肠内容物;低位小肠梗阻的呕吐出现较晚,初为胃内容物,后期的呕吐物为积蓄在肠内并经发酵、腐败呈粪样的肠内容物;绞窄性肠梗阻呕吐物呈血性;麻痹性肠梗阻时,呕吐多呈溢出性。

3. 腹胀　发生在腹痛之后,其程度与梗阻部位有关。高位肠梗阻腹胀不明显,低位肠梗阻及麻痹性肠梗阻腹胀显著,遍及全腹。肠扭转常表现为腹部不均匀隆起。

4. 停止排气排便　完全性肠梗阻发生后,临床表现为停止排气排便。但在梗阻的初期,尤其是高位梗阻其下段积存的气体和粪便仍可排出,不能误诊为不是肠梗阻或是不完全性肠梗阻。绞窄性肠梗阻则可排出血性黏液样血便。

(二) 体征

1. 视诊　机械性肠梗阻常可见肠型和蠕动波。肠扭转时腹胀多不对称;麻痹性肠梗阻则腹胀均匀。

2. 触诊　单纯性肠梗阻因肠管膨胀,可有轻度压痛,但无腹膜刺激征;绞窄性肠梗阻时,可有固定压痛和腹膜刺激征,压痛的肿块常为有绞窄的肠袢。

3. 叩诊　肠胀气时一般呈鼓音。绞窄性肠梗阻时,腹腔有渗液,移动性浊音可呈阳性。

4. 听诊　肠鸣音亢进,有气过水声或金属音,为机械性肠梗阻表现。麻痹性肠梗阻时,则肠鸣音减弱或消失。

【辅助检查】

(一) 实验室检查

单纯性肠梗阻早期变化不明显,随着病情发展,失水和血液浓缩导致血红蛋白含量和血细胞比容可逐渐增高,尿比重增高。血清钾、钠、氯离子可因呕吐而失衡。呕吐物和粪便检查,有大量红细胞或隐血试验阳性,应考虑肠管有血运障碍,此时,白细胞计数和中性粒细胞数量也明显升高。

(二) 影像学检查

一般在肠梗阻发生 4~6h,即可显示出肠腔内积气和液平面。肠梗阻的部位不同,X 射线表现也各有其特点:空肠黏膜的环状皱襞在肠腔充气时呈鱼骨刺状,回肠扩张的肠袢多,可见阶梯状的液平面,结肠胀气位于腹部周边,显示结肠袋形。当疑有肠套叠、肠扭转或结肠肿瘤时,可做钡灌肠或 CT 检查以协助诊断。

【诊断要点】

对肠梗阻患者的诊断,必须明确几个问题:①是否肠梗阻。②是机械性还是动力性肠梗阻。③是单纯性还是绞窄性肠梗阻。④是高位还是低位肠梗阻。⑤是完全性还是不完全性肠梗阻。⑥导致肠梗阻原因。腹部 X 射线平片和 CT 检查有助于进一步鉴别诊断。

【治疗】

肠梗阻的治疗原则是纠正因肠梗阻所引起的全身生理紊乱和解除梗阻。

(一) 非手术治疗

1. 胃肠减压　是治疗肠梗阻的主要措施之一,目的是减少胃肠道积留的气体、液体,减轻肠腔膨胀,有利于肠壁血液循环的恢复,缓解肠壁水肿;还可以减轻腹内压,改善因膈肌抬高而导致的呼吸与循环障碍。

2. 纠正水、电解质紊乱和酸碱失衡　肠梗阻最突出的生理紊乱应及早给予纠正。根据血液生化检查结果补充电解质与纠正酸碱失衡。在无心、肺、肾功能障碍的情况下,最初输入液体的速度可稍快,但需作尿量监测,必要时作中心静脉压监测。

3. 防治感染　肠梗阻后,肠黏膜屏障功能受损而有肠道细菌易位,同时,膈肌升高影响肺部气体交换与分泌物排出,易发生肺部感染。及时使用抗生素有效防治感染。

4. 其他治疗　腹胀可影响肺的功能,患者宜吸氧。止痛剂的应用应遵循急腹症治疗的原则。

(二)手术治疗

手术是治疗肠梗阻的一个重要措施,手术目的是解除梗阻、去除病因,手术的方式可根据患者的全身情况与梗阻的病因、性质、部位等加以选择。

1. 去除梗阻的病因　如粘连松解术,肠切开取除肠石、蛔虫等,肠套叠或肠扭转复位术等。

2. 梗阻病灶的切除　对肠管因肿瘤、炎症性狭窄,或者局部肠袢已经失活坏死,则应作肠切除肠吻合术。

一、粘连性肠梗阻

【概述】

粘连性肠梗阻是肠梗阻最常见的一种类型,其发生率占肠梗阻的 40%~60%。

【病因及发病机制】

肠粘连和腹腔粘连可分先天性和后天性两种。先天性者较少见,可因发育异常或胎粪性腹膜炎所致;后天性者多见,常由于腹腔内手术、炎症、创伤、出血、异物等引起。临床上以手术后所致的粘连性肠梗阻为最多见。

粘连性肠梗阻一般都发生在小肠,引起结肠梗阻者少见。粘连引起的肠梗阻有多种类型(图 17-3)。肠粘连必须在一定条件下才会引起肠梗阻,而肠道功能紊乱、暴饮暴食、突然改变体位是主要诱因。

【临床表现】

急性粘连性肠梗阻主要是小肠机械性梗阻的表现。

【辅助检查】

腹部 X 射线检查可见多个阶梯状气液平面和扩张肠管。

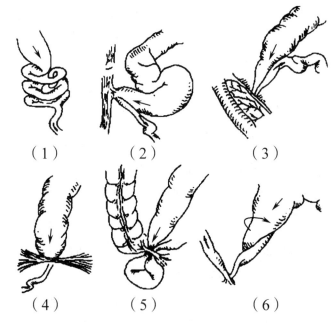

（1）　　　　（2）　　　　（3）

（4）　　　　（5）　　　　（6）

图 17-3　各种类型的粘连性肠梗阻

(1)肠袢粘连成团;(2)腹壁黏着扭折;(3)系膜黏着扭折;(4)粘连系带;(5)粘连内疝;(6)粘连成角,扭转。

【诊断要点】

急性粘连性肠梗阻患者多有腹腔手术、创伤或感染的病史。再根据腹部 X 射线检查结果,诊断即可成立。

【治疗】

肠梗阻的治疗原则适用于粘连性肠梗阻。

(一) 非手术治疗

单纯性肠梗阻可先行禁食、胃肠减压、补液、应用抗菌药物等治疗。但在非手术治疗难以消除梗阻粘连的情况下,应考虑手术治疗。

(二) 手术治疗

手术方法应按粘连的具体情况而定。粘连带和小片粘连可施行简单的切断和粘连松解;肠袢紧密粘连成团难以分离,可切除此段肠袢作一期吻合或行短路手术。为了防止粘连性肠梗阻在手术治疗后再发,特别是腹腔内广泛粘连分离后,可采取肠排列的方法,使肠袢呈有序地排列黏着,而不致有梗阻。

(三) 预防

预防腹腔内粘连是外科医师应重视的问题。精细的手术操作,彻底止血,清除坏死组织及异物,控制腹腔感染,术后早期活动和促进肠蠕动及早恢复,均有利于防止粘连的形成。

二、肠 扭 转

【概述】

肠扭转是一段肠袢及其系膜沿其系膜长轴扭转 360°~720°而造成的闭袢型肠梗阻;既有肠管的梗阻,更有肠系膜血液循环受阻,病情凶险,发展迅速。

【病因及发病机制】

引起肠扭转的主要原因:

(一) 解剖因素

解剖因素如手术后粘连,乙状结肠冗长,先天性中肠旋转不全等。

(二) 物理因素

在上述解剖因素基础上,肠袢本身有一定的重量,如饱餐后肠腔内有较多不易消化的食物、乙状结肠内存积干结粪便等,都是造成肠扭转的潜在因素。

(三) 动力因素

强烈的肠蠕动或体位的突然改变,肠袢产生不同步的运动,使已有轴心固定位置且有一定重量的肠袢发生扭转。

【临床表现】

肠扭转是急性绞窄性肠梗阻,发病急骤,腹痛剧烈且无间歇期,早期即可出现休克。

好发部位是小肠和乙状结肠,临床表现各有特点。

(一)急性小肠扭转

急性小肠扭转多见于青壮年,常于饱餐后剧烈运动时发生。表现为突然发作剧烈腹部绞痛,常为持续性疼痛阵发性加剧,疼痛可放射至腰背部。呕吐频繁,腹胀以某一部位特别明显,腹部有时可扪及压痛的扩张肠袢。肠鸣音减弱,可闻及气过水声。

(二)乙状结肠扭转

乙状结肠扭转多见于有便秘的老年人。患者有腹部持续胀痛,左腹部明显膨胀,可见肠型。腹部压痛及肌紧张不明显,呕吐不多,无排气排便。

【辅助检查】

急性小肠扭转腹部X射线检查可见空肠和回肠换位,或者排列成多种形态的小跨度蜷曲肠袢等特有的征象。CT检查有助于进一步明确诊断。乙状结肠扭转腹部X射线平片显示马蹄状巨大的双腔充气肠袢;立位可见两个液平面(图17-4)。钡剂灌肠X射线检查见扭转部位钡剂受阻,钡影尖端呈"鸟嘴"。

【诊断要点】

根据患者有肠梗阻的表现及影像学检查不难诊断肠扭转。

【治疗】

肠扭转是一种较严重的机械性肠梗阻,可在短时期内发生肠绞窄、坏死。若不能得到及时、正确地处理,将有较高的死亡率。及时的手术治疗,将扭转的肠袢回转复位可降低死亡率,更可减少小肠大量切除后的短肠综合征。

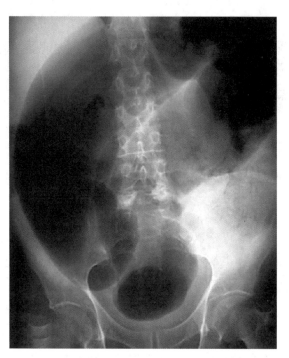

图 17-4　乙状结肠扭转 X 射线平片

提示巨大的乙状结肠袢几乎充满整个腹腔。

三、肠 套 叠

【概述】

肠套叠是肠管的一段套入其相连的肠管腔内,多见 2 岁以下婴幼儿。

【病因及发病机制】

原发性肠套叠绝大部分发生于婴幼儿,主要由于肠蠕动正常节律紊乱,而肠蠕动节律的失调可能由于食物性质的改变所致。

根据套入肠与被套肠部位,肠套叠分为小肠-小肠型,小肠-结肠型,结肠-结肠型,在小儿多为回结肠套叠。套入部的肠系膜也随肠管进入,由于肠系膜血管受压,肠管可以发生绞窄而坏死(图 17-5)。

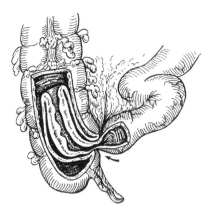

图 17-5　回结肠套叠

【临床表现】

（一）急性肠套叠

急性肠套叠三大典型症状是腹痛、血便和腹部肿块。表现为突然发作剧烈的阵发性腹痛,患儿哭闹不安,伴有呕吐和果酱样血便。右上腹触诊可扪及腊肠形,具有压痛的肿块,而右下腹触诊有空虚感。随着病程的进展逐步出现腹胀等肠梗阻症状。

（二）慢性复发性肠套叠

慢性复发性肠套叠多见于成人,其发生原因常与肠息肉、肿瘤、憩室等病变有关。多呈不完全梗阻,故症状较轻,可表现为阵发性腹痛发作,而发生便血的不多见。由于套叠常可自行复位,所以发作过后检查可为阴性。

【辅助检查】

急性肠套叠钡灌肠 X 射线检查可见套叠头部的肿块影,呈"杯口"状或"弹簧"状。慢性肠套叠钡灌肠或纤维肠镜检查常可发现套叠部位或肠道病变存在。

【诊断要点】

根据患者体征及影像学检查不难诊断肠套叠。

【治疗】

小儿肠套叠早期应用空气或钡剂灌肠,不仅是诊断方法,也是一种有效的治疗方法。如果套叠不能复位,或者病期已超过 48h,或者怀疑有肠坏死,或者灌肠复位后出现腹膜刺激征及全身情况恶化,都应行手术治疗。成人肠套叠多有引起套叠的病理因素,一般主张手术为宜。

第四节　胆石症与胆道感染

　导入案例

患者,女,45 岁,因上腹持续疼痛 1 周入院。患者自诉 1 周前进食油腻食物后出现上腹部隐痛,未予治疗;昨日晚饭聚餐后症状加重,疼痛向右背部放射。入院查体:T 38.5℃,P 92 次/min,R 20 次/min,BP 120/80mmHg。急性面容,神志清楚,皮肤、巩膜无黄染,心、肺检查未见异常。上腹部局限性肌紧张,右肋下可及约 4cm 直径大小包块,质中度硬、有压痛,墨菲征阳性,未叩出移动性浊音。肠鸣音减弱。血常规:WBC $18×10^9$/L,N 0.88。

请思考：

1. 本病初步诊断是什么？诊断依据是什么？

2. 本病治疗原则是什么？

一、胆 石 症

胆石症指发生在胆囊和胆管的结石，是常见病、多发病。近年来随着饮食结构的改变，肉类和油腻食品摄入增多，胆囊结石发病率明显上升。

胆石按其化学成分分为：①胆固醇结石，胆固醇含量占 70% 以上，X 射线检查多不显影，主要位于胆囊内。②胆色素结石，主要含胆色素，X 射线检查不显影，主要位于胆管内。③其他结石，碳酸钙、磷酸钙或棕榈酸钙为主要成分的少见结石；如果结石钙盐含量较高，X 射线检查常可显影。

（一）胆囊结石

[概述]

胆囊结石主要见于成人，女性多见，尤其是 40 岁以上、肥胖及多次妊娠女性；主要为胆固醇结石。

[病因及发病机制]

胆囊结石形成主要是胆汁的成分和理化性质发生改变，导致胆汁中胆固醇呈过饱和状态，易于沉淀析出和结晶形成结石。胆囊的收缩力下降、胆囊内胆汁淤滞均有利于结石的形成。胆囊结石造成的损害，常累及整个肝胆系统，其主要的病理改变为胆道梗阻和炎症形成。

[临床表现]

大多数患者无症状，称为无症状胆囊结石。主要临床表现：

1. 上腹隐痛　多数患者仅在进食过多、吃油腻食物、工作紧张或休息不好时感到上腹部或右上腹隐痛，或者有饱胀不适、嗳气、呃逆等，常被误诊为"胃病"。

2. 胆绞痛　典型的发作是在饱餐、进食油腻食物后或睡眠中体位改变时，结石嵌顿在胆囊壶腹部或颈部，胆囊排空受阻，胆囊强力收缩而发生绞痛。疼痛位于右上腹剧烈绞痛、呈阵发性，可向右肩胛部和背部放射，常伴有恶心、呕吐。

3. 并发症　胆总管结石、胆源性胰腺炎、胆石性肠梗阻及胆囊癌等。

 知识拓展

米里齐综合征

米里齐综合征（Mirizzi syndrome）是由于胆囊颈部或胆囊管结石压迫肝外胆管所致的胆道梗阻的一系列综合征。临床表现为胆管感染、梗阻性黄疸、胆绞痛发作。超声内镜下可见胆囊颈部或胆囊管结石强回声伴声影,胆总管近端及肝内胆管扩张而肝外胆管中下段不扩张。

[辅助检查]

1. 实验室检查　无症状者,实验室检查正常。胆囊炎患者白细胞计数和中性粒细胞比例增高,可发生核左移。

2. 影像学检查　B超检查是胆道疾病首选方法,超声显示胆囊内强回声团、随体位改变而移动、其后有声影即可确诊为胆囊结石。

[诊断要点]

对于胆囊结石,B超检查发现结石即可确诊。如为结石合并胆囊炎症则需通过胆囊炎表现、相关辅助检查综合考虑进行诊断。

[治疗要点]

1. 治疗原则　对有症状和/或并发症的胆囊结石,首选胆囊切除术治疗。

2. 非手术治疗　包括应用抗生素、解痉、纠正水、电解质平衡紊乱、加强营养支持等。

3. 手术治疗　常用方法是胆囊切除术和胆囊造瘘术。对合并有胆总管继发结石的患者,应同时做胆总管探查、取石、引流术。近年来,腹腔镜胆囊切除术已广泛开展,具有不用剖腹、创伤小、恢复快、对患者全身及腹腔局部干扰少等优点。

(二) 肝外胆管结石

[概述]

肝外胆管结石指发生于左、右肝管汇合部以下的胆管结石。

[病因及发病机制]

肝外胆管结石分为原发性结石和继发性结石。原发性结石多为棕色胆色素类结石。其形成诱因有胆道感染、胆道梗阻,以及胆道异物如蛔虫残体、虫卵、华支睾吸虫等。继发性结石主要是胆囊结石排进胆管并停留在胆管内,故多为胆固醇类结石或黑色素结石。少数可能来源于肝内胆管结石。

肝外胆管结石的病理改变主要为结石导致胆管梗阻引起胆汁淤滞,胆管内压力增高,含细菌和毒素的脓性胆汁可经肝逆流入血,发生全身脓毒血症。

[临床表现]

临床表现主要取决于有无梗阻和感染,当结石阻塞胆管并继发胆管炎时,主要表现为查科三联征(Charcot triad),即腹痛、寒战高热、黄疸。查体:平日无发作时无阳性体征,或者仅有剑突下和右上腹深压痛。如合并胆管炎时,可有不同程度的腹膜炎征象,主要在右上腹。

[辅助检查]

1. 实验室检查　无症状者,实验室检查正常。当合并胆管炎时,患者外周血白细胞计数和中性粒细胞比例增高,可有核左移。血清总胆红素及结合胆红素升高,血清转氨酶和碱性磷酸酶升高,尿中胆红素升高,尿胆原降低或消失,粪中尿胆原减少。

2. 影像学检查　首选 B 超检查,可发现胆管内结石及胆管扩张影像。CT 扫描能发现胆管扩张和结石的部位; 经皮穿刺肝胆道成像(percutaneous transhepatic cholangiography,PT)、经内镜逆行胆胰管成像可提供结石的部位、数量、大小、胆管有无解剖变异、梗阻的部位和程度,有助于诊断。

 知识拓展

经内镜逆行胆胰管成像

经内镜逆行胆胰管成像(endoscopic retrograde cholangiopancreatography,ERCP)指使用纤维十二指肠镜,直视下从十二指肠乳突开口插入胆管和胰管内,注射造影剂后摄片,可清晰显示肝内外胆管和胰管的影像,并可同时观察十二指肠及乳头部的情况和病变,如合并有胆管开口狭窄或胆总管结石,可同时做奥迪括约肌切开或取出结石,还可收集十二指肠液、胆汁、胰液行理化及细胞学检查。

[诊断要点]

对于肝外胆管结石,B 超检查发现结石即可确诊。如为结石合并胆管炎症则需通过急性胆管炎的典型表现、相关辅助检查综合考虑进行诊断。

[治疗]

1. 治疗原则　肝外胆管结石的主要治疗方法为手术治疗。术中应尽量取尽结石、解除胆道梗阻、术后保持胆汁引流通畅。

2. 非手术治疗　也可作为术前准备,包括禁食、营养支持、纠正体液紊乱、解痉止痛、应用敏感抗生素和护肝药物及纠正凝血功能异常等。

3. 手术治疗　常用的手术方法有胆总管切开取石、T 形管引流术、胆肠吻合术等。

二、胆 道 感 染

胆道感染临床常见,按发病部位分为胆囊炎和胆管炎。胆道感染与胆石症互为因果关系。胆石症可引起胆道梗阻,胆汁淤滞,细菌繁殖,导致胆道感染。胆道感染反复发作又是胆石形成的促发因素。

(一)急性结石性胆囊炎

急性胆囊炎是胆囊发生的急性化学性和/或细菌性炎症; 约 95% 的患者合并有胆囊结石; 女性多见。

[病因及发病机制]

1. 病因　急性胆囊炎发病的主要原因:

(1) 胆囊管梗阻：结石阻塞或嵌顿于胆囊管或胆囊颈，以致胆汁排出受阻，高浓度的胆汁酸盐具有细胞毒性，引起水肿甚至坏死。

(2) 细菌感染：致病菌通过胆道逆行侵入胆囊，在胆汁流出不畅时造成感染，大肠埃希菌最为常见。

2. 病理类型　急性胆囊炎的病理变化随炎症程度而改变，分为单纯型、化脓型和坏疽型三种类型。

[临床表现]

1. 症状　常在饱食、进食油腻食物后突发右上腹阵发性绞痛，向右肩胛部和背部放射。常伴畏寒、发热、恶心、呕吐等症状。一般无黄疸。

2. 查体　右上腹胆囊区域不同程度的压痛，炎症波及浆膜时可有腹肌紧张及反跳痛，墨菲征阳性，常可扪及肿大触痛的胆囊。

[辅助检查]

1. 实验室检查　血液学检查，患者可出现白细胞升高，老年人可不升高。血清丙氨酸转移酶、碱性磷酸酶常升高，约 1/2 的患者血清胆红素升高，1/3 的患者血清淀粉酶升高。

2. 影像学检查　B 超检查，可见胆囊肿大、壁厚甚至有"双边"征，囊内有结石影等。

[诊断要点]

根据患者典型胆绞痛发作症状，查体墨菲征阳性，实验室检查白细胞计数升高，B 超检查发现胆囊结石可确诊。

[治疗]

1. 治疗原则　急性结石性胆囊炎原则上应争取择期手术。

2. 非手术治疗　常采用禁食、胃肠减压、解痉止痛、纠正水电解质平衡紊乱、联合使用抗生素等治疗措施。

3. 手术治疗　对于发病在 48~72h 内者，经非手术治疗无效或病情恶化者，有胆囊穿孔、弥漫性腹膜炎、并发急性化脓性胆管炎、急性坏死性胰腺炎等并发症者应行急症手术。一般行胆囊切除术。但对高危患者或局部粘连解剖不清者，可先行造口术减压引流，待炎症消退后再行胆囊切除术。

（二）慢性胆囊炎

慢性胆囊炎是胆囊持续的、反复发作的炎症过程，超过 90% 的患者有胆囊结石。

[病因及发病机制]

胆囊炎症与胆囊结石反复刺激，使胆囊壁纤维组织增生变厚，囊壁增厚并逐渐瘢痕化，胆囊萎缩，完全失去功能。

[临床表现]

1. 症状　常不典型，多数患者有胆囊炎或胆绞痛发作病史，多在上腹隐痛，可牵涉到右肩背部，厌食油腻、嗳气等症状，很少有畏寒、高热或黄疸。

2. 查体　可无阳性体征，或者仅有右上腹轻压痛，墨菲征可呈阳性。

[辅助检查]

B 超检查可见胆囊壁增厚、胆囊萎缩，排空障碍，如显出结石影有助于诊断。

[诊断要点]

因症状、体征无特异性，诊断有时困难。如有上腹疼痛，既往有急性胆囊炎病史，或者 B 超发现胆囊壁增厚、胆囊缩小、排空障碍及发现胆囊结石可作出诊断。

[治疗要点]

慢性胆囊炎应行胆囊切除术。不能耐受手术者可选择非手术治疗，方法包括应用抗生素等。

（三）急性梗阻性化脓性胆管炎

急性梗阻性化脓性胆管炎是急性胆管炎发展至完全梗阻并发化脓性细菌感染，是急性胆管炎的严重阶段，又称为急性重症胆管炎。

[病因及发病机制]

1. 病因　胆管结石是最常见的病因，其次是胆道肿瘤、胆道蛔虫、胆道狭窄等；胆道感染的细菌主要是大肠埃希菌、变形杆菌、粪链球菌、厌氧菌等。

2. 病理　胆道梗阻并有严重感染，胆汁淤滞伴有大量脓液形成导致胆管内压力增高、胆管扩张，含大量细菌和毒素的脓性胆汁可经肝静脉逆流入体循环，引起全身化脓性感染和多器官功能障碍。

[临床表现]

患者常有反复胆道疾病发作和/或胆道手术史。本病发病急骤、病情进展快。

1. 症状　除具有急性胆管炎发作的腹痛、寒战高热、黄疸的典型查科三联征外，还可出现休克、神经中枢受抑制的表现，称为雷诺五联征（Reynolds pentad）。神经系统症状主要表现为神情淡漠、嗜睡、神志不清，甚至昏迷。

2. 查体　体温呈弛张热或持续升高达 39.0~40.0℃以上，脉搏快而弱，血压降低，嘴唇发绀，指甲床青紫，全身皮肤可出现出血点和皮下瘀斑。剑突下或右上腹有压痛，可有腹膜刺激征。可触及肿大的肝、有压痛或叩痛。

[辅助检查]

1. 实验室检查　白细胞计数升高，可超过 $20×10^9/L$，中性粒细胞比例升高，可出现中毒颗粒。肝功能会有不同程度损害，凝血酶原时间延长；氧分压、氧饱和度降低，代谢性酸中毒及缺水、低钠血症等电解质紊乱。

2. 影像学检查　根据病情选择简单、实用、方便的影像学检查方法。

[诊断要点]

根据患者既往胆道疾病或胆道手术病史，出现典型雷诺五联征，即可诊断。如实验室检查白细胞计数明显增高，B 超发现胆道有结石、胆管扩张，应能确诊。

[治疗]

1. 治疗原则　立即解除胆道梗阻并引流胆汁。当胆管内压降低后,患者情况常能暂时改善,有利于争取时间继续进一步治疗。

2. 非手术治疗　既是治疗方法,又可作为术前准备。①维持有效的输液通道,尽快恢复血容量。②联合应用足量抗生素。③纠正水、电解质紊乱和酸碱失衡。④对症治疗如降温、使用维生素和支持治疗。经以上治疗,病情仍未改善,应在抗休克的同时紧急行胆道引流治疗。

3. 手术治疗　胆道减压主要为抢救患者生命,方法力求简单有效。如胆总管切开减压、T形管引流;经内镜鼻胆管引流和经皮肝穿刺胆管引流。

4. 后续治疗　急诊胆管减压引流一般不可能完全去除病因,如不作后续治疗,可能会反复发作。待患者一般情况恢复,宜在1~3个月后根据病因选择彻底的手术治疗。

(高　洁)

本章小结

本章主要介绍急性阑尾炎、腹外疝、肠梗阻、胆石症与胆道感染疾病。

急性阑尾炎典型症状是转移性右下腹痛,一旦确诊应早期行阑尾切除术。腹外疝的发病原因主要有腹壁强度降低和腹内压力增高;以腹股沟疝最为多见,股疝最容易嵌顿。手术是腹外疝最有效的治疗方法。肠梗阻主要表现是痛、吐、胀、闭,治疗原则为解除梗阻,并纠正梗阻引起的全身病理生理改变。急性胆囊炎有墨菲征,胆总管结石合并胆管炎时可出现查科三联征,进一步发展成急性梗阻性化脓性胆管炎出现雷诺五联征,需要抗感染、抗休克治疗等。B超为首选的检查。

学习感悟:在临床工作中面对腹部疾病患者要有高度责任心、细心和热心,准确诊断;同时还应具备精湛的外科技术,及时、有效地救治患者。

思考与练习

[名词解释]

1. 绞窄性疝

2. 股疝

[填空题]

1. 阑尾炎的病因有(　　　　　)、(　　　　　)。

2. (　　　　　)是急性阑尾炎最常见的重要体征。

3. 疝由(　　　　)、(　　　　)、(　　　　)、(　　　　)等构成。

4. 引起腹外疝的原因(　　　　)、(　　　　)。

5. 目前诊断胆道疾病首选的检查是（　　　　　　）。

6. 肠梗阻的临床共同的表现即（　　　　　）、（　　　　　）、（　　　　　）及（　　　　　）。

7. 直疝三角由（　　　　　）、（　　　　　）和（　　　　　）构成。

8. 肠梗阻按发生的基本原因可以分为（　　　　　　）、（　　　　　）和（　　　　　）；又可按肠壁有无血运障碍分为（　　　　　　）和（　　　　　　）；还可按梗阻的部位分为（　　　　　）和（　　　　　）；根据梗阻的程度分为（　　　　）和（　　　　　）；此外按发展过程的快慢还可分为（　　　　　）和（　　　　　）。

[**简答题**]

1. 简述腰大肌试验。

2. 简述腹股沟斜疝与直疝的鉴别。

3. 简述高位肠梗阻与低位肠梗阻的鉴别。

第十八章 | 肿 瘤

18章 数字内容

1. 培养高度的同情心,对肿瘤患者能体贴关心、耐心引导,帮助其建立对抗疾病的信心。
2. 掌握乳腺癌、胃癌、结肠与直肠癌的临床表现及诊断要点。
3. 熟悉乳腺癌、胃癌、结肠与直肠癌的发病机制。
4. 了解乳腺癌、胃癌、结肠与直肠癌的辅助检查、治疗。
5. 能与患者及其家属有效沟通,对乳腺癌、胃癌、结肠与直肠癌作出初步诊断。

　　肿瘤是机体细胞在各种始动与促进因素作用下产生的增生与异常分化所形成的新生物。肿瘤分为良性、恶性和生物学行为上介于二者之间的临界性肿瘤。恶性肿瘤目前已成为人类常见死亡原因之一。本章主要介绍乳腺癌、胃癌、结肠癌与直肠癌等外科较为常见的恶性肿瘤。

第一节 乳 腺 癌

导入案例

　　患者,女,65岁,因右乳房外上方发现一肿块2个月入院。患者2个月前无意中发现右侧乳房有一小肿块,无疼痛;近期发现肿块不断增大,乳房皮肤肿胀。查体:T 36.5℃,P 80次/min,R 20次/min,BP 130/85mmHg。右乳外上象限可触及一肿物,约3cm×2cm×2cm,质地硬,表面不光滑,与周围组织界限不清,活动度差,右腋窝触及2个孤立的淋巴结,质硬,活动度可。

请思考：

1. 该患者的初步诊断是什么？诊断依据是什么？

2. 为进一步确诊,哪项检查最可靠？

3. 如确诊,应采取哪些治疗措施？

【概述】

乳腺癌是乳腺导管上皮细胞在各种内外致癌因素的作用下异常增生后恶性变形成的肿瘤,是女性最常见的恶性肿瘤之一,发生率呈逐年上升趋势。

【病因及发病机制】

（一）病因

乳腺癌的病因尚未清楚。乳腺是多种内分泌激素的靶器官,其中雌酮及雌二醇与乳腺癌发病有直接关系。此外,月经初潮早、绝经晚、不孕、肥胖、高脂饮食等与乳腺癌发病均有关。

（二）病理类型

乳腺癌有多种分型方法,目前多采用以下分型:

1. 非浸润性癌　包括导管内癌、小叶原位癌、乳头乳晕湿疹样癌等。此型属早期,预后较好。

2. 浸润性特殊癌　包括乳头状癌、髓样癌(伴大量淋巴细胞浸润)、小管癌、腺样囊性癌、黏液腺癌、大汗腺癌、鳞状细胞癌等。此型分化一般较高,预后尚好。

3. 浸润性非特殊癌　是乳腺癌中最常见的类型,约占80%,包括浸润性小叶癌、浸润性导管癌、硬癌、髓样癌(无大量淋巴细胞浸润)、单纯癌、腺癌等;分化程度低,预后较上述类型差。

4. 其他罕见癌

（三）转移途径

乳腺癌可通过局部扩展直接浸润邻近组织,也可早期经淋巴转移或血行转移。其中以淋巴转移最常见,易转移至腋窝淋巴结。最常见的远处转移依次为骨、肺、肝。

【临床表现】

乳腺癌最易发生于外上象限,早期表现是患侧乳房出现无痛、单发的小肿块,质硬、表面不光滑,与周围组织分界不清,不易推动。多数患者为无意中发现。随着肿瘤增大,可引起乳房局部隆起。若累及乳房悬韧带,即库珀韧带(Cooper ligament),可使其缩短而致肿瘤表面皮肤凹陷,即"酒窝征"。邻近乳头或乳晕的癌肿因侵入乳管使之缩短,可把乳头牵向癌肿一侧,进而可使乳头扁平、回缩、凹陷。肿瘤继续增大,如皮下淋巴管被癌细胞堵塞,引起淋巴回流障碍,出现真皮水肿,皮肤呈"橘皮样"改变。

乳腺癌发展至晚期,可侵入胸肌筋膜、胸肌,以致肿瘤固定于胸壁而不易推动。有时皮肤可溃破而形成溃疡,这种溃疡常有恶臭,容易出血。部分晚期患者由于腋窝主要淋巴结管被癌细胞堵塞,出现患侧上肢水肿。乳腺癌转移至骨、肺、肝时,可出现相应症状。

特殊类型乳腺癌如炎性乳腺癌、乳头乳晕湿疹样癌［佩吉特病(Paget disease)］。炎性乳腺癌多数年轻,特点是发展迅速、预后差。整个乳腺出现红肿热痛的类炎症表现。乳头乳晕湿疹样癌少见,恶性程度低、发展慢。乳头有瘙痒、烧灼感,以后出现乳头和乳晕的皮肤变粗糙、糜烂如湿疹样,进而形成溃疡,有时覆盖黄褐色鳞屑样痂皮。部分患者于乳晕区可扪及肿块。

【辅助检查】

B 超、乳腺 X 射线摄影(俗称为钼靶摄影)等检查可初步诊断。病理学检查可确诊。

【诊断要点】

病史、查体,以及乳腺超声、X 射线摄影、MRI 是临床诊断的重要依据。确诊乳腺癌,要进行活检。诊断时应与乳房纤维腺瘤、乳腺囊性增生病等乳房疾病进行鉴别。多采用国际抗癌协会建议的 T(原发肿瘤)、N(区域淋巴结)、M(远处转移)分期法。

【治疗】

(一)治疗原则

乳腺癌的治疗主张采用以手术为主,辅助以化疗、放疗、内分泌治疗等综合治疗。

(二)治疗要点

1. 手术治疗　根据病理分型、疾病分期及辅助治疗条件结合患者意愿选择手术方式。手术方式包括保留乳房的乳腺癌切除术、乳腺癌改良根治术、乳腺癌根治术和扩大根治术及全乳房切除术。

2. 化疗　乳腺癌是实体瘤中应用化疗最有效的肿瘤之一。术前化疗(新辅助化疗)多用于暂时手术难以切除的病例,目的在于缩小肿瘤、保留乳房、降低术前分期,用于提高手术成功率及探测肿瘤对药物的敏感性。化疗期间应定期检查血常规及肝、肾功能等。

3. 内分泌治疗　乳腺癌细胞中雌激素受体(estrogen receptor,ER)和/或孕激素受体(progesterone receptor,PR)检测阳性者,绝经前应用雌激素拮抗药,如他莫昔芬。绝经后可选择第三代芳香化酶抑制剂。

 知识拓展

芳香化酶抑制剂

芳香化酶是雌激素生物合成的限速酶。芳香化酶抑制剂(aromatase inhibitor,AI)通过阻断芳香化酶的活性降低雌激素水平,可以抑制需要依赖雌激素的肿瘤的生长,从而减少绝经后妇女乳腺癌等疾病的发病率。因此,芳香化酶抑制剂是在更年期女性中广泛使用的药物。目前使用的第三代芳香化酶抑制剂包括来曲唑、阿那曲唑、依西美坦,特异性强,不良反应明显降低,对绝经后患者其效果优于他莫昔芬。

4. 放疗 在保留乳房的乳腺癌手术后,放疗是治疗的重要组成部分,应于肿块局部广泛切除后给予适当剂量放疗。

5. 靶向治疗 通过转基因技术制备的曲妥珠单抗和帕妥珠单抗注射液,对癌基因人表皮生长因子受体2(HER2)过度表达的乳腺癌患者有一定疗效。

6. 预防 乳腺癌病因尚不清楚,目前难以提出确切的病因学预防(一级预防),因此应重视乳腺癌的早期发现(二级预防),乳腺X射线摄影是目前最有效的普查方法。

第二节 胃 癌

 导入案例

患者,男,60岁,近13个月前开始出现上腹部不适症状,进食后明显,伴有呕吐,自觉乏力,体重较3个月前降低5kg。既往胃溃疡病史10年,遂来医院就诊。查体:T 36.5℃,P 80次/min,R 20次/min,BP 120/80mmHg,腹平软,未发现胃型及肠型,未叩出移动性浊音。上消化道钡餐检查:胃窦部黏膜皱襞粗糙,胃壁僵硬,蠕动波消失,胃腔狭窄。

请思考:

1. 该患者的初步诊断是什么?诊断依据是什么?

2. 为明确诊断,应进行哪些辅助检查?

3. 如确诊,应采取哪些治疗措施?

【概述】

胃癌是最常见的恶性肿瘤之一,在我国消化道恶性肿瘤中居第一位。好发年龄在50岁以上,男女发病率之比约为2∶1。

【病因及发病机制】

(一)病因

胃癌的病因尚未完全清楚,目前认为以下因素与发病有关:

1. 地域环境 我国西北与东部胃癌发病率明显高于南方地区。

2. 饮食生活因素 长期食用熏烤、盐腌食品的人群胃癌发病率高。吸烟、食物中缺乏新鲜蔬菜和水果与发病有一定关系。

3. 幽门螺杆菌感染 是引发胃癌的主要因素之一。

4. 慢性疾病和癌前病变 包括胃溃疡、胃息肉、慢性萎缩性胃炎及胃部分切除后的残胃。

5. 遗传和基因 胃癌有明显的家族聚集倾向,胃癌患者有血缘关系的亲属其胃癌发病率较对照组高约4倍。

（二）病理

胃癌好发于胃窦部，其次是胃底贲门部，胃体较少。

1. 大体类型

（1）早期胃癌：指病变仅限于黏膜或黏膜下层，不论病灶大小或有无淋巴结转移。

（2）进展期胃癌：指癌组织浸润深度超过黏膜下层的胃癌。

2. 组织类型　WHO 2000 年将胃癌分为腺癌、乳头状腺癌、管状腺癌、黏液腺癌、印戒细胞癌、腺鳞癌、鳞状细胞癌、小细胞癌、未分化癌和其他。胃癌绝大部分为腺癌。

3. 扩散与转移　胃癌的扩散与转移有直接浸润、淋巴转移、血行转移和腹膜种植转移四种途径，其中淋巴转移是胃癌的主要转移途径。

【临床表现】

（一）症状

早期胃癌患者无明显症状，有时出现上腹部不适，进食后饱胀、恶心等非特异性上消化道症状，易被忽视或误诊。随着病情进展，症状日益加重。发展到进展期胃癌，患者出现上腹疼痛加重，食欲减退、乏力、消瘦、贫血等。贲门胃底癌可有胸骨后疼痛和进食梗阻感；幽门附近的胃癌可导致幽门部分或完全性梗阻而发生呕吐。肿瘤破溃或侵犯胃周围血管后可有呕血、黑便等消化道出血症状；也可发生急性穿孔。

（二）体征

早期症状常不典型，晚期可触及上腹部固定性肿块、锁骨上淋巴结肿大、癌性腹水、肝大呈硬结块、直肠或阴道指诊有盆腔或卵巢肿块及恶病质状态。

【辅助检查】

1. 电子胃镜检查　诊断胃癌最有效的方法。能够直接观察胃黏膜病变的部位和范围，并针对可疑病灶钳取小块活组织作病理学检查。

2. X 射线钡餐检查　目前仍为诊断胃癌的常用方法。多采用气钡双重造影，通过黏膜相和充盈相的观察作出诊断。

3. 其他影像学检查　螺旋增强 CT、MRI、PET 等影像学检查方法对胃癌的诊断也具有较高价值。

4. 其他检查　胃液脱落细胞学检查现已较少应用；部分胃癌患者粪便隐血试验可持续阳性；肿瘤标记物癌胚抗原、糖类抗原 19-9 和糖类抗原 125 在部分胃癌患者中可见升高。

【诊断要点】

早期胃癌的治疗效果要明显好于进展期胃癌，早期胃癌术后五年生存率可达 90% 以上。因此，早期诊断是提高治愈率的关键。通过临床表现、电子胃镜或 X 射线钡餐检查，多数胃癌可获得正确诊断。

【治疗】

（一）治疗原则

胃癌的治疗策略是以外科手术为主，放疗、化疗和生物靶向治疗为辅的综合治疗。

（二）治疗要点

1. 手术治疗　外科手术是胃癌的主要治疗手段，分为根治性切除术和姑息性手术两类。

2. 内镜下治疗　对直径小于 2cm 的无溃疡表现的分化型黏膜胃癌，可行内镜黏膜切除术（endoscopic mucosal resection，EMR）或内镜黏膜下剥离术（endoscopic submucosal dissection，ESD）。

3. 化疗　对于不可切除性、复发性或姑息手术后等胃癌晚期患者，化疗可能有减缓肿瘤的发展速度，改善症状等效果。根治性手术后辅助化疗的目的是控制残存的肿瘤细胞以减少复发的机会。常用的药物有氟尿嘧啶、丝裂霉素、阿霉素、替加氟等。

4. 预防　一级预防，多吃新鲜蔬菜和水果、少吃腌制食品，同时根除幽门螺杆菌，可降低胃癌发病。二级预防，早期诊断，早期治疗。

第三节　结肠癌与直肠癌

 导入案例

患者，男，60 岁，因大便次数增加、带血 3 个月入院。患者 3 个月前无明显诱因，排便次数增多，4~6 次/d，不成形，间断带暗红色血迹；偶有右侧腹部不适感；近来感乏力，体重下降约 6kg。查体：T 36.5℃，P 75 次/min，R 20 次/min，BP 120/80mmHg。右下腹可及 6cm×4cm 质硬包块，活动度可，边界触及不清。辅助检查：大便潜血（+）；血常规：WBC $5×10^9$/L，Hb 78g/L。

请思考：

1. 该患者的初步诊断是什么？诊断依据是什么？

2. 为明确诊断，应进行哪些辅助检查？

一、结　肠　癌

【概述】

结肠癌是消化道常见的恶性肿瘤。近年来，我国的结肠癌发病率呈明显上升趋势，以 41~65 岁发病率高。

【病因及发病机制】

（一）病因

结肠癌病因虽未明确，但其相关的高危因素逐渐被认识，目前认为以下因素与发病有关：

1. 癌前疾病　家族性肠息肉病，已被公认为癌前期病变；结肠腺瘤、溃疡性结肠炎以及结肠血吸虫病肉芽肿，与结肠癌的发生有较密切的关系。

2. 膳食和运动　过多的动物脂肪、动物蛋白饮食，缺少新鲜蔬菜水果及膳食纤维摄入，缺乏适度的体力活动。

（二）病理分类

1. 大体分型　根据肿瘤的大体形态可分为隆起型、浸润型和溃疡型。

2. 组织分型　腺癌最常见，其次是黏液癌、未分化癌。

（三）扩散与转移

结肠癌主要经淋巴转移，首先到结肠壁和结肠旁淋巴结，再到肠系膜血管周围和肠系膜血管根部淋巴结。血行转移多见于肝，其次为肺、骨等。直接浸润常累及膀胱、子宫、输尿管等邻近脏器和组织。脱落的癌细胞也可发生腹膜种植转移。

【临床表现】

（一）症状

结肠癌早期常无特殊症状，发展后可出现下列症状：

1. 排便习惯和粪便性状的改变　常为最早出现的症状。多表现为排便次数增加、腹泻、便秘，粪便中带血、脓液或黏液。

2. 腹痛　常为定位不确切的持续性隐痛、不适或腹胀感。出现肠梗阻时则腹痛加重或为阵发性绞痛。

3. 腹部肿块　肿块大多坚硬，呈结节状。如为横结肠和乙状结肠癌可有一定活动度。

4. 肠梗阻症状　属结肠癌中晚期症状，主要表现为腹胀和便秘，腹部胀痛或阵发性绞痛。

5. 全身症状　由于慢性失血、癌肿溃烂、感染、毒素吸收等，患者可出现贫血、消瘦、乏力、低热等。

（二）体征

由于癌肿病理类型和部位的不同，临床表现也有区别。右侧结肠癌以全身症状、贫血和腹部肿块为主要表现，左侧结肠癌以排便习惯改变、肠梗阻、腹泻、便血为主。癌症晚期可出现肝大、黄疸、腹水、锁骨上淋巴结肿大及恶病质状态等。

【辅助检查】

（一）影像学检查

X 射线钡剂灌肠或气钡双重对比造影，以及结肠镜检查对于诊断有很大价值；腹部 B 超、CT 对了解腹内肿块和肿大淋巴结、肝内转移灶均有帮助。

（二）实验室检查

大便潜血试验持续阳性,可帮助及时发现早期病变。血清癌胚抗原和糖类抗原19-9,用于术后判断预后和复发更有价值。

（三）结肠镜检查

为本病诊断的重要手段之一,能够直接观察肠黏膜病变的部位和范围,并针对可疑病灶钳取小块活组织作病理学检查。

【诊断要点】

结肠癌早期诊断的难点在于早期症状多较轻或不明显,易被忽视。为了做到早期诊断,应重视对高危人群和怀疑为结肠癌患者的筛查。对高危人群进行结肠镜检查、超声、CT、X射线钡剂灌肠或气钡双重对比造影检查,不难明确诊断。

 知识拓展

结肠癌高危人群

凡40岁以上有以下任一表现者应列为结肠癌高危人群:

1. 直系亲属有结直肠癌病史者。

2. 有癌症史或肠道腺瘤或息肉史。

3. 大便潜血试验阳性者。

4. 具有下列表现两项以上者 黏液血便、慢性腹泻、慢性便秘、慢性阑尾炎史及精神创伤史。

【治疗】

（一）治疗原则

结肠癌治疗是以手术切除为主,辅以化疗的综合治疗。

（二）治疗要点

1. 手术治疗 分为结肠癌根治性手术和结肠癌姑息性手术两类。

2. 化疗 辅助化疗用于结肠癌根治性手术后,可提高五年生存率。目前化疗有两种方案:①FOLFOX方案,即结直肠癌联合化疗方案,奥沙利铂、亚叶酸、氟尿嘧啶联合应用。②CAPEOX方案,即结直肠癌术后最常用的辅助化疗方案,奥沙利铂与氟尿嘧啶的前体卡培他滨联合应用。

二、直 肠 癌

【概述】

直肠癌是乙状结肠与直肠交界处至齿状线之间的肿瘤,是消化道最常见的恶性肿瘤之一。

【病因及发病机制】

（一）病因

直肠癌发病原因尚不明确；但可能与直肠慢性炎症的刺激、癌前病变、摄入过多高蛋白、高脂肪、缺少膳食纤维摄入、遗传因素有关。

（二）病理分型

直肠癌大多数发生于中下段，占 70%~80%。

1. 大体分型　按大体形态分为溃疡型（占 50% 以上）、隆起型和浸润型。

2. 组织分型　分为腺癌（占 75%~85%）、腺鳞癌和未分化癌。

（三）扩散与转移

癌肿可直接浸润肠管浆膜层侵入邻近脏器。直肠癌主要经淋巴转移，向上转移为主要流向，可经直肠上淋巴结、肠系膜下淋巴结，最后达到腹主动脉旁淋巴结。经血行转移到肝、肺、骨和脑等。直肠癌发生种植转移的机会较小。

【临床表现】

（一）症状

直肠癌早期常无明显症状，癌肿破溃感染或影响排便时才出现症状。

1. 直肠刺激症状　便意频繁，排便习惯改变。便前肛门有下坠感、里急后重、排便不尽感，晚期有下腹痛。

2. 肠腔狭窄症状　癌肿导致肠管狭窄，初时大便变细，当造成肠管部分梗阻后，出现腹痛、腹胀、肠鸣音亢进，晚期可发生完全梗阻。

3. 癌肿破溃感染症状　大便表面带血及黏液，甚至有脓血便。

4. 其他症状　癌肿侵犯周围组织器官，可出现排尿困难、尿频、尿痛等。侵犯骶前神经可出现骶尾部持续性剧烈疼痛。晚期出现肝转移时可有腹水、肝大、黄疸等表现。

（二）体征

直肠指诊是诊断直肠癌最重要的查体，60%~70% 直肠癌能在直肠指诊时触及。可查出癌肿的部位、与肛缘的距离、癌肿的大小、范围、活动度等。腹股沟淋巴结肿大多见于累及齿状线以下的直肠癌，提示肿瘤可能含有鳞癌成分。如出现腹部膨隆、肠鸣音亢进考虑合并肠梗阻；出现肝大、黄疸、移动性浊音考虑肝转移；晚期可表现为营养不良或恶病质状态。

【辅助检查】

（一）实验室检查

大便潜血试验检查，可作为大规模普查或对高危人群的初筛手段。肿瘤标记物血清癌胚抗原，主要用于预测直肠癌的预后和监测复发。

（二）影像学检查

影像学检查包括直肠腔内超声、CT、MRI 及全身 PET-CT 检查，均有助于了解诊断，评估预后和制订治疗方案。

（三）内镜检查

内镜检查包括肛门镜、乙状结肠镜和结肠镜检查，可在直视下观察协助诊断，并可取活组织做病理学检查，是诊断直肠癌最有效、可靠的方法。

【诊断要点】

根据患者病史、体检、影像学及内镜检查，直肠癌诊断准确率达 95%。为了早期诊断直肠癌，必须重视对有大便习惯改变和便血等高危人群的筛查工作，初步筛查为大便潜血试验检查，阳性者再做进一步的直肠指诊、肛门镜或乙状结肠镜检查。

【治疗】

（一）治疗原则

手术切除是目前直肠癌的主要治疗方法，辅以放疗、化疗的综合治疗。

（二）治疗要点

1. 手术治疗　凡无远处淋巴结转移或脏器转移的患者，如无手术禁忌证，应尽早施行直肠癌根治术。手术方式有局部切除术、经腹会阴直肠切除术［即迈尔斯手术（Miles operation）］、经腹直肠癌切除术［（Dixon 手术）］等。如不能进行根治性切除时，亦应进行姑息性切除以解除痛苦和处理并发症。

2. 化疗　利用肿瘤细胞对化学药物的高敏感性，选择性杀灭肿瘤。化疗能提高根治性术后患者的五年生存率。化疗药物主要以氟尿嘧啶为基础用药，经静脉给药、腹腔化疗药植入及热灌注化疗等途径给药。

3. 放疗　通过放射线的聚焦杀灭照射野的肿瘤细胞，提高治愈机会或缓解患者症状。

4. 其他治疗　可采用生物治疗、靶向治疗、免疫治疗等。低位直肠癌致肠腔狭窄且不能手术者，还可采用冷冻、激光、烧灼等局部治疗，改善症状。

（高　洁）

> **本章小结**
>
> 本章主要介绍乳腺癌、胃癌、结肠癌与直肠癌。
>
> 乳腺癌的早期诊断、早期治疗对预后极为重要。乳腺癌靠病理诊断。按 TNM 分期选择适宜的治疗方案。胃癌在我国消化道恶性肿瘤中居第一位；电子胃镜检查是诊断胃癌最有效的方法；治疗方面主要是外科手术，但是对高危人群定期检查非常重要，争取早期诊断、早期治疗，才能显著改善胃癌的生存率。结肠癌、直肠癌与不良饮食习惯有关，早期一般无症状，进展后出现大便习惯及粪便性状的改变，结肠镜及病理组织活检有助于诊断。

? 思考与练习

[**名词解释**]

1. 酒窝征

2. 直肠癌

[**填空题**]

1. 乳腺癌最易发生于（　　　　　），淋巴结最易转移（　　　　　）。

2. 乳腺癌的治疗方法有（　　　　　）、（　　　　　）、（　　　　　）、（　　　　　）、（　　　　　）。

3. 典型肿瘤细胞造成真皮淋巴管堵塞回流障碍时为（　　　　　）改变。

4. 胃癌好发于（　　　　　），其次是（　　　　　），（　　　　　）较少。

5. 结肠癌最易好发年龄（　　　　　），最早期症状是（　　　　　）和（　　　　　）。

6. 乳腺癌的转移途径（　　　　　）、（　　　　　）和（　　　　　），其中以（　　　　　）最重要。

7. 乳腺癌最常见的远处转移依次为（　　　　　）、（　　　　　）、（　　　　　）。

8. 胃癌的扩散与转移途径有（　　　　　）、（　　　　　）、（　　　　　）、（　　　　　）。

9. 结肠癌的大体分型分为（　　　　　）、（　　　　　）和（　　　　　）三型。

[**简答题**]

1. 简述乳腺癌的分类及最常见类型。

2. 简述结肠癌的临床表现。

第十九章 外 伤

19章 数字内容

学习目标

1. 具有敏锐的洞察力,严谨的工作态度;沟通用语文明、科学、严谨;检查中注意医疗安全和保护患者隐私,检查过程符合职业道德规范。
2. 掌握常用物理消毒灭菌法、化学消毒灭菌法。
3. 熟悉各种外伤的临床表现、诊断,止血、包扎、固定、转运。
4. 了解外伤病因与发病机制。
5. 能具备外伤处理的基本能力,能判断外伤的潜在风险。

第一节 外 伤 消 毒

 导入案例

患儿,女,13岁,上学途中不慎被电动车撞倒,面部、双手和双下肢多处皮肤擦伤,伤口被泥沙污染,有鲜血流出、手和下肢活动受限。

请思考:

1. 处理该患者伤口正确的流程是什么?
2. 处置患者后的器械应该怎样消毒?
3. 患者伤口消毒可选择哪些消毒剂?

一、外 伤

对人体造成的伤害主要有皮肤伤口、出血和骨折。伤口能否达到一期愈合，不仅与清创术的方式方法有关，最重要的是处理伤口是否遵循无菌技术原则。

（一）概念

1. 消毒　指杀灭病原微生物和其他有害微生物。消毒一般不能完全清除或杀灭所有微生物，如芽孢一般不能被杀灭。消毒只能达到相对无菌，使微生物的种类和数量减少到暂时不至于引起外科感染的程度。

2. 灭菌　指杀灭一切活的微生物，包括芽孢。高温、紫外线和电离辐射都能灭菌。手术器械和物品常用高温的方法灭菌；电离辐射主要用于药物、一次性医疗用品等的灭菌；紫外线用于室内空气的灭菌。

3. 无菌术　是运用消毒和灭菌的方法，通过严格的操作规则和管理制度，针对微生物及感染途径所采取的一系列预防措施，是临床最基本的操作规程。

（二）手术野污染原因

1. 手术人员的手、臂　经过严格的外科洗、泡手后，其手和前臂皮肤表面短时间是无菌的，但未经严格外科洗、泡手，其手和前臂皮肤上就残留细菌。另外，术中皮肤附属器深部细菌，会逐渐移行至皮肤表面，当手套有破损时极易污染手术野。

2. 手术器械、物品　经过灭菌或消毒处理的手术器械、物品应达到无菌。若个别工作人员没有按照操作规程进行灭菌处理，或者使用了过期的灭菌用品，或者灭菌后又被污染等，均会污染手术野。

3. 手术室空气　空气中的细菌主要附着在浮尘上，若含有细菌的浮尘落在伤口、器械或与手术有关的其他物品上，就可造成手术野污染。

4. 患者手术区皮肤　皮肤上有正常菌群，术前要为患者进行手术区皮肤准备，在手术开始前还要再次对患者进行手术区皮肤消毒，以避免皮肤上细菌污染手术野。

5. 感染灶或空腔器官内容物　这是手术感染的重要因素，也是外伤最易污染手术野的因素。

二、常用物理消毒灭菌法

（一）清洁

清洁又称为机械除菌法。将要消毒灭菌的物品进行彻底清洗，除去其表面污垢和部分微生物。普通患者用过的器械物品可直接进行清洁，严重的化脓性感染、特异性感染、肿瘤等患者用过的器械、物品尽可能销毁，无法销毁的先消毒后清洗。

（二）高温灭菌法（热力灭菌法）

1. 高压蒸汽灭菌法　是最常用、效果最可靠的灭菌方法。

（1）当蒸汽压力达到 104.0~133.3kPa 时，温度达 121~126℃，维持 30min，可杀灭包括芽孢在内的一切微生物。

（2）适用于耐受高压、高温和潮湿的器械物品，如金属器械、搪瓷、玻璃、敷料、硅胶类、橡胶类、药物等的灭菌。

（3）不同类的器械、物品应分批次灭菌，分类后的器械、物品要用布单或金属容器包装。灭菌包一般不应超过 40cm×30cm×30cm，包扎也不宜过紧。锐利器械如刀片、缝合针等不适用。

（4）已灭菌的物品应标明日期并要与未灭菌的物品分开放置。

（5）灭菌包在未受污染及受潮下，无菌 2 周左右。

2. 煮沸灭菌法　适用于金属器械、玻璃制品和橡胶类等耐热、耐湿的物品。

（1）在水中煮沸至 100℃后再持续 15~20min，一般细菌可被杀灭；煮沸灭菌芽孢时间须≥1h。

（2）水中加入碳酸氢钠，配成 2% 的溶液，沸点可到 105℃，无菌效果会增加，还可防锈、去油污。

（3）需灭菌物品必须完全浸没在水中。丝线和橡胶类应于水沸后放入，持续 10min 即可取出，以免影响物品质量。玻璃制品需用纱布包裹后放入冷水中逐渐加热煮沸，以免骤热而爆裂。玻璃注射器应将内芯拔出、分别用纱布包裹。锐利器械不宜用煮沸法灭菌以免变钝。

（4）灭菌时间应从水沸后开始计时，若中途放入物品则灭菌时间应重新计算。

3. 火烧灭菌法　将需要灭菌的金属器械放置在搪瓷或锅盆内，再加入适量 95% 乙醇点火燃烧细菌。该灭菌法简便，但效果不可靠，一般不使用。

此外，尚可用紫外线照射法、电子灭菌灯照射法、臭氧灯灭菌法、微波灭菌法、超声波灭菌法、烘烤灭菌法、电离辐射灭菌法等。

三、常用化学消毒灭菌法

化学消毒灭菌法是利用化学药物渗透到微生物体内，使其蛋白质凝固变性，蛋白失去活性，导致微生物代谢紊乱，或者破坏微生物细胞膜的结构，使细胞破裂、溶解，从而达到消毒灭菌。

药物浓度低或作用时间短只起消毒作用，浓度高或作用时间长可达灭菌效果。使用的化学物称为消毒剂，可通过擦拭、浸泡、喷雾或熏蒸等方法消毒灭菌；适用于不耐高温的物品，如锐利器械、内镜、有机玻璃、塑料导管等生物制品消毒灭菌。

1. 70% 乙醇　乙醇又称为酒精。70% 乙醇使菌体蛋白质凝固变性而消毒，对芽孢无效；用于锐利器械的消毒，需浸泡 30min，也可用于皮肤消毒。乙醇易挥发，需加盖保存；定期检测保持有效的杀菌浓度；有刺激性不宜用于黏膜及创面消毒；使蛋白凝固不能用于伤口内的消毒。

2. 2% 戊二醛　与菌体内的酶发生反应，阻碍细菌新陈代谢使其死亡，能杀死包括芽孢在内的所有微生物，属高效杀菌剂；用于锐利器械、显微器械、内镜等消毒，浸泡时间30min。浸泡时间≥10h 灭菌。

3. 2.5% 碘酊　高效杀菌剂刺激性大，多用于成人皮肤消毒，涂擦后需再用 70% 乙醇脱碘。

4. 碘附　又称为碘伏。碘的有机复合物为络合碘，属高效杀菌剂，作用持续时间较长、刺激性小、毒性低、不致敏、不需脱碘、容易洗去，可用作皮肤消毒；也可用作器械物品浸泡灭菌。但碘能被皮肤、黏膜吸收，进入甲状腺，并逐经肾排泄。所以甲状腺或肾病及妊娠期女性应慎用碘附。

5. 甲醛溶液　高效杀菌剂。甲醛水溶液又称为福尔马林。10% 甲醛浸泡 30min，适用于输尿管导管、膀胱镜、塑料、有机玻璃等杀菌。40% 甲醛熏蒸 1h 灭菌，主要用于熏蒸手套、丝线等。

6. 苯扎溴铵　低效消毒剂，毒性小，对皮肤黏膜无刺激性。0.05% 苯扎溴铵溶液用于黏膜消毒，0.1% 苯扎溴铵溶液用于皮肤消毒及浸泡器械等，加入 0.5% 亚硝酸钠溶液可防锈。使用时注意不能与肥皂、血液、脓液等相混合，以免影响效果。

7. 氯己定　性质与苯扎溴铵相似，杀菌优于苯扎溴铵。0.02% 溶液泡手用于皮肤消毒，0.05% 溶液用于黏膜消毒，0.5%~1% 醇溶液用于术前皮肤消毒，0.1% 溶液用于器械等消毒。

8. 环氧乙烷　为不损坏物品的广谱气体灭菌剂，穿透力强、是目前主要的冷灭菌法；适用于熏蒸电子仪器、光学仪器、陶瓷、织物类、塑料类、木制品、金属等。但环氧乙烷易燃、易爆、有毒，需要特殊的设备，并要严格按规范要求进行管理和操作。

使用化学消毒灭菌剂时，器械在浸泡前先清洗干净，并擦干。被消毒灭菌的器械、物品应全部浸入消毒液内；有轴节的器械应把轴节张开再浸泡；导管、瓶、盒等内腔也应灌注消毒剂，使物品与消毒液充分接触。经浸泡消毒灭菌后的器械，使用前需用无菌水将消毒液冲洗干净。

第二节　外伤的止血、包扎、固定及转运

 导入案例

患者，男，29 岁，自驾车行驶中与同向车辆发生相撞事故，当时自感双下肢疼痛、畸

形、活动受限,伤口出血不止。"120"急救车约 5 分钟赶到现场,医护人员对患者立即实施急救。

请思考:

1. 伤口止血可选择哪些方法?

2. 如患者采用止血带止血应注意哪些问题?

3. 如何对患者进行下肢骨折固定?

外伤除了造成皮肤破损伤口外,经常会出现出血和骨折。止血、包扎、固定、搬运是外伤救护的四项基本技术。外伤的处理原则:先抢后救,先重后轻,先急后缓,先近后远,先止血后包扎,再固定后搬运。

一、出 血

伤口出血可分动脉出血、静脉出血和毛细血管出血。动脉出血速度快、呈喷射状,色鲜红,血液不易凝固,须迅速止血。静脉出血常缓慢流出、色暗红,多数静脉损伤破裂后塌陷,出血多易控制。但深静脉出血也可出血量大,难以控制。毛细血管出血色鲜红,呈渗出性,可自行凝固止血。临床上应及时对伤口出血止血,以免引起低血容量性休克,甚至威胁生命。止血时应根据患者出血情况和处理条件采取不同的方法。

(一)指压法

指压法是用手指、手掌或拳头压迫伤口近心端动脉经过骨骼表面的部位,阻断血液流通的止血方法;适用于中等或较大动脉的出血,以及较大范围的静脉和毛细血管出血的临时止血。指压法止血按压部位(指压点)见表 19-1,以及图 19-1~图 19-8。

表 19-1 出血部位及其指压点

出血部位	按压部位
头顶部	同侧耳屏前方颧弓根部的搏动点(颞浅动脉),将动脉压向颞骨
颜面部	压迫同侧下颌骨下缘、咬肌前缘的搏动点(面动脉),将动脉压向下颌骨
头颈部	用拇指或其他四指压迫同侧气管外侧与胸锁乳突肌前缘中点之间的强搏动点(颈总动脉),用力压向第 5 颈椎横突处。压迫颈总动脉止血应慎重,绝对禁止同时压迫双侧颈总动脉,以免引起脑缺氧
头后部	压迫同侧耳后乳突下稍后方的搏动点(枕动脉),将动脉压向乳突
肩部、腋部	压迫同侧锁骨上窝中部的搏动点(锁骨下动脉),将动脉压向第 1 肋骨
上臂	外展上肢 90°,在腋窝中点用拇指将腋动脉压向肱骨头
前臂	压迫肱二头肌内侧沟中部的搏动点(肱动脉),将动脉压向肱骨干

出血部位	按压部位
手部	压迫手掌腕横纹稍上方的内、外侧搏动点(尺、桡动脉),将动脉分别压向尺骨和桡骨
大腿	压迫腹股沟中点稍下部的强搏动点(股动脉),可用拳头或双手拇指交叠用力将动脉压向耻骨上肢
小腿	在腘窝中部压迫腘动脉
足部	压迫足背中部近脚腕处的搏动点(胫前动脉)和足跟内内踝之间的搏动点(胫后动脉)

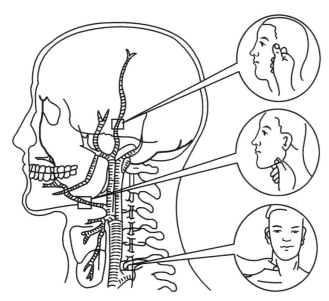

图 19-1　头颈部出血常用指压部位

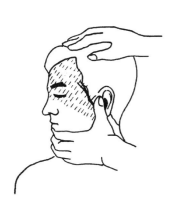

图 19-2　颞浅动脉出血指压部位

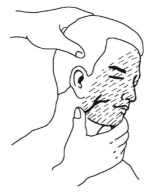

图 19-3　面动脉出血指压部位

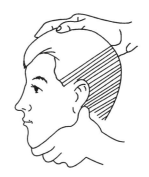

图 19-4　枕动脉出血指压部位

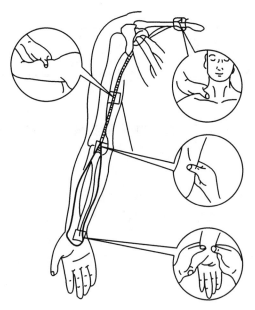

图 19-5　上肢出血常用指压部位

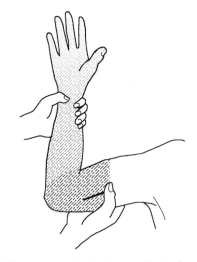

图 19-6　肱动脉出血指压部位

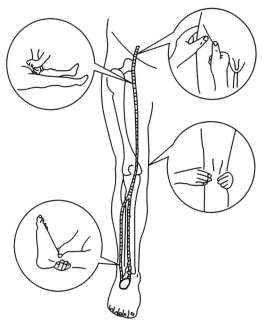

图 19-7　下肢出血常用指压部位

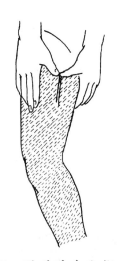

图 19-8　股动脉出血指压部位

（二）加压包扎法

加压包扎法是将无菌敷料或衬垫覆盖在伤口上，用手或其他物体在包扎伤口的敷料上施压的止血方法；适用于体表及四肢小动脉，中、小静脉或毛细血管出血的暂时止血。加压需持续 5~15min，同时将受伤部位抬高也利于止血。

（三）止血带止血法

止血带止血法适用于四肢较大动脉的出血，用加压包扎或其他方法不能有效止血而有生命危险时。特制式止血带有橡皮止血带、卡式止血带、充气止血带等，以充气止血带效果较好。在紧急情况下,也可用绷带、三角巾、布条等代替止血带。

1. 常用止血方法

(1)橡皮止血带止血法:在肢体伤口的近心端,用棉垫、纱布、毛巾或衣物等作为衬垫缠绕肢体,以右手的拇指、示指和中指持止血带的头端,将长的尾端绕肢体一圈后压住头端,再绕肢体一圈,然后用左手示指和中指夹住尾端后将尾端从两圈止血带下拉出,形成一个活结。如需放松止血带,只需将尾端拉出即可。

(2)卡式止血带止血法:将松紧带绕肢体一圈,然后把插入式自动锁卡插进活动锁紧开关内,一只手按住活动锁紧开关,另一手紧拉松紧带,直到不出血为止。放松时用手向后扳放松板,解开时按压开关。

(3)充气止血带止血法:此法是根据血压计原理设计,有压力表指示压力的大小,压力均匀,止血效果较好。将袖带绑在伤口的近心端,充气后起到止血作用。

2. 注意事项　止血带止血法使用不当可造成神经、软组织损伤及肌肉坏死,甚至危及生命,特别强调正确使用。

(1)部位准确:止血带应扎在伤口的近心端,并尽量靠近伤口。不强调"标准位置"的限制(以往认为上肢出血应扎在上臂的上 1/3 处,下肢应扎在大腿根部),也不受前臂和小腿的"成对骨骼"的限制。

(2)压力适当:标准压力上肢 250~300mmHg,下肢 300~500mmHg,便捷判断达到远端动脉搏动消失、出血停止,止血带最松状态为宜。

(3)下放衬垫:用衬垫垫好再扎止血带,不能直接扎在皮肤上,以防勒伤皮肤。切忌用绳索或铁丝直接扎在皮肤上。

(4)监控时间:上止血带的总时间≤4h(冬季可适当延长),因止血带远端组织缺血、缺氧,产生大量组胺类毒素,突然松解止血带时,毒素吸收可引起"止血带休克"甚至急性肾衰竭。若使用止血带总时间已超过 4h,而肢体确有挽救希望,应先作深筋膜切开引流,观察肌肉血液循环。时间过长且远端肢体已有坏死征象者,应立即行截肢术。

(5)定时放松:每扎 1h 放松 1~2min,放松时可用指压法临时止血,每次松开再在稍高的平面上扎止血带,不可在同一平面上反复缚扎。

(6)标记明显:上止血带的伤员要在手腕或胸前衣服上做明显标记,注明上止血带时间,以便后续救护人员继续处理。

(7)做好松解准备:松解前要先补充血容量,做好纠正休克和止血用器材的准备。

(四)加垫屈肢止血法

加垫屈肢止血法多用于肘或膝关节以下的出血,在无骨关节损伤时可使用。在肘窝、腘窝处放置一绷带卷或纱布垫,用力屈曲关节,并以绷带或三角巾扎紧,以控制关节远端血流而止血。此法伤员比较痛苦,并有可能压迫到神经、血管,且不便于搬运伤员,故不宜首选。对疑有骨折或关节损伤的伤员,不可使用(图 19-9)。

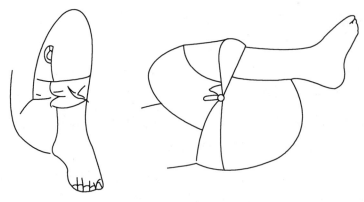

图 19-9 加垫屈肢止血法

二、包 扎

包扎目的是保护伤口,减少污染,固定敷料、药品和骨折位置,压迫止血及减轻疼痛等。包扎之前要覆盖创面,包扎松紧要适度,包扎部位要准确,使肢体保持功能位,打结时要避开伤口和骨隆突处。体表各部位的伤口除采用暴露疗法者,一般均需包扎。厌氧菌感染、犬咬伤需暴露的伤口,不能包扎。

(一)绷带包扎法

绷带包扎是包扎技术的基础,用于制动、固定敷料和夹板、加压止血、促进组织液吸收或防止组织液流失、支撑下肢以促进静脉回流。

常用绷带有棉布、纱布、弹力及石膏绷带等类型,宽度和长度有多种规格。缠绕绷带时,应一手拿绷带的头端并将其展平,另一手握住绷带卷,由伤员肢体远端向近端包扎,用力均匀。为防止绷带在肢体活动时逐渐松动滑脱,开始包扎时应先环绕 2 圈,并将绷带头折回一角在绕第二圈时将其压住,包扎完毕后应再在同一平面环绕 2~3 圈,然后将绷带末端剪开或撕成两股打结,或者用胶布固定。

1. 绷带包扎方法 见表 19-2。

表 19-2 绷带包扎方法的分类

包扎方法	包扎要点	适用范围
环形包扎	将绷带做环形缠绕(图 19-10A)	包扎的开始与结束时;包扎粗细均匀部位如颈、腕、胸、腹等处的伤口
蛇形包扎	先用绷带以环形法缠绕数周,然后以绷带宽度为间隔,各周互不遮盖(图 19-10B)	夹板固定,或者需由一处迅速延伸至另一处时,或者作简单固定时
螺旋形包扎	先用环形缠绕数周,然后稍微倾斜螺旋向上缠绕,每周遮盖上一周的 1/3~1/2(图 19-10C)	包扎直径基本相同的部位如上臂、手指,躯干,大腿等

包扎方法	包扎要点	适用范围
螺旋反折包扎	每圈缠绕时均将绷带向下反折,并遮盖上一期 1/3~1/2,反折部位应位于相同部位,使之成一直线(图 19-10D)	直径大小不等的部位,如前臂、小腿等。注意不可在伤口上或骨隆突处反折
8 字形包扎	在伤处上下,将绷带自下而上,再自上而下,重复做 8 字形旋转缠绕,每周遮盖上一周的 1/3~1/2(图 19-10E 和图 19-11)	直径不一致的部位或屈曲的关节部位,如肩、髋、膝等
回返式包扎	先将绷带以环形法缠绕数周,由助手在后面将绷带固定住,反折后绷带由后部经肢体顶端或截肢残端向前,也由助手在前面将绷带固定住,再反折向后,如此反复包扎,每一来回均覆盖前一次的 1/3~1/2,直至包住整个伤处顶端,最后将绷带再环绕数周把反折处压住固定(图 19-10F)	头顶部、指端、截肢残端

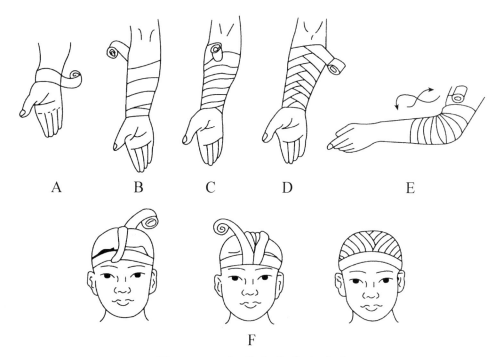

A　　B　　C　　D　　E

F

图 19-10 绷带包扎基本方法

2. 注意事项

(1) 包扎前先简单清创并盖上消毒敷料。不用手或脏物触摸伤口,不用水冲洗伤口(化学伤除外),不轻易取出伤口内异物,不把脱出体腔的内脏还纳。操作时小心谨慎,以免加重疼痛或导致伤口出血及污染。

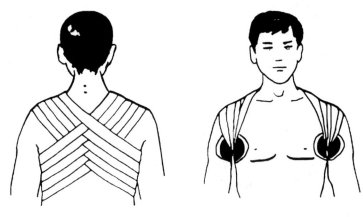

图 19-11　8 字形包扎法

（2）包扎要牢固，松紧适宜。

（3）包扎时伤员取舒适体位，伤肢保持功能位。皮肤皱褶处与骨隆突处要用棉垫或纱布做衬垫。需要抬高肢体时，应给予适当的扶托物。

（4）包扎方向应从远心端向近心端，以帮助静脉血液回流。包扎四肢应将指（趾）端外露，方便观察血液循环。

（5）绷带固定时的结应放在肢体外侧面，严禁在伤口上、骨隆突处或易于受压的部位打结。

（6）解除绷带时，先解开固定结或取下胶布，然后以两手互相传递松解。紧急时或绷带已被伤口分泌物浸透干涸时，可用剪刀剪开。

（二）三角巾包扎

三角巾包扎适用于现场急救。

1. 头面部伤的包扎

（1）头顶部普通包扎法：三角巾底边反折，正中放于伤员前额处，顶角经头顶垂于枕后，然后将两底角经耳上向后扎紧，在枕部交叉再经耳上绕到前额打结。最后将顶角向上反折嵌入底边内（图 19-12）。

（2）风帽式包扎法：在顶角、底边中点各打一结，将顶角结放在额前，底边结置于枕后，然后将两底边拉紧并向外反折数道折后，交叉包绕下颌部后绕至枕后在预先做成的底边结上打结（图 19-13）。

（3）面具式包扎法：三角巾顶角打结套在颌下，罩住面部及头部，将底边两端拉紧至枕后交叉，再绕回前额打结；在眼、鼻、口部各剪一小口（图 19-14）。

（4）额部包扎法：将三角巾折成约四指宽的带状，将中段放在覆盖伤口的敷料上，然后环绕头部，

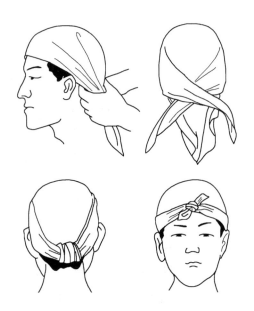

图 19-12　三角巾头部普通包扎法

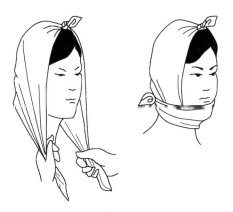
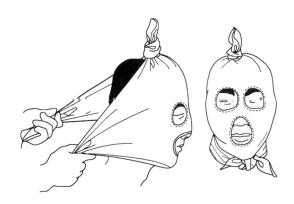

图 19-13　三角巾风帽式包扎法　　　　图 19-14　面部面具式包扎法

打结位置以不影响睡眠和不压住伤口为宜。

（5）眼部包扎法：包扎单眼时，将三角巾折成约四指宽的带状，将 2/3 向下覆盖伤眼，下侧较长的一端从耳下绕至枕后，经健侧耳上至前额，压住上端，绕头一周至健侧颞部，与上端打结（图 19-15）。包扎双眼时，可将上端反折向下，盖住另一伤眼，再经耳下至对侧耳上打结（图 19-16）。

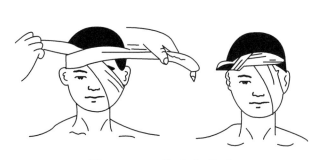
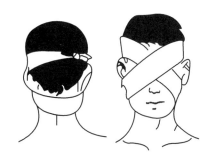

图 19-15　单眼包扎法　　　　　　图 19-16　双眼包扎法

（6）耳部包扎法：将三角巾折成约五指宽的带状，包扎单耳时，从枕后斜向前上绕行，将伤耳包住，另一端经前额至健侧耳上，两端交叉于头的一侧打结。包扎双耳时，将带子的中部放于枕后，两端均斜向前上绕行，将两耳包住，在前额交叉，以相反方向环绕头部并打结。

（7）下颌部包扎法：将三角巾折成约四指宽的带状，留出顶角上的带子，置于枕后，两端分别经耳下绕向前；一端托住下颌，至对侧耳前与另一端交叉后在耳前向上绕过头顶，另一端交叉后向下绕过下颌经耳后拉向头顶，然后两端和顶角的带子一起打结（图 19-17）。此方法亦可用于下颌骨骨折的临时固定。

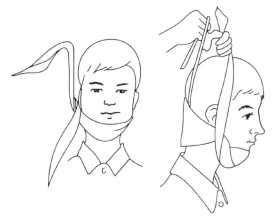

图 19-17　下颌部包扎法

2. 肩部包扎法

（1）单肩燕尾巾包扎法：将三角巾折成燕尾巾，将夹角朝上放于伤侧肩上，燕尾底边包绕上臂上部打结，两角（向后的一角大于向前的角并压住前角）分别经胸部和背部拉向对侧腋下打结。

（2）双肩燕尾巾包扎法：将三角巾叠成两燕尾角等大的燕尾巾，夹角朝上对准颈部，燕尾披在双肩上，两燕尾角分别经左、右肩拉到腋下与燕尾底角打结。

3. 胸（背）部伤的包扎

（1）胸部三角巾包扎法：将三角巾顶角越过伤侧肩部，垂于背后，使三角巾底边中央位于伤部下方，底边反折约二横指，两底角拉至背后打结，再将顶角上的带子与底角结打至一起（图19-18）。

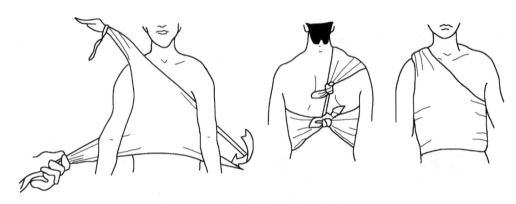

图 19-18　胸背部三角巾包扎法

（2）胸部燕尾巾包扎法：将三角巾折成燕尾巾，并在底边反折一道，横放于胸部，两角向上，分别放于两肩上并拉到颈后打结，再用顶角带子绕至对侧腋下打结。包扎背部的方法与胸部相同，只是位置相反，结打在胸前。

4. 腹部及臀部伤的包扎

（1）腹部三角巾包扎法：将三角巾顶角朝下，底边横放于上腹部，两底角拉紧于腰部打结，顶角带子经会阴拉至后面，同两底角的余头打结。此法也可用于双臀包扎。

（2）双臀蝴蝶巾包扎法：用两块三角巾连接成蝴蝶巾，将打结部放在腰骶部，底边的上端在腹部打结后，下端由大腿后方绕向前，与各自的底边打结。

5. 四肢伤的包扎

（1）上肢三角巾包扎法：将三角巾一底角打结后套在伤侧手上，结的余头留长些备

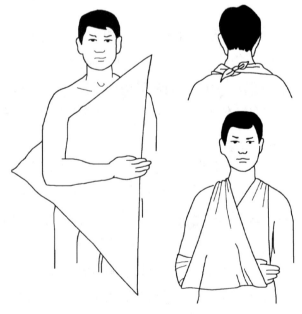

图 19-19　上肢三角巾包扎法

用,另一底角沿手臂后方拉至对侧肩上,顶角包裹伤肢后,顶角带子与自身打结,将包好的前臂屈到胸前,拉紧两底角打结(图19-19)。

(2) 手(足)三角巾包扎法:将手(足)放在三角巾上,手指(或脚趾)对准顶角,将顶角折回盖在于背(或足背)上,折叠手(足)两侧的三角巾使之符合手(足)的外形,然后将两底角绕腕(踝)部打结。

(3) 足与小腿三角巾包扎法:将足放在三角巾的一端,足趾朝向底边,提起顶角和较长的一底角包绕小腿后于膝下打结,再用短的底角包绕足部,于足踝处打结。

(4) 上肢悬吊包扎法:将三角巾底边的一端置于健侧肩部,屈曲伤侧肘80°左右,将前臂放在三角巾上,然后将三角巾向上反折,使底边另一端到伤侧肩部,在颈后与另一端打结,将三角巾顶角折平打结或用安全别针固定,此为大悬臂带(图19-20);也可将三角巾叠成带状,悬吊伤肢,两端于颈后打结,即为小悬臂带。

(5) 膝(肘)部三角巾包扎法:将三角巾折成适当宽度(以能覆盖伤口大小为宜)的带状,将带的中段放于膝(肘)部,取带两端环绕肢体一周并分别压住上下两边,避免伤口处打结。

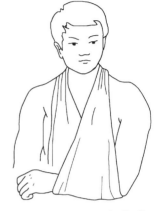

图 19-20　大悬臂带

三、固　　定

及时、正确的固定,有助于减少伤部活动,减轻疼痛,预防休克,避免神经、血管、骨骼及软组织的再损伤以及便于伤员的搬运。所有四肢骨折均应进行固定,脊柱骨折、骨盆骨折在急救中也应相对固定。

(一) 固定方法

1. 上臂骨折固定　如用一块夹板时,夹板置于上臂外侧;若用两块夹板,则分别置于上臂的后外侧和前内侧,然后用两条带子在骨折的上、下端固定。肘节屈曲90°,用上肢悬吊包扎法将上肢悬吊于胸前(图19-21)。若无夹板,可用两块三角巾,一条将上臂呈90°悬吊于胸前,另一条将伤肢上臂与胸部固定在一起。

2. 前臂骨折固定　协助伤员将伤肢屈曲90°,拇指向上。取两块夹板,其长度分别为肘关节内、外侧至指尖的长度,分别置于前臂内、外侧,用三条带子固定骨折的上、下端和手掌部,再用大悬臂带将上肢悬吊于胸前。仅一块夹板时可置于前臂外侧,无夹板可用上臂无夹板固定的方法。

3. 大腿骨折固定　用长、短两块夹板分别置于大腿的外侧和内侧,长夹板的长度自腋下至足跟,短夹板的长度自

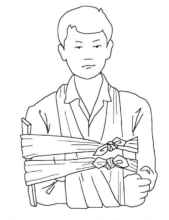

图 19-21　肱骨骨折夹板
固定法(临时)

大腿根部至足跟。在骨隆突处、关节处和空隙处加衬垫,然后用带子分别在骨折上下端、腋下、腰部和关节上下打结固定,足部用 8 字形固定,使脚与小腿呈直角功能位(图 19-22)。若无夹板,也可将伤员下肢并紧,中间加衬垫,将健侧肢体与伤肢分段固定在一起。

4. 小腿骨折固定　取两块相当于大腿根部至足跟长度的夹板,分别置于小腿的内、外侧,在骨隆突处、关节处和空隙处加衬垫,然后用带子分别在骨折上下端和关节上下打结固定,足部用 8 字形固定,使脚与小腿呈直角功能位(图 19-23)。无夹板时,也可用大腿无夹板固定的方法。

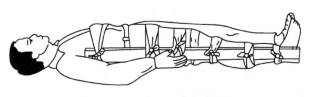

图 19-22　大腿骨折固定

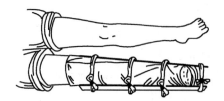

图 19-23　小腿骨折固定

5. 脊柱骨折固定　应在脊柱保证稳定下,平稳将患者俯卧移动到硬板担架上(严禁仰卧抬起防止损伤脊髓),再用绷带或三角巾固定(图 19-24)。严禁乱加搬动或扶患者走动,不可用软担架。颈椎骨折必须加颈托,以防止发生高位截瘫(图 19-25)。

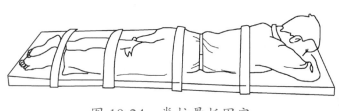

图 19-24　脊柱骨折固定

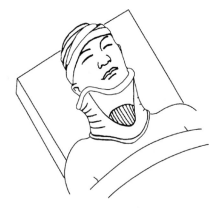

图 19-25　颈椎骨折用颈托固定

(二) 注意事项

1. 有伤口和出血,应先止血和包扎,再行骨折固定。若伤员休克,应先行抗休克处理。

2. 处理开放性骨折时,刺出的骨折断端在未经清创时不可还纳伤口内,以防感染。

3. 夹板固定时,其长度与宽度要与骨折的肢体相适应。下肢骨折夹板长度必须超过骨折上、下两关节,即"超关节固定"原则;固定时除骨折部位上、下两端外,还要固定上、下两关节。

4. 夹板不可直接与皮肤接触,其间要加衬垫,尤其在夹板两端、骨隆突处和悬空部位应加厚垫,以防局部组织受压或固定不稳。

5. 固定应松紧适度,牢固可靠,但不能影响血液循环。肢体骨折固定时,一定要将指(趾)端露出,以便随时观察末梢血液循环情况。如发现指(趾)端苍白、发冷、麻木、疼痛、水肿或青紫,说明血液循环不良,应松开重新固定。

6. 固定后避免不必要的搬动,不可强制伤员进行各种活动。

四、搬　运

搬运用于转移活动受限的伤病员,目的是使伤员迅速脱离危险地带,防止再次损伤。搬运伤员的方法应根据当地、当时的器材和人力而选定。

（一）搬运方法

1. 担架搬运法　是最常用的搬运方法,适用于病情较重、转移路途较长的伤病员。常用的担架有帆布担架、板式担架、铲式担架、四轮担架及自制的临时担架等类型。担架搬运的动作要领为:由 3~4 人组成一组,将患者移上担架;患者头部向后,足部向前,以便后面的担架员随时观察病情变化;担架员脚步行动要一致,平稳前进;向高处抬时,前面的担架员要放低,后面的担架员要抬高,使患者保持水平状态;向低处抬时,则相反。

2. 徒手搬运法　适用于现场无担架、转运路途较近,伤员病情较轻的情况。

（1）单人搬运法

1）侧身匍匐法:根据伤员的受伤部位,采用左或右侧匍匐法。搬运时,使伤员的伤部向上,将伤员腰部置于搬运者的大腿上,并使伤员的躯干紧靠于搬运者胸前,使伤员的头部和上肢不与地面接触,搬运者携伤员匍匐前进。

2）牵托法:将伤员放在油布或雨衣上,指导两个对角或双袖扎在一起固定伤员的身体,用绳子牵拉油布或雨衣前行。

3）扶持法:搬运者站在伤员一侧,使伤员靠近并用手臂揽住搬运者的头颈,搬运者用外侧的手牵伤员的手腕,另一手扶持伤员的腰背部,扶其行走;适用于伤情较轻、能够行走的伤员。

4）抱持法:搬运者站于伤员一侧,一手托其背部,另一手托其大腿,将伤员抱起,有知觉的伤员可配合抱住搬运者的颈部。

5）背负法:搬运者站在伤员一侧,一手抓紧伤员双臂,另一手抱其腿,用力翻身,使其负于搬运者的背上,然后慢慢站起。

（2）双人搬运法

1）椅托式搬运法:一人以左膝,另一人以右膝跪地,各用一手伸入伤员的大腿下,另一手彼此交叉支持伤员的背部,慢慢将伤员抬起。

2）拉车式搬运法:一人站在伤员的头侧,以两手插至伤员的腋下,将伤员抱在怀里,另一人跨在伤员两腿之间,抬起伤员的双腿,两人同方向步调一致抬伤员前行。

3) 平抱搬运法：两人并排将伤员平抱,或者一左一右、一前一后将伤员平抬起。注意此法不适用于脊柱损伤者。

（3）多人搬运法：三人可并排将伤员抱起,齐步一致向前(图 19-26); 第四人可负责固定头部(图 19-27)。多于四人,可面对面,将伤员平抱进行搬运。

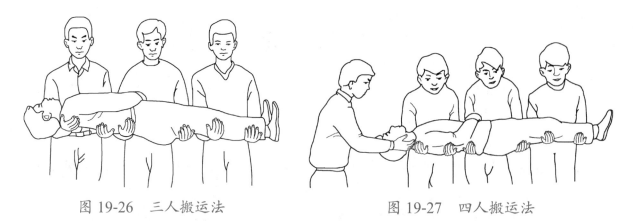

图 19-26　三人搬运法　　　　　　图 19-27　四人搬运法

3. 特殊患者的搬运方法

（1）腹部内脏脱出：将患者双腿稍曲,腹肌放松,以防内脏继续脱出。已脱出的内脏严禁回纳腹腔,以免加重污染。先用大小合适的碗或其他合适的替代物扣住内脏或取腰带做成略大于脱出物的环,围住脱出的内脏,然后用腹部三角巾包扎法包扎。将托式搬运法包扎后伤员取仰卧位,下肢屈曲,并注意腹部保暖,以防肠管过度胀气。然后再行担架或徒手搬运。

（2）昏迷伤员：使患者侧卧或俯卧于担架上,头偏向一侧,以利于呼吸道分泌物的引流。

（3）骨盆损伤：先将骨盆用三角巾或大块包扎材料做环形包扎后,让伤员仰卧于硬质担架或门板上,膝微屈,膝下加垫。

（4）脊柱、脊髓损伤：搬运时应使脊柱保持伸直,严禁颈部与躯干前屈或扭转。对于颈椎伤的伤员,一般应由 4 人一起搬运,1 人专管头部的牵引固定,保持头部与躯干成一直线,其余 3 人蹲于伤员的同一侧,2 人托躯干,1 人托下肢,4 人一起将伤员抬起放在硬质担架上,伤员头部两侧须用沙袋固定住,并用带子分别将伤员胸部、腰部、下肢与担架固定在一起。对于胸、腰椎伤的伤员,可由 3 人于伤员身体一侧搬运,方法与颈椎伤伤员的搬运法相同。

（5）身体带有刺入物：先包扎伤口,妥善固定好刺入物后,方可搬运。搬运途中避免震动、挤压、碰撞,防止刺入物脱出或继续深入。刺入物外露部分较长时,应有专人负责保护。

（二）注意事项

1. 搬运动作应轻巧、敏捷、步调一致,避免震动,避免增加伤病员的痛苦。

2. 根据不同的伤情和环境采取不同的搬运方法,避免二次损伤或因搬运不当造成的意外伤害。

3. 搬运途中应注意观察伤员的伤势与病情变化。

（郑向文）

本章小结

外伤处理时应该遵循先抢后救,先重后轻,先急后缓,先近后远,先止血后包扎,再固定后搬运的原则。对于外伤造成的皮肤破损,消毒是基础,不仅要注意皮肤破损处的消毒,更应该注意操作器械和物品的消毒,正确的消毒利于外伤处理后的愈合。外伤经常会导致出血和骨折。止血、包扎、固定、搬运是外伤救护的四项基本技术,学习时应该认真反复练习基本技能,掌握操作要点。造成外伤的现场环境较复杂,在现场救护时应在保证伤员和自身安全的前提下进行。

学习感悟:消毒和灭菌工作繁重脏乱,要发扬爱岗敬业精神,认真完成每一件器械物品消毒、灭菌,为临床救治患者提供良好的保障。止血、包扎、固定及转运是外伤患者后续有效治疗的基础。不正确的方法可以造成患者残疾,甚至终身残疾,威胁患者生命。同学们要认真学习、练习,掌握扎实的技能,严谨审慎。

思考与练习

[**名词解释**]

1. 消毒

2. 灭菌

3. 无菌术

[**填空题**]

1. 动脉出血(　　　　)、(　　　　)、(　　　　),血液(　　　　),须迅速止血。

2. 静脉出血(　　　　)、(　　　　),多数静脉损伤破裂后塌陷,出血多易控制。

3. 毛细血管出血(　　　　),(　　　　),可自行(　　　　)。

4. 指压法止血时头顶部按压(　　　　),颜面部按压(　　　　),头颈部按压(　　　　),头后部(　　　　)。

5. 手部出血压迫(　　　　)稍上方的内、外侧搏动点(　　　　)。

6. 加压包扎法止血法适用于(　　　　)小动脉,中、小静脉或毛细血管出血的(　　　　)。加压需持续(　　　　)min。

7. 止血带止血每扎(   )h,放松(   )min,结扎总时间

(   )h。

[**简答题**]

1. 止血带止血应注意的要点有哪些?

2. 绷带包扎主要有哪些方法?

3. 骨折固定应注意哪些事项?

第四篇 | 常见妇产科、儿科疾病

第二十章 | 常见妇产科疾病

20章 数字内容

学习目标

1. 具有良好的职业道德,关爱患者,保护其隐私;能与患者或家属进行有效沟通,缓解患者的心理压力。
2. 掌握自然流产、月经失调、各种阴道炎、慢性子宫颈炎、子宫肌瘤、宫颈癌的主要临床表现,不同时期人工流产的方法及其并发症,口服避孕药使用方法。
3. 熟悉自然流产、女性生殖系统疾病的病因,口服避孕药、宫内节育器的适应证和禁忌证。
4. 了解自然流产、月经失调、各种阴道炎、慢性子宫颈炎、子宫肌瘤、宫颈癌的治疗要点、宫内节育器的原理。
5. 学会自然流产、月经失调、阴道炎、慢性子宫颈炎、子宫肌瘤、宫颈癌的初步诊断。

妇产科学是专门研究女性生殖系统的生理、病理变化及生育调控的一门临床学科,由产科学和妇科学组成。产科学是研究女性妊娠期、分娩期及产褥期全过程中孕产妇、胚胎及胎儿所发生的生理、病理改变,进行预防、诊断、处理的临床医学学科。妇科学是研究女性在非孕期生殖系统的生理和病理改变,并对病理改变,进行预防、诊断、处理的临床医学学科。计划生育主要研究生育调控。本章主要介绍自然流产、月经失调、女性生殖器官疾病及计划生育。

第一节 自 然 流 产

 导入案例

患者,女,28 岁。患者结婚 2 年余,平时月经规律,周期 28d,现已停经 10 周;阴道少量流血 4d,大量出血伴下腹胀痛 1h 来院就诊。查体:T 38.0℃,BP 86/74mmHg,P 110 次/min;神志清楚,面色苍白;宫颈口仍有活动性出血;子宫相当于孕 50d 大小,压痛明显;宫口可容一指,有组织堵塞;双侧附件未见异常。

请思考:

1. 患者最可能的诊断是什么?

2. 该病的诊断要点有哪些?

3. 为进一步诊治还需要做什么辅助检查?

【概述】

流产(abortion)指妊娠在 28 周前、胎儿体重在 1 000g 以下的自然或人工的终止妊娠。发生于妊娠 12 周前,称为早期流产;发生在妊娠 12 周或之后,称为晚期流产。流产分为自然流产和人工流产。自然流产中早期流产占 80% 以上,按其发展过程可分为先兆流产、难免流产、不全流产和完全流产。稽留流产、复发性流产及流产合并感染是流产的特殊类型。

【病因及发病机制】

1. 胚胎因素 是早期流产的最常见原因,50%~60% 与胚胎或胎儿染色体异常有关。染色体异常包括染色体数目异常和结构异常,前者以三体最多见,而后者引起流产并不常见。

2. 母体因素 ①全身疾患:如严重感染、高热、心力衰竭、慢性消耗性疾病、严重贫血、高血压等。②生殖器官疾病:如子宫畸形、子宫腺肌病、子宫颈疾病等。③内分泌疾病:如女性内分泌功能异常等。④强烈应激与不良习惯:如手术、焦虑、吸烟、酗酒、吸毒等。⑤免疫功能异常:包括自身免疫功能异常和同种免疫功能异常。

3. 父亲因素 精子的染色体异常可导致自然流产。

4. 环境因素 过多接触有害物质、放射线等可能导致自然流产。

【临床表现】

临床表现主要为停经后阴道流血和腹痛。

1. 早期流产 妊娠物排出前胚胎多已死亡。开始时绒毛与蜕膜剥离,血窦开放,出现阴道流血,剥离的胚胎和血液刺激子宫收缩,排出胚胎及其他妊娠物,产生阵发性下腹部疼痛。胚胎及其附属物完全排出后,子宫收缩,血窦闭合,出血停止。

2. 晚期流产 胎儿排出前后还有生机,其原因多为子宫解剖异常,其临床过程与早产相似,胎儿娩出后胎盘娩出,出血不多,也有少数流产前胎儿已死亡,其原因多为非解剖因素所致,如严重胎儿发育异常、自身免疫异常、血栓前状态、宫内感染或妊娠附属物异常等。

3. 临床类型 自然流产按发展的不同阶段分为 5 种类型,见表 20-1。

表 20-1 自然流产临床类型

类型	症状		妇科检查			结局
	出血量	下腹痛	宫颈口	组织排出	子宫大小	
先兆流产	少量暗红色或血性白带	无或轻	未开	无	与妊娠周数相符	妊娠可能继续
难免流产	量增多	加剧	扩张	无	相符或略小	流产不可避免
不全流产	由少到多	减轻	扩张或有组织物堵塞	部分排出	小于妊娠周数	易致休克及感染
完全流产	由少到无	消失	关闭	完全排出	正常或略大	无须处理

4. 流产的特殊类型

(1) 稽留流产:又称为过期流产,指胚胎或胎儿已死亡滞留宫腔内未能及时自然排出者。表现为早孕反应消失,有先兆流产症状或无任何症状,胎动消失;宫颈口未开,子宫较停经周数小,质地不软。

(2) 复发性流产:指与同一性伴侣连续发生 3 次或 3 次以上的自然流产。复发性流产大多数为早期流产,少数为晚期流产。早期复发性流产常见为胚胎染色体异常、免疫功能异常、黄体功能不全、甲状腺功能减退症等;晚期复发性流产常见原因为子宫解剖异常、自身免疫异常、血栓前状态等。

(3) 流产合并感染:阴道流血时间长、有组织残留在宫腔内等,有可能引起宫腔感染,常为厌氧菌及需氧菌混合感染,严重感染可扩展至盆腔、腹腔甚至全身,并发盆腔炎、腹膜炎、败血症及感染性休克。

【辅助检查】

1. 超声检查 确定胚胎或胎儿的位置及有无胎心搏动、是否存活、宫腔内有无组织物残留。

2. 妊娠试验　先兆流产者多为阳性，难免流产可为阴性或阳性，其余多为阴性。

3. 其他检查　血常规检查了解有无贫血及感染；稽留流产时应做凝血功能检查，判断有无凝血功能障碍，及早发现 DIC。

【诊断要点】

诊断自然流产一般并不困难，根据病史及临床表现多能确诊，仅少数需做辅助检查。确诊自然流产后，还需确定其临床类型决定相应的处理方法。

询问患者有无停经史和反复流产史；有无早孕反应、阴道流血，阴道流血量及持续时间；有无阴道排液及妊娠物排出有无腹痛，腹痛部位、性质程度；有无发热、阴道分泌物性状及有无臭味等。测量体温、脉搏、呼吸、血压；注意有无贫血及感染征象。消毒外阴后行妇科检查注意宫颈口是否扩张，羊膜囊是否膨出，有无妊娠物堵塞子宫颈口；子宫大小与停经周数是否相符，有无压痛；双侧附件有无压痛、增厚或包块。操作应轻柔。

早期自然流产应与异位妊娠（又称为宫外孕）、水泡状胎块（又称为葡萄胎）及子宫肌瘤等相鉴别。

【治疗】

（一）治疗原则

不同类型的流产治疗原则也不同，应积极预防感染及失血性休克。

（二）治疗要点

1. 先兆流产　适当休息，禁止性生活，避免一切不良刺激，可给予孕酮（又称为黄体酮）、孕激素制剂保胎治疗。如用药 2 周病情无缓解，甚至症状加剧，血人绒毛膜促性腺激素水平持续不升或下降，提示胚胎发育异常，或者 B 超显示胚胎已死，则流产不可避免，应立即行清宫术。

2. 难免流产　需尽快手术清除宫腔内容物终止妊娠，以防失血性休克、感染及 DIC。应给予抗生素预防感染。

3. 不全流产　一经确诊应立即行清宫术，并给予抗生素预防感染。

4. 完全流产　如无感染征象无须特殊处理。

5. 稽留流产　处理较难。根据患者不同情况选择行清宫术，警惕子宫穿孔。

6. 复发性流产　染色体异常者进行遗传咨询确定是否可以妊娠。子宫解剖异常者可手术治疗。黄体功能不全者可给予孕酮。

7. 流产合并感染　控制感染的同时尽快清除宫内残留物。若感染严重或盆腔脓肿形成，应行手术引流，必要时切除子宫。

第二节　月经失调

一、异常子宫出血

 导入案例

　　患者,女,48岁,月经紊乱1年,阴道持续出血40d来诊。患者自述既往月经正常,1年前月经出现异常,周期紊乱,经量增多,经期延长,持续15d左右,曾自行服药治疗效果不佳;半年前因阴道流血半个月未进行诊断性刮宫;40d前月经来潮后一直淋漓不尽,颜色暗红,小腹坠胀,故就诊。妇科检查:外阴血迹,阴道少量积血,宫颈光滑,子宫后位,偏大,活动,无明显压痛。附件(-)。病理学检查增生期内膜。

　　请思考:

　　1. 患者最可能的诊断是什么?

　　2. 该病的诊断要点有哪些?

　　3. 为诊断该病可建议患者做哪些辅助检查?

【概述】

　　异常子宫出血(abnormal uterine bleeding,AUB)是妇科常见的症状和体征,是与正常月经的周期频率、规律性、经期长度、经期出血量、经血性状中的任何一项或几项不符、源自子宫腔的异常出血。

　　本节主要内容是生育期非妊娠期妇女,不包括妊娠期、产褥期、青春期前和绝经后的出血。常见的月经失调有功能失调性子宫出血、闭经、痛经、绝经综合征等。常表现为月经周期长短不一、经期延长、经量增多或不规则阴道出血,可分为无排卵性异常子宫出血和排卵性异常子宫出血两类。

【病因及发病机制】

　　1. 无排卵性异常子宫出血　多发生于青春期与绝经过渡期妇女,生育期也可发生。青春期下丘脑-垂体-卵巢轴(hypothalamic-pituitary-ovarian axis,HPO)的调节功能尚未发育成熟,与卵巢间尚未建立稳定的协调关系,垂体分泌的卵泡刺激素(follicle-stimulating hormone,FSH)相对不足,无正常月经周期中血黄体生成素(luteinizing hormone,LH)高峰形成,导致卵巢不能排卵。绝经过渡期妇女则因卵巢功能衰退,剩余卵泡对垂体促性腺激素反应低下,不能发育成熟而无排卵。生育期妇女有时因应激、肥胖等因素影响,也可发生无排卵。

2. 排卵性异常子宫出血　多发生于生育期妇女。常见黄体功能不足与子宫内膜不规则脱落两种类型。

（1）黄体功能不足：月经周期中有卵泡发育及排卵，但黄体期孕激素分泌不足或黄体过早衰退，导致子宫内膜分泌反应不良和黄体期缩短。LH 不足使排卵后黄体发育不良，孕激素分泌减少。LH/FSH 比值异常也可造成性腺轴功能紊乱，使卵泡发育不良，排卵后黄体发育不全。此外，生理性因素，如初潮、绝经前、分娩后也可出现下丘脑-垂体-卵巢轴功能紊乱，导致黄体功能不足。

（2）子宫内膜不规则脱落：在月经周期中，有排卵，黄体发育良好，但萎缩过程延长导致子宫内膜不规则脱落。这是由于下丘脑-垂体-卵巢轴调节功能紊乱，引起黄体萎缩不全，内膜持续受孕激素影响，以致不能如期完整脱落。

【临床表现】

1. 无排卵性异常子宫出血　最常见症状是不规则子宫出血。其特点：月经周期紊乱，经期长短不一，出血量时多时少。失血多者可出现贫血或休克，一般无腹痛。

2. 排卵性异常子宫出血　黄体功能不足，常表现为月经周期缩短，可有不孕或孕早期流产；子宫内膜不规则脱落者表现为月经周期正常，但因子宫内膜不规则脱落，经期延长，常达 9~10d，出血量多。

【辅助检查】

1. 妇科检查　生殖器官无器质性病变。

2. 基础体温测定　是测定排卵简单易行的方法。有排卵者的基础体温曲线呈双相型，无排卵者基础体温始终处于较低水平，呈单相型。

3. 诊断性刮宫　通过诊断性刮宫达到止血及明确子宫内膜病理诊断目的。

4. 超声检查　了解子宫大小、宫腔内有无赘生物、子宫内膜厚度等。

5. 宫腔镜检查　可直视病变部位取活检以诊断宫腔病变。

6. 宫颈黏液结晶检查　经前出现羊齿植物叶状结晶者提示无排卵。

7. 阴道脱落细胞涂片检查　可了解有无排卵及雌激素水平。

8. 激素测定　经前测定血清孕酮值，若在卵泡期水平为无排卵。

【诊断要点】

异常子宫出血根据病史、临床表现，结合妇科检查、实验室检查，即可作出诊断。诊断前必须首先排除生殖道或全身器质性病变。

【治疗】

（一）治疗原则

无排卵性异常子宫出血的青春期及生育期患者以止血、调整周期、促排卵为目的。绝经过渡期患者以止血、调整周期、减少经量、防止子宫内膜病变为主。排卵性异常子宫出血应以恢复其黄体功能为治愈目标。

（二）治疗要点

1. 无排卵性异常子宫出血

（1）止血：性激素是首选药物，如孕激素、雌激素、复方短效口服避孕药等。对于急性大出血及有子宫内膜癌高危因素的患者采用刮宫术止血。刮宫术是立即有效的止血措施，而且刮出物送检可明确诊断以排除器质性疾病，尤其是妇科肿瘤。

（2）调节周期：方法根据患者的年龄、激素水平、生育要求等而有所不同；可以选用孕激素、口服避孕药、雌孕激素序贯法等。

（3）促排卵：用于生育期、有生育需求者，尤其是不孕患者。青春期患者不应采用促排卵药物来控制月经周期。常有药物有氯米芬、人绒毛膜促性腺素、尿促性素等。

（4）手术治疗：适用于药物治疗无效的患者；可采用子宫内膜切除术、子宫切除术等。

2. 排卵性异常子宫出血

（1）黄体功能不足：针对其发生原因，促进卵泡发育和排卵，如雌激素及氯米芬；黄体功能刺激疗法，如绒促性素；黄体功能补充疗法，如孕酮；也可口服避孕药。

（2）子宫内膜不规则脱落：先选药物治疗，对无生育要求患者，可考虑子宫内膜切除术。刮宫术仅用于紧急止血及病理学检查。

二、绝经综合征

 导入案例

患者，女，48岁，近1年来月经紊乱，周期不固定，经期延长，经量多，淋漓不尽。患者自述不明原因心烦意乱、激动易怒、潮热、失眠多梦、有时彻夜辗转，注意力不集中，深感力不从心。

请思考：

1. 患者最可能的诊断是什么？

2. 该案例的诊断要点有哪些？

3. 建议患者做哪些治疗？

【概述】

绝经指月经永久性停止。我国妇女平均绝经年龄在50岁。围绝经期指从卵巢功能开始衰退直至绝经后1年内的时间。妇女绝经前后出现性激素波动或减少所致的一系列躯体及精神心理症状，称为绝经综合征。绝经分为自然绝经和人工绝经。自然绝经指卵巢内卵泡生理性耗竭所致的绝经。人工绝经指两侧卵巢经手术切除或放射线照射等所致的绝经,更易发生绝经综合征。

【病因及发病机制】

由于卵巢萎缩,围绝经期最早的变化是卵巢功能衰退,然后为下丘脑和垂体功能退化。卵巢功能衰退致雌激素水平下降,孕激素水平相对不足或缺乏,反馈性的 FSH 水平增高。加快了卵泡发育速度,导致卵泡期缩短,卵泡数目逐渐减少直至耗竭,卵巢分泌激素继续下降,使正常的下丘脑-垂体-卵巢轴平衡失调。影响了自主神经中枢及支配下的各脏器功能,从而出现一系列性激素减少所致的症状。当卵巢切除或放疗损伤卵巢后,由于雌激素突然急剧下降所造成症状更为明显。

【临床表现】

1. 近期表现

(1) 月经紊乱:是常见症状;可表现为月经周期不规则、经期持续时间长及经量增多或减少。

(2) 血管舒缩症状:表现为潮热,为血管舒缩功能不稳定所致。特点为反复出现短暂的面部、颈部及胸部皮肤阵阵发红,伴烘热,继之出汗;一般持续 1~3min;夜间或应激状态易促发。该症状可持续 1~2 年,有时更长。严重时可影响妇女的工作、生活和睡眠。

(3) 自主神经失调症状:常出现心悸、头痛、眩晕、失眠、耳鸣等。

(4) 精神、神经症状:表现为抑郁、多疑、激动易怒或情绪低落,不能自我控制;同时还出现注意力不集中,记忆力减退等。

2. 远期表现

(1) 心血管病变:雌激素对女性心血管系统具有保护作用。绝经后妇女易发生动脉粥样硬化、心肌梗死、高血压和脑出血等疾病表现。

(2) 泌尿生殖器绝经后综合征:表现为泌尿生殖道萎缩表现。常有尿痛、尿急、排尿困难等反复发作的尿路感染,阴道干燥,性交困难及反复发作的阴道炎。

(3) 骨质疏松:雌激素是维持妇女骨钙含量的关键激素。围绝经期过程中约 50% 的妇女有骨质疏松症,其发生与雌激素下降有关。一般发生在绝经后 5~10 年内,最常发生在椎体。

(4) 阿尔茨海默病:绝经后期妇女比老年男性患病风险高,其发生与内源性雌激素下降有关。

【辅助检查】

1. 血清 FSH 及雌二醇(estradiol,E_2)值测定　绝经过渡期血清 FSH>10U/L,提示卵巢储备功能下降。FSH>40U/L 且 E_2<10~20pg/ml,提示卵巢功能衰竭。

2. 抗米勒管激素(anti-Müllerian hormone,AMH)测定　AMH 低至 1.1ng/ml 提示卵巢储备功能降低;若低至 0.2ng/ml 提示即将绝经;绝经后 AMH 一般测不出。

【诊断要点】

绝经综合征根据病史及临床表现不难诊断。需注意除外相关症状的器质性病变、甲状腺疾病及精神疾病。卵巢功能评价等实验室检查有助于诊断。

【治疗】

(一)治疗原则

缓解近期症状,并能早期发现、有效预防骨质疏松症、动脉粥样硬化等老年性疾病。

(二)治疗要点

1. 精神心理治疗　对情绪不稳定者适当选用镇静剂、谷维素等。

2. 激素补充治疗　适用于绝经相关症状、泌尿生殖道萎缩症状相关的问题、低骨量及骨质疏松症等。其禁忌证有已知或可疑妊娠,不明原因的子宫出血,已知或可疑患有乳腺癌或患有与性激素相关恶性肿瘤,严重的肝、肾功能障碍,6个月内有活动性血栓栓塞性疾病等。

雌激素替代治疗在制剂的选择上要注意对有子宫者应同时使用雌激素和孕激素,单纯的雌激素治疗只适用于子宫已切除者。剂量应采用最小有效量。

3. 预防骨质疏松　可补充钙剂(氨基酸螯合钙胶囊)、维生素D等。

第三节　女性生殖器官疾病

一、女性生殖系统炎症

 导入案例

患者,女,38岁,已婚,因外阴瘙痒、分泌物增多1周就诊。患者10d前因胆道感染曾住院,应用抗生素近1周;白带增多呈白色、稠厚。妇科检查:阴道黏膜充血明显,表面有白色膜状物覆盖,擦去后露出红肿黏膜面。子宫颈光,子宫正常,双附件未及异常。

请思考:

1. 患者最可能的诊断是什么?

2. 该病的诊断要点有哪些?

3. 该病如何治疗?

女性生殖系统炎症是妇科常见病、多发病,各年龄阶段皆可发病,炎症部位涉及广泛,包括外阴、阴道、子宫颈、盆腔内子宫、输卵管、卵巢及周围结缔组织,临床上以阴道炎、慢性子宫颈炎最常见。

1. 女性生殖系统在解剖和生理上对病原体的侵入具有较完善的自然防御功能,增加了对感染的防御能力。但由于以下因素容易发生感染:

(1) 阴道口前邻尿道,后邻肛门,局部潮湿,容易受到污染。

(2) 女性生殖器官又与外界直接相通,病原体容易入侵。

(3) 女性特殊生理期,如月经期、妊娠期、分娩期和产褥期等,生殖系统的防御功能受到破坏,机体免疫力下降,容易发生感染。

(4) 外阴和阴道是性交、分娩、流产、清宫等宫腔操作的必经之路,容易受损伤或病原体的感染。

(5) 婴儿或绝经后妇女,阴道自净作用弱,局部抵抗力下降,容易发生感染。

2. 女性生殖系统炎症有两种感染途径,包括内源性感染和外源性感染。

(1) 内源性感染:指各种原因引起阴道内正常菌群的生态平衡被破坏,如体内雌激素水平降低、频繁性交、阴道灌洗、长期应用广谱抗生素;或者机体抵抗力低下使致病菌大量繁殖引起炎症。

(2) 外源性感染:指病原体通过外界如飞沫、检查器械、盆浴、手术操作等途径进入生殖系统导致炎症。

(一)阴道炎

1. 滴虫阴道炎　是由阴道毛滴虫引起的常见阴道炎症,好发于育龄妇女。滴虫阴道炎传播途径分直接性交传播,经公共浴池、浴盆、游泳池、厕所、便盆、衣物、器械及敷料等间接传播;以性交直接传播为主要传播方式。

[病因及发病机制]

阴道毛滴虫属厌氧寄生原虫(图 20-1),适宜生存在温度 25~40 ℃、pH 5.2~6.6 的潮湿环境中,pH 5.0 以下环境中可抑制生长。月经前后 pH 发生改变,因此,月经前后易感染阴道毛滴虫。

[临床表现]

潜伏期为 4~28d,25%~50% 患者感染初期无症状。典型症状是阴道分泌物增多伴外阴瘙痒,分泌物典型特点为稀薄泡沫状,如有其他细菌混合感染白带可呈黄绿色、泡沫状、脓性且有异味,瘙痒部位在阴道口和外阴,局部灼热、疼痛、性交痛,如有尿道口感染可有尿频、尿痛甚至血尿。检查时可见阴道黏膜充

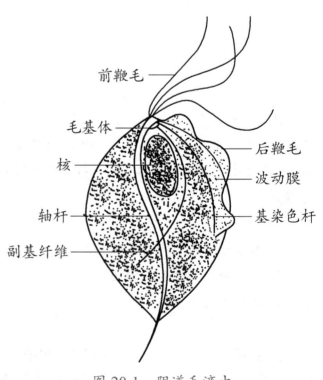

图 20-1　阴道毛滴虫

前鞭毛
毛基体
核
轴杆
副基纤维
后鞭毛
波动膜
基染色杆

血,严重时有散在的出血点,形成"草莓样"子宫颈。有时可见阴道后穹有呈黄绿色或脓性泡沫状分泌物。

阴道毛滴虫能吞噬精子并能阻碍乳酸生成,影响精子在阴道内生存造成不孕。少数无症状滴虫感染者称为带虫者。

［辅助检查］

(1) 阴道分泌物悬滴法:可见呈波浪状运动的滴虫。

(2) 阴道分泌物培养法:多次悬滴法无结果时采用。

［诊断要点］

滴虫阴道炎根据病史、临床表现及结合实验室检查,即可作出诊断;需与需氧菌阴道炎相鉴别。

［治疗］

(1) 治疗原则:切断传播途径,杀灭阴道毛滴虫,恢复阴道正常状态,防止复发。

(2) 治疗要点

1) 全身治疗:口服甲硝唑,偶有胃肠道不良反应。妊娠期、哺乳期妇女慎用。

2) 局部用药:1% 乳酸或 0.1%~0.5% 醋酸冲洗阴道后放置甲硝唑片。

3) 性伴侣治疗:性伴侣应同时治疗。

4) 随访及治疗失败的处理:可重复给予甲硝唑每次 400mg,2 次/d,共 7d。再次失败者,可应用甲硝唑每次 2g,1 次/d,共 5d。为避免重复感染,对密切接触用品如毛巾、内裤等高温消毒处理。

2. 外阴阴道假丝酵母菌病　是由白假丝酵母菌引起的常见外阴和阴道炎症。传播方式主要为内源性传染,也可通过性交直接传染。

［病因及发病机制］

病原体多为白假丝酵母菌。白假丝酵母菌为机会致病菌,可存在于口腔、肠道、阴道黏膜而不发病。当阴道内糖原增多、酸度增加、免疫力下降时局部繁殖。故妊娠期妇女,糖尿病、大量雌激素治疗、长期应用抗生素、服用皮质类固醇或免疫缺陷综合征者易发。

［临床表现］

外阴瘙痒和阴道分泌物增多是最主要的症状。阴道奇痒难耐,坐卧不安,可伴有烧灼痛、尿频、尿痛及性交痛。阴道分泌物典型特点为干酪样白带或豆渣样白带。小阴唇内侧、阴道黏膜充血并附着白色膜状物,擦除后露出红肿黏膜面。外阴可见红斑、水肿,皮肤有抓痕。

［辅助检查］

(1) 阴道分泌物悬滴法:寻找芽生孢子和假菌丝。

(2) 阴道分泌物培养法:多次悬滴法无结果时采用。

［诊断要点］

外阴阴道假丝酵母菌病根据病史、临床表现及实验室检查不难诊断；需与细胞溶解性阴道病相鉴别。

［治疗］

（1）治疗原则：消除诱因，积极治疗糖尿病等原发疾病。

（2）治疗要点

1）消除诱因：积极治疗糖尿病，长期应用广谱抗生素、雌激素、皮质类固醇者应停药。患者使用过的内裤、毛巾应用开水烫洗。

2）阴道用药：制霉菌素制剂、克霉唑制剂、咪康唑制剂置于阴道内。

3）全身用药：口服氟康唑等。

3. 细菌性阴道病　　细菌性阴道病是阴道内菌群失调（正常菌群减少，厌氧菌群数增加）所致的一种混合感染。

［病因及发病机制］

发病时，阴道内乳酸杆菌减少，厌氧菌增多，产生胺类物质使阴道分泌物增多伴臭味。

［临床表现］

外阴灼热不适，阴道分泌物增多，有鱼腥气味。阴道壁炎症不明显，可见均匀一致的灰白色、稀薄状分泌物，易拭去。

［辅助检查］

线索细胞阳性及胺试验阳性。

［诊断要点］

细菌性阴道病根据病史、临床表现及实验室检查不难诊断。与其他常见阴道炎相鉴别。

［治疗］

（1）治疗原则：消除病因，积极治疗原发疾病。

（2）治疗要点：选用抗厌氧菌药物，如甲硝唑、替硝唑、克林霉素等。

（二）慢性子宫颈炎

［概述］

子宫颈炎是妇科常见的疾病之一，分为急性子宫颈炎和慢性子宫颈炎。临床以慢性子宫颈炎多见。慢性子宫颈炎指子宫颈间质内有大量淋巴细胞、浆细胞等慢性炎细胞浸润，可伴有子宫腺上皮及间质的增生和鳞状上皮化生。病理变化有慢性宫颈管黏膜炎、子宫颈息肉、子宫颈肥大。

［病因及发病机制］

1. 病因　　多由急性子宫颈炎转变而来，多见于分娩、流产或手术损伤子宫颈后，病原体侵入而引起感染；也有患者无急性子宫颈炎症状，直接发生慢性子宫颈炎；卫生不良，雌激素缺乏，局部抗感染能力差，也易发生。

2. 病原体　主要为葡萄球菌、链球菌、大肠埃希菌及厌氧菌。随性传播疾病的增加，沙眼衣原体及淋病奈瑟球菌感染引起的慢性子宫颈炎日益增多。

 知识拓展

鳞-柱交接部

正常子宫颈上皮由子宫颈阴道部的鳞状上皮和子宫颈管柱状上皮共同组成。两种上皮的交接部位在子宫颈外口，此部位称为原始鳞-柱交接部。此交接部位随体内雌激素水平的高低而发生生理性移位。在原始鳞-柱交接部和生理性鳞-柱交接部之间的区域为移行带区，是由鳞状上皮逐渐替代表面被覆的柱状上皮而形成。

[临床表现]

慢性子宫颈炎多无症状，少数患者可有持续或反复发作的阴道分泌物增多。由于病原体、炎症范围及程度不同，分泌物性状也不同。多数为淡黄色或脓性，性交后出血，月经间期出血，偶有分泌物刺激引起外阴瘙痒或不适。妇科检查可见黄色分泌物覆盖子宫颈口或从子宫颈口流出，或者在糜烂样改变的基础上同时伴有子宫颈充血、水肿、脓性分泌物增多或接触性出血，也可表现为子宫颈息肉或子宫颈肥大。

[辅助检查]

宫颈刮片可以排除宫颈癌，阴道镜检查等。

[诊断要点]

慢性子宫颈炎根据病史、临床表现及实验室检查即可诊断。应与子宫颈腺囊肿、子宫恶性肿瘤、子宫颈柱状上皮异位和子宫颈鳞状上皮内病变相鉴别。

[治疗]

1. 治疗原则　以局部治疗为主。

2. 治疗要点

(1) 慢性子宫颈黏膜炎：对持续性宫颈管黏膜炎，需了解有无沙眼衣原体及淋病奈瑟球菌的再次感染、性伴侣是否已进行治疗、阴道微生物群失调是否持续存在，针对病因给予治疗。对病原体不清者尚无有效治疗方法。对子宫颈呈糜烂样改变、有接触性出血且反复药物治疗无效者，可试用物理疗法。

(2) 子宫颈息肉：可手术摘除，术后将切除的息肉送组织学检查。

(3) 子宫颈肥大：一般无须治疗。

二、女性生殖系统肿瘤

（一）子宫肌瘤

 导入案例

患者，女，39岁，孕2产1，经量增多、经期延长2年。患者自述平常月经(7~8)/28d，量多，有血块，无明显痛经；近2年来月经周期尚正常，但经期延长至12~13d，经量增多约1/3；近3个月自感乏力。查体：贫血貌，心肺听诊无异常。外阴阴道正常；宫颈肥大、光滑，子宫前倾位，如孕2个月大小，表面光滑，活动好，质地硬，无压痛。血常规：Hb 62g/L。B超检查示多发性子宫肌瘤。

请思考：

1. 患者最可能的诊断是什么？

2. 该病的诊断要点有哪些？

3. 针对该病建议患者做哪些治疗？

[概述]

子宫肌瘤是女性生殖系统中最常见的良性肿瘤，由平滑肌及结缔组织组成，以多发性子宫肌瘤常见；多见于30~50岁女性，20岁以下少见。其发生率约为20%。子宫肌瘤分类：

1. 按肌瘤生长部位　可分为宫体肌瘤(约占90%)和宫颈肌瘤(约占10%)。

2. 按肌瘤与子宫肌层的位置关系分3类(图20-2)：

(1) 肌壁间肌瘤：最常见，占总数的60%~70%。肌瘤位于子宫肌层内，周围被肌层包绕。

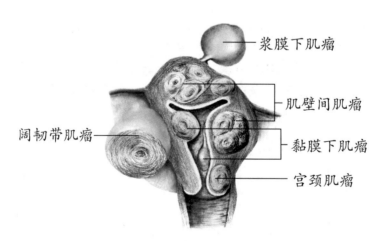

图 20-2　各型子宫肌瘤示意图

（2）浆膜下肌瘤：约占 20%。肌瘤向子宫浆膜面生长，突出于子宫表面。肌瘤表面仅覆盖子宫浆膜。

（3）黏膜下肌瘤：占总数的 10%~15%。肌瘤向宫腔方向生长并突出于宫腔内，表面由子宫内膜覆盖。

子宫肌瘤常为多个，各种类型的肌瘤可发生在同一子宫，称为多发性子宫肌瘤。

[病因及发病机制]

目前尚未找到子宫肌瘤的确切病因。肌瘤在生育期可继续生长和发展，至绝经期停止生长，随后萎缩，提示子宫肌瘤的发生和生长可能与雌激素有关。肌瘤变性常见的变性有玻璃样变、囊性变、红色变性、肉瘤样变和钙化。

[临床表现]

1. 症状

（1）月经改变：较大的肌壁间肌瘤及黏膜下肌瘤使宫腔变大，子宫内膜面积随之增加并导致子宫收缩不良，使月经周期缩短、经期延长、经量增多、不规则阴道流血等，是子宫肌瘤最常见症状。黏膜下肌瘤发生坏死、溃疡、感染时，有持续性或不规则阴道流血，甚至脓血性排液等。

（2）腹部肿块：肌瘤较小时在腹部摸不到肿块，当肌瘤逐渐增大，使子宫超过 3 个月妊娠大时，可从腹部触及。较大的黏膜下肌瘤可脱出于阴道外。

（3）白带增多：肌壁间肌瘤使宫腔面积变大，内膜腺体分泌物增多，盆腔充血，致使白带增多。当黏膜下肌瘤脱出于阴道内并发生感染时，白带增多、可为脓性白带。若有溃烂、坏死、出血时，可有血性或脓性并伴有恶臭的阴道流液。

（4）腹痛、腰酸背痛、下腹坠胀：肌瘤常引起腰酸、腰痛、下腹坠胀，且经期加重。当浆膜下肌瘤发生蒂扭转时出现急性腹痛。肌瘤红色变性时，腹痛剧烈且伴发热、呕吐。

（5）压迫症状：较大的肌瘤可压迫邻近器官引起相应症状。肌瘤压迫膀胱时，可引起尿频、排尿障碍、尿潴留等。肌瘤压迫直肠可引起便秘、排便困难等。

（6）不孕或流产：黏膜下肌瘤和引起宫腔变形的肌壁间肌瘤可引起不孕或流产。

（7）继发性贫血：长期经量增多可引起继发性贫血，严重者出现贫血面容、全身乏力、心悸等症状。

2. 体征　肌瘤较大者在腹部可扪及。妇科检查时，肌壁间肌瘤者常可触及增大的子宫，表面不规则、呈结节状。浆膜下肌瘤者可扪及有蒂与子宫相连的质地较硬的球状物。黏膜下肌瘤的子宫多均匀增大，有时可在子宫颈口或阴道内见到粉红色、表面光滑的肌瘤，子宫颈外口边缘清楚。肌瘤发生感染时，可有出血、坏死及脓性分泌物。

[辅助检查]

B 超检查，还可采用子宫镜、腹腔镜、子宫输卵管造影等协助诊断。

[诊断要点]

子宫肌瘤根据病史、临床表现及超声检查即可作出诊断。应注意与妊娠子宫、卵巢肿瘤、子宫腺肌病、子宫恶性肿瘤、卵巢子宫内膜异位囊肿及盆腔炎性包块等相鉴别。

[治疗]

1. 治疗原则　根据患者年龄、症状、肌瘤大小、生育要求，以及肌瘤的类型、大小、数目而选择治疗方案。

2. 治疗要点

（1）保守治疗

1）随访观察：肌瘤小且无症状者，尤其是接近围绝经期的患者一般不需治疗，每3~6个月随访1次，若肌瘤增大或症状加重者，应考虑进行治疗。

2）药物治疗：诊断明确的肌瘤，小于2个月妊娠子宫大小，症状不明显或较轻，尤其近绝经年龄或全身情况不能手术的患者，可考虑药物对症治疗。常选用促性腺激素释放激素类似物、米非司酮，但都不推荐长期使用。

（2）手术治疗：手术方式有肌瘤剔除术和子宫切除术。

1）肌瘤剔除术：适用于希望保留生育功能的患者，保留子宫。术后有残留或复发的可能。

2）子宫切除术：适用于肌瘤较大，症状明显，治疗效果不佳，无生育要求或疑有恶变者。对年龄在50岁以下卵巢外观正常者，可考虑保留卵巢。

（3）其他治疗：主要适用于不能耐受或不愿手术者，如子宫动脉栓塞术、高能聚焦超声及子宫内膜切除术等。

（二）宫颈癌

 导入案例

患者，女，46岁，平素月经规律，量中等，色暗红，无痛经。患者自述近2个月多次出现接触性出血，色鲜红，量不多，能自止。查体：T 36.6℃，P 82次/min，R 16次/min，BP 90/60mmHg。一般情况良好，胸腹部检查未见异常。妇科检查：外阴已婚经产型，阴道通畅，无异常分泌物。子宫颈肥大，于9~12点处见一菜花状病灶，约1.5cm×2.5cm，余处尚光滑。阴道壁及阴道穹弹性良好，子宫前倾位，大小正常，活动良好，双侧附件无异常。血常规：WBC $3.5×10^9$/L，Hb 111g/L，PLT $187×10^9$/L。宫颈活检病理报告示宫颈高分化鳞癌。

请思考：

1. 患者最可能的诊断是什么？

2. 该病的诊断要点有哪些？

3. 应如何治疗？

[概述]

宫颈癌是原发于宫颈的上皮来源的恶性肿瘤,是女性生殖系统最常见的恶性肿瘤。高发年龄 50~55 岁。由于宫颈癌筛查的普及,宫颈癌和癌前病变得到早期诊断、早期治疗,其发病率和患者死亡率明显下降。

[病因及发病机制]

人乳头瘤病毒(human papilloma virus,HPV)是导致宫颈癌的主要原因。

1. HPV 感染　接近 99% 的宫颈癌组织发现有高危型 HPV 感染,其中约 70% 与HPV 16 型和 HPV 18 型相关。

2. 性行为　多个性伴侣、初次性生活 <16 岁。

3. 分娩及次数　早年分娩、多产。

4. 配偶　与患有阴茎癌、前列腺癌,或者与其性伴侣曾患有宫颈癌的高危男性进行性接触的妇女,也易患宫颈癌。

5. 其他　吸烟、性传播疾病、经济情况低下、口服避孕药和免疫抑制药等。

宫颈癌病变多发生在宫颈外口的原始鳞-柱交接部与生理性鳞-柱交接部间所形成的移行区。按组织发生和发展,宫颈癌可分为上皮内病变、原位癌、微小浸润癌和浸润癌 4 个阶段。按病理学划分,宫颈癌主要有浸润性鳞状细胞癌(占 75%~80%)、腺癌(占20%~25%)两类。浸润性鳞状细胞癌随着病变进展,可形成外生型、内生型、溃疡型和颈管型 4 种类型(图 20-3)。转移途径有直接蔓延、淋巴转移和血行转移,直接蔓延最常见,血行转移极少见。

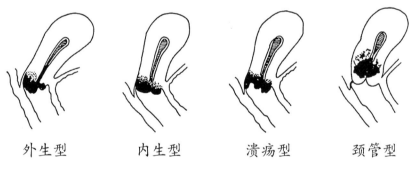

外生型　　内生型　　溃疡型　　颈管型

图 20-3　宫颈癌大体检查的类型

[临床表现]

早期宫颈癌常无明显症状和体征,子宫颈管型患者因子宫颈外观正常,易漏诊或误诊,随病变发展可出现以下表现:

1. 症状

(1) 阴道流血:早期表现为接触性出血,可见性交后或妇科检查后出血。

(2) 阴道排液:阴道排液增多,为白色或血色,稀薄如水或米泔样,有腥臭。晚期癌组织坏死继发感染时,可有大量脓性或米泔样恶臭白带。

(3) 晚期症状:由于病变累及宫旁组织和神经,可出现腰骶部或坐骨神经疼痛。病灶压迫输尿管或直肠,可出现尿频、尿急、肛门坠胀等。

（4）并发症：病变广泛者可因静脉、淋巴回流受阻致输尿管积水、尿毒症。长期疾病消耗可出现贫血、恶病质等全身衰竭症状。

2. 体征　微小浸润癌可无明显病灶,子宫颈光滑或糜烂样改变。随浸润癌的类型、生长发展情况,局部体征不同。外生型癌可见向外突出的息肉状、菜花状赘生物,常伴感染,触之易出血；内生型癌则表现为子宫颈肥大、质硬、子宫颈管膨大；晚期癌组织脱落后形成溃疡或空洞伴恶臭；癌肿浸润阴道时,可见到阴道壁有赘生物或阴道壁变硬；浸润宫旁组织,妇科检查可扪及子宫颈旁组织增厚、结节状、质硬或形成冰冻骨盆状。

[辅助检查]

1. 子宫颈细胞学检查或 HPV 检测　此方法常用于宫颈癌普查。

2. 阴道镜检查　有利于进一步观察早期病变,选择病变部位进行宫颈活检,以提高诊断正确率。

3. 子宫颈活检　是确定宫颈癌前病变和宫颈癌的最可靠方法。

4. 其他检查　胸部 X 射线、淋巴造影、膀胱镜、直肠镜检查可协助确定癌肿临床分期。

[诊断要点]

宫颈癌根据病史、临床表现及实验室检查即可作出诊断。应注意与子宫颈良性病变,子宫颈良性肿瘤,子宫颈转移性癌等相鉴别。

[治疗]

1. 治疗原则　根据临床分期、患者年龄、生育要求、全身情况、医疗技术水平及设备条件等综合考虑,制订适当的个体化化疗方案。采用手术和放疗为主,化疗为辅的综合治疗。

2. 治疗要点

（1）手术治疗：手术的优点是年轻患者可保留卵巢及阴道功能；主要用于早期宫颈癌。

（2）放射疗法：分根治性放疗和姑息性放疗。

（3）全身治疗：包括全身化疗、靶向治疗和免疫治疗。化疗主要用于晚期、复发转移患者和根治性同期放化疗；也可用于手术前后的辅助治疗。常用抗癌药物有顺铂、卡铂、紫杉醇等；靶向药物主要是贝伐珠单抗,常与化疗联合应用。

[预防]

宫颈癌是可以预防的肿瘤,一是推广 HPV 预防性疫苗接种（一级预防）；二是普及、规范宫颈癌筛查,早发现、早治疗（二级预防）,及时治疗高级别病变,阻断子宫颈浸润癌的发生（三级预防）；三是开展预防宫颈癌知识宣教,提高预防性疫苗注射率和筛查率,建立健康的生活方式。

第四节 计 划 生 育

 导入案例

某女士,32 岁,孕 3 产 1,人工流产史 2 次;因平时月经周期稍缩短,经量多,故做妇科检查。检查结果:子宫颈炎,宫口松。该女士希望医护人员给予避孕方法指导。

请思考:

1. 该女士可采用什么方法避孕?

2. 该女士能放置宫内节育器吗?

计划生育指国家采取综合措施,调控人口数量,提高人口素质,推动实现适度生育水平,优化人口结构,实现人口与经济、社会、资源、环境的协调发展。

做好避孕方法的知情选择是计划生育优质服务的主要内容。男性避孕的方法主要有阴茎套避孕及输精管结扎术;使用阴茎套避孕最常用,不但可以避孕,而且可以防止性传播疾病的发生。本节会主要介绍女性避孕的各种措施,以及避孕失败后的补救方法。

一、概 述

女性避孕措施有工具避孕和激素避孕。如果避孕失败则采用补救措施,行人工流产或引产终止妊娠。

(一)工具避孕

工具避孕指利用工具阻止精子与卵子结合或改变宫腔内环境而达到避孕目的。目前女性常用的避孕工具有宫内节育器等。

(二)激素避孕

激素避孕指在夫妇正常性生活中,利用性激素类药物使妇女暂时不能受孕的一种方法。避孕药多为人工合成的雌激素和孕激素复合制剂,可分为有短效口服避孕药、长效口服避孕药、长效避孕针、速效避孕药、缓释避孕药等。

(三) 人工流产

人工流产指通过机械或药物等方式,人工终止早期或中期妊娠的手术方法。因避孕失败所致意外妊娠,可采取人工流产终止妊娠,是避孕失败后的补救措施。根据妊娠月份大小,应采用不同方法终止妊娠。在妊娠 49d 内可采用药物流产;妊娠 10 周以内,可用吸宫术;妊娠 10~14 周者可采用钳刮术;中期妊娠者(13~28 周内)采用引产术,如水囊引产术、乳酸依沙吖啶引产。

(四) 其他避孕

其他避孕方法包括外用杀精剂、自然避孕、免疫避孕等。

二、常用方法

(一) 宫内节育器避孕

宫内节育器(intrauterine device,IUD)一种放置在子宫腔内的避孕装置,是国内外使用较普遍的一种可逆性长效节育方法,具有避孕效果好、使用简便、经济及全身不良反应小等优势。

1. 避孕原理

(1) 对精子和胚胎的不良反应

1) 宫内节育器由于压迫局部产生炎症反应,炎症细胞对胚胎有毒性作用;同时产生的大量巨噬细胞,覆盖于子宫内膜,影响受精卵着床,并能吞噬精子影响胚胎发育。

2) 铜离子具有使精子头尾分离的毒性作用,使精子不能获能。

(2) 干扰着床

1) 长期异物刺激子宫内膜产生无细菌性炎症反应,阻止受精卵着床。异物反应改变输卵管蠕动影响受精卵着床。

2) 铜离子进入细胞,使子宫内膜细胞代谢受到干扰,使受精卵着床及囊胚发育受到影响。

(3) 左炔诺孕酮宫内缓释节育系统的避孕原理:左炔诺孕酮使子宫内膜变化不利于受精卵着床,宫颈黏液变稠不利于精子穿透;一部分妇女的排卵受到抑制。

(4) 含吲哚美辛宫内节育器的避孕作用:将吲哚美辛储存于节育器内,通过每日微量释放药物而达到避孕效果。吲哚美辛可在一定程度上抑制前列腺素合成,减少前列腺素对子宫的收缩作用,从而减少放置宫内节育器后出现的出血反应。

2. 种类

(1) 惰性宫内节育器:以理化性能较为稳定的材料(如不锈钢、塑料、硅橡胶等)制成的宫内节育器。

(2) 活性宫内节育器

1) 含铜宫内节育器:是我国目前最广泛应用的宫内节育器,有 T 形(目前最常用)、V 形、宫形等。

2) 含药宫内节育器:如含孕激素的宫内节育器和含吲哚美辛的宫内节育器(图 20-4)。

3. 主要检查

(1) 全身检查:对女性的妇科情况做全面的评估,是否适合手术。

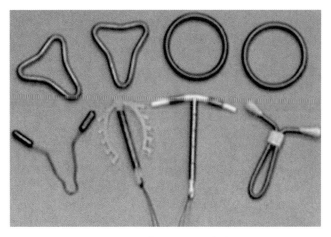

图 20-4　常见宫内节育器

(2) 白带检查:检测各种病原微生物导致的阴道炎,如假丝酵母菌、阴道毛滴虫、衣原体等。

(3) X 射线或超声检查:了解宫内节育器的位置及类型。

(4) 实验室检查:血常规、出血时间、凝血时间、肝功能检查等,了解患者身体状况。

4. 宫内节育器的放置与取出

(1) 宫内节育器放置术

1) 适应证:凡育龄妇女,要求放置 IUD 而无禁忌证,均可放置。

2) 禁忌证:妊娠或可疑妊娠,人工流产出血多,有妊娠残留物或可能感染,生殖道急性炎症,生殖器官肿瘤,宫颈口松弛,子宫脱垂或畸形,近 3 个月内有月经失调,有铜过敏史及严重全身疾病等。

3) 放置时间:月经干净后 3~7d 无性交可放置;人工流产术后立即放置;产后 42d 恶露已净,子宫恢复,可放置;剖宫产后半年可放置;哺乳期放置先排除早孕;含孕激素宫内节育器,在月经第 4~7 日放置;自然流产与转经后放置;药物流产 2 次,正常月经后放置;性交后 5d 内放置。

4) 术后注意事项及随访:术后休息 3d,1 周内忌重体力劳动,2 周内忌性交及盆浴,保持外阴清洁;术后第 1 年,第 1、3、6、12 个月进行随访,以后每年随访 1 次直至停用,特殊情况随时就诊。

(2) 宫内节育器取出术

1) 适应证:因不良反应或并发症、带器妊娠;改用其他避孕方法;要求生育或已绝经;放置期限已满需更换。

2) 禁忌证:并发生殖系统炎症时,先抗感染再取出;全身情况不良时,病情好转后再取出。

3) 取器时间:月经干净后 3~7d 为宜;带器早期妊娠行人工流产同时取器:带器异位妊娠,术前行诊断性刮宫时取出,或者在术后出院前取出;子宫不规则出血者,随时可取,取 IUD 同时需行诊断性刮宫,刮出组织送病理学检查,排除子宫内膜病变。

4）注意事项：取器前应做超声检查或 X 射线检查,确定节育器是否在宫腔内;取出节育器后核对节育器是否完整。

（3）不良反应

1）出血：不规则阴道流血是放置宫内节育器常见的不良反应,主要表现为经量增多、经期延长或少量出血,一般无须处理,3~6 个月后逐渐恢复。

2）腰腹坠胀感：一般无须处理,必要时更换 IUD。

（4）放置宫内节育器并发症：脱落、嵌顿、子宫穿孔、节育器异位等。

（二）激素避孕

1. 避孕原理

（1）抑制排卵：避孕药通过抑制下丘脑促性腺激素释放激素,促使垂体分泌的卵泡刺激素和黄体生成素减少;同时直接影响垂体对促性腺激素释放激素的反应,不出现排卵高峰,故不排卵。

（2）改变宫颈黏液性状：增加宫颈黏液黏稠度,不利于精子穿透。

（3）改变子宫内膜形态与功能：避孕药中孕激素干扰了雌激素效应,子宫内膜增殖变化受抑制,使腺体及间质提早发生类分泌期变化,造成子宫内膜分泌不良,不适宜着床。

（4）输卵管蠕动的变化：使孕卵提前或延迟进入宫腔,造成子宫内膜变化与孕卵发育不同步,干扰孕卵着床。

2. 适应证与禁忌证

（1）适应证：健康育龄妇女可服用避孕药。

（2）禁忌证

1）严重全身疾病：如心血管疾病、肝炎、肾炎、血液病或血栓性疾病等。

2）恶性肿瘤、癌前病变、子宫或乳房肿块。

3）严重精神病。

4）年龄 >35 岁的吸烟女性。

5）哺乳期不宜服用复方口服避孕药。

6）内分泌疾病：如糖尿病、甲状腺功能亢进症。

7）有严重偏头痛,反复发作者。

3. 常用药及用法

（1）短效口服避孕药：如复方炔诺酮片。

（2）长效口服避孕药：如炔雌醚。

（3）长效避孕针：有单孕激素制剂,以及雌、孕激素混合制剂两种剂型;适用于对口服避孕药有明显胃肠道反应者。

（4）速效避孕药(探亲避孕药)：适用于短期探亲夫妇。

（5）缓释避孕药：有皮下埋置剂、阴道药环、避孕贴片及含药宫内节育器。

4. 不良反应及应对措施

(1) 类早孕反应：坚持服药数日后减轻或消失。

(2) 月经改变

1) 漏服、迟服，引起服药期间出血（突破性出血），按医嘱补服雌激素或孕激素。如出血量多，按月经来潮处理。

2) 月经过少或停经。连续用药 2 个周期无月经来潮，应考虑更换避孕药种类；仍无月经来潮者，停药，必要时加用促排卵药物。

(3) 闭经：1%~2% 女性发生闭经，常见于月经不规律的女性。

(4) 其他：长时间用药可出现体重增加，颜面部皮肤色素沉着；偶可出现头痛，乳房胀痛，皮疹，瘙痒及食欲增加；必要时停药。

（三）人工流产

人工流产术是因意外妊娠等原因而采用人工方法终止妊娠，是避孕失败的补救方法。人工流产对妇女的生殖健康有一定的影响，故应做好避孕工作，避免或减少意外妊娠。终止早期妊娠的人工流产方法包括手术流产和药物流产。

1. 手术流产

(1) 适应证和禁忌证

1) 适应证：因避孕失败要求终止妊娠者或因各种疾病不宜继续妊娠者。

2) 禁忌证：①生殖器官急性炎症。②各种疾病的急性期或严重的全身疾病，需待治疗好转后住院手术。③手术当日，2 次体温在 37.5℃ 以上。

(2) 术前准备：①详细询问病史，进行全身检查及妇科检查。②血和尿人绒毛膜促性腺激素（human chorionic gonadotropin，hCG）测定，超声检查确诊。③实验室检查，包括阴道分泌物常规、血常规及凝血功能检测。④术前测量体温、脉搏、血压。⑤排空膀胱。

(3) 手术种类

1) 负压吸引术：适用于妊娠 10 周以内者。

2) 钳刮术：适用于妊娠 11~14 周者。

3) 无痛人工流产：为减轻受术者痛苦，近年临床上开展了无痛流产术，即在麻醉下行人工流产，可有效预防和减少并发症。

(4) 人工流产并发症及处理

1) 人工流产综合征：因精神紧张、机械性刺激引起迷走神经兴奋；术中或术后出现心动过缓、血压下降、面色苍白、出冷汗、头晕、胸闷，甚至昏厥等症状。暂停手术，安慰受术者，给予吸氧，一般自行恢复。严重者静脉注射阿托品，多可缓解。

2) 子宫穿孔：术者操作不熟练、哺乳期子宫、瘢痕子宫、子宫过度倾屈或畸形时易发生。立即停止手术，住院观察生命体征、腹痛及有无内出血情况，必要时手术。

3) 吸宫不全：术后宫腔内有部分妊娠物残留。术后流血时间长，流血量多。超声检查有助于诊断。

4）感染：多因吸宫不全、器械及敷料消毒不严、无菌操作不严格或流产后过早性生活引起，主要表现为急性子宫内膜炎、盆腔炎等。

5）漏吸或空吸：漏吸常见于子宫畸形，位置异常或操作不熟练。一旦发生漏吸，应再次行负压吸引术。误诊宫内妊娠行人工流产，称为空吸。诊断为空吸必须将吸刮的组织全部送病理学检查，警惕异位妊娠。

6）其他：术中出血、羊水栓塞、宫颈宫腔粘连、月经不调、慢性盆腔炎、继发性不孕等。

2. 药物流产　口服药物终止早期妊娠的一种人工流产方法。目前常用的药物是米非司酮与前列腺素配伍。

(1) 适应证：①早期妊娠≤49d 可门诊行药物流产；>49d 应酌情考虑，必要时住院流产。②本人自愿，血或尿 hCG 阳性，超声确诊为宫内妊娠。③人工流产高危因素者，如瘢痕子宫、哺乳期、子宫颈发育不良或严重骨盆畸形。④多次人工流产史，对手术流产有恐惧和顾虑心理者。

(2) 禁忌证：①使用米非司酮禁忌证，如肾上腺及其他内分泌疾病、妊娠期皮肤瘙痒史、血液病、血管栓塞等病史。②使用前列腺素类药禁忌证，如心血管疾病、青光眼、哮喘、结肠炎等。③带器妊娠、异位妊娠。④过敏体质、妊娠剧吐、长期服用抗结核、抗癫痫、抗抑郁、抗前列腺素类药等。

(3) 注意事项：①药物流产必须在有正规抢救条件的医疗机构进行。②必须在医护人员监护下使用，严密观察出血及不良反应的发生。③注意鉴别异位妊娠、葡萄胎等疾病，防止漏诊或误诊。④出血时间长、出血多是药物流产的主要不良反应。极少数人可大量出血而亟需诊断性刮宫终止妊娠。⑤药流后需落实避孕措施，可立即服用复方短效口服避孕药。

（四）避孕节育措施的选择

避孕方法知情选择是计划生育优质服务的重要内容。生育期妇女可根据自身特点和不同时期，选择合适的安全有效的避孕方法。

1. 新婚期　选择使用方便，不影响生育的避孕方法。可选用复方短效口服避孕药或避孕套，宫内节育器不作为首选。新婚期不宜使用安全期体外排精及长效避孕药等避孕方法。

2. 哺乳期　不影响乳汁质量、婴儿健康的避孕方法。最佳避孕方式是阴茎套，哺乳期不宜使用雌、孕激素复合避孕药或避孕针以及安全期避孕。

3. 生育后期　选择长效、可逆、安全、可靠的避孕方法，宫内节育器、皮下埋植剂、复方口服避孕药、避孕针、阴茎套等。

4. 绝经过渡期　一般选用阴茎套。不宜选用复方避孕药及安全期避孕。

（田　洁）

本章重点介绍自然流产、月经失调、女性生殖器官疾病及计划生育。

流产主要表现为停经后阴道流血和腹痛。自然流产根据发展的不同阶段分为5种类型。月经失调主要表现为周期、经期、经量的异常。不同类型的异常子宫出血的治疗原则不同。女性生殖系统疾病，包括炎症和肿瘤。炎症常见阴道炎和子宫颈炎。各种阴道炎患者以外阴瘙痒、阴道分泌物增多为主要特点，病原体不同其分泌物特点也不同。治疗应针对性地使用抗生素局部上药或全身治疗。肿瘤最常见宫颈癌和子宫肌瘤。宫颈癌筛查常使用宫颈细胞学检查。计划生育避孕措施有药物避孕和工具避孕，应根据妊娠月份大小，采用不同方法终止妊娠。

学习感悟：关爱妇产科疾病患者，保护其隐私；与患者及其家属进行有效沟通，缓解其心理压力。

 思考与练习

[名词解释]

1. 流产

2. 复发性流产

3. 慢性子宫颈炎

[填空题]

1. 流产分为（　　　）和（　　　）。自然流产按其发展过程可分为（　　　）、（　　　）、（　　　）和（　　　）。

2. 异常子宫出血可分为（　　　　　　）和（　　　　　　）两类。

3. 无排卵性异常子宫出血最常见症状是（　　　　　　）。

4. 滴虫阴道炎是（　　　）引起的常见阴道炎症。外阴阴道假丝酵母菌病是由（　　　）引起的常见外阴阴道炎症。

5. 子宫肌瘤与子宫肌层的位置关系分（　　　　）、（　　　　）、（　　　　）3类。

6. 目前国内常用的宫内节育器有（　　　　　　）和（　　　　　　）。

[简答题]

1. 简述自然流产5种类型。

2. 简述月经失调常用辅助检查。

3. 简述绝经综合征常用辅助检查。

4. 简述各种阴道炎的典型表现。

5. 简述宫颈癌的主要辅助检查方法。

6. 简述放置宫内节育器前需要做的主要检查。

[**案例分析**]

患者,女,45 岁。患者 3 年未做体检;2 个月前,性生活后,阴道流血,来院就诊。妇科检查:宫颈表面有息肉样物向外生长,呈菜花状。

1. 患者最可能的诊断是什么?

2. 该病的诊断要点有哪些?

3. 为诊断该病可建议患者做哪些辅助检查?

第二十一章 | 常见儿科疾病

21章 数字内容

学习目标

1. 具有运用辩证唯物主义观点解决问题的能力,能够与患儿及家属有效沟通,自觉呵护患儿身心健康,培育爱岗敬业、有情怀有自信的职业精神。
2. 掌握小儿肺炎、腹泻、维生素 D 缺乏性佝偻病及维生素 D 缺乏性手足搐搦症的主要临床表现、诊断要点。
3. 熟悉小儿肺炎、腹泻、维生素 D 缺乏性佝偻病及维生素 D 缺乏性手足搐搦症的发病机制。
4. 了解小儿肺炎、腹泻、维生素 D 缺乏性佝偻病及维生素 D 缺乏性手足搐搦症、概述、辅助检查及治疗要点。
5. 能对小儿肺炎、腹泻、维生素 D 缺乏性佝偻病及维生素 D 缺乏性手足搐搦症作出初步诊断。

第一节 小 儿 肺 炎

 导入案例

患儿,男,4 个月。患儿 3d 前无明显诱因发热,伴咳嗽,喉中有痰,不易咳出。1d 前患儿咳嗽加重,伴有气喘、呼吸困难。查体:T 37.0℃,P 150 次/min,R 60 次/min,体重 9kg。患儿发育正常,营养中等,神志清,精神欠佳,全身黏膜无黄染及出血点,浅表淋巴结未触及肿大,头颅无畸形,前囟 1.0cm×1.0cm,饱满,鼻翼扇动,口周稍发绀,咽红,扁桃体不大,胸廓对称无畸形,三凹征(+)。双肺呼吸音粗,可闻及广泛喘鸣音、痰鸣音及双肺底细小湿啰音。心界不大,心音有力,律齐,心率 150 次/min,未闻及病理性杂音。腹软,肝肋下

3cm,质软。神经系统检查未见异常。

请思考：

1. 该患儿最可能的诊断是什么？

2. 该病的诊断要点有哪些？

3. 为诊断该病,可建议为患儿做哪些实验室检查？

呼吸系统疾病是儿科的常见病,其中急性上呼吸道感染、支气管炎、支气管肺炎最为多见。年龄越小、病情越重,并发症越多,患儿死亡率也越高。门诊患儿中急性呼吸道感染占 60% 以上,住院患儿中肺炎最常见,如不积极采取有效治疗措施,易致死亡。

【概述】

肺炎是由不同病原体感染或其他因素(如吸入羊水、油类或过敏反应等)所引起的肺部炎症。临床以发热、咳嗽、呼吸急促、呼吸困难,以及肺部固定的中、细湿啰音等为主要表现。3 岁以下儿童最多见,以冬春、季节多见。小儿肺炎是我国儿童保健重点防治的"四病"之一。小儿肺炎的分类目前尚未统一,常用的分类方法:

（一）病理分类

肺炎可分为大叶性肺炎、小叶性肺炎(支气管肺炎)、间质性肺炎等,支气管肺炎为儿童常见的肺炎。

（二）病因分类

1. 感染性肺炎　包括细菌性(肺炎链球菌、金黄色葡萄球菌、肺炎克雷伯菌等)肺炎、病毒性(呼吸道合胞病毒、腺病毒、流感病毒、副流感病毒、鼻病毒等)肺炎、真菌性肺炎、支原体肺炎、衣原体肺炎、原虫性肺炎等。

2. 非感染性肺炎　包括吸入性肺炎、坠积性肺炎、过敏性肺炎等。

（三）病程分类

1. 急性肺炎　病程 <1 个月。

2. 迁延性肺炎　病程 1~3 个月。

3. 慢性肺炎　病程 >3 个月。

（四）病情分类

1. 轻症肺炎　主要是呼吸系统受累,其他系统无或仅轻微受累,无全身中毒症状。

2. 重症肺炎　除呼吸系统出现呼吸衰竭外,其他系统也受累且全身中毒症状明显。

（五）发病场所和宿主状态

1. 医院获得性肺炎　指患儿入院时不存在、也不处于潜伏期而在入院 48h 内发生的感染性肺炎,包括在医院感染而于出院 48h 内发生的肺炎。

2. 社区获得性肺炎　指原来健康的儿童在医院外获得的感染性肺炎,包括感染了具有明确潜伏期的病原体而在入院后潜伏期内发病的肺炎。

（六）临床表现典型与否

1. **典型肺炎** 指肺炎链球菌、金黄色葡萄球菌、肺炎克雷伯菌、大肠埃希菌、流感嗜血杆菌等引起的肺炎。

2. **非典型病原体肺炎** 指肺炎支原体、衣原体、嗜肺军团菌、汉坦病毒等非典型病原体引起的肺炎。

【病因及发病机制】

（一）病因

病原体主要是各种细菌和病毒。儿童由于呼吸道的解剖、生理特点，各组织器官发育尚未成熟，机体免疫功能尚未健全。呼吸道分泌免疫球蛋白 IgM、IgG、IgA 不足，尤其是分泌型 IgA 明显不足，故易患呼吸道感染性疾病。居室拥挤、通风不良、阴暗潮湿，天气寒冷、气候骤变，营养不良、佝偻病，以及其他慢性疾病常易诱发本病。

（二）发病机制

当炎症蔓延到支气管、细支气管和肺泡时，支气管黏膜因炎症水肿导致管腔变窄，肺泡壁因充血水肿而增厚，肺泡腔内充满炎症渗出物，影响了通气与换气功能，使机体发生缺氧和二氧化碳潴留；毒素作用于机体产生毒血症，二者综合可导致循环系统、消化系统、神经系统的一系列症状，以及酸碱平衡失调和电解质紊乱（图 21-1）。

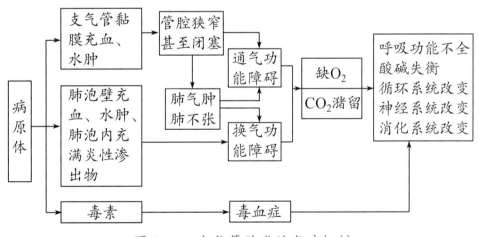

图 21-1　支气管肺炎的发病机制

【临床表现】

（一）轻症肺炎

轻症肺炎多起病急，以呼吸系统症状和体征为主。

1. **发热** 体温多达到 38.0~40.0℃，热型不定，多为不规则热。新生儿和重度营养不良儿可不发热，甚至体温低于正常。

2. **咳嗽** 较频，初为刺激性干咳，以后咳嗽有痰。新生儿则表现为口吐白沫。

3. **气促** 多发生在发热、咳嗽之后。呼吸加快，40~80 次/min，可有鼻翼扇动、点头呼吸、三凹征(吸气时胸骨上窝、锁骨上窝、肋间隙出现明显凹陷)、唇周发绀。肺部可听到较固定的中、细湿啰音,以背部、两肺下部、脊柱两旁较易听到,深吸气末更明显。

4. 全身症状 可见精神不振、食欲减退、烦躁不安、轻度腹泻或呕吐。

(二)重症肺炎

除呼吸系统表现外,重症肺炎常有循环、神经和消化系统受累的表现。

1. 循环系统症状

(1)心肌炎:面色苍白、心动过速、心音低钝、心律不齐、心电图示 ST 段下移、T 波低平或倒置。

(2)心力衰竭:①呼吸困难加重,呼吸加快(>60 次/min)。②心率增快(婴儿 >180 次/min,幼儿 >160 次/min)。③烦躁不安,面色苍白或发绀。④心音低钝或出现奔马律。⑤肝迅速增大。⑥少尿或无尿,颜面及下肢水肿等。重症革兰氏阴性杆菌肺炎还可以发生微循环障碍、休克甚至 DIC。

2. 神经系统 可见烦躁或嗜睡、意识障碍、惊厥、前囟隆起、瞳孔对光反射迟钝或消失、呼吸节律不齐甚至停止等中毒性脑病表现。

3. 消化系统 可见食欲减退、呕吐或腹泻等。发生中毒性肠麻痹时出现明显的腹胀,呼吸困难加重,肠鸣音消失;有消化道出血时出现咖啡色呕吐物,大便潜血试验阳性或柏油样便。

(三)几种常见病原体所致肺炎

几种常见病原体所致肺炎的特点见表 21-1。

表 21-1 几种常见病原体所致肺炎的特点

肺炎类型	呼吸道合胞病毒肺炎	腺病毒肺炎	肺炎支原体肺炎	金黄色葡萄球菌肺炎
好发年龄	2 岁以内,尤以 2~6 个月婴儿多见	6 个月~2 岁多见	学龄期儿童多见,学龄前期儿童也可发生	新生儿及婴幼儿多见
起病情况	急骤	较急	缓	急
主要症状	喘憋明显	中毒症状明显、频咳、喘憋	症状重,刺激性干咳为突出表现	病情重、发展快,全身中毒症状明显
主要体征	以哮鸣音为主	体征出现较晚	肺部体征常不明显	体征出现早,皮肤可见猩红热样皮疹

肺炎类型	呼吸道合胞病毒肺炎	腺病毒肺炎	肺炎支原体肺炎	金黄色葡萄球菌肺炎
X射线表现	以肺间质病变为主,常伴有肺气肿	较肺部体征早,大小不等的片状阴影,可融合成片,肺气肿多见	肺门阴影增浓;支气管肺炎改变;间质性肺炎改变;均一的实变影	小片状影,可在数小时内出现小脓肿、肺大疱或胸腔积液等

(四)并发症

金黄色葡萄球菌感染者可引起并发症,如脓胸、脓气胸、肺大疱等。

【辅助检查】

(一)实验室检查

1. 外周血检查　细菌性肺炎的白细胞总数和中性粒细胞多增高,并有核左移,胞浆中可见中毒颗粒。病毒性肺炎白细胞总数正常或降低,有时可见异型淋巴细胞。

2. C反应蛋白(C reactive protein,CRP)　细菌感染血清CRP浓度上升,非细菌感染则上升不明显。

3. 降钙素原　细菌感染时降钙素原可升高,抗菌药物治疗有效时可迅速下降。

4. 病原学检查

(1)病毒学检查

1)病毒分离:鼻咽分泌物、感染肺组织、支气管肺泡灌洗液病毒培养及分离,是病毒病原诊断的可靠方法。

2)病毒抗体检测:经典的方法有酶联免疫吸附试验、免疫荧光法等。特异性抗病毒IgM升高可早期诊断。血清特异性IgG抗体滴度进行性升高,急性期和恢复期(间隔2~4周)IgG抗体升高≥4倍为阳性,但由于费时长,限制了其临床实际应用。

3)病毒抗原检测:采取鼻咽分泌物、咽拭子、气管吸取物或肺泡灌洗液涂片,或者快速培养后细胞涂片,使用病毒免疫酶法、特异性抗体免疫荧光法或放射免疫法可发现特异性病毒抗原。

4)病毒特异性基因检测:采用核酸分子杂交技术或聚合酶链反应、反转录聚合酶链反应检测呼吸道分泌物中病毒基因片段。

(2)细菌学检查:采集气管吸取物、肺泡灌洗液、胸腔积液、脓液和血标本做细菌培养和鉴定,同时进行药物敏感试验对明确细菌性病原和指导治疗有意义;亦可做涂片染色镜检进行初筛试验。

(3)肺炎支原体检查

1)冷凝集试验:≥1:32为阳性标准,可作为过筛试验。

2)特异性诊断:包括肺炎支原体分离培养或特异性IgM和IgG抗体测定。临床上常用明胶颗粒凝集试验检测肺炎支原体的 IgM 和 IgG 混合抗体,单次肺炎支原体抗体滴度≥1:160 可作为诊断肺炎支原体近期或急性感染的参考。恢复期和急性期肺炎支原体抗体滴度呈 4 倍或 4 倍以上升高或降低时,可确诊为肺炎支原体感染。

(二) 其他检查

胸部 X 射线检查可以明确病变部位、性质及其并发症。

【诊断要点】

本病根据临床表现、结合实验室检查及胸部 X 射线检查,即可作出诊断。为了指导治疗,确诊后应进一步判断病情轻重及有无并发症,完善相应的病原学检查。本病需与急性支气管炎、支气管异物、支气管哮喘、肺结核等鉴别。

【治疗】

(一) 治疗原则

采取综合性治疗,积极控制炎症,合理使用抗生素,改善肺的通气功能,对症治疗,防治并发症。

(二) 治疗要点

1. 一般治疗　保持室内空气流通,室温应在 18.0~20.0℃。相对湿度以 60% 为宜,常拍背以利排痰。给予营养丰富的饮食,重症患儿进食困难,可给予肠道外营养。为防交叉感染,采取必要隔离措施。

2. 对症治疗

(1) 肺炎合并心力衰竭的治疗:吸氧、镇静、利尿、强心、应用血管活性药物。

利尿可口服呋塞米、依他尼酸、氢氯噻嗪等。强心可使用地高辛或毛花苷 C 静脉注射。血管活性药物常用酚妥拉明,亦可用卡托普利和硝普钠。

(2) 肺炎合并缺氧中毒性脑病的治疗:脱水疗法、改善通气、止痉、扩血管、使用糖皮质激素、促进脑细胞恢复。

脱水疗法主要使用甘露醇。止痉一般选用地西泮,也可采用人工冬眠疗法。扩血管药物常用酚妥拉明、山莨菪碱。糖皮质激素常用地塞米松。促进脑细胞恢复的药物三磷酸腺苷、胞磷胆碱、维生素 B_1 和维生素 B_6 等。

3. 病原治疗

(1) 抗病毒治疗:目前尚无理想的抗病毒药物,可用利巴韦林、干扰素或中药制剂等。若为流感病毒感染,可用磷酸奥司他韦口服。

(2) 抗菌药物治疗:使用抗菌药物治疗细菌感染或病毒感染继发细菌感染者。肺炎链球菌,一般首选青霉素或阿莫西林。肺炎支原体和衣原体,首选大环内酯类抗生素。金黄色葡萄球菌,一般首选苯唑西林钠或氯唑西林。

【预防】

针对某些常见细菌和病毒病原,接种疫苗可有效降低儿童肺炎的患病率。目前已有的疫苗包括肺炎链球菌疫苗、流感病毒疫苗、B 型流感嗜血杆菌结合疫苗等;室内多通风,减少被动吸烟,增强体质,积极防治营养不良、佝偻病及贫血等,注意勤洗手,防止交叉感染。

第二节 腹 泻

 导入案例

患儿,男,9 个月,腹泻 5d 入院。患儿 5d 前出现腹泻,为黄色水样便,7~8 次/d,伴流涕,发热,体温达到 38.5℃;昨日起烦躁不安,口干;起病以来,小便量明显减少。查体:T 38.5℃,P 130 次/min,R 32 次/min,体重 10kg,精神萎靡,反应稍差,前囟眼窝凹陷明显,皮肤干燥弹性差,心肺(-),腹平软,肠鸣音活跃,四肢稍凉。实验室检查:血常规,WBC $6.0×10^9$/L,L 0.6,N 0.35。粪便常规,黄色水样,WBC 1~3 个/HP,RBC 0~1 个/HP。血生化:Na^+ 128mmol/L,Cl^- 95mmol/L,K^+ 3.14mmol/L,Ca^{2+} 2.2mmol/L,HCO_3^- 18mmol/L。

请思考:

1. 该患儿最可能的诊断是什么?

2. 该病的诊断要点有哪些?

3. 怎样为该患儿进行补液?

【概述】

腹泻是排便次数增加,超出原有的习惯频率,粪质稀薄,水分增加,容量或重量增多,或排带有黏液、脓血的粪便等多种类似症状的统称。发病年龄多在 2 岁以下,1 岁以内患儿约占半数。一年四季均可发病,但夏秋季发病率最高。腹泻常用的分类方法:

(一)病因分类

腹泻分为感染性腹泻和非感染性腹泻。

(二)病程分类

腹泻分为急性腹泻(病程 <2 周),迁延性腹泻(病程 2 周~2 个月),慢性腹泻(病程 >2 个月)。

(三)病情分类

腹泻分为轻型腹泻(无感染中毒症状、脱水、电解质紊乱),重型腹泻(伴全身感染中毒症状、脱水、电解质紊乱)。

【病因及发病机制】

(一)病因

1. 感染因素 引起腹泻的病原种类很多,主要是肠道内感染,主要为致腹泻大肠埃希菌、空肠弯曲菌、鼠伤寒沙门菌、克雷伯菌等。轮状病毒是引起婴幼儿秋季腹泻的主要病原体。诸如病毒、肠道腺病毒、埃可病毒等也可引起感染。隐孢子虫是迁延性腹泻的主要病原之一。白念珠菌是真菌性肠炎的主要病原体,多发生于营养不良及长时期应用抗生素的患儿,腹泻易呈迁延性。

2. 非感染因素　喂养不当、对某些食物过敏或不耐受等饮食因素,以及气候变化等因素均可引起腹泻。

3. 内在因素　如儿童消化系统发育未成熟、机体防御功能差等。

(二)发病机制

临床上腹泻多是由多种机制共同作用的结果。常见机制:①肠腔内电解质分泌过多,即分泌性腹泻。②肠腔内存在大量不能吸收的具有渗透活性的物质,即渗透性腹泻。③炎症所致的液体大量渗出,即渗出性腹泻。④肠道蠕动功能异常,即肠道功能异常性腹泻。

1. 感染性腹泻　细菌通过细菌肠毒素的作用及细菌侵袭肠黏膜导致渗出性腹泻。病毒通过引起小肠功能改变形成渗透性腹泻。

2. 非感染性腹泻　主要是饮食性腹泻。儿童胃肠道发育不成熟,酶的活力差,胃酸及消化酶分泌较少,而营养需要相对较多,胃肠道负担重,当食物质与量不合适、气候影响或者肠道外感染时导致消化功能紊乱,使正常消化过程发生障碍而引起腹泻。

【临床表现】

(一)一般症状

1. 轻型腹泻　多为饮食因素或肠道外感染所致。主要为胃肠道症状,食欲减退,溢乳或呕吐,大便次数增多,每日 10 次以内,稀便或带少量水分,淡黄或绿色,稍有酸味,有时有少量黏液或呈白色钙皂,精神尚好,无中毒症状,偶有低热,体重不增或略降,有时尿少,无脱水症状,多在数日内痊愈。

2. 重型腹泻　多为肠道内感染或由轻型腹泻加重而来。

(1) 有较严重的消化道症状:腹泻水样便或黏液便,次数频繁,每日十数次至数十次,每次数毫升至数十毫升,常有呕吐,每日 1~2 次至十数次,个别严重者可吐咖啡色物,食欲减退或拒食等。

(2) 多数有全身中毒症状:发热或体温不升,烦躁不安,面色发灰,精神萎靡,甚至昏迷或惊厥。

(3) 出现明显或严重的脱水与电解质紊乱症状。

3. 几种常见类型肠炎的临床特点

(1) 产毒性细菌引起的肠炎:多发生在夏季。本病为自限性疾病,自然病程一般为 3~7d。潜伏期 1~2d,起病较急。轻症仅大便次数稍增,性状轻微改变。重症腹泻频繁,呈水样或蛋花样混有黏液,量多。呕吐常引起电解质和酸碱平衡紊乱、脱水。

(2) 侵袭性细菌(包括侵袭性大肠埃希菌、空肠弯曲菌、耶尔森菌等)引起的肠炎,夏季多见,潜伏期长短不等。常引起志贺杆菌性痢疾样病变。

临床表现根据病菌侵袭的肠段部位不同而各异。一般表现为急性起病,高热甚至热性惊厥。腹泻频繁,大便呈黏液状,带脓血,有腥臭味。常伴腹痛、恶心、呕吐和里急后重,可出现严重的中毒症状,如高热、意识改变,甚至感染性休克。

粪便细菌培养可找到相应的致病菌。大便镜检有数量不等的红细胞及大量白细胞。

其中耶尔森菌小肠结肠炎多发生在早春和冬季,可引起淋巴结肿大,亦可产生肠系膜淋巴结炎,症状可与阑尾炎相似,也可引起咽痛和颈部淋巴结炎。空肠弯曲菌常侵犯空肠和回肠,有脓血便,腹痛甚剧烈,易误诊为阑尾炎,亦可并发严重的小肠结肠炎、肺炎、脑膜炎、心内膜炎和心包炎等。研究发现空肠弯曲菌与急性炎症性脱髓鞘性多发性神经病(简称为格林-巴利综合征)发病有关。鼠伤寒沙门菌小肠结肠炎常引起暴发流行,可排白色胶冻样便或深绿色黏液脓便。

(3) 出血性大肠埃希菌肠炎:大便次数增多,开始为黄色水样便,后转为血水便,有特殊臭味。伴腹痛,个别病例可伴发血小板减少性紫癜和溶血性尿毒症综合征。

(4) 轮状病毒肠炎:轮状病毒是婴儿腹泻最常见的病原体。本病呈小流行或散发,经粪-口传播,也可通过气溶胶形式经呼吸道感染而致病。

本病为自限性疾病,数日后呕吐渐停,腹泻减轻,自然病程 3~8d,少数较长。多发生在 6~24 个月的婴幼儿,潜伏期 1~3d。

起病急,常伴上呼吸道感染症状和发热,多数无明显感染中毒症状。病初 1~2d 常发生呕吐,随后出现腹泻。大便次数及水分多,呈黄色水样或蛋花样便带少量黏液,无腥臭味。常并发酸中毒及电解质紊乱、脱水。轮状病毒感染亦可侵犯多个脏器,导致全身,包括呼吸、循环、消化、血液、神经等多系统病变,如出现无热惊厥、心肌损害、肺部炎症、肝胆损害等。粪便显微镜检查偶有少量白细胞,感染后 1~3d 即有大量病毒自大便中排出,最长可达 6d。血清抗体一般在感染后 3 周上升。

(5) 诺如病毒肠炎:全年散发,暴发高峰多见于寒冷季节。本病为自限性疾病,症状持续 12~72h。该病毒是集体机构急性暴发性胃肠炎的首要致病源,发生诺如病毒感染最常见的场所是托幼机构、餐馆、医院、养老院等,因为常呈暴发性,从而造成突发公共卫生事件。

感染后潜伏期多为 12~36h,急性起病。首发症状多为阵发性恶心、呕吐、腹痛和腹泻,全身症状有发热、畏寒、头痛、乏力和肌痛等。可有呼吸道症状。吐泻频繁者可发生酸中毒、低钾及脱水。

(6) 抗生素相关性腹泻

1) 假膜性小肠结肠炎:由难辨梭状芽孢杆菌引起。除万古霉素和胃肠道外用的氨基糖苷类抗生素外,几乎各种抗生素均可诱发本病。可在用药 1 周内或迟至停药后 4~6 周发病。亦见于外科手术后,或者患有肠梗阻、肠套叠、巨结肠等病的体弱患儿。此菌大量繁殖,产生毒素 A(肠毒素)和毒素 B(细胞毒素)致病,表现为腹泻,轻症大便每日数次,停用抗生素后很快痊愈。重症频泻,黄绿色水样便,可有假膜排出,为坏死毒素致肠黏膜坏死所形成的假膜。黏膜下出血可引起大便带血,可出现电解质紊乱、酸中毒和脱水。伴有腹痛、腹胀和全身中毒症状,甚至发生休克。

2)金黄色葡萄球菌肠炎:多继发于使用大量抗生素后,病程和症状常与菌群失调的程度有关,有时继发于慢性疾病的基础上。表现为发热、腹泻、呕吐、不同程度的中毒症状、电解质紊乱和脱水,甚至发生休克。典型大便为暗绿色,量多带黏液,少数为血便。

3)真菌性肠炎:多为白念珠菌所致,2岁以下婴儿多见。常并发于其他感染,或者肠道菌群失调时。病程迁延,常伴鹅口疮。大便次数增多,黄色稀便,泡沫较多,带黏液,有时可见豆腐渣样细块。

(二) 水、电解质及酸碱平衡紊乱

1. 脱水　临床上根据前囟及眼窝凹陷、皮肤弹性、循环情况,以及尿量,估计脱水程度见表21-2、图21-2。脱水分为等渗性脱水、低渗性脱水和高渗性脱水,根据血钠评估,见表21-3。临床以等渗性脱水最常见,其次是低渗性脱水,高渗性脱水少见。

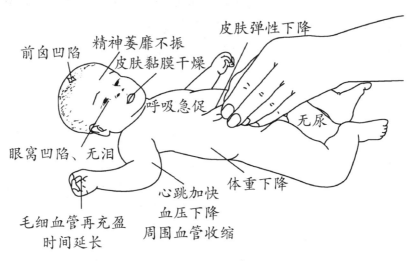

图 21-2　婴幼儿脱水时的特征性症状、体征

表 21-2　脱水的程度

鉴别	轻度	中度	重度
精神状态	稍差	萎靡、烦躁	表情淡漠、昏睡或昏迷
眼泪、尿量	少	明显减少	无
前囟、眼窝	稍凹陷	明显凹陷	深凹陷
皮肤弹性	稍差	差	极差
末梢血液循环	正常	四肢稍凉	四肢厥冷
酸中毒	无	可有	有
失水占体重的百分比	<5%	5%~10%	>10%

表 21-3 不同性质脱水的临床特点

鉴别	低渗性脱水	等渗性脱水	高渗性脱水
血钠	<130mmol/L	130~150mmol/L	>150mmol/L
口渴	不明显	明显	极明显
皮肤弹性	极差	稍差	尚可
血压	明显下降	下降	正常或稍低
神志	嗜睡或昏迷	萎靡	烦躁或惊厥

2. 代谢性酸中毒 由于腹泻、呕吐引起碱性物质丢失,酸性代谢产物生成增加和从尿中排出减少而致不同程度酸中毒。严重酸中毒表现为口唇樱桃红色或发绀、呼吸深快、精神萎靡或烦躁不安、嗜睡甚至昏迷。

3. 低钾血症 血清钾 <3.5mmol/L。由于腹泻、呕吐引起钾大量丢失,但进食少,钾的入量不足及从尿中继续排出所致。临床表现:

(1) 精神萎靡,四肢无力,肌张力低下,腱反射迟钝或消失,严重者可出现弛缓性瘫痪。

(2) 肠蠕动减少,腹胀,肠鸣音减弱或消失,严重者可致肠麻痹。

(3) 心音低钝,心率减慢,心律不齐,严重者心力衰竭、心脏扩大。

(4) 心电图可见 ST 段下降,QT 间期延长,T 波低平、双向或倒置,出现 U 波。

4. 低钙、低镁血症 腹泻患儿进食少,吸收不良,从大便丢失钙、镁所致。低钙血症表现为惊厥、喉痉挛或手足抽搐。低镁血症表现为烦躁、震颤、惊厥。

【辅助检查】

（一）实验室检查

1. 血常规 白细胞总数及中性粒细胞数量增多提示细菌感染,降低提示病毒感染。过敏性肠炎及寄生虫引起的肠炎,嗜酸性粒细胞数量增多。

2. 血生化检查 血钠的浓度因不同性质脱水而异,血清钾、钙在脱水纠正后可下降。

3. 粪便检查 轻型腹泻患儿粪便镜检可见大量脂肪球;中、重型腹泻患儿粪便镜检可见大量白细胞,有些可有不同数量的红细胞。粪便细菌培养可做病原学检查。

（二）其他检查

心电图检查可协助诊断血钾紊乱。

【诊断要点】

本病根据临床表现,即大便性状有改变(必备条件)、呈水样稀便、黏液便或脓血便及大便次数增多;结合实验室检查即可作出诊断。本病需与生理性腹泻、细菌性痢疾、坏死性肠炎等鉴别。

【治疗】

（一）治疗原则

合理调整饮食，防治脱水，加强护理，合理用药，预防并发症。

（二）治疗要点

1. 对症治疗　对食欲缺乏者可给予助消化药，如胃蛋白酶合剂、多酶片或酵母片。腹泻一般不用止泻剂，因其可抑制胃肠动力，增加细菌繁殖和毒素的吸收，必要时选用肠黏膜保护剂（蒙脱石散）。根据病情需要给予退热、止吐等治疗。

2. 肠道微生态疗法　利于恢复肠道正常菌群的生态平衡，抵御病原菌定植和侵袭，有利于控制腹泻，可选用双歧杆菌、枯草芽孢杆菌、嗜酸乳杆菌、粪链球菌、酪酸梭状芽孢杆菌、布拉酵母菌等。

3. 补充微量元素与维生素　锌、铁、维生素 PP、维生素 A、维生素 B_{12} 和叶酸等，有助于肠黏膜的修复。

4. 饮食治疗　根据病情，合理安排饮食。腹泻时进食、吸收减少，而营养需要量增加，故应继续进食，以预防营养不良。

5. 液体疗法

（1）口服补液：口服补液盐溶液（oral rehydration salt，简称为 ORS 液）一般适用于轻度或中度脱水无严重呕吐者，极度疲劳、昏迷或昏睡、腹胀患儿则不宜采用口服补液。

（2）静脉补液：适用于中度以上脱水、吐泻严重、腹胀的患儿。补液原则：三定（定量、定性、定速）、三先（先盐后糖、先浓后淡、先快后慢）、三补（见尿补钾、见惊补钙、见酸补碱）。补液总量包括累计损失量、继续损失量和生理需要量。重度脱水时第 1 日的静脉补液（图 21-3）。

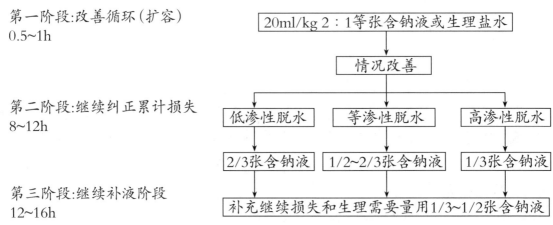

第一阶段：改善循环（扩容）0.5~1h

第二阶段：继续纠正累计损失 8~12h

第三阶段：继续补液阶段 12~16h

图 21-3　重度脱水时第 1 日的静脉补液

6. 纠正代谢性酸中毒　可用碳酸氢钠或乳酸钠等碱性药物。

7. 纠正低血钾　补钾是纠正低钾的主要措施。能口服者尽量口服补钾，不能口服者可静脉补钾。在补钾时应多次监测血清钾水平，有条件者给予心电监护。一般补钾的输注速度应小于每小时 0.3mmol/kg，浓度不超过 0.3%。

8. 纠正低血钙、低血镁　补液过程中如出现惊厥、手足抽搐,可用 10% 葡萄糖酸钙溶液稀释后缓慢静脉推注。在补钙后症状不见好转时要考虑低镁血症,可用 25% 硫酸镁溶液深部肌内注射。

几种常用混合溶液的配制比例见表 21-4。

表 21-4　几种常用混合溶液的配制比例

混合溶液	0.9% 氯化钠溶液	5% 或 10% 葡萄糖溶液	1.4% 碳酸氢钠溶液（或 1.87% 乳酸钠溶液）	张力
1 : 1 含钠液	1	1		1/2 张
1 : 2 含钠液	1	2		1/3 张
1 : 4 含钠液	1	4		1/5 张
2 : 3 : 1 含钠液	2	3	1	1/2 张
2 : 1 含钠液	2		1	等张
4 : 3 : 2 含钠液	4	3	2	2/3 张

9. 控制感染　根据临床特点,针对性选择抗菌药物,再根据大便细菌培养药敏实验结果进行调整。大肠埃希菌、空肠弯曲菌、耶尔森菌、鼠伤寒沙门菌选用大环内酯类抗生素;金黄色葡萄球菌肠炎、真菌性肠炎、假膜性肠炎立即停用正在使用抗生素,根据症状可选用苯唑西林钠、万古霉素、甲硝唑、利福平等治疗。对迁延性或慢性腹泻患者,抗生素仅适用于分离出特异病原的病例,并要根据药物敏感试验结果选择药物。

【预防】

合理喂养,提倡母乳喂养,按时、正确添加辅食,适时断奶。人工喂养者应选择合适代乳品。养成良好的卫生习惯,注意食物的新鲜,奶具、食具、便器、玩具等的定期消毒。感染性腹泻患儿应注意隔离治疗,排泄物要消毒处理,防止交叉感染。避免长期滥用广谱抗生素或糖皮质激素以免引起菌群失调。积极治疗营养不良、佝偻病、贫血等。预防轮状病毒肠炎,可接种疫苗,保护率达 80% 以上。

 知识拓展

生理性腹泻

生理性腹泻多见于 6 个月内婴儿。婴儿虚胖,常有湿疹,生后不久即出现腹泻,除大便次数增多外,无其他症状,食欲好,不影响生长发育,添加辅食后,大便逐渐转为正常。目前认为此类腹泻可能与乳糖不耐受或食物过敏有关。

第三节　维生素 D 缺乏症

导入案例

男婴,10 个月,人工喂养,未添加辅食,平素多汗,平时少晒太阳。患儿近 2 个月来烦躁、易哭、睡眠不安来院就诊。查体:T 36.5℃,前囟 3cm×3cm,未出乳牙,可见方颅、枕秃、肋骨串珠;心肺(−),腹平软,余无异常。实验室检查:WBC $8.5×10^9$/L,N 0.55,L 0.45。

请思考:

1. 该患儿最可能的诊断是什么?

2. 该病的诊断要点有哪些?

3. 为诊断该病,可建议做哪些辅助检查?

导入案例

患儿,女,5 个月,因惊厥来院就诊。患儿近 1 个月,烦躁、多汗、夜惊;今日突然两眼上翻,四肢抽动,面肌抽动,神志不清,持续约 1min 后缓解。抽搐停止后安静入睡,醒后一切活动如常。查体:T 36.8℃,可见方颅,余无特殊发现。

请思考:

1. 该患儿最可能的诊断是什么?

2. 该病的诊断要点有哪些?

3. 为诊断该病,可建议做哪些辅助检查?

一、维生素 D 缺乏性佝偻病

【概述】

维生素 D 缺乏性佝偻病由于儿童体内维生素 D 不足所致的一种慢性营养缺乏病,以钙、磷代谢紊乱,骨样组织钙化不良、造成骨骼改变为特征;多见于 2 岁以下婴幼儿,北方多于南方;为我国儿科重点防治的"四病"之一。体内维生素 D 的主要来源是皮肤内 7-脱氢胆固醇(即维生素 D_3 原)经紫外线照射合成,再经过肝、肾中的两次羟化作用后,生成为 $1,25(OH)_2D_3$ 才能发挥生物效应。儿童每日维生素 D 需要量为 400~800IU。

【病因及发病机制】

（一）病因

日光照射不足(最重要的病因)，围生期维生素 D 不足，维生素 D 摄入不足、需要量增加，疾病影响如慢性腹泻、婴儿肝炎综合征、胆道闭锁等；严重肝、肾损害时，维生素 D 羟化障碍；长期使用抗惊厥药(如苯巴比妥、苯妥英钠等)，使 $1,25(OH)_2D_3$ 分解代谢加速，糖皮质激素有对抗维生素 D 对钙的转化作用。

（二）发病机制

维生素 D 缺乏时，肠道钙、磷吸收减少出现低钙血症，刺激甲状旁腺激素 (parathyroid hormone，PTH) 分泌亢进，加速旧骨溶解，释放骨钙入血，使血钙浓度维持正常或接近正常水平；同时尿磷大量排出，血磷降低，骨样组织钙化障碍而局部堆积，成骨细胞代偿增生、碱性磷酸酶分泌增加，因而形成一系列佝偻病的临床表现和血生化改变(图 21-4)。

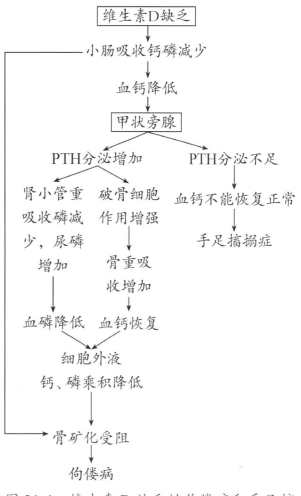

图 21-4　维生素 D 缺乏性佝偻病和手足搐搦症的发病机制

　知识拓展

维生素 D 代谢和生理功能

维生素 D 在体内必须经过两次羟化作用后才能发挥生物效应。首先经肝细胞发生第一次羟化，生成 25-羟维生素 D_3 [$25(OH)D_3$]。$25(OH)D_3$ 是循环中维生素 D 的主要形式。循环中的 $25(OH)D_3$ 与 α-球蛋白结合被运载到肾，在近端肾小管上皮细胞线粒体中的 1-α 羟化酶的作用下再次羟化，生成有很强生物活性的 1,25-二羟维生素 D_3 [$1,25(OH)_2D_3$]。

$1,25(OH)_2D_3$ 主要生理功能：①促小肠黏膜细胞合成一种特殊的钙结合蛋白，增加肠道钙、磷的吸收。②增加肾近曲小管对钙、磷的重吸收，特别是磷的重吸收，提高血磷浓度，有利于骨的矿化作用。③与甲状旁腺协同使破骨细胞成熟，促进骨重吸收，旧骨中钙盐释放入血；另一方面刺激成骨细胞促进骨样组织成熟和钙盐沉积。

【临床表现】

佝偻病在临床上分为初期、激期、恢复期和后遗症期,见表 21-5。维生素 D 缺乏性佝偻病骨骼的临床表现与年龄密切相关。

表 21-5　维生素 D 缺乏性佝偻病临床各期的特点

特点	初期	激期	恢复期	后遗症期
发病年龄	3 个月左右	>3 个月		多 >2 岁
症状	非特异性神经精神症状	骨骼改变,运动功能发育迟缓	症状减轻或接近消失	症状消失
体征	枕秃	生长发育最快部位骨骼改变,肌肉松弛	骨骼改变或无	骨骼改变或无
血钙	正常或稍低	稍降低	数日内恢复正常	正常
血磷	降低	明显降低	降低或正常	正常
碱性磷酸酶	正常或升高	明显升高	1~2 个月后逐渐正常	正常
25(OH)D$_3$	下降	小于 12ng/ml,可诊断	数日内恢复正常	正常
X 射线	多正常	骨骺端钙化带消失,呈杯口状、毛刷状改变,骨骺软骨带增宽,骨质疏松,骨皮质变薄	长骨干骺端临时钙化带重现、增宽、密度增加,骨骺软骨盘增宽小于 2mm	干骺端病变消失

(一)初期(活动早期)

初期多见于 3 个月以内儿童,主要表现为神经精神症状,如易激惹、烦躁、睡眠不安、夜间啼哭。常伴与室温季节无关的多汗,尤其头部多汗而刺激头皮,致婴儿常摇头擦枕,出现枕秃(图 21-5)。

(二)激期(活动期)

初期患儿未经适当治疗,可发展为激期。除有初期症状外,主要表现为骨骼改变、运动功能及智力发育迟缓。

1. 骨骼改变

(1) 头部:3~6 个月患儿可见颅骨软化(用手指轻压枕骨、顶骨后部可感觉颅骨内陷),重者可出现乒乓球样的感觉;7~8 个月患儿可有方颅或马鞍颅(图 21-6);前囟增宽及闭合延迟,出牙延迟、牙釉质缺乏并易患龋齿。

(2) 胸部:胸廓畸形多见于 1 岁左右。胸部骨骼出现肋骨串珠(肋与肋软骨交界处骨

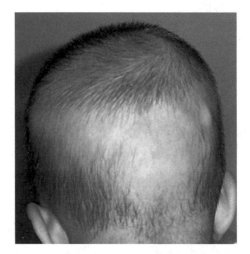

图 21-5　佝偻病枕秃

样组织堆积而膨大呈钝圆形隆起,上下排列如串珠状),以第 7~10 肋最明显;膈肌附着处的肋骨受膈肌牵拉而内陷形成肋膈沟;胸骨突出,呈鸡胸或漏斗胸,影响呼吸功能(图 21-7)。

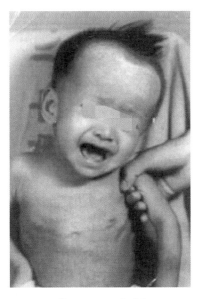

图 21-6 方颅

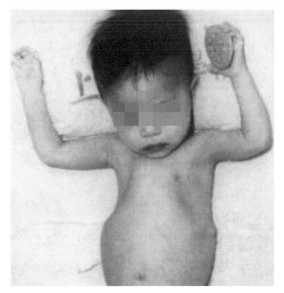

图 21-7 佝偻病肋骨串珠、肋膈沟、鸡胸

(3)四肢:6 个月以上儿童腕、踝部肥厚的骨骺形成钝圆形环状隆起,称为佝偻病手镯或脚镯(图 21-8);儿童开始行走后,由于骨质软化,因负重可出现下肢弯曲,形 O 形腿或 X 形腿(图 21-9 和图 21-10)。

(4)其他:长久坐位者有脊柱后突、侧弯。骨盆软化出现扁平骨盆,女孩成年以后易造成难产。

2. 运动功能发育迟缓 患儿肌肉发育不良,肌张力低下,韧带松弛,表现为头颈软弱无力,坐、立、行等运动功能落后,腹肌张力低,腹部膨隆如蛙腹。

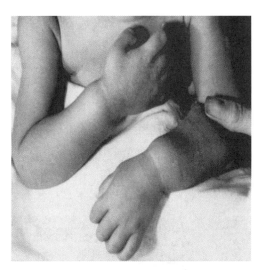

图 21-8 佝偻病手镯

3. 神经、精神发育迟缓 重症患儿脑发育受累,条件反射形成缓慢,患儿表情淡漠,语言发育迟缓,免疫功能低下,常伴发感染。

(三)恢复期

经适当治疗及日光照射后,患儿临床症状和体征减轻或接近消失,精神活泼,肌张力恢复。

(四)后遗症期

临床症状消失,仅遗留不同程度的骨骼畸形,多见于 2 岁以后儿童。

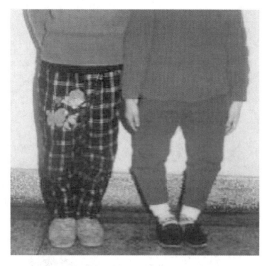
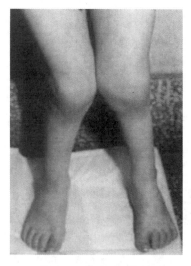

图 21-9　O 形腿　　　　　图 21-10　X 形腿

【辅助检查】

（一）实验室检查

1. 血生化　初期 PTH 升高，一过性血钙、血磷降低，碱性磷酸酶正常或稍高；激期 PTH 升高，血钙、血磷降低，碱性磷酸酶升高；恢复期逐步恢复正常；后遗症期血生化正常。

2. 血清 25(OH)D_3 测定　早期血清 25(OH)D_3 就有明显下降，为敏感而可靠的生化指标。正常值为 20~50ng/ml，<8μg/ml 即为维生素 D 缺乏。

（二）其他检查

X 射线检查初期无明显骨骼改变，激期 X 射线长骨摄片显示干骺端增宽，临时钙化带消失，呈毛刷样，常有杯口样凹陷，骨质稀疏，皮质变薄，可伴有不完全性骨折及下肢弯曲畸形等改变；恢复期钙化带重新出现，杯口样改变逐渐消失，后遗症期 X 射线检查骨骼干骺端病变消失（图 21-11）。

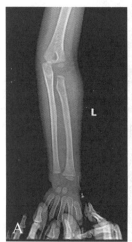
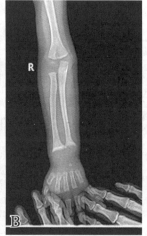
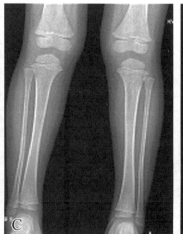
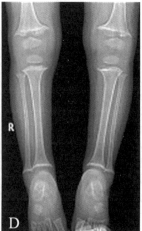

图 21-11　维生素 D 缺乏性佝偻病骨骼 X 射线改变

A、C. 佝偻病腕部和膝部 X 射线影像表现；B、D. 为正常腕部和膝部 X 射线影像表现

【诊断要点】

本病依据维生素 D 缺乏的病因、临床表现、血生化及骨骼 X 射线检查进行诊断。血清 $25(OH)D_3$ 水平为最可靠的诊断标准,但不普及。血生化与骨骼 X 射线检查为诊断的可靠依据。本病需与软骨营养不良、肾性佝偻病、肝性佝偻病等鉴别。

【治疗】

(一)治疗原则

注意饮食及护理,增加日光照射,补充维生素 D 和钙剂,以控制病情活动,防止畸形和复发。

(二)治疗要点

治疗以口服维生素 D 为主,每日剂量 2 000~4 000IU,连服 1 个月后,改为每日 400~800IU。补充维生素 D 的同时,给予适量钙剂及微量元素,将有助于症状改善、促进骨骼发育。过量摄入维生素 D,也可导致中毒。对骨骼畸形采用主动或被动方法矫正,严重者考虑外科手术矫治。

 知识拓展

维生素 D 中毒

维生素 D 中毒多与以下因素有关:①短期内多次给予大剂量维生素 D 治疗佝偻病。②预防量过大,每日摄入维生素 D 过多,或者大剂量维生素 D 数月内反复肌内注射。③误将其他骨骼代谢性疾病或内分泌疾病诊为佝偻病而长期大剂量摄入维生素 D。维生素 D 中毒剂量的个体差异大。早期表现为恶心、呕吐、厌食、倦怠、烦躁不安、低热、顽固性便秘,体重下降。重症可出现惊厥、心律不齐、血压升高、烦渴、尿频、夜尿甚至酸中毒、脱水、慢性肾衰竭。怀疑维生素 D 中毒应立即停服维生素 D,限制钙的摄入,加速钙的排出。

【预防】

妊娠期妇女多做户外活动,饮食应含丰富维生素 D、钙、磷等物质;新生儿提倡母乳喂养,在出生 2 周后给予预防量维生素 D 400IU,补充至 2 岁;处于生长发育高峰的婴幼儿更应采取综合性预防措施,即户外活动,给予维生素 D、钙剂,及时添加辅食。妊娠期妇女经常到户外活动,多晒太阳,食用富含维生素 D、钙、磷和蛋白质等营养的食物。

二、维生素 D 缺乏性手足搐搦症

【概述】

维生素 D 缺乏性手足搐搦症是由于维生素 D 缺乏,甲状旁腺代偿功能不足,致血钙降低,使神经肌肉兴奋性增高,引起局部或全身肌肉抽搐,多见于6个月以下婴儿。

【病因及发病机制】

（一）病因

各种原因导致血钙降低是引起手足搐搦症的直接原因。如春季阳光充足或应用维生素D治疗佝偻病使钙沉积于骨骼,但肠道吸收钙相对不足造成低血钙;人工喂养儿食用含磷过高的奶制品会导致高血磷、低血钙;当合并发热、感染、饥饿时,组织细胞分解释放磷,使血磷增加;母亲妊娠期维生素D营养不足使得婴儿体内维生素D储存不足。

（二）发病机制

维生素D缺乏时,钙吸收减少,血钙降低,而甲状旁腺代偿不足,致使血钙进一步下降,当血总钙浓度低于1.75~1.88mmol/L或离子钙浓度低于1.0mmol/L时,即可出现神经肌肉兴奋性增高的表现(图21-4)。

【临床表现】

（一）隐匿型

血清钙多在1.75~1.88mmol/L,没有典型发作表现,可通过刺激神经引出下列体征。

1. 面神经征　用手指尖或叩诊锤叩击患儿颧弓与口角间的面颊部(面神经处),出现眼睑及口角抽动为阳性。

2. 腓反射　用叩诊锤叩击患儿膝下外侧腓骨小头上腓神经处,呈现足向外侧收缩为阳性。

3. 陶瑟征　血压计袖带包裹上臂,使压力维持在收缩压与舒张压之间,5min内出现该手痉挛为阳性。

（二）典型发作

1. 惊厥　最常见,多发生于小婴儿,无发热,突然发生四肢抽动、两眼上翻、意识不清、面肌抽搐,持续时间数秒至数十分钟,每日发作数次至数十次,可自行缓解。间歇期活泼如常。一般不发热。

2. 手足搐搦　多见于幼儿和较大儿童。发作时,神志清晰,双手腕屈曲状,手指伸直,拇指内收掌心,强直痉挛,足部踝关节伸直,呈"芭蕾舞脚状",发作停止后活动自如。

3. 喉痉挛　婴儿期最严重表现,呈吸气性喉鸣,吸气性呼吸困难,严重者窒息死亡。典型发作时,血清钙低于1.75mmol/L。

【辅助检查】

血总钙浓度低于1.75mmol/L或离子钙浓度低于1.0mmol/L。

【诊断要点】

佝偻病患儿,突发无热惊厥,且反复发作,发作后神志清醒而无神经系统表现,血总钙浓度低于1.75mmol/L或离子钙浓度低于1.0mmol/L,即可诊断。

本病需与低血糖症、低血镁症、原发性甲状旁腺功能减退等鉴别。

【治疗】

（一）治疗原则

控制发作、补充钙剂和维生素 D。

（二）治疗要点

1. 补充钙剂　常用葡萄糖酸钙或乳酸钙。尽快给予 10% 葡萄糖酸钙 5~10ml 加入等量 5% 或 10% 葡萄糖溶液 5~20ml 中,缓慢静脉注射或滴注,迅速提高钙浓度,惊厥停止后改为口服。

2. 维生素 D 治疗　钙剂治疗后开始维生素 D 治疗。

3. 急救处理　迅速控制惊厥或喉痉挛,保持呼吸道通畅。可用地西泮、苯巴比妥、水合氯醛等止惊。有喉痉挛者立即将舌拉出口外,进行人工呼吸或加压给氧,必要时行气管插管。

（李　智）

本章小结

　　小儿肺炎、腹泻、维生素 D 缺乏性佝偻病、缺铁性贫血是我国儿童重点防治的四个疾病。本章重点介绍了小儿肺炎、腹泻、维生素 D 缺乏性佝偻病。肺炎主要临床表现为发热、咳嗽、呼吸急促、呼吸困难和肺部固定的湿啰音等,治疗以合理使用抗生素,积极控制炎症为主。腹泻由多病原、多因素引起,以腹泻为主要表现,治疗以调整饮食和液体疗法为主。佝偻病是由于维生素 D 不足所致的一种慢性营养缺乏病,以钙、磷代谢失常、骨样组织钙化不良、造成骨骼改变为特征,治疗以增加日光照射和补充维生素 D、钙剂为主。维生素 D 缺乏性手足搐搦症主要表现为惊厥、手足搐搦、喉痉挛,治疗以控制发作、补充钙剂和维生素 D 为主。

　　学习感悟:在儿科临床工作中要有耐心、细心、爱心,以及较强的沟通和动手能力,才能进行有效的病史采集和体格检查,为患儿提供个体化的诊疗。

 思考与练习

[名词解释]

1. 肺炎

2. 腹泻

3. 维生素 D 缺乏性佝偻病

[填空题]

1. 我国儿童重点防治的"四病"包括(　　　)、(　　　)、(　　　)及缺铁性贫血。

2. 慢性腹泻的病程为(　　　)。

3. 肺炎链球菌肺炎首选的抗生素是（   ）。

4. 引起婴幼儿秋季腹泻的主要病原体是（   ）。

5. 2∶3∶1 含钠液的张力是（   ）。

6. 维生素 D 缺乏性佝偻病最重要的病因是（   ）。

7. 为预防维生素 D 缺乏性佝偻病的发生，应建议 2 岁以内儿童每日口服维生素 D 的剂量是（   ）。

[简答题]

1. 简述肺炎的临床表现。

2. 简述腹泻的治疗原则。

3. 简述维生素 D 缺乏性佝偻病的诊断要点。

第五篇 | 常见传染病及其他疾病

第二十二章 | 常见传染病

22章数字内容

学习目标

1. 具有敬佑生命、救死扶伤、甘于奉献、大爱无疆的医者精神,尊重患者(隐私权、知情权)、关爱患者和善于情感沟通的职业态度。
2. 掌握传染病流行过程必备三个条件及传染病基本特征;常见传染病的临床表现及诊断要点。
3. 熟悉传染病的流行过程及预防;常见传染病的概述、辅助检查。
4. 了解传染病的感染过程发生机制、临床特点、诊断及治疗措施;常见传染病的治疗要点。
5. 能够识别常见传染病。

第一节 传染病概论

【概述】

传染病指由各种病原体引起的能在人与人、人与动物、动物与动物之间传播的疾病。病原体中大部分是微生物,小部分是寄生虫,如朊毒体、病毒、衣原体、立克次体、支原体、细菌、真菌、螺旋体和寄生虫(如原虫、蠕虫、医学昆虫)等。

感染是病原体和人体之间相互作用、相互斗争的过程。引起感染的病原体可来自宿主体内,也可来自宿主体外。来自宿主体外病原体引起的感染称为传染,传染主要指病原体通过一定方式从一个宿主个体到另一个宿主个体的感染。

构成传染和感染过程必须具备的三个因素是病原体、人体和它们所处的环境,三者之间此消彼长。在漫长生物进化过程中,病原体与宿主形成了相互依存、相互斗争的关系。有些微生物、寄生虫与人体宿主之间达到了互相适应、互不损害对方的共生状态,如肠道中的大肠埃希菌和某些真菌。但是某些因素导致宿主免疫功能受损(如大剂量应用糖皮质激素或抗肿瘤药物,放疗及患有艾滋病等),或者大量使用抗菌药物引起菌群失调症,或者机械损伤使寄生物离开固有寄生部位而到达其他寄生部位(如大肠埃希菌进入尿路或呼吸道),平衡就不存在而引起宿主损伤,称为机会性感染。这些共生菌在特定条件下可以成为致病菌,称为机会致病菌。

临床上可以碰到多种形式的感染。人体初次被某种病原体感染称为首发感染。人体在被某种病原体感染的基础上再次被同一种病原体感染称为重复感染。人体同时被两种或两种以上的病原体感染称为混合感染,这种情况临床上较少见。人体在某种病原体感染的基础上再被另外的病原体感染称为重叠感染,这种情况临床较为多见。在重叠感染中,发生于原发感染后的其他病原体感染称为继发性感染。此外,住院患者在医院内获得的感染称为医院获得性感染。患者入院前已开始或入院时已存在的感染,称为社区获得性感染,指的是医院外罹患的感染,包括具有明确潜伏期而在入院后平均潜伏期内发病的感染。

(一)感染过程的表现

根据人体防御功能的强弱和病原体数量及毒力的强弱,感染过程可以出现五种不同的结局,不同结局可以移行或互相转化,呈动态变化。

1. 病原体被清除 病原体进入人体后,可以通过机体非特异性防御能力(如皮肤和黏膜屏障作用、胃酸的杀菌作用等)和机体特异性免疫(体液与细胞免疫)将相应病原体清除。

2. 隐性感染 又称为亚临床感染,指病原体侵入人体后,仅诱导机体产生特异性免疫应答,而不引起或只引起轻微的组织损伤,因而临床上不显出任何症状、体征甚至生化改变,只能通过免疫学检查才能发现。这是在临床最常见的一种结局。

隐性感染结束后,大多数人体内的病原体均被特异性免疫清除。少数人体内仍持续存在病原体,转变为病原携带状态,成为无症状携带者。因此,隐性感染在传染病流行期间有重要意义,一方面隐性感染结束可获得不同程度特异性免疫,人群对某一疾病的易感性就会降低,对防止疾病流行的扩散有积极意义。另一方面,隐形感染者中也可能处于病原携带状态,在传染病流行期间成为重要传染源。

3. 显性感染 又称为临床感染,指病原体侵入人体后,不但诱导机体发生免疫应答,而且通过病原体本身的作用或机体的变态反应,导致组织损伤,引起病理改变和临床表现。显性感染只占全部感染者的小部分。

4. 病原携带状态　指病原体侵入人体后，可以停留在入侵部位，或者侵入较远的脏器继续生长、繁殖，而人体不出现任何的疾病状态，但能携带并排出病原体，成为传染病流行的传染源。这是在传染过程中人体防御能力与病原体处于相持状态的表现。按病原体的种类不同，病原携带者可分为带病毒者、带菌者或带虫者等。按其发生和持续时间的长短可分为潜伏期携带者、恢复期携带者或慢性携带者。若其携带病原体的持续时间 >3 个月，则称为慢性携带者；持续时间 <3 个月，则称为急性携带者。所有携带者都有一个共同特点，携带病原体而无明显症状，因而在许多传染病中，成为重要传染源。

5. 潜伏性感染　又称为潜在性感染。病原体感染人体后，寄生于某些部位，由于机体免疫作用只能将病原体局限化而不引起显性感染，但又不足以将病原体清除时，病原体便可长期潜伏起来，待机体免疫功能下降时，则可引起显性感染。潜伏性感染期间，病原体一般不排出体外，这是与病原体携带状态不同之处。潜伏性感染并不是在每种传染病中都存在。

除病原体被清除以外，另外四种表现形式在不同传染病中各有侧重，一般来说，隐性感染最常见，病原携带状态次之，显性感染所占比重最低，但一旦出现，容易识别。而且上述五种表现形式在一定条件下可相互转变，同一种疾病的不同阶段可以有不同的表现形式。

（二）感染过程中病原体和免疫应答的作用

病原体侵入人体后能否引起疾病，取决于病原体的致病能力和机体的免疫功能这两个因素。

1. 致病能力

(1) 侵袭力：病原体侵入机体并在机体内生长、繁殖的能力。病原体侵入人体的方式有多种。有些病原体可直接侵入人体（如钩端螺旋体、血吸虫尾蚴等）。有些病原体则需经消化道或呼吸道进入人体（如结核分枝杆菌、志贺菌等）。病毒性病原体常通过与细胞表面的受体结合再进入细胞。有些细菌的表面成分，如伤寒沙门菌的毒力抗原（Vi 抗原），有抑制吞噬作用的能力而促进病原体的扩散。大肠杆菌能表达受体和小肠细胞结合，称为定植因子。有些病原体的侵袭力较弱，需经伤口进入人体，如破伤风杆菌、狂犬病病毒等。

(2) 毒力：包括毒素和其他毒力因子。毒素包括外毒素（通过与靶细胞受体结合，进入细胞内起作用）与内毒素（通过激活单核吞噬细胞、释放细胞因子起作用）。其他毒力因子有穿透能力（钩虫丝状蚴）、侵袭能力（志贺菌）、溶组织能力（溶组织内阿米巴）等。

(3) 数量：一般认为，在同一传染病中，入侵病原体的数量与致病能力成正比。但不同传染病中，能引起疾病的最低病原体数量可有较大差异。如伤寒需要 10 万个菌体，而细菌性痢疾仅需要 10 个菌体。

(4) 变异性：病原体可因环境或遗传等因素的改变而产生变异。一般来说，在人工培养多次传代的环境下，可使病原体的致病力减弱，如用于结核病的卡介苗；在宿主间反复传播可使致病力增强,如肺鼠疫。病原体的抗原变异可逃逸机体的特异性免疫作用而继续引起疾病或使疾病慢性化,如流行性感冒病毒、人体免疫缺陷病毒等。

2. 免疫应答 对感染过程的表现和转归起着重要作用,保护性免疫应答分为非特异性免疫和特异性免疫两类。

(1)非特异性免疫:在抵御感染过程中首先发挥作用,是人类在长期进化过程中,不断与病原体斗争而逐步形成的。非特异性免疫包括皮肤、黏膜、胎盘等的屏障作用,胃酸的杀菌作用,白细胞和各种吞噬细胞的吞噬作用,体液中的补体、溶菌酶的杀菌作用等。

(2)特异性免疫:指对抗原特异性识别而产生的免疫。由于不同病原体所具有的抗原大多数是不相同的,故特异性免疫通常只针对一种病原体。感染后的免疫都是特异性免疫,而且是主动免疫,包括细胞免疫和体液免疫。

(三)传染病的流行过程

传染病的流行过程就是传染病在人群中发生、发展和转归的过程。流行过程的发生需要 3 个基本条件,包括传染源、传播途径和人群易感性。这三者缺一不可,切断任何一个,流行即终止。

1. 传染源 指体内有病原体生存、繁殖并能将病原体排出体外的人和动物。传染源包括患者、隐性感染者、病原携带者和受感染的动物,其中患者是大多数传染病主要的传染源。

2. 传播途径 指病原体离开传染源到达另一个易感者的途径。同一种传染病可以有多种传播途径。病原体在人群中不同个体之间的传播为水平传播。常见水平传播途径:

(1)飞沫传播:病原体存在于空气中的飞沫或气溶胶中,易感者吸入时获得感染,如麻疹、白喉、结核病和人感染高致病性禽流感等。

(2)消化道传播:病原体污染食物、水源或食具,易感者进食时获得感染,如伤寒、细菌性痢疾和霍乱等。

(3)接触传播:易感者与病原体污染的水或土壤接触时获得感染,如钩端螺旋体病、血吸虫病和钩虫病等。伤口感染,有可能患破伤风。日常生活的密切接触也有感染,如麻疹、白喉、流感等。不洁性接触可传播人类免疫缺陷病毒、HBV、HCV、梅毒等。

(4)虫媒传播:病原体存在于传染源的血液中,经吸血节肢动物叮咬而传播给易感者,如疟疾、流行性斑疹伤寒和地方性斑疹伤寒等。

(5)医源性感染:指在医疗工作中人为造成的某些传染病的传播。一类指易感者在接受治疗、预防、检验措施时,由于所用器械受人员的手污染而引起的传播,如乙型肝炎、丙型肝炎、艾滋病等;另一类是药品或生物制品受污染而引起的传播。

(6)血液体液传播:病原体存在于携带者或患者的血液或体液中,通过应用血液制品、分娩或性交等传播,如乙型肝炎、丙型肝炎和艾滋病等。

垂直传播又称为母婴传播。指孕妇分娩前和分娩过程中,其体内的病原体传给子代的传播;包括经胎盘传播、上行性传播和分娩时传播。婴儿出生前已从母亲或父亲获得感染称为先天性感染,如梅毒。

3. 易感人群　对某一传染病缺乏特异性免疫力而易于感染的人,称为易感者。易感者占某一特定人群的比例决定该人群的易感性。

(四)传染病的特征

基本特征:

1. 病原体　每种传染病都是由特异性病原体引起的;分离和鉴定病原体在确立传染病的发生、流行和诊断上具有重大的意义。

2. 传染性　所有传染病都具有传染性,是传染病与其他感染性疾病的根本区别。

3. 有流行病学特征　有流行性、地方性、季节性和外来性。流行性可分为散发、暴发、流行和大流行。

4. 感染后免疫　免疫功能正常的人体经显性或隐性感染某种病原体后,能产生针对该病原体及其产物的特异性免疫。但不同的传染病,感染后免疫力的持续时间有很大差异。

(五)传染病的临床过程

1. 潜伏期　指自病原体侵入人体起,至开始出现临床症状为止的时期。潜伏期长短因传染病不同而异,是检疫工作观察、留验接触者的重要依据。

2. 前驱期　指从起病至症状明显开始为止的时期。在此期中临床表现通常无特异性,如发热、头痛、疲乏、食欲下降等,为许多传染病共有,一般持续 1~3d。前驱期已有传染性,起病急骤的患者可无前驱期表现。

3. 症状明显期　急性传染病患者度过前驱期后,某些传染病,如麻疹、水痘患者进入症状明显期。在该期传染病所特有的症状和体征通常都获得充分的表现,如具有特征性的皮疹、黄疸、肝大、脾大和脑膜刺激征等。

4. 恢复期　当机体免疫力增长至一定程度,患者症状及体征基本消失,临床称为恢复期。在此期,体内可能还有残余病理改变或生化改变,病原体尚未能被完全清除,但食欲与体力逐渐恢复,血清中的抗体效价亦逐渐上升至最高水平。

有些传染病患者在病程中可出现再燃或复发。再燃指当传染病患者的临床症状和体征逐渐减轻,但体温尚未完全恢复正常的缓解阶段,由于潜伏于血液或组织中的病原体再度繁殖,使体温再次升高,初发病的症状与体征再度出现的情形。复发指当患者进入恢复期后,已稳定退热一段时间,由于体内残留的病原体再度繁殖而使临床表现再度出现的情形。再燃和复发可见于伤寒、细菌性痢疾和疟疾等传染病。

(六)传染病的分型

传染病按病程长短可分为急性、亚急性和慢性;按病情轻重可分为轻型、典型(又称为中型或普通型)、重型和暴发型。

【临床表现】

1. 发热 大多数传染病都会出现发热。不同的传染病发热程度、发热过程及热型各有差异,对诊断亦有一定的参考价值,如流行性感冒、结核病和疟疾等。

2. 皮疹 许多传染病在发热的同时伴有发疹,成为发疹性传染病。皮疹可分为内疹和外疹两大类。出疹时间、部位和先后次序对诊断和鉴别诊断有重要参考价值。如水痘、风疹多在病程的第 1 日出疹,猩红热多在第 2 日,麻疹多在第 3 日,斑疹伤寒多在第 5 日,伤寒多在第 6 日等。水痘的皮疹主要分布于躯干;麻疹的皮疹先出现于耳后、面部,然后向躯干、四肢蔓延,同时有科氏斑。

3. 毒血症状 病原体的各种代谢产物,包括细菌毒素在内,进入血液循环至扩散全身,如疲乏、全身不适、厌食、头痛、肌肉和骨骼疼痛等。严重者可有意识障碍、谵妄、脑膜刺激征、呼吸衰竭和休克等表现,有时还可引起肝、肾损害,表现为肝、肾功能的改变。

4. 单核吞噬细胞系统反应 在病原体及其代谢产物的作用下,单核吞噬细胞系统可出现充血、增生等反应,临床表现为肝大、脾大和淋巴结肿大。

【诊断要点】

早期明确诊断有利于患者的隔离和治疗。传染病的诊断要综合分析下列三个方面的资料。

1. 流行病学 流行病学资料在诊断中占重要地位。①传染病的地区分布:有些传染病局限在一定的地区范围。②传染病的时间分布:不少传染病的发生有较强的季节性和周期性。③传染病的人群分布:包括性别、年龄、职业等。

2. 临床资料 全面准确的临床资料来源于详尽的病史和全面的体格检查。发病的诱因和起病方式对传染病的诊断有重要参考价值,要加以注意。

3. 辅助检查 实验室检查对传染病的诊断具有特殊意义,因为病原体的检出或被分离培养可直接确定诊断。实验室检查包括一般实验室检查(如血液、尿液、粪便和生化检查等),病原学检查(如分离培养病原体、反转录聚合酶链反应、酶联免疫吸附测定等方法),特异性抗体检测(如 IgG、IgM 抗体检测等)。其他检查包括内镜检查、超声、CT、MRI、DSA 等。

【治疗】

(一) 治疗原则

目的不仅在于促进患者康复,而且还在于控制传染源,防止进一步传播。要坚持综合治疗的原则,即治疗与护理、隔离与消毒并重,一般治疗、对症治疗与病原治疗并重的原则。

(二) 治疗要点

1. 隔离和消毒 按所患传染病的传播途径和病原体的排出方式及时间,隔离可分为空气隔离(黄色标志)、飞沫隔离(粉色标志)、接触隔离(蓝色标志)等,并应随时做好消毒工作。

2. 一般治疗　保持病室安静清洁,环境适宜,使患者保持良好的休息状态及给予良好的护理来提高患者的抗病能力。根据不同的病情给予流质、半流质软食等,并补充各种维生素。有发热、吐泻症状的患者适量补充液体及盐类。危重者如有循环衰竭或呼吸困难出现发绀时,应及时给氧。心理治疗也是治疗的重要组成部分,有助于提供患者疾病的信心。

3. 病原及特异性免疫治疗　针对病原体的治疗措施,具有抑杀病原体的作用,达到根治和控制传染源的目的。

(1) 抗菌治疗:针对细菌和真菌的药物主要为抗生素及化学制剂。应尽早确立病原学诊断,选用适宜药物。

(2) 抗病毒治疗:目前有效的抗病毒药物尚不多,按病毒类型可分为广谱抗病毒药物(如利巴韦林)、抗核糖核酸(ribonucleic acid,RNA)病毒药物(如奥司他韦)和抗脱氧核糖核酸(deoxyribonucleic acid,DNA)病毒药物(如阿昔洛韦、恩替卡韦等)。

(3) 抗寄生虫治疗:原虫及蠕虫感染的病原治疗常用化学制剂,如甲硝唑、吡喹酮和伯氨喹等。氯喹是控制疟疾发作的传统药物,青蒿素可用于抗氯喹恶性疟原虫。阿苯达唑、甲苯达唑是目前治疗肠道线虫病的有效药物。乙胺嗪及呋喃酮用于治疗丝虫病。吡喹酮是最主要的抗吸虫药物。

(4) 免疫治疗:特异性免疫治疗也是传染病治疗的一个重要方面。抗毒素用于治疗白喉、破伤风、肉毒中毒等外毒素引起的疾病。干扰素等免疫调节剂可调节宿主免疫功能,用于乙型肝炎、丙型肝炎的治疗。胸腺素作为免疫增强剂也在临床使用。免疫球蛋白通常用于严重病毒或细菌感染的治疗等。

4. 对症治疗　主要针对患者症状明显期出现的各种突出症状和体征进行治疗,如高热时采取各种降温措施,颅内压增高时采取脱水疗法、抽搐时采取的镇静措施等。

5. 康复治疗　某些传染病,如脊髓灰质炎、脑炎和脑膜炎等可引起某些后遗症,可采取针灸治疗、理疗、高压氧等康复治疗措施,以促进机体恢复。

6. 中医治疗　对调节患者各系统功能起着相当重要的作用。某些中药,如黄连、大蒜、鱼腥草、板蓝根和山豆根等还有一定的抗微生物作用。

【预防】

1. 控制传染源　对传染病患者必须做到早发现、早报告、早隔离、早治疗,严格执行传染病报告制度。

《中华人民共和国传染病防治法》规定的传染病分为甲、乙、丙三类。传染病实行分类管理。

甲类传染病:鼠疫、霍乱。

乙类传染病:严重急性呼吸综合征(曾称为传染性非典型肺炎)、艾滋病、病毒性肝炎、脊髓灰质炎、人感染高致病性禽流感、麻疹、流行性出血热、狂犬病、流行性乙型脑炎、登革热、炭疽、细菌性和阿米巴性痢疾、肺结核、伤寒和副伤寒、流行性脑脊髓膜炎、百日咳、白喉、新生儿破伤风、猩红热、布鲁氏菌病、淋病、梅毒、钩端螺旋体病、血吸虫病、疟疾。

丙类传染病：流行性感冒、流行性腮腺炎、风疹、急性出血性结膜炎、麻风病、流行性和地方性斑疹伤寒、黑热病、包虫病、丝虫病，除霍乱、细菌性和阿米巴性痢疾、伤寒和副伤寒以外的感染性腹泻病。

国务院卫生行政部门根据传染病暴发、流行情况和危害程度，可以决定增加、减少或者调整乙类、丙类传染病病种并予以公布。

除甲类传染病外，《中华人民共和国传染病防治法》规定，对乙类传染病中严重急性呼吸综合征(曾称为传染性非典型肺炎)、炭疽中的肺炭疽和人感染高致病性禽流感，采取甲类传染病的预防、控制措施。其他乙类传染病和突发原因不明的传染病需要采取甲类传染病的预防、控制措施的，由国务院卫生行政部门及时报经国务院批准后予以公布、实施。需要解除依照上述规定采取的甲类传染病预防、控制措施的，由国务院卫生行政部门报经国务院批准后予以公布。省、自治区、直辖市人民政府对本行政区域内常见、多发的其他地方性传染病，可以根据情况决定按照乙类或者丙类传染病管理并予以公布，报国务院卫生行政部门备案。

2008 年 5 月 2 日，卫生部决定将手足口病列入《中华人民共和国传染病防治法》规定的丙类传染病进行管理。2009 年 4 月 30 日，经国务院批准，卫生部发布公告将甲型 H1N1 流感纳入乙类传染病，并采取甲类传染病的预防、控制措施。2013 年 10 月 28 日，国家卫生和计划生育委员会发出《关于调整部分法定传染病病种管理工作的通知》，将人感染 H7N9 禽流感的纳入法定乙类传染病；将甲型 H1N1 流感从乙类调整为丙类，并纳入现有流行性感冒进行管理；解除对人感染高致病性禽流感采取的《中华人民共和国传染病防治法》规定的甲类传染病的预防、控制措施。经国务院批准，2020 年 1 月 20 日，国家卫生健康委员会发布公告将新型冠状病毒肺炎纳入乙类传染病管理，并采取甲类传染病的预防、控制措施；2022 年 12 月 26 日发布公告将新型冠状病毒肺炎更名为新型冠状病毒感染，自 2023 年 1 月 8 日起，解除对新型冠状病毒感染采取的《中华人民共和国传染病防治法》规定的甲类传染病预防、控制措施。

传染病报告是传染病监测的手段之一，也是控制和消除传染病的重要措施。《传染病信息报告管理规范(2015 年版)》规定：各级各类医疗卫生机构为责任报告单位；其执行职务的人员和乡村医生、个体开业医生均为责任疫情报告人。责任报告单位和责任疫情报告人发现甲类传染病和乙类传染病中的肺炭疽、严重急性呼吸综合征(曾称为传染性非典型肺炎)等按照甲类管理的传染病病人或疑似病人时，或者发现其他传染病和不明原因疾病暴发时，应于 2h 内将传染病报告卡通过网络报告。对其他乙、丙类传染病病人、疑似病人和规定报告的传染病病原携带者在诊断后，应于 24h 内进行网络报告。不具备网络直报条件的医疗机构及时向属地乡镇卫生院、城市社区卫生服务中心或县级疾病预防控制机构报告，并于 24h 内寄送出传染病报告卡至代报单位。

2. 切断传播途径 对于各种传染病,切断传播途径通常是起主导作用的预防措施。其主要措施包括隔离和消毒。

(1) 隔离:包括呼吸道隔离、消化道隔离、血液-体液隔离、接触隔离、昆虫隔离、保护性隔离。

(2) 消毒:狭义的消毒指消灭污染环境的病原体而言。广义的消毒则包括消灭传播媒介在内。

3. 保护易感人群 加强体育锻炼,改善营养,提高机体非特异性免疫力。做好预防接种,提高人群主动或被动特异性免疫力。儿童计划免疫对传染病的预防起关键性作用。

(杨　耀)

第二节　流行性感冒

 导入案例

　　患者,男,30 岁。患者 1d 前不明原因出现发热,最高时可达 39.0℃,伴畏寒、乏力、头痛、鼻塞、干咳、咽痛等症状,无流涕、胸痛、恶心、呕吐、腹痛、腹泻、便秘等不适。查体:T 39.0℃,P 100 次/min,R 18 次/min,BP 120/80mmHg。神志清楚,急性面容,精神欠佳,呼吸急促,皮肤巩膜无黄染,浅表淋巴结未触及,鼻翼扇动,咽红,扁桃体不大,胸廓对称无畸形,三四征(-)。双肺呼吸音粗,未闻及干湿啰音。心界不大,心音有力,律齐,未闻及病理性杂音。腹软,无肝大、脾大,无压痛、反跳痛。神经反射(-)。血常规:RBC $4.5×10^{12}$/L,WBC $9.0×10^9$/L,Hb 120g/L;胸部 X 射线正常。

请思考:

1. 患者最可能的诊断是什么?

2. 该病的诊断依据有哪些?

3. 为诊断该病可建议患者做哪些实验室检查?

　　流行性感冒简称为流感,是流感病毒引起的一种急性呼吸道传染病,具有高度传染性,传播速度快,临床以急起高热、乏力、头痛、全身肌肉酸痛等全身中毒症状为主,上呼吸道卡他症状轻微。流感病毒特别是甲型流感病毒容易发生变异,传染性强、传播速度快,可引起反复流行或大流行。

【病原学】

(一)分类

流感病毒属于正黏病毒科的单链 RNA 病毒,呈球形或杆状,直径 80~120nm,外有包膜,由基质蛋白(matrix protein,M)、脂质双层膜和糖蛋白突起组成。膜上糖蛋白突起由植物血凝素(hemagglutinin,H)和神经氨酸酶(neuraminidase,N)构成,二者均具有抗原性,是甲型流感病毒亚型分类的主要依据。病毒的核心由核蛋白(nuclear protein,NP)、多聚酶和RNA组成,其中核蛋白和病毒核酸共同组成核糖核蛋白(ribonucleoprotein,RNP)。

人流感病毒根据核蛋白、基质蛋白抗原性的不同,分为甲(A)、乙(B)、丙(C)三型。基于血凝素、神经氨酸酶抗原性的不同,按血凝素可分为18个亚型,按神经氨酸酶可分为11个亚型。人类流感主要与H1、H2、H3和N1、N2亚型有关。目前感染人的主要是甲型流感病毒中的H1N1、H3N2亚型,以及乙型流感病毒中的Victoria系和Yamagata系。

(二)主要特性

流感病毒对乙醇、碘附、碘酊等常用消毒剂敏感,对紫外线和热敏感,在100℃条件下1min或56℃条件下30min即可灭活。

【流行病学】

(一)传染源

传染源主要是患者,其次为隐形感染者。从潜伏期末到急性期都有传染性,发病3d内传染性最强。病毒在人呼吸道分泌物中一般持续排毒3~7d,儿童、免疫功能受损及危重患者排毒时间可超过1周。

(二)传播途径

流感主要通过喷嚏、咳嗽或说话等飞沫传播,经口腔、鼻腔、眼睛等黏膜直接感染或通过接触被病毒污染的茶具、食具、毛巾等物品间接感染。在特定场所,如人群密集且密闭或通风不良的房间内,也可能通过气溶胶的形式传播。

(三)易感人群

人群对流感普遍易感,感染后对同一亚型病毒获得一定程度免疫力,但维持时间短,一般8~12个月,最长不超过2年,可反复发病。三型流感之间或不同亚型之间无交叉免疫。

(四)流行特征

1. 流行特点　突然发生,迅速蔓延,于2~3周达到高峰,发病率高,流行过程持续时间短,一次流行可持续6~8周。

2. 一般规律　流感病毒传入人群后,具有较强的传染性,且抗原极易发生变异,加之以呼吸道传播为主,极易引起流行和大流行。甲型流感多引起季节性或地方性流行,乙型流感多引起局部流行,而丙型流感则以散发为主。

3. 流行季节　四季均可发生,以冬春季为主。南方在夏秋季也可见到流感流行。大流行时无明显季节性。

【发病机制】

流感病毒经呼吸道吸入后,病毒表面血凝素特异性识别并结合宿主呼吸道上皮细胞表面的唾液酸受体,侵入呼吸道的纤毛柱状上皮细胞,在细胞内复制,借助神经氨酸酶的作用,使病毒从细胞内释放,再侵入其他纤维柱状上皮细胞,引起细胞变形坏死和脱落从而发生局部炎症,进而出现全身毒性反应。单纯型流感时主要损害呼吸道的上部和中部黏膜,不引起病毒血症。病毒亦可向下侵犯气管、支气管和肺组织,直至肺泡,导致流感病毒性肺炎,多见于老年人、婴幼儿、慢性病患者及免疫力低下者。

【临床表现】

潜伏期平均 1~3d,最短为数小时,最长可达 4d。根据临床特点可把流感分为单纯型、肺炎型、中毒型和胃肠型四种。

1. 单纯型流感 急性起病,高热、寒战、乏力、食欲减退、肌肉关节酸痛等全身中毒症状为主,少数患者可有鼻塞、流涕、干咳、声嘶、咽干痛等上呼吸道卡他症状,体温 1~2d 达高峰,3~4d 后逐渐下降,热退后全身症状好转,上呼吸道症状和体力恢复还需持续数日后恢复正常。查体:急性病容,咽部充血红肿,无分泌物,肺部听诊多正常。此型最为常见,预后良好。

2. 肺炎型流感 较少见,发生于老年人、婴幼儿、慢性病患者及免疫力低下者。起病初与单纯型流感相似,1~2d 后迅速加重。高热不退,剧烈咳嗽、咯血痰、呼吸急促、发绀,体检双肺呼吸音低,满布湿啰音,但无实变体征。痰液中可分离出流感病毒。对抗菌药物治疗无效。本型可因呼吸衰竭而死亡,病死率高。

3. 中毒型流感 有全身毒血症表现,可有高热不退或明显的神经系统和心血管系统受损表现,晚期亦可出现中毒型心肌损害,严重者可出现休克,DIC、循环衰竭等,病死率高,预后不良,极少见。

4. 胃肠型流感 少见,可见于儿童,以腹泻、腹痛、呕吐为主要临床表现。

5. 并发症 可并发上呼吸道感染、气管炎或支气管炎、细菌性肺炎、中毒性休克、中毒性心肌炎或瑞氏综合征等。

【辅助检查】

1. 血常规 白细胞总数正常或降低,淋巴细胞数量相对增加;合并细菌感染时,白细胞和中性粒细胞数量增多。

2. 病毒分离 在疾病的第 2~3 日,可将鼻咽部、气管分泌物直接分离流感病毒。上呼吸道标本应在发病 3d 内留取,下呼吸道标本随时留取。

3. 核酸检测 用普通反转录聚合酶链反应(RT-PCR)等方法直接检测患者上呼吸道分泌物中的病毒 RNA。该检测方法快速、敏感且特异。

4. 蛋白水平检查 采用鼻甲黏膜印片和荧光抗体技术检测病毒抗原,但其敏感性及其特异性尚不理想。

5. 其他 可应用血凝抑制试验、补体结合试验检测抗体。

【诊断要点】

未出现流感流行时,散发病例不易诊断,但在冬、春季节在同一地区,短时间内出现较多数量的相似患者,呼吸道症状较轻而全身中毒症状较重,再结合流行病学资料,可基本判定为流感,但确诊主要靠病毒分离。

【治疗】

1. 隔离　对疑似和确诊患者应进行隔离。

2. 对症治疗　注意休息,多饮水,给予流质或半流质饮食,加强营养,补充维生素,进食后以温开水或温盐水漱口,保持口鼻清洁。可应用解热药、缓解鼻黏膜充血药、止咳祛痰药等。有继发细菌感染时及时使用抗生素。

3. 抗病毒治疗　目前尚无特效的抗流感病毒药物。常用药物金刚乙胺和金刚烷胺、神经氨酸酶抑制药如奥司他韦、扎那米韦等。具有清热解毒和抗病毒作用的中药亦可选用,有助于改善症状,缩短病程。抗菌药物不作为常规使用,除非合并细菌感染。

【预防】

1. 控制传染源　早发现,早报告,早治疗,早隔离,隔离患者时间为 1 周或退热后 2d,疑似患者进行适当隔离与治疗。

2. 切断传播途径　在流感流行时,要加强环境消毒,减少公众集会及集体娱乐活动,易感者尽量少去公共场所,居室应注意通风换气。

3. 保护易感人群　预防人类流感致病和流行的最有效方法仍是疫苗接种,也是预防流感的基本措施。

(杨　耀)

第三节　严重急性呼吸综合征

【概述】

严重急性呼吸综合征(severe acute respiratory syndrome,SARS)(曾称为传染性非典型肺炎)是由 SARS 冠状病毒(SARS-CoV)引起的一种具有明显传染性、可累及多个器官系统的特殊肺炎。其主要临床表现为急性起病,发热、干咳、呼吸困难,白细胞不高或降低,肺部浸润,抗菌药物治疗无效。人群普遍易感,呈家庭、医院等场所的聚集性发病,多见于青壮年,儿童感染率较低。

【病原学】

SARS-CoV 呈球形,直径在 80~140nm,是有包膜的单股正链 RNA 病毒,病毒包膜上有排列较宽、形如日冕的刺突蛋白。病毒包膜上有 3 种蛋白,即 S 刺突糖蛋白、M 跨膜蛋白和 E 包膜蛋白。S 刺突糖蛋白突出于包膜表面,呈棒状或球状,能与宿主细胞融合,也是病毒的主要抗原。M 跨膜蛋白,对病毒包膜的形成、出芽以及病毒核心的稳定具有重要作用。E 包膜蛋白是一种较小的蛋白质,散在于病毒包膜上,其功能与病毒包膜的形成及核衣壳的装配有关。

SARS-CoV 的抵抗力和稳定性要强于其他人类冠状病毒。在干燥塑料表面最长可活 4d,尿液中至少 1d,腹泻患者粪便中至少 4d 以上。在 4℃培养中存活 21d,−80℃保存稳定性佳。56℃条件下 90min 或 75℃条件下 30min 可灭活病毒。SARS-CoV 对乙醚、氯仿、甲醛和紫外线等敏感。

【流行病学】

传染源主要是急性期患者。个别患者可造成数十甚至上百人感染,被称为"超级传播者"。潜伏期患者传染性低或无传染性。康复患者无传染性。传播途径主要为近距离飞沫传播,也可经密切接触、气溶胶、粪-口途径传播。人群普遍易感,发病者以青壮年居多。

【临床表现】

1. 潜伏期　限于 2 周内,一般 2~10d。

2. 临床症状　急性起病,自发病之日起,2~3 周内病情都可以处于进展状态。主要有以下三类症状:

(1) 发热及相关症状:常以发热为首发和主要症状,体温一般高于 38℃,常呈持续性高热,可伴有畏寒、肌肉酸痛、关节酸痛、头痛、乏力。在早期,使用退热药有效退热;进入进展期,通常难以用退热药控制高热。使用糖皮质激素可对热型造成干扰。

(2) 呼吸系统症状:可有咳嗽,多有干咳,少痰,少部分患者出现咽痛。可有胸闷,严重者逐渐出现呼吸加速、气促,甚至呼吸窘迫,常无上呼吸道卡他症状。呼吸困难和低氧血症多见于发病 6~12d 以后。

(3) 其他方面症状:部分患者出现腹泻、恶心、呕吐等消化道症状。

3. 恢复期　病程进入 2~3 周后,发热减退,其他症状和体征减轻甚至消失。肺部炎症改变的吸收和恢复较为缓慢,体温正常后仍需要 2 周左右才能完全吸收恢复正常。

4. 体征　SARS 患者的肺部体征常不明显,部分患者可闻及少许湿啰音,或者有肺实变体征。偶有局部叩浊、呼吸音减低等少量胸腔积液的体征。

【辅助检查】

(一) 实验室检查

1. 血常规　病情初期到中期白细胞计数正常或下降,淋巴细胞计数绝对值常减少,呈逐步减低趋势,并有细胞形态学变化。T 细胞亚群中 CD3$^+$、CD4$^+$ 及 CD8$^+$T 细胞均减少,尤以 CD4$^+$ 亚群减低明显。病后多恢复正常。

2. 血清学检查　常用酶联免疫吸附测定和免疫荧光法(IFA)检测血清中的 SARS-CoV 抗体。这两种方法对 IgG 抗体检测的敏感性与特异性均超过 90%,IFA 法的特异性高于 ELISA 法。另外,也可采用单克隆抗体技术检测样本中的 SARS-CoV 特异性抗原,特异性与敏感性也超过 90%。

3. 分子生物检查　以反转录聚合酶链反应(RT-PCR)检测患者呼吸道分泌物、血液、粪便等标本中的 SARS-CoV 的 RNA。

4. 细胞培养分离病毒　将患者呼吸道分泌物、血液等标本接种到 Vero 细胞中进行培养,分离到病毒后用 RT-PCR 或免疫荧光法进行鉴定。

（二）其他检查

SARS 的 X 射线和 CT 基本影像表现为磨玻璃密度影像和肺实变影像。病变初期出现不同程度的小片状、斑片状磨玻璃密度影,少数为肺实变影;短期内病灶迅速增多,常累及单肺多叶或双肺。病变吸收一般在发病 2~3 周后,影像表现为病变范围逐渐减小,密度减低,以致消失。必须定期进行影像学观察,以观察肺部病变的动态变化情况。

【诊断要点】

1. 有 SARS 流行病学依据,有临床症状、体征、肺部 X 射线影像改变等,并能排除其他疾病诊断者,综合分析可以作出 SARS 临床诊断。

2. 在临床诊断的基础上,若分泌物 SARS-CovRNA 检测阳性,或者血清 SARS-Cov 抗体阳性,或者抗体滴度 4 倍以上增高,则可作出确定诊断。

【治疗】

（一）治疗原则

目前缺乏特异性治疗;以综合治疗为主,进行对症治疗,早期给予抗病毒治疗。

（二）治疗要点

1. 一般治疗和病情监测　卧床休息,加强营养支持,纠正水电解质、酸碱失衡。密切观察病情变化。早期给予持续鼻导管吸氧(吸氧浓度为 1~3L/min)。监测生命体征、脉搏血氧饱和度或动脉血气分析、血尿常规、血电解质、肝功能、肾功能、心肌酶谱、T 细胞亚群和 X 射线胸片等。

2. 抗病毒治疗　目前尚未发现特异性药物。利巴韦林等常用抗毒药对 SARS 没有明显治疗效果。可试用蛋白酶抑制药类药物洛匹那韦及利托那韦等抗病毒治疗。

3. 其他药物　应用糖皮质激素减轻全身反应状态,防止和减轻后期的肺纤维化;重型患者可选用胸腺肽、干扰素、免疫球蛋白等增强免疫功能药物。根据临床情况,选用喹诺酮类等抗生素治疗和控制继发细菌和真菌感染。

【预防】

1. 早发现、早报告、早隔离、早治疗。

2. 减少大型聚会或活动;保证空气流通;避免去人群密集的地方;注意戴口罩;避免与人近距离接触。

3. 严格隔离患者,医院设立发热门诊,建立本病的专门通道。医护人员及其他人员进入病区时,应注意做好个人防护。

（杨　耀）

第四节　麻　疹

 导入案例

　　患儿,男,5岁。患儿因发热伴咳嗽、流涕、流泪,按感冒治疗 3d 无好转,昨日发现躯干部皮疹,来院就诊。查体:T 38.6℃,P 68 次/min,R 17 次/min,BP 115/70mmHg;头面及躯干部有散在红色斑丘疹,疹间可见正常皮肤,压之褪色;结膜充血,口腔颊部可见黏膜斑;心、肺、腹(−)。血常规:Hb 120g/L,WBC $7×10^9$/L,N 0.88,L 0.46;胸部 X 检查可见两肺纹理增多、增粗,左肺可见淡薄斑状片阴影,右肺门影增粗。

　　请思考:

　　1. 患儿最可能的诊断是什么?

　　2. 该病的诊断要点有哪些?

【概述】

　　麻疹是由麻疹病毒引起的急性呼吸道传染病,在我国法定的传染病中属于乙类,好发于儿童。主要临床表现为发热、咳嗽、流涕等上呼吸道卡他症状,以及眼结膜炎、口腔麻疹黏膜斑及皮肤斑丘疹。本病传染性极强,易造成地方流行,病后有持久免疫力。我国自 20 世纪 60 年代婴幼儿广泛应用麻疹减毒活疫苗后,该病的发展已经基本得到了控制。

【病原学】

　　麻疹病毒在体外抵抗力较弱,对热、紫外线及一般消毒剂敏感,在 56.0℃环境下 30min 即可灭活。但对寒冷及干燥环境有较强的抵抗力,室温下可存活数日,零下 70.0℃可存活数年。

【流行病学】

　　1. 传染源　麻疹患者是唯一的传染源。发病前 2d 至出疹后 5d 内均有传染性,传染期患者口、鼻、咽、眼结合膜分泌物、痰、尿、血液中特别在白细胞内都有麻疹病毒。无症状病毒携带者和隐性感染者较少见,恢复期不带病毒。

　　2. 传播途径　主要的传播途径是经呼吸道飞沫传播。病毒随患者讲话、咳嗽、打喷嚏到周围空气中,通过口鼻咽或眼结膜侵入易感人体。密切接触者亦可经污染病毒的手传播,通过第三者或衣物间接传播很少见。

　　3. 人群易感性　未患过麻疹者均易感,易感者接触患者后 90% 以上发病,病后有持久免疫力。成人多因在儿童时患过麻疹而获免疫力,6 个月内婴儿因从母体获得抗体,故很少患病。发病年龄以 6 个月至 5 岁以下发病率最高。

4. 流行特征　麻疹一年四季均可发病,以冬春季节为多见。

【发病机制】

麻疹病毒经上呼吸道或眼结膜进入人体后,在呼吸道黏膜上皮细胞内和附近淋巴组织繁殖,引起局部炎症。一般感染后第 5~7 日即进入临床前驱期,出现全身性麻疹病毒感染,全身均可找到病毒,特别是呼吸道、淋巴组织,也可在鼻咽分泌物、尿液及血液中发现,此时患儿的传染性最强。病毒复制导致组织损伤,引起一系列临床表现。在病程第 15 日以后,由于机体特异性免疫应答清除病毒,临床进入恢复期。

【临床表现】

潜伏期 6~21d,接种过麻疹疫苗者可延长至 3~4 周。典型麻疹病程可分为三期。

（一）前驱期

从发热到出疹为前驱期,一般持续 3~4d。主要表现为上呼吸道和眼结膜炎所致的卡他症状,急性起病,有发热、咳嗽、流涕、流泪、畏光、结膜充血等;婴幼儿可出现胃肠道症状如呕吐、腹泻,偶有惊厥。发病 2~3d 后,90% 以上患者口腔双侧第二磨牙对面的颊黏膜上,可见 0.5~1mm 针尖大小的白色点状突起,周围有红晕,称为科氏斑,是麻疹前驱期的特征性体征,具有诊断意义。初起时仅数个,1~2d 内迅速增多融合至整个颊黏膜,糜烂似鹅口疮,2~3d 后很快消失。

（二）出疹期

发病第 3~4 日后,开始出现典型皮疹,从耳后发际开始,渐及前额、面、颈部、自上而下至胸、背、腹及四肢,2~3d 遍及全身,最后达手掌及足底。皮疹初为淡红色斑丘疹,大小不等,直径 2~5mm,压之褪色,疹间皮肤正常。出疹同时全身中毒症状加重,有嗜睡或烦躁不安,甚至谵妄,抽搐等症状。可伴有表浅淋巴结及肝、脾大等。出疹期 3~5d。

（三）恢复期

皮疹达高峰并持续 1~2d 病情缓解,体温开始下降,上呼吸道症状减轻,皮疹按出疹顺序隐退,初留浅褐色色素痕,1~2 周后消失,伴有糠麸样细小皮肤脱屑。

【辅助检查】

（一）血常规

白细胞总数减少,淋巴细胞比例相对增多。如果白细胞总数增加,尤其是中性粒细胞数量增加,提示继发细菌感染。若淋巴细胞数量严重减少,常提示预后不好。

（二）血清学检查

酶联免疫吸附试验(enzyme-linked immunoadsordent assay,ELISA)测定血清麻疹特异性 IgM 和 IgG 抗体,其中 IgM 抗体在病后 5~20d 最高,阳性即可确诊麻疹,IgG 抗体恢复期较早期增高 4 倍以上即为阳性,也可以诊断麻疹。

（三）病原学检查

1. 病毒抗原检测　取早期患者鼻咽分泌物、血细胞及尿沉渣细胞,用免疫荧光或免疫酶法查麻疹病毒抗原,如阳性,可早期诊断。上述标本涂片后还可见多核巨细胞。

2. 核酸检测　采用反转录聚合酶链反应从临床标本中扩增麻疹病毒 RNA，是非常敏感和特异的诊断方法，对免疫力低下而不能产生特异抗体的麻疹患者，尤为有价值。

【诊断要点】

典型麻疹诊断不难，根据没有接种麻疹疫苗且有麻疹接触史、前驱期卡他症状、口腔麻疹黏膜斑，出现典型皮疹，退疹后皮肤脱屑及色素沉着等可确诊。非典型患者难以确诊者可分离病毒及测定血清特异性抗体来确诊；麻疹与其他出疹疾病的鉴别见表 22-1。

表 22-1　麻疹与其他出疹疾病的鉴别

疾病类型	上呼吸道症状	麻疹黏膜斑	出疹时间	皮疹特征
麻疹	症状明显	有	发热 3~4d	红色斑丘疹由耳后开始
风疹	症状较轻	无	发热 1~2d	淡红色斑丘疹由面部开始
幼儿急疹	症状较轻	无	突起高热退后	散在玫瑰色，多位于躯干
猩红热	咽痛明显	无	发热 1~2d	针尖大小红色丘疹，疹间皮肤充血压之褪色，面部无疹
药物疹	—	—	用药后出疹	多形性，停药后疹退

【治疗】

（一）治疗原则

目前对麻疹病毒尚无特效药，主要对症处理，重点在护理和防治并发症，无并发症的单纯麻疹预后良好，重型麻疹病死率较高。

（二）治疗要点

1. 一般治疗　患者应单病室，按照呼吸道传染病隔离至体温正常或至少出疹后 5d；卧床休息，保持室内空气新鲜，温湿度适宜。眼、鼻、口腔保持清洁，给易消化并营养丰富的饮食，多饮水，并及时补充维生素 A 和维生素 C 等。

2. 对症治疗　高热者可酌用小剂量解热药物或物理降温；咳嗽剧烈时应给祛痰止咳剂；烦躁不安可用少量镇静药；体弱病重者可早期注射丙种球蛋白；必要时可以吸氧，保证水电解质及酸碱平衡等。

3. 并发症治疗　①肺炎：同一般肺炎，合并细菌感染较为常见，主要为抗菌治疗。②急性喉炎：蒸汽雾化吸入稀释痰液，使用抗菌药物，对喉部水肿者可试用肾上腺皮质激素。③心肌炎：心力衰竭者应及早静脉注射强心药物，同时应用利尿药，重症者可用肾上腺皮质激素。④脑炎：处理同一般病毒性脑炎。

【预防】

（一）管理传染源

对麻疹患者应早发现、早报告、早隔离、早治疗。患者隔离至出疹后 5d，有并发症者应延至出疹后 10d。易感的接触者检疫期为 3 周，并使用被动免疫制剂。流行期间，儿童机构应加强检查，及时发现患者。

（二）切断传播途径

流行期间避免去公共场所或人多拥挤处，出入应戴口罩；无并发症的患儿在家中隔离，以减少传播和医院感染。

（三）保护易感人群

1. 主动免疫　主要对象为婴幼儿，但未患过麻疹的儿童和成人均可接种麻疹减毒活疫苗。易感者在接触患者 2d 内接种疫苗，仍可防止发病或减轻病情。接种禁忌为妊娠、过敏体质及免疫功能低下者，对于发热及一般急、慢性疾病者应暂缓接种，凡 6 周内接受过被动免疫制剂者，应推迟 3 个月接种。

2. 被动免疫　年幼体弱者及妊娠期妇女接触麻疹患者后，应立即采用被动免疫。接触患者后 5d 内注射免疫球蛋白 3ml 可预防发病，若 5d 后注射只能减轻症状，免疫有效期 3~8 周。

（鲁　彬）

第五节　水　痘

导入案例

患儿，女，6 岁。患儿发热、痘样皮疹 4d，大小便正常，睡眠好。查体：T 37.0℃，P 80 次/min，R 18 次/min，BP 100/70mmHg；神志清楚，急性病容；全身皮肤均有散在性水痘样皮疹，有红色刚出的斑丘疹，有周边红中心液化的疱疹；表浅淋巴未触及，心、肺、腹（-）。

请思考：

1. 患儿最可能的诊断是什么？

2. 患儿需要与哪些疾病鉴别？

【概述】

水痘和带状疱疹是由同一种病毒即水痘-带状疱疹病毒（varicella-zoster virus，VZV）感染所引起的、临床表现不同的两种疾病。水痘为原发性感染，多见于儿童；带状疱疹是病毒再激活后发生的皮肤感染，以沿身体一侧周围神经出现呈带状分布的、成簇出现的疱疹为特征,多见于成人。

【病原学】

水痘-带状疱疹病毒属疱疹病毒科,外层为脂蛋白包膜,核心为双链DNA。病毒体外抵抗力弱,不耐热和酸,不能在痂皮中存活,能被乙醚等消毒剂灭活。人是已知的自然界唯一宿主。

【流行病学】

1. 传染源　患者为唯一的传染源。出疹前1~2d至皮疹完全结痂时均有很强的传染性。易感儿童接触带状疱疹患者后,也可发生水痘。

2. 传播途径　主要通过呼吸道飞沫和直接接触传播,亦可通过接触被污染的用具传播。

3. 人群易感性　普遍易感,本病传染性极强,儿童接触后90%发病,6个月以下婴儿少见;妊娠期妇女患病可引起胎儿感染,甚至会出现先天性水痘综合征。感染水痘后可获持久免疫,二次感染者极少见,但可反复发生带状疱疹。本病一年四季均可发生,以冬春季为高峰。

【发病机制】

病毒经上呼吸道侵入人体后,先在皮肤、黏膜细胞及淋巴结内增殖,2~3d后入血形成病毒血症,在单核巨噬细胞系统内增殖后再次入血,并向全身扩散,主要损害皮肤,偶尔也可累及其他脏器。皮疹出现1~4d后,机体出现特异性细胞免疫并产生特异性抗体,病毒血症消失,症状随之缓解;水痘的皮肤病变主要在表皮棘细胞层,细胞肿胀伴气球样变性,组织液渗入形成疱疹,内含大量病毒。

【临床表现】

水痘潜伏期一般10~21d,多为2周左右。典型水痘分为前驱期、出疹期。

(一)前驱期

婴幼儿常无症状或症状轻微,可有低热、烦躁或拒乳,同时出现皮疹。年长儿童和成人皮疹出现前1~2d可见前驱症状,如畏寒、低热、乏力、咳嗽、咽痛、厌食等症状。

(二)出疹期

皮疹首先见于躯干部,以后延及面部及四肢。

1. 皮疹形态　皮疹初为红色斑疹,数小时后变为丘疹并发展为疱疹。位置表浅,形似露珠,椭圆形,直径3~5mm,周围有红晕,壁薄易破,疱疹液清亮,数小时后变混浊,1~2d后从中心开始干缩、结痂,红晕消失。1周左右痂皮脱落愈合,一般不留瘢痕。若继发化脓性感染则成脓疱,常伴有瘙痒使患者烦躁不安。

2. 皮疹分布　皮疹呈向心分布,集中在皮肤受压或易受刺激处,躯干最多,其次为头面部,四肢相对较少,手掌及足底更少。部分患者可在口腔黏膜、咽喉、眼结膜及外阴等处出现疱疹,破裂形成白色表浅溃疡,常有疼痛。皮疹分批出现,同一部位可同时存在斑疹、丘疹、疱疹和结痂。皮疹数目为数个至数百个不等,皮疹数目越多,则全身症状越重。

3. 皮疹发展过程　一般皮疹经过斑疹、丘疹、疱疹、结痂各阶段,同一部位常可见斑疹、丘疹、疱疹和结痂同时存在,但最后一批皮疹可在斑丘疹期停止发展。水痘为自限性疾病,10d 左右自愈。成人患者全身症状和皮疹均比儿童重,易并发水痘肺炎。

(三) 并发症

1. 皮疹继发细菌感染　皮肤化脓性感染、丹毒、蜂窝织炎、败血症等。

2. 水痘肺炎　原发性水痘肺炎多见于成人及免疫功能缺陷者,轻者可无临床表现,仅 X 射线检查显示肺部弥散性结节浸润;重者有咳嗽、咯血、胸痛、呼吸困难、发绀症状,严重者可于 24~48h 内死于急性呼吸衰竭,继发细菌感染的肺炎多见于儿童。

3. 水痘脑炎　发生率小于 1%,多发生于出疹后 1 周左右,临床表现与一般病毒性脑炎相似,以小脑功能障碍如共济失调、震颤等症状突出,重者可有神经损害后遗症。

4. 水痘肝炎　多表现为 GPT 增高,免疫障碍的重症患者可出现黄疸。少数可出现肝脂肪性变,伴发肝性脑病称为脑病合并内脏脂肪变性综合征,又称为瑞氏综合征(Reye syndrome),病情严重,病死率高。

【辅助检查】

(一) 血常规

白细胞总数正常或稍增高,淋巴细胞比例可升高。

(二) 血清学检查

补体结合抗体于出疹后 1~4d 出现。2~6 周达高峰,6~12 个月后逐渐下降。血清抗体检查可与单纯疱疹病毒发生交叉反应而成假阳性。

(三) 病原学检查

1. 病毒分离　取病程 3~4d 疱疹液种入人胚成纤维细胞,分离出病毒后再作鉴定,仅用于非典型病例。

2. 抗原检查　对病变皮肤刮取物,用免疫荧光法检查病毒抗原。此法敏感、快速,容易与单纯疱疹病毒感染相鉴别。

3. 核酸检测　早期敏感快速的诊断方法是用 PCR 检测患者呼吸道上皮细胞和外周血白细胞中的病毒 DNA。

【诊断要点】

根据接触史、典型皮疹、分布部位及同时出现各期皮疹的特点,呈向心性分布,可作出诊断。非典型患者,需借助实验室检查协助诊断。

【治疗】

(一) 治疗原则

综合治疗的原则,控制传染源,一般治疗、对症治疗与病原治疗并重的原则。

(二) 治疗要点

1. 一般治疗　患者应隔离至全部疱疹结痂为止。发热期卧床休息,给予易消化食物补充水分。加强皮肤护理,勤换衣服,保持皮肤清洁,减少继发感染,避免抓伤。

2. 对症治疗　皮肤瘙痒者可用炉甘石洗剂涂擦,疱疹破裂后可涂甲紫或抗生素软膏。

3. 抗病毒治疗　首选药物阿昔洛韦,其次阿糖腺苷、干扰素也可以。

水痘预后良好,结痂脱落后不留瘢痕。重症或并发脑炎者预后较差甚至死亡。

【预防】

1. 管理传染源　一般水痘患者应予呼吸道隔离至疱疹全部结痂或出疹后 7d。

2. 切断传播途径　应重视通风及换气,其污染物、用具可用煮沸或日晒等方法进行消毒。

3. 保护易感者　对于免疫功能低下、使用免疫抑制药治疗者、妊娠期妇女等,如有接触史,可用水痘带状疱疹免疫球蛋白或丙种球蛋白肌内注射,以减轻病情。

(鲁　彬)

第六节　流行性腮腺炎

导入案例

患儿,男,14 岁。患儿自述因腮肿大 7d,发热 3d,体温 39.0℃,在当地医院给予输液治疗(用药不详),体温时高时低,昨日上午出现阴囊肿痛。现门诊以"流行性腮腺炎并睾丸炎"收入病房。查体:T 37.7℃,P 86 次/min,R 22 次/min,BP 110/60mmHg。发育正常,神志清楚,急性病容,自动体位,无皮疹,表浅淋巴结未触及,巩膜无黄染,外耳道及鼻腔无异常分泌物,左下颌腺肿大,有压疼,腹软,气管居中,扁桃体无肿大,心、肺、腹(-)。

请思考:

1. 患者最可能的诊断是什么?

2. 该病的诊断依据有哪些?

【概述】

流行性腮腺炎是由腮腺炎病毒引起的急性呼吸道传染病;以腮腺非化脓性肿胀,发热伴咀嚼受阻为特征,全身其他腺组织也可受累。常见的并发症有脑膜脑炎、睾丸炎、卵巢炎和胰腺炎等,主要发生在儿童和青少年。

【病原学】

腮腺炎病毒为单股 RNA 病毒。病毒抗原结构稳定,只有一个血清型,具有病毒(virus,V)抗原和可溶性(soluble,S)抗原两种。感染后体内先出现 S 抗体,此抗体无保护作用,但可用于诊断。V 抗体出现晚,1~2 周达高峰,持续时间长,2 年后仍可测出。此抗体是保护性抗体,是检测感染后免疫应答的较好指标。人是腮腺炎病毒唯一的宿主。病毒抵抗力弱,紫外线照射和福尔马林蒸熏能迅速灭活。

【流行病学】

1. 传染源 早期患者及隐性感染者均为传染源。患者腮腺肿大前 7d 至肿大后 2 周时间内,能从唾液中分离出病毒,具有高度传染性。有脑膜炎表现者能从脑脊液中分离出病毒,无腮腺肿大的其他器官感染者亦能从唾液和尿中排出病毒。

2. 传播途径 通过飞沫经呼吸道传播,也能通过接触被病毒污染的物品传播,妊娠早期可从胎盘传到胚胎导致胎儿发育畸形。

3. 易感人群 人群普遍易感,90% 的病例发生在 1~15 岁,易在幼儿和小学生(5~9 岁)中流行;1 岁以下婴儿很少发病,患病后可获持久性免疫力。

4. 流行特征 本病全年均可发病,但以冬春为主,呈散发或流行。

【发病机制】

病毒借飞沫等传播,经口、鼻侵入人体,在呼吸道上皮组织内复制后,进入血流播散至腮腺和中枢神经系统增殖,引起腮腺炎和脑膜炎。在这些器官继续复制再次进入血,形成第二次病毒血症,并侵犯第一次病毒血症未受累的器官,散布至其他器官,所以临床上是不同器官相继出现病变的症状。

【临床表现】

(一)前驱期

潜伏期 8~30d,平均 18d。多数无前驱症状,少数病例有非特异性前驱症状如发热、头痛、畏寒、肌肉酸痛、食欲缺乏,全身不适等。

(二)腮腺肿大

发病 1~2d 后出现颧骨弓或耳部疼痛,然后唾液腺肿大,体温可达 40.0℃。腮腺最常受累,通常一侧腮腺肿大后 1~4d 对侧肿大,双侧均肿大者约占 75%。特点是以耳垂为中心,向前、后、下发展,使下颌骨边缘不清,局部皮肤紧张发亮、触痛,皮肤不发红,但有灼热感。因唾液腺管阻塞,故进酸性食物时促使腺体分泌致疼痛加剧。腮腺肿大 2~3d 达高峰,持续 4~5d 后逐渐消退。腮腺管口早期常红肿,颌下腺、舌下腺也可同时受累,有时是单独受累。颌下腺肿大时颈前下颌处明显肿胀,可触及椭圆形腺体。舌下腺肿大时,可见舌下及颈前下颌肿胀,并出现吞咽困难。非典型病例可无腮腺肿胀,而以睾丸炎、卵巢炎、脑膜脑炎出现。

(三)并发症

1. 脑膜炎 患者出现头痛、呕吐、嗜睡和脑膜刺激征。一般发生在腮腺炎发病后 4~5d,可发生在腮腺肿大前,一般症状在 1 周内消失。常有高热、谵妄、抽搐、昏迷,重症者可致死亡,可有耳聋、视力障碍等后遗症。

2. 睾丸炎 因病毒多侵犯成熟生殖腺,故多见于青春期后者,多在腮腺炎病后 1 周,腮腺肿大开始消退时患者又出现发热、睾丸明显肿胀和疼痛,可并发附睾炎、鞘膜积液和阴囊水肿。睾丸炎多为单侧，约 1/3 为双侧受累。一般持续 3~5d，10d 内逐渐好转。部分患者睾丸炎后发生不同程度的睾丸萎缩，但很少引起不育症。

3. 卵巢炎　5% 女性患者可并发卵巢炎，有发热、呕吐、下腹痛及压痛。右侧卵巢炎可酷似阑尾炎，有时可触及肿大的卵巢。一般不影响生育能力。

4. 胰腺炎　常于腮腺肿大数日后发生，可有中上腹痛，压痛，伴发热、寒战或呕吐。腮腺炎合并胰腺炎的发病率低于 10%。

5. 其他　心肌炎、乳腺炎、甲状腺炎等均可在腮腺炎发生前后发生。

【辅助检查】

（一）血常规

白细胞计数和尿常规一般正常，有睾丸炎者白细胞数量可以增高，有肾损害时尿中可出现蛋白和管型。

（二）淀粉酶测定

90% 患者发病早期有血清淀粉酶和尿淀粉酶增高，增高程度与腮腺肿大的程度成正比。无腮腺肿大的脑膜炎患者，血和尿中淀粉酶也可升高，故测定淀粉酶可与其他原因的腮腺肿大或其他病毒性脑膜炎相鉴别。血脂肪酶增高，有助于胰腺炎的诊断。

（三）脑脊液检查

有腮腺炎而无脑膜炎症状和体征的患者，约半数脑脊液中白细胞计数轻度升高，且能从脑脊液中分离出腮腺炎病毒。腮腺炎诊断明确、且症状明显，疑有脑膜炎者，可不必检查脑脊液。如脑脊液中蛋白增高明显，须和结核性脑膜炎以及治疗不彻底的化脓性脑膜炎相鉴别。

（四）血清学检查

1. 抗体检查　ELISA 检测抗 V 和抗 S 两种抗体：在疾病早期，S 抗体就可能在 75% 患者中检出，可作为最近感染证据，6~12 个月逐渐消失。V 抗体在起病后 1 个月达高峰，维持 6 个月，以后逐渐下降，2 年后达低水平并持久存在。S/V 比值增高提示急性感染。ELISA 检测血清中的 IgM 抗体，有助于早期诊断。

2. 抗原检查　用特异性或单克隆抗体来检测腮腺炎病毒抗原，可作早期诊断。应用 PCR 检测腮腺炎病毒 RNA，可提高可疑患者的诊断。

（五）病毒分离

应用早期患者的涎液、血液、尿液或脑膜炎患者的脑脊液，接种于绿猴肾细胞（vero cell）、海拉细胞（HeLa cell）分离出腮腺炎病毒，3~6d 内组织培养细胞可出现细胞致病变形成多核巨细胞。

【诊断要点】

本病的诊断主要根据有发热和耳垂为中心的腮腺肿大；结合流行情况，以及发病前 2~3 周有接触史。没有腮腺肿大的脑膜脑炎、脑膜炎和睾丸炎等患者，确诊需依靠血清学检查和病毒分离。

【治疗】

(一)治疗原则

综合治疗的原则,控制传染源,一般治疗、对症治疗与病原治疗并重的原则。

(二)治疗要点

1. 一般治疗　患者应按呼吸道传染病隔离。卧床休息,给予流质饮食,忌酸性食物,餐后生理盐水漱口,局部给予冷湿敷。

2. 对症治疗　头痛及腮腺胀痛可用镇痛药,睾丸胀痛局部冷敷并用棉花垫和丁字带托起;高热食欲差时,补充水、电解质和能量;重症或并发脑膜脑炎、心肌炎患者,可酌情使用地塞米松;对剧烈头痛、呕吐疑为颅内高压者,可用 20% 甘露醇。

3. 抗病毒治疗　发病早期可试用利巴韦林,也有报道用干扰素治疗成人腮腺炎合并睾丸炎患者。

【预防】

目前国内应用腮腺炎、麻疹、风疹三联减毒活疫苗对易感者皮下或皮内接种,或者采用喷鼻或气雾方法;95% 以上可产生抗体。潜伏期患者接种可减轻发病症状。严重系统性免疫损害者为相对禁忌,可能有致畸作用,妊娠期妇女禁用。

(鲁　彬)

第七节　病毒性肝炎

 导入案例

患者,男,50 岁,因腹胀、乏力、纳差半个月入院。查体:神志清楚、精神差,呈慢性肝病面容,肝掌,巩膜轻度黄染,皮肤黄染不明显。心、肺正常。腹饱满,肝肋下未触及,脾大肋下 3cm,质地韧,触痛,移动性浊音阳性,双下肢 I 度凹陷性水肿。实验室检查:GPT 63U/L,GOT 75U/L,A/G<1,TBil 32μmol/L,乙型肝炎五项呈"小三阳"。腹部 B 超示肝硬化,门、脾静脉增宽,腹水中量。

请思考:

1. 该患者最可能的诊断是什么?

2. 简述诊断依据。

【概述】

病毒性肝炎是由多种不同肝炎病毒引起的一组以肝损害为主的传染病;具有传染性强、传播途径复杂、传播范围广泛、发病率较高等特点;临床上主要表现为乏力、食欲减退、恶心、呕吐、肝大及肝损害,部分患者可有黄疸和发热;按引起发病的病毒不同可分为甲型肝炎、乙型肝炎、丙型肝炎、丁型肝炎、戊型肝炎等。其中以甲、乙型肝炎感染率较高。

【病原学】

病毒性肝炎的病原体是肝炎病毒,目前已证实甲、乙、丙、丁、戊五型肝炎病毒是病毒性肝炎的致病因子,其中除乙型肝炎病毒外,其余均属 RNA 病毒。

1. 甲型肝炎病毒(hepatitis A virus,HAV) 小 RNA 病毒,无包膜,HAV 对外界的抵抗力较强,在贝壳类、动物、污水、海水中能存活数月,耐酸碱,室温下可生存 1 周,干粪中 25℃环境下能生存 30d,对紫外线、氯、甲醛等敏感。

2. 乙型肝炎病毒(hepatitis B virus,HBV) 完整的 HBV 分包膜和核心两部分。包膜含乙型肝炎表面抗原(hepatitis B surface antigen,HbsAg),核心部分含乙型肝炎核心抗原(hepatitis B core antigen,HBcAg)和乙型肝炎 e 抗原(hepatitis B e antigen,HBeAg)。HBV 抵抗力很强,对热、低温、干燥、紫外线及一般浓度的消毒剂均能耐受,但煮沸 10min、高压蒸汽消毒、戊二醛、过氧乙酸等可使之灭活。

3. 丙型肝炎病毒(hepatitis C virus,HCV) 为 RNA 病毒,易发生变异,不易被机体清除,外有脂质外壳,内有核心蛋白和 RNA 组成的核衣壳。HCV 对有机溶剂敏感,氯仿(10%~20%)、甲醛(1∶1 000)37.0℃环境下 6h 可杀灭,煮沸 5min、高压蒸汽和紫外线等可使之灭活。血液制品中的 HCV 可用干热 80.0℃环境下 72h 或加变性剂使之灭活。

4. 丁型肝炎病毒(hepatitis D virus,HDV) 是一种缺陷 RNA 病毒,由 HBsAg 作为病毒外壳,与 HBV 共存时才能增殖。

5. 戊型肝炎病毒(hepatitis E virus,HEV) 无包膜 RNA 病毒,感染后在肝细胞内复制,经胆道随粪便排出,发病早期可在感染者的粪便和血液中存在。碱性环境下较稳定,对热、氯仿敏感。

【流行病学】

1. 传染源 患者和亚临床感染者都可以成为五型肝炎的传染源。甲型肝炎和戊型肝炎传染源是急性期患者和隐性感染,粪便排毒期在起病前 2 周到 GPT 高峰期后 1 周,少数患者可延长至其病后 30d。乙型、丙型、丁型肝炎传染源分别是急、慢性乙型、丙型、丁型肝炎患者和病毒携带者,急性患者在潜伏期末及急性期有传染性,慢性患者和病毒携带者作为传染源的意义最大;丙型和丁型类似于乙型。

2. 传播途径 甲型和戊型主要为急性感染,经粪-口途径传播。水源污染和水生贝类(如毛蚶)受染可致暴发流行,以日常生活接触传播最为重要,大多在 6 个月内恢复;乙型、丙型和丁型多呈慢性感染,少数可发展为肝硬化或肝细胞癌,主要经血液、体液等胃肠外途径传播。

3. 人群易感性 人类对各型肝炎普遍易感,甲型肝炎以幼儿、学龄前儿童发病最多。甲型肝炎病后免疫一般认为可维持终身。乙型肝炎多发生于婴幼儿及青少年,成人除少数易感者外,多数随年龄增长经隐性感染已获免疫力。丙型及戊型肝炎,凡未感染过者均易感,不分年龄性别。各型肝炎感染后产生一定免疫力,但各型无交叉免疫。

4. 流行特征　甲型肝炎一年四季均可发病,以秋冬季为高峰,戊型肝炎也有明显的季节性,多发生于雨季或洪水后;乙型、丙型、丁型肝炎主要为慢性经过,无明显季节性。病毒性肝炎遍及全球,但各国流行程度不一,与经济和卫生水平密切相关。

【发病机制】

1. 甲型肝炎　HAV 由肠道进入血液后,引起短暂的病毒血症,约 1 周后进入肝细胞复制,2 周后由胆汁排出,目前认为由于 HAV 大量增殖引起肝细胞损伤。

2. 乙型肝炎　HBV 感染复杂多变,受感染者年龄、病毒因素等多种因素影响。慢性感染的一般病程分四个时期:

(1) 免疫耐受期:HBV 复制活跃,血清 HBsAg 和 HBeAg 阳性,GPT 正常或轻度升高。

(2) 免疫清除期:GPT 持续升高,肝组织学有中度或严重坏死,快速肝纤维化。

(3) 低(非)复制期:HBeAg 阴性,抗 HBe 阳性,HBV DNA 低或检测不到,GPT 正常,肝细胞炎症轻。

(4) 再活跃期:低复制期可以持续终生。

并不是所有感染者都经过以上四个阶段,青少年或成年期感染 HBV,多无免疫耐受期而直接进入免疫清除期。

3. 丙型肝炎　HCV 进入人体后,首先引起病毒血症,HCV 在肝细胞内复制干扰细胞大分子的合成,增加溶酶体膜的通透性引起细胞病变,其表达产物对肝细胞产生毒性作用;HCV 感染后,50%~80% 的患者转为慢性。

4. 丁型肝炎　目前认为 HDV 本身及表达产物对肝细胞有直接作用。

5. 戊型肝炎　可能与甲肝相似。

【临床表现】

不同类型的病毒性肝炎潜伏期不同,甲型肝炎 2~6 周;乙型肝炎 1~6 个月;丙型肝炎 2 周~6 个月;丁型肝炎 4~20 周;戊型肝炎为 2~9 周。

(一)急性肝炎

1. 急性黄疸型肝炎　临床经过的阶段性较明确,病程 2~4 个月。

(1) 黄疸前期:甲型、戊型肝炎起病较急,乙型、丙型、丁型肝炎多缓慢起病,主要症状有全身乏力、食欲缺乏、厌油、呕吐、肝区痛及尿色加深等,一般持续 5~7d。

(2) 黄疸期:消化道症状好转,但尿色加深,巩膜及皮肤先后出现黄染,渐加重,1~3 周内黄疸达高峰,可有皮肤瘙痒、一过性粪色变浅等肝内梗阻性黄疸表现。肝大至肋下 3cm,质软,有压痛及叩击痛,肝功能明显异常。部分病例有轻度脾大,本期持续 2~6 周。

(3) 恢复期:黄疸逐渐消退,症状减轻以至消失,肝、脾回缩,肝功能逐渐恢复正常。此期持续 1~2 个月。总病程 2~4 个月。

2. 急性无黄疸型肝炎　除无黄疸外,其他临床表现与黄疸型相似,相对于黄疸型肝炎发病率较高。通常起病缓慢,临床症状较轻,主要表现有乏力、食欲缺乏、恶心、腹胀及肝区痛等。肝大,质较软,有轻压痛和叩痛。肝功能呈轻、中度异常。由于症状较轻且无特征性,仅有肝大和肝功能改变,易被忽视,为重要传染源。恢复较快,病程多在 3 个月内。

(二) 慢性肝炎

慢性肝炎指急性肝炎病程超过半年;或者原有乙、丙、丁型肝炎急性发作再次出现肝炎症状,体征及肝功能异常者;发病日期不明确或虽无肝炎病史,但根据肝组织病理学或其他检查综合分析符合慢性肝炎表现者。

1. 轻度　病情较轻,反复出现疲乏、头晕、消化道症状、肝区不适、肝稍大有轻度触痛,可有轻度脾大。肝功能轻度异常,肝活检仅有轻度病理改变。

2. 中度　各项症状加重,肝大,肝功能持续异常,可伴有蜘蛛痣、肝掌、肝病面容及进行性脾大。

3. 重度　除上述表现外,还具早期肝硬化的病理改变及临床上代偿期肝硬化的表现。

(三) 重型肝炎

1. 急性重型肝炎　又称为暴发性肝炎,起病很急、病情进展迅速,病程短(多为 10d 左右)的重型肝炎。临床表现为显著的肝功能障碍,尤其表现为肝性脑病。

2. 亚急性重型肝炎　起病较急性重型肝炎稍慢、病程较长(数周至数月)、病情危重程度稍轻于急性重型肝炎的重型肝炎。多数由急性重型肝炎迁延而来,或一开始病变就较缓和,呈亚急性经过。少数病例可由普通型肝炎恶化而来。

3. 慢性重型肝炎　有慢性肝炎肝硬化或有乙型肝炎表面抗原携带史,影像学、腹腔镜检查或肝穿刺支持慢性肝炎表现,并出现亚急性重型肝炎的临床表现和实验室改变。临床起病比较急,类似亚急性重型肝炎。

4. 淤胆型肝炎　主要表现为较长时间(4 周以上)肝内梗阻性黄疸,如皮肤瘙痒、粪便颜色变浅、肝大和梗阻性黄疸的肝炎。

【辅助检查】

(一) 血常规

急性肝炎初期白细胞总数正常或略高,黄疸期白细胞总数正常或略低,淋巴细胞比例相对增多,偶有异常淋巴细胞出现。重症肝炎患者的白细胞总数及中性粒细胞数量均可增高,红细胞总数及血红蛋白含量可下降。

(二) 尿常规

肝细胞性黄疸时尿胆红素和尿胆原均为阳性,有助于黄疸的鉴别诊断。

(三) 肝功能检查

1. 血清酶的检测　谷丙转氨酶(GPT)最常用,是判定肝细胞损害的重要指标。谷丙转氨酶对肝病诊断的特异性比谷草转氨酶（GOT）高，急性肝炎在黄疸出现前3周，GPT即开始升高，直至黄疸消退后2~4周恢复正常，GOT/GPT常小于1。慢性肝炎时GPT可持续升高或反复异常，GOT/GPT常大于1。

2. 血清蛋白的检测　主要由白蛋白和球蛋白组成。急性肝炎时，血清蛋白可在正常范围内，慢性肝炎中度以上、肝硬化等，白蛋白浓度下降，γ球蛋白升高，A/G比值下降甚至倒置。

3. 胆色素的检测　急性肝炎早期尿胆原增高，胆红素阳性，梗阻性黄疸时尿胆红素明显增加而尿胆原减少。胆红素的含量是反应肝细胞损伤严重程度的重要指标。

4. 凝血酶原时间的检测　凝血酶原主要由肝合成，肝病时凝血酶原时间长短与肝损害程度成正比。

5. 血氨　肝衰竭时清除氨的能力减退或丧失，导致血氨升高，常见于重型肝炎、肝性脑病者。

6. 血糖　超过40%的重型肝炎患者有血糖降低。

（四）病原学检查

1. 甲型肝炎　抗HAV IgM阳性是新近感染的证据，是早期诊断甲型肝炎最简单而可靠的血清学标志。抗HAV IgG出现较晚，属于保护性抗体，是具有免疫力的标志。

2. 乙型肝炎　乙肝三系，即乙型肝炎病毒免疫学标记一共3对，见表22-2。①HBsAg和抗HBs：HBsAg阳性表示正感染HBV，抗HBs在感染HBV 2周左右即可阳性，抗HBs是保护性抗体，阳性表示对HBV有免疫力。②HBcAg和抗HBc：HBcAg阳性表示HBV处于复制状态，有传染性。抗HBc IgG阳性提示过去感染或慢性感染，抗HBc IgM阳性则提示急性感染。③HBeAg和抗HBe：HBeAg阳性表示病毒复制活跃且有较强的传染性，抗HBe阳性表示传染性降低。

表22-2　乙肝三系

HBsAg	抗HBs	HBeAg	抗HBe	抗HBc	临床意义
+	−	+	−	+	大三阳，病毒复制活跃，传染性强
+	−	−	+	+	小三阳，病毒低水平复制或基本静止
+	−	−	−	+	病毒复制基本停止
−	−	−	+	+	感染恢复期
−	+	−	+/−	+	感染后恢复，已产生免疫力
−	+	−	−	−	乙肝疫苗注射后已产生抵抗力
−	−	−	−	−	未感染乙肝病毒，也无抵抗力，需接种疫苗
−	+/−	−	−	−	抗体可疑阳性或弱阳性，需接种疫苗以加强保护

知识拓展

"大三阳"与"小三阳"

在病毒性肝炎病原学检查中"大三阳"指乙型肝炎病毒HBsAg、HBeAg、抗HBc阳性,说明乙型肝炎病毒在体内复制活跃,传染性强。"小三阳"指HBsAg、抗HBe、抗HBc阳性,说明乙型肝炎病毒在体内复制明显降低,传染性弱。

3. 丙型肝炎　HCV抗体不是保护性抗体,抗HCV IgM主要存在于急性期及慢性HCV感染病毒活动复制期,抗HCV IgG则可长期存在。

4. 丁型肝炎　血清中HBV感染的标记物阳性外,尚可检出丁型肝炎抗原(HDAg)和抗HDV。

【诊断要点】

各型病毒性肝炎的诊断必须依据流行病学资料、临床表现和实验室检查等综合分析而确定。抗原、抗体的测定对各型肝炎有确诊价值,必要时可作肝穿刺病理学检查。

【治疗】

(一)治疗原则

病毒性肝炎的治疗应根据不同病原、不同临床类型及组织学损害区别对待;以足够的休息、合理饮食营养为主,辅以适当药物,避免饮酒、过度劳累和使用对肝有害的药物。

(二)治疗要点

1. 急性肝炎　多为自限性,可完全康复,以一般及对症支持治疗为主,急性期隔离,症状明显有黄疸的卧床休息,恢复期可逐渐增加活动,避免过度劳累。清淡饮食,保证能量供给,给予适量蛋白质、B族维生素、维生素C等,食量过少者可静脉补充葡萄糖。避免饮酒和使用肝损害药物,对症药物不宜太多。

2. 慢性肝炎　采用综合性治疗措施,包括合理的休息和营养,改善肝功能,调节机体免疫,抗病毒,抗纤维化治疗等。

(1)一般治疗:症状明显或病情较重者应卧床休息,病情轻者可以活动,以活动后不疲乏为度。适当进食较多的蛋白质,避免过高能量的饮食,避免饮酒。

(2)药物治疗:改善和恢复肝功能可用维生素类、葡醛内酯及中药方剂;抗病毒治疗可抑制病毒复制,减少传染性,可用干扰素和核苷类似物,核苷类似物仅用于乙型肝炎的抗病毒治疗,包括拉米夫定、恩替卡韦、替比夫定等。

3. 重症肝炎　绝对卧床,密切观察病情,低蛋白饮食,以减少肠道内氨的来源,进食不足者,可静脉补充高渗葡萄糖、B族维生素、维生素C及维生素K,可输注人血浆白蛋白或新鲜血浆。注意维持水、电解质及酸碱平衡。

出血使用足量止血药物,输入新鲜血浆、血小板或凝血因子等,可用雷尼替丁防止消化道出血;肝性脑病低蛋白饮食防止氨中毒,用左旋多巴恢复正常神经递质,促进苏醒,用含有多量支链氨基酸和少量芳香氨基酸的混合液静脉滴注,维持氨基酸平衡。对胆道、腹腔、呼吸道及尿路感染,应加强护理,严格消毒,及早根据细菌培养结果和临床经验应用抗菌药物。有肝肾综合征的避免应用肾损害药物,避免引起血容量降低的各种因素。

【预防】

(一)控制传染源

甲型、戊型肝炎应按肠道传染病自起病日起隔离 3 周。乙型、丙型肝炎可按血液和密切接触传染病由急性期隔离至病毒消失。从事饮食、托幼保育、自来水等工作的肝炎患者和病毒携带者,应暂调离原职工作。

(二)切断传播途径

抓好水源保护、饮水消毒、食品卫生、粪便管理等,对切断甲型和戊型肝炎的传播有重要意义。对乙型和丙型肝炎,在于防止血液和体液的传播,各种医疗及预防注射应实行一人、一针、一管,对带血清的污染物严格消毒处理,血液制品应予严格检测 HBsAg 是否阳性。

(三)保护易感人群

1. 主动免疫 适用于任何血清中 HBsAg 或抗 HBs 阴性的人。HBsAg 阳性的母亲所分娩的新生儿为重点接种对象,在出生后 24h 内注射乙型肝炎疫苗。目前普遍采用 0,1,6 个月的接种程序。每次注射 10~20μg,免疫效果维持 5 年以上。

2. 被动免疫 对已暴露于 HBV 的易感者,包括 HBsAg 阳性母亲所生下的新生儿,给肌内注射高效价的乙型肝炎免疫球蛋白,可获得一定的免疫力;与乙型肝炎疫苗联合应用效果更佳。

(鲁 彬)

第八节 艾 滋 病

 导入案例

患者,男,40 岁,低热伴乏力、纳差及消瘦月余。曾因患血友病有多次血液制品输注史。查体:唇周苍白,口腔黏膜布满白色膜状物,四肢大关节畸形。血常规:WBC $23×10^9$/L,Hb 78g/L。

请思考:

1. 患者最可能的诊断是什么?

2. 建议患者做哪些实验室检查？

【概述】

艾滋病是获得性免疫缺陷综合征(acquired immunodeficiency syndrome，AIDS)的简称，是由人类免疫缺陷病毒(human immunodeficiency virus，HIV)引起的慢性传染病。为加强艾滋病防治工作，WHO 将每年的 12 月 1 日定为世界艾滋病日。

【病原学】

HIV 属于 RNA 反转录病毒，由核心和包膜两部分组成，基因组为两条单链 RNA。HIV 变异性较强，对外界抵抗力低，离开人体后不易存活；HIV 对热很敏感，对低温耐受性强于高温；56 ℃处理 30 min 可使 HIV 在体外对人的 T 细胞失去感染性，但不能完全灭活血清中的 HIV；100℃时 20min 可将 HIV 完全灭活；70% 的乙醇也可灭活 HIV，但紫外线或 γ 射线不能灭活 HIV。

【流行病学】

1. 传染源　AIDS 患者和 HIV 感染者是本病的传染源，特别是后者。HIV 主要存在于传染源的血液、精液、阴道分泌物、胸腔积液、腹水、脑脊液、羊水和乳汁等体液中。

2. 传播途径　经性接触(包括不安全的性接触)，经血液及血制品(包括共用针具静脉注射毒品、不安全规范的介入性医疗操作、文身等)，经母婴传播(包括宫内感染、分娩时和哺乳传播)等。

3. 高危人群　主要有静脉注射毒品者、与 HIV 感染者或 AIDS 患者有性接触者、多性伴人群、性传播感染者等。

【发病机制】

HIV 侵入人体后，$CD4^+T$ 细胞被大量破坏，导致一系列细胞免疫功能受损，其他多种免疫细胞也有不同程度受损，致使人体免疫异常，产生各种严重的机会感染等，部分病毒可随受染细胞进入中枢神经系统，产生神经损害和精神障碍。

【临床表现】

艾滋病潜伏期平均 8~9 年，可短至数月，长达 15 年。根据我国艾滋病诊疗标准和指南，艾滋病分为以下三期。

(一)急性期

通常发生感染 HIV 的 6 个月内。部分感染者在急性期出现 HIV 病毒血症和免疫系统急性损伤相关的临床表现。临床表现以发热最为常见，可伴有咽痛、盗汗、恶心、呕吐、腹泻、皮疹、关节疼痛、淋巴结肿大及神经系统症状。大多数患者临床症状轻微，持续 1~3 周后自行缓解。

(二)无症状期

可从急性期进入此期，或无明显的急性期症状而直接进入此期。持续时间一般为 4~8 年。其时间长短与感染病毒的数量和型别、感染途径、机体免疫状况的个体差异、营养条件及生活习惯等因素有关。在无症状期,由于 HIV 在感染者体内不断复制,免疫系统受损,CD4$^+$T 细胞计数逐渐下降。可出现淋巴结肿大等症状或体征。

(三) 艾滋病期

感染 HIV 的终末期,患者 CD4$^+$T 细胞计数明显下降。此期主要临床表现为 HIV 相关症状、体征及各种机会性感染和肿瘤。①持续 1 个月以上的发热、盗汗、腹泻;体重下降 10% 以上。②部分患者有神经精神症状,如记忆力减退、淡漠、头痛、癫痫和痴呆等。③伴全身淋巴结肿大,除腹股沟的淋巴结外,有两处以上淋巴结肿大,多对称发生,质地较硬,无压痛,有移动性,一般持续 3 个月以上。④具有多种皮肤损害,真菌性皮炎、带状疱疹、传染性软疣、尖锐湿疣等;呼吸系统症状如肺孢子菌肺炎、肺结核、巨细胞病毒性肺炎等;消化系统症状如口腔溃疡、肠道沙门菌、志贺菌、原虫等感染。⑤继发性肿瘤如卡波西肉瘤等。

【辅助检查】

(一) 一般检查

白细胞总数、血红蛋白含量、红细胞数量及血小板数量均可有不同程度减少。尿蛋白呈阳性。

(二) 病原与免疫学检查

1. 抗体检测　HIV-1/2 抗体检测是 HIV 感染诊断的可靠依据。

2. HIV 核酸定性和定量检测　也用于 HIV 感染诊断,是判断疾病进展、临床用药、疗效和预后的重要指标。

3. CD4$^+$ T 细胞检测　CD4$^+$ T 细胞是 HIV 侵犯感染的主要靶细胞,检测 CD4$^+$ T 细胞绝对数量,可了解 HIV 感染者机体免疫状况和病情进展,确定疾病分期和治疗时机,判断治疗效果和临床合并症。

【诊断要点】

本病根据流行病学特征、临床表现、HIV 抗体和病原学检测等进行综合分析,慎重做出诊断。

【治疗】

(一) 治疗原则

只要确诊,立即给予抗病毒治疗。发现即治疗会阻止患者免疫系统的进一步破坏。

(二) 治疗要点

目前尚无满意的特效药物,主要是用抗病毒、增强免疫、抗感染与抗肿瘤等综合治疗。

抗病毒治疗在明显的免疫缺陷出现前实施,至少应用两种药物联合治疗,包括 HIV 反转录酶抑制药(如齐多夫定、双脱氧肌苷和双脱氧胞苷)和蛋白酶抑制药(如沙奎那韦、茚地那韦)。干扰素、白细胞介素Ⅱ、丙种球蛋白及粒细胞集落刺激因子等促进免疫功能。肺孢子菌肺炎可首选复方磺胺甲噁唑片治疗;隐孢子虫病可用螺旋霉素治疗；念珠菌感染可用制霉菌素、氟康唑或伊曲康唑治疗；卡波西肉瘤可用长春新碱治疗。

【预防】

（一）管理传染源

艾滋病属于乙类传染病，发现 HIV 感染者应尽快向当地疾病预防控制中心报告，对患者的血液、分泌物、排泄物等应进行消毒，妥善处理。对供血员、性病患者、注射毒品者及血友病患者等高危人群进行重点检测观察。加强国境检疫。

（二）切断传播途径

普及 AIDS 知识，做好预防工作，加强卫生宣传教育，加强血液、血液制品管理，加强手术医疗器械消毒，使用一次性注射器，防止医源性传播。注意个人卫生，不共用牙具等，做好日常防护。对 HIV 感染的妊娠期妇女可采用产科干预（如终止妊娠、择期剖宫产等措施）加抗病毒药物干预及人工喂养措施阻断垂直传播。

（三）保护易感人群

对密切接触者和医护人员应加强自身防护，并做定期检查。AIDS 疫苗仅尚在研制阶段，其免疫效果有待于进一步验证。

（鲁　彬）

第九节　性传播疾病

 导入案例

患者，男，40 岁。患者尿痛、排尿困难，龟头红肿流脓 3d；自述 8d 前有不洁性交史。查体：包皮龟头红肿，尿道口肿胀外翻，有大量黄色脓液自尿道口渗出。

请思考：

1. 该患者最可能的诊断是何种疾病？简述其诊断依据。

2. 简述该患者的治疗原则和具体措施。

性传播疾病（sexually transmitted disease，STD）简称为性病，是一组通过性接触传播的传染病。性传播疾病除梅毒、淋病、软下疳、性病性淋巴肉芽肿和腹股沟肉芽肿外，还有非淋球菌性尿道炎、获得性免疫缺陷综合征、尖锐湿疣、生殖器疱疹、念珠菌性阴道炎、阴道毛滴虫病、阴部疣、阴虱病、疥疮、传染性软疣等 20 余种。

一、淋　病

【概述】

淋病是淋病奈瑟球菌所致的泌尿生殖系统感染,不仅可引起男性尿道炎、女性宫颈或尿道炎,还可经血行传播全身,是我国目前最常见的一种性传播疾病之一。主要由性交传染,偶尔通过间接接触传染,是以排出大量脓性分泌物为特征的一种性传播疾病。

【病原学】

病原菌为淋病奈瑟球菌,又称为淋球菌,是革兰氏阴性双球菌。淋球菌不耐热,在55℃环境下5min立即死亡,干燥环境仅存活1~2h。附着在衣裤和卧具上的淋球菌最多只能生存24h,一般消毒剂易将其杀死。

【传染途径】

人是淋球菌唯一天然宿主,主要通过性行为直接传染,也可由于接触被淋球菌污染的物品间接传染,如衣服、被褥、便盆、医疗器械等。婴儿淋病多由于患淋病的母亲分娩时通过产道传染所致。

【发病机制】

淋球菌首先侵入前尿道或宫颈黏膜,借助于菌毛与上皮粘连。淋球菌被柱状上皮细胞吞饮、进入细胞内大量繁殖,导致细胞损伤裂解。淋球菌的内毒素和其他毒素引起急性炎症反应,局部充血、水肿、糜烂产生典型的尿道脓性分泌物和引起疼痛等临床表现,偶尔细菌入血引起播散性淋菌感染,治疗不当可转为慢性炎症。

【临床表现】

潜伏期一般为2~10d,平均3~5d。主要发生在性活跃的中青年。临床有5%~20%的男性和约60%的女性感染后可无明显症状。

1. 男性淋病　表现为淋菌性尿道炎,约90%的感染者有症状,开始表现为尿道瘙痒及烧灼感,尿道口红肿,轻微刺痛,并有稀薄透明黏液流出,约2d后有黏液或黄白色、黄绿色脓液排出,晨起黏稠黄色脓液粘封尿道口,故称为"糊口"现象。排尿疼痛或排尿困难,夜间阴茎疼痛性勃起。未治疗2~3周后,病变上行蔓延,表现为尿频、尿急、尿痛、甚至终末血尿,双侧淋巴结肿大。少数患者有发热,头痛、乏力等全身症状。男性淋病未彻底治疗常引起龟头包皮炎、前列腺炎、附睾炎、尿道球腺炎、海绵体炎、尿道狭窄等。严重者尿道狭窄,睾丸受累,精液受阻,出现男性不育。

2. 女性淋病　症状轻微或无症状,急、慢性不易区分。宫颈内膜、尿道是最常受累的部位。妇科检查可见子宫颈红肿、触痛和脓性分泌物。多数无症状,有症状表现为外阴刺痒,阴道分泌物异常和增多,经期不正常出血和下腹疼痛。尿道炎表现为尿道口红肿及脓性分泌物以及尿频、尿急、尿痛。女性淋病未经彻底治疗可引起盆腔炎、输卵管炎、子宫内膜炎、输卵管卵巢脓肿、输卵管狭窄或闭塞等合并症。

3. 儿童淋病　由于与淋病患者同床睡觉、共用浴巾、浴盆、便器而间接感染,表现为急性外阴阴道炎,阴道口黏膜红肿有黄绿色脓性分泌物。通过产道感染可致新生儿结膜炎,表现为结膜水肿、充血、脓性分泌物,发展迅速出现角膜混浊溃疡,导致失明。

【辅助检查】

取患处分泌物或脓液,直接涂片镜下可见大量多形核白细胞,细胞内可见数量不等的革兰氏阴性双球菌;细菌培养可见淋球菌生长,也可采用免疫荧光抗体法鉴定。

【诊断要点】

有不洁性交史,性伴侣感染史或可能的间接感染史。典型的临床症状和体征;患处的分泌物和脓液中,经直接涂片、培养或血清学检查证实淋球菌感染。

【治疗】

禁性交、禁共用卫生用品用具,性伴侣应同时治疗。患处用 1：5000 高锰酸钾溶液冲洗,内衣裤消毒。用于淋球菌性尿道炎、子宫颈炎、直肠炎、咽炎的治疗药物,包括头孢曲松钠、大观霉素、环丙沙星或氧氟沙星。

【预防】

宣传有关性病防治知识;公共场所如浴池、游泳池,应做好卫生消毒工作;严格健康体检制度,加强就业、婚前体检工作。

二、梅　　毒

【概述】

梅毒是由梅毒螺旋体通过直接、间接接触或胎盘传入而引起的慢性性传播疾病;可损害皮肤、黏膜及全身各器官;病程漫长,严重者可危及生命及下一代健康。

【病原学】

梅毒螺旋体是一种小而纤细的螺旋状微生物,用普通染料不易着色,又称为苍白密螺旋体。属于厌氧微生物,离开人体不易生存,温度 100℃ 立即死亡,对寒冷抵抗力强。一般消毒药物均能将其杀死。

【流行病学】

梅毒是人类特有的疾病,显性和隐性梅毒患者均是传染源,感染者的皮肤分泌物、血液、精液、乳汁和唾液均含有梅毒螺旋体。根据传染途径的不同,梅毒可分为后天性梅毒(获得梅毒)、先天性梅毒(胎传梅毒)。后天梅毒 95% 以上是通过不洁性接触传染;少数通过接吻、握手、输血,以及接触污染的内衣、湿毛巾、哺乳、尿布等间接接触传染。妊娠期妇女感染后可通过胎盘传染给胎儿,即胎传梅毒;分娩时,胎儿也可经产道传染上梅毒,这不属于胎传梅毒。人群对梅毒螺旋体普遍易感。

【发病机制】

梅毒螺旋体从破损处进入人体后,先侵入皮肤、黏膜,数小时即可侵入附近淋巴结,

2~3d 经血液循环播散全身。经 3 周潜伏期在入侵的部位发生初疮称为硬下疳(一期梅毒)。此时机体产生抗体,螺旋体大部分被杀死,硬下疳自然消退。在硬下疳消退后 3~4 周,大量螺旋体进入血液循环,引起皮肤、黏膜、骨骼、眼以及神经系统受损即为二期梅毒。二期梅毒螺旋体最多,随着免疫应答反应的建立,抗体大量产生,螺旋体又大部分被杀死,二期早发梅毒自然消失。残存的螺旋体仍隐藏于组织或淋巴系统内,一旦机体抵抗力下降,螺旋体再次进入血液循环,发生二期复发梅毒。2 年后变为晚期梅毒,晚期梅毒侵犯以心血管受累、梅毒性脑炎、脊髓痨和麻痹性痴呆多见。

【临床表现】

获得性梅毒潜伏期一般为 9~90d,血清反应阳性,但无明显症状,婴儿大多会在出生 5 周后出现症状。

(一)潜伏梅毒

感染梅毒后经过一定的活动期,由于机体免疫力增强或不规则治疗的影响,症状暂时消退,但未完全治愈,梅毒血清反应仍阳性。感染 2 年以内称为早期潜伏梅毒,2 年以上称为晚期潜伏梅毒。先天性梅毒未经治疗,无临床症状,而血清反应呈阳性,为先天潜伏梅毒。

(二)获得梅毒

1. 一期梅毒 表现为单个无痛性硬下疳,常发生于不洁性交后 2~4 周,无全身症状和发热。初起时为一小红斑,以后逐渐变为硬结,圆形或椭圆形,直径 1~2cm,略高出皮肤,呈肉红色,表面有少量浆液分泌物、内含大量梅毒螺旋体、周围有炎性红晕。多发生于外生殖器,常伴局部或全身淋巴结肿大,以腹股沟淋巴结多见。穿刺淋巴结检查,梅毒螺旋体常阳性。硬下疳未经治疗,约 3~8 周可自愈,遗留暗红色表浅性瘢痕或色素沉着。

2. 二期梅毒 硬下疳不治疗或治疗不彻底,7~8 周后梅毒螺旋体由淋巴系统进入血液循环形成菌血症播散全身,引起皮疹、骨关节病变、眼部病变、神经系统病变及其他脏器病变等。发病前常有低热、头痛、肌肉、骨和关节疼痛等前驱症状。特点为全身皮肤黏膜出现梅毒疹,梅毒血清试验呈强阳性,梅毒疹皮损呈斑疹型、丘疹型及脓疱型,分布广泛、对称,全身皮肤均可发生,但特征性部位是掌、跖部及外阴部,无融合倾向,无痛、痒感;常伴全身淋巴结肿大,同时可见扁平湿疣,秃发、梅毒性咽炎、梅毒性舌炎、梅毒性骨膜炎,虹膜睫状体炎、视网膜炎及中枢神经系统受累之相应表现。二期一般在 3~12 周内自行恢复,之后进入无症状潜伏期。

3. 三期梅毒 早期梅毒未经治疗或治疗不充分,2 年后,约有 1/3 患者会出现三期梅毒症状。主要表现为皮肤黏膜的溃疡性损害或内脏器官的肉芽肿病变,特别是心血管及中枢神经系统等重要器官危及生命。

(1) 结节性梅毒疹:好发头面部、背部及四肢两侧,表现豌豆大或更小的坚硬的铜红色小结节,无自觉症状,病程可迁延数年。

(2) 梅毒性树胶肿:三期梅毒的标志,也是破坏性最大的一种损害;常见于小腿及面部等处,为单发的皮下或深部硬结,逐渐增大,中心变软,破溃后流出胶样分泌物,故名树胶肿。鼻中隔树胶肿,可侵犯骨膜及骨质,形成鞍鼻;舌部发生树胶肿可致舌溃疡或舌缺损等。

(3)其他·晚期骨梅毒,发病率仅次于皮肤损害,最常见的是长骨的骨膜炎,其次为骨髓炎、骨炎、骨树胶肿等。晚期心血管梅毒,晚期梅毒可使任何一个内脏受累,但以心血管梅毒最常见。心血管梅毒表现为主动脉炎、主动脉瘤、冠状动脉瘤、心肌炎性坏死,引起心悸、胸痛、呼吸困难、猝死等。

(三)先天性梅毒

由患病妊娠期妇女经胎盘传给胎儿,通常在怀孕4个月经胎盘传染。患早期梅毒的妊娠期妇女传染给胎儿的可能性大,当妊娠期妇女感染梅毒5年以上,对胎儿几乎无传染性。

1. 早期先天性梅毒　2岁以内发病者为早期先天性梅毒,其特点为发育营养差,皮肤松弛,貌似老人,哭声嘶哑。梅毒性鼻炎可发生鼻中隔穿孔及马鞍鼻;斑疹多见于掌跖、口周、臀部,常形成放射状皲裂,愈后遗留放射状瘢痕;如有骨软骨炎,可出现梅毒性假瘫。

2. 晚期先天性梅毒　多在2岁以后发病,13~14岁才有多种症状,晚发症状在20岁内,损害大致与后天三期梅毒相同,绝大部分为无症状性感染,其中以基质性角膜炎(怕光、流泪、角膜混浊、睫状体充血,甚至失明);感觉神经性耳聋(先有眩晕,随之听力丧失);哈钦森牙(Hutchinson teeth)(半个月形门牙,上宽下窄,牙体短而厚呈柱状,齿列不齐,间距稀疏)等为标志性损害。

【诊断要点】

有不洁性交史或其配偶及父母有梅毒病史;皮肤、黏膜、阴部、肛门、口腔等处可见梅毒性皮肤黏膜损害,病程长者出现心脏及神经系统症状和体征;显微镜检查可见梅毒螺旋体,梅毒血清试验阳性;脑脊液及病理学检查可见相应改变。

【治疗】

(一)治疗原则

早诊断、早治疗,疗程规则,剂量足够。不规则治疗可增加复发促使晚期损害提前发生。

(二)治疗要点

青霉素为首选药,常用苄星青霉素、普鲁卡因青霉素G及水剂青霉素G;头孢曲松近年来证实为高效的抗TP药物,可作为对青霉素过敏者的优先选择药物。

治疗后定期随访,一般至少检查3年,第1年内每3个月复查1次,第2年内每半年复查1次,第3年在年末复查1次;梅毒妊娠期妇女分娩出的婴儿在产后第1、2、3、6和12个月随访,如有血清复发或临床症状复发,除加倍剂量复治外,还要考虑是否需要做腰椎穿刺进行脑脊液检查。早期梅毒经过规范治疗可根治;二期梅毒经规范治疗,皮疹消失,无功能性障碍;晚期可恢复部分功能性障碍。

【预防】

加强对性病知识教育,强调婚前及产前检查。

(鲁　彬)

本章小结

　　本章主要介绍了传染病的基础知识,以及常见传染病的病原学、流行病学、发病机制、临床表现、辅助检查、诊断要点、治疗和预防等。

　　学习感悟:传染病的关键在于早发现、早报告、早隔离、早治疗。对传染病患者要关心爱护,不要让患者及其家属产生恐惧心理。对于患儿,更应细心呵护,接诊中要耐心与患儿家属沟通。医者要有大爱精神,对于乙型肝炎、艾滋病和其他性传播疾病患者,应注意保护患者隐私,鼓励患者到正规医院系统治疗、积极治疗。

？思考与练习

［名词解释］

1. 病毒性肝炎

2. 性传播疾病

3. 传染病

4. 重复感染

5. 再燃

6. 病原携带状态

7. 潜伏性感染

8. 流行性感冒

9. 非典型病原体肺炎

［填空题］

1. 甲型和戊型肝炎病毒主要为(　　　)感染,经(　　　)途径传播;乙型、丙型、丁型经(　　　)传播为主。

2. 对麻疹患者早诊断、(　　　)、(　　　)、(　　　)。

3. 水痘临床特征为同时出现(　　　)、(　　　)、(　　　)和(　　　)。

4. 带状疱疹典型皮肤表现为沿(　　　)、呈带状排列的疱疹和伴有(　　　)。

5. 治疗水痘-带状疱疹病毒感染的首选抗病毒药物是(　　　)。

6. 艾滋病的主要传播途径有(　　　)、(　　　)、(　　　)。

7. HIV 感染分为三期,即(　　　)、(　　　)、(　　　)。

8. 感染过程五种不同的结局包括(　　)、(　　)、(　　)、(　　)和(　　)。

9. 传染病流行的三个基本条件是(　　)、(　　)和(　　)。

10. 流行性感冒的主要传染源是(　　)和(　　),主要传播途径是(　　)。

[**简答题**]

1. 简述艾滋病的传染源、传播途径及高危人群。

2. 简述麻疹和猩红热临床表现的异同。

3. 简述如何确诊艾滋病。

4. 简述乙型肝炎的预防。

5. 简述传染病的基本特征。

第二十三章 ｜ 其他疾病

23章 数字内容

第一节 皮 肤 病

一、湿 疹

 导入案例

患者,男,54岁。患者因双手红斑、丘疹、水疱、渗出伴瘙痒3周余入院;3周前无明显诱因的情况下,双手出现点状红斑、粟粒状丘疹,后逐渐增多,丘疹很快变为水疱、破溃、糜烂、渗出,自觉瘙痒及灼热感。门诊给予口服氯雷他定、维生素C,外用复方醋酸地塞米松乳膏,症状时轻时重;为进一步治疗入院检查。专科检查:双手背密集粟粒状丘疹、水疱,部分融合成片,表面破溃、糜烂及结痂。

请思考:

1. 患者最可能的诊断是什么?

2. 该病的诊断要点有哪些?

3. 为诊断该病可建议患者做哪些辅助检查?

【概述】

湿疹是由体内、外多种因素作用而引起的表皮及真皮浅层的炎症,皮损具有多形性、对称性、瘙痒性、渗出性、季节性、复发性等特点。

1. 病因

(1) 遗传因素:过敏体质。

(2) 内分泌及代谢障碍:月经紊乱、妊娠等。

(3) 慢性感染:扁桃体炎、肠道寄生虫等。

(4) 血液循环障碍:下肢静脉曲张等。

(5) 神经精神因素:疲劳、精神紧张等。

(6) 过敏原接触:食物、花粉、尘螨、羽毛等,化学物质如肥皂、合成纤维等,潮湿、干燥、日光等。

2. 发病机制 目前不清楚,多数患者具有过敏体质,其发病可能与迟发型超敏反应有关。

【临床表现】

湿疹根据发病过程及皮疹特点可分为急性、亚急性和慢性三种类型。

1. 急性 多见于面、耳、手、足等外露部位,严重者也可弥漫全身,常对称分布。自觉瘙痒剧烈,呈阵发性发作,搔抓、热水洗烫可加重皮损。皮损多形性,在红斑基础上出现密集的红色小丘疹、丘疱疹或小水疱,继而出现糜烂、渗液、结痂等,继发感染则形成脓疱、脓痂、淋巴结肿大或发热等。

2. 亚急性 多因急性湿疹转变而来。表现为红肿、渗出减轻,但仍可有少量丘疹、丘疱疹,皮损呈暗红色,可有少量鳞屑和轻度浸润,剧烈瘙痒。如再次暴露于致敏原、刺激物或处理不当可诱发急性发作。经久不愈,则会发展成慢性湿疹。

3. 慢性 由急性及亚急性迁延而来,或者持续轻微刺激引起,多见于手、足、肘窝、股部及肛门等处,对称分布。表现为患部皮肤肥厚、表面粗糙,不同程度苔藓样变、色素沉着或减退。瘙痒多为阵发性。病情时轻时重,持续数月或数年。

【辅助检查】

血液中的嗜酸性粒细胞数量可能增高,斑贴试验对鉴别疾病有一定帮助。

【诊断要点】

根据对称性、多形性的皮损伴剧烈瘙痒,急性期伴有渗出,慢性期苔藓样变等特征,一般不难诊断本病。急性湿疹应与急性接触性皮炎的鉴别见表 23-1。

表 23-1　急性湿疹与急性接触性皮炎的鉴别

鉴别	急性湿疹	急性接触性皮炎
病因	多机体因素,不易查清	多为外在因素,有接触史
好发部位	任何部位	接触部位
自觉症状	瘙痒	瘙痒、灼热或疼痛
皮损特点	对称性、多形性,无大疱,炎症较轻	单一形态,可有大疱及坏死,炎症较重
皮损境界	不清楚	清楚
病程	较长,易复发	较短,去除病因后很快自愈,不接触不复发
斑贴试验	多阴性	多阳性

 知识拓展

斑 贴 试 验

斑贴试验是测定皮肤过敏(尤其是接触过敏反应)的试验,即将浸润有过敏原的棉花、亚麻布或纸片贴于患者皮肤,24~48h 后观察局部反应,判断患者是否对该过敏原过敏。

具体结果如下:(−)无反应;(+)红斑;(++)红斑和小丘疹;(+++)红斑丘疹和小水疱;(++++)红斑、水疱、破溃和糜烂。

【治疗要点】

1. 治疗原则　尽量避免各种可疑的致病因素,减少不良刺激(如洗烫、摩擦、肥皂等),抗过敏和对症治疗。

2. 常用药物

(1) 局部用药:应遵循外用药物的使用原则。急性期无渗液、渗出不多者可用糖皮质激素霜剂(如氢化可的松、氟轻松、莫米松等),渗出多者可用 3% 硼酸溶液、3%~5% 明矾溶液等做冷湿敷。亚急性期可选用糖皮质激素乳剂、糊剂,为防止或控制感染,也可加用抗生素。慢性期可选用软膏、硬膏等。顽固性局限性皮损可用糖皮质激素作皮损内注射等。

(2) 全身用药:以抗过敏、止痒、镇静、预防感染为原则。常用抗组胺药物有苯海拉明、赛庚啶、酮替芬、西替利嗪,用药时应注意药物的不良反应。另外可选用 10% 葡萄糖酸钙溶液或 5% 硫代硫酸钠溶液、维生素 C 等。有感染倾向时给予抗生素。若病情较重,皮疹泛发,可短期内应用糖皮质激素,但病情控制后应及时减量或停药。

二、荨 麻 疹

 导入案例

患者,女,34 岁。患者每年深秋季节晨起外出时,皮肤瘙痒,随即头、面、颈及四肢外露部位出现形状不一、大小不等的风团,颜色苍白或淡红色,返回房间数分钟或数小时即可消退;皮疹严重时,可伴有头痛、恶心、呕吐、畏寒发热等全身症状;皮疹消退后不留任何痕迹。

请思考:

1. 患者最可能的诊断是什么?

2. 该病的诊断要点有哪些?

3. 可建议患者做哪些辅助检查?

【概述】

荨麻疹俗称为风团,因皮肤、黏膜小血管扩张及通透性增加而发生的一种暂时性、局限性水肿,表现为皮肤上出现苍白色或淡红色风团并伴瘙痒,严重者可出现全身症状。

病因较复杂。主要与各种过敏原有关。

1. 食物 动物性蛋白、植物和某些食物添加剂等。

2. 感染 各种病毒、细菌、真菌和寄生虫等。

3. 吸入物 花粉、尘螨、羽毛等。

4. 精神及内分泌因素 精神紧张、抑郁、情绪波动等。

5. 药物 青霉素、血清制剂、各种疫苗和磺胺药等。

6. 物理 冷、热、日光和摩擦等。

7. 系统性疾病 风湿热、类风湿关节炎、恶性肿瘤等。

【发病机制】

发病机制分为变态反应性和非变态反应性两类。多数为 I 型变态反应,即抗原刺激机体产生 IgE 抗体,并与肥大细胞、嗜酸性粒细胞结合,促进细胞脱颗粒释放激肽、组胺和前列腺素等介质,从而导致毛细血管扩张、通透性增高、腺体分泌增多及平滑肌痉挛等病理改变,而产生相应的临床症状。少数为 II 型或 III 型变态反应引起。非变态反应性是由于物质通过肥大细胞膜表面的受体和配体直接作用导致细胞活化。

【临床表现】

荨麻疹根据发病过程及皮疹特点可分为急性、慢性和物理性等。

1. 急性 起病急。患者突发皮肤瘙痒,不久在瘙痒部位出现大小不等的红色、苍白色或正常皮色的风团。风团常孤立或散在分布,也可相互融合成片。数分钟至数小时内水肿减轻,风团消失,不留痕迹,但可以此起彼伏,反复发作。病情严重者,可伴有心慌、烦躁、血压降低等过敏性休克症状。

2. 慢性　反复发作≥6周,且每周发作≥2次为慢性荨麻疹。特点为全身症状较轻,风团较局限,反复发生,时多时少。

3. 皮肤划痕症　由手搔抓或钝器划过皮肤后在局部所出现的暂时性条形隆起,并伴有瘙痒的现象。

【辅助检查】

血液中的嗜酸性粒细胞数量可能增高,血清 IgE 增高;皮肤划痕试验、热水试验、冰块试验、日光试验等对某些荨麻疹有辅助诊断意义,为明确病因可以做变应原检测。

【诊断要点】

根据风团的发生和消退迅速,消退后不留痕迹等特点,本病即可诊断。但要明确病因较为困难,应详细询问病史、生活史及各项特异性诊断试验(如皮肤划痕试验等)。

【治疗】

1. 治疗原则　寻找和去除病因,抗过敏和对症治疗。

2. 常用药物

(1) 局部用药:夏季可选炉甘石洗剂、止痒液等,冬季选用有止痒作用的乳剂(如苯海拉明霜)。对日光性荨麻疹还可选用遮光剂。

(2) 全身用药

1) 急性荨麻疹:首选第二代 H_1 受体拮抗药治疗。维生素 C 及钙剂可降低血管通透性,与抗组胺药有协同作用。病情严重、伴有休克、喉头水肿和呼吸困难者,应立即抢救。

2) 慢性荨麻疹:首选第二代 H_1 受体拮抗药,一种抗组胺药无效时,可 2~3 种联用或交替使用。也可根据病情联合应用第一代 H_1 受体拮抗药、H_2 受体拮抗药等。

3) 物理性荨麻疹等:在抗组胺药基础上,根据不同类型可联合使用不同药物。如皮肤划痕症可用酮替芬。寒冷性荨麻疹可用酮替芬、赛庚啶等;日光性荨麻疹可用羟氯喹等。

三、药　疹

 导入案例

患儿,男,7个月。患儿因右上臂浅表软组织化脓性感染肌内注射青霉素,用药 8h 后患儿啼哭,双手不停搔抓。查体:全身散在的针帽大小的红色斑疹、斑丘疹,对称分布。

请思考：

1. 患儿最可能的诊断是什么？
2. 该病的诊断要点有哪些？
3. 为诊断该病可建议患者做哪些辅助检查？

【概述】

药疹又称为药物性皮炎，是药物通过口服、注射、灌注、外用吸收等途径进入机体引起的皮肤、黏膜炎症反应。

1. 病因

(1) 个体因素：包括遗传因素(过敏体质)、某些酶的缺陷、机体病理和生理状态的影响等。

(2) 药物因素：临床上易引起药疹的药物主要有解热镇痛药、镇静催眠药、抗癫痫药、抗生素，异种血清制剂及疫苗，生物制剂等。

2. 发病机制

(1) 变态反应性：多数药疹与Ⅰ~Ⅳ型变态反应有关，其主要特点：①仅发生在少数具有特异性体质的人。②与药物的剂量无关。③有一定的潜伏期(4~20d)。④有交叉反应。⑤用糖皮质激素和抗组胺药治疗有效。

(2) 其他因素：药物毒性作用如积累毒性、过量反应，参与机体代谢的酶有缺陷，药物直接诱导炎性介质释放，光变态反应和光毒作用。

【临床表现】

临床表现复杂，不同药物可引起同种类型药疹，而同一种药物对不同患者或同一患者不同时期也会引起不同的临床表现。常见以下几种类型：

1. 麻疹样或猩红热样型药疹　较常见，好发于躯干及四肢，对称分布。皮疹为密集或散在的红色针帽大斑疹、斑丘疹，类似麻疹则称为麻疹样型药疹，若皮疹互相融合成大片水肿性红斑，类似猩红热则称为猩红热样型药疹。患者可伴有瘙痒、头痛、乏力、发热等全身症状，白细胞增高，停药1~2周后皮疹逐渐消退，有少量糠秕状脱屑，手足部位可有大片状脱屑。

2. 荨麻疹样型药疹　较常见，好发于躯干及四肢，为大小不一、形态各异的风团，伴有瘙痒，类似急性荨麻疹。少数患者可出现血清病样症状如发热、关节疼痛、淋巴结肿大、蛋白尿等。

3. 固定型药疹　最常见，因每次发病常在同一部位，所以称为固定型药疹。通常由磺胺类、巴比妥类、解热镇痛类和四环素类等药物引起。皮损可发生在任何部位，尤以口腔、外生殖器、肛周等皮肤黏膜交界处多见；表现为局限性圆形或类圆形的鲜红色或暗紫红色的境界清楚的斑疹、斑片，直径0.2cm到数厘米，常为单发，偶可数个，重者可出现水疱、大疱、糜烂、渗出，伴有瘙痒或疼痛，一般无全身症状。皮损一般为1~10d消退，消退后可遗留色素沉着。

4. 大疱性表皮松解型药疹　少见但却是最严重的药疹。起病急,在面、颈、胸和腹股沟部出现暗红色或紫红色斑片,继而形成大小不等的松弛性大疱,导致大面积表皮坏死松解,擦破形成大片糜烂面、尼氏征阳性,疼痛明显。口腔、鼻、眼均可累及,可伴有寒战、高热、腹泻、谵妄、昏迷等全身症状。如不及时抢救可继发感染、肝肾等内脏损伤而死亡。

 知识拓展

尼 氏 征

尼氏征(Nikolly sign)又称为棘层细胞松解征。其临床表现:

1. 看起来外观正常的皮肤,稍加用力推擦,即可出现表皮剥脱现象或出现水疱。

2. 用手指推压水疱,可使疱壁移动、扩展,水疱变大。

此外,还有剥脱性皮炎型药疹、湿疹型药疹、紫癜型药疹、多形红斑型药疹、光感型药疹等类型。

【辅助检查】

致敏药物的检测方法可分为体内和体外试验两类。体内试验包括斑贴试验、划破试验、点刺试验和药物激发试验等。体外试验可选用嗜碱性粒细胞脱颗粒试验、组胺游离试验、淋巴细胞转化试验等。

【诊断要点】

本病根据明确的服药史、潜伏期和各型药疹的皮损特点,同时排除具有类似皮损的其他皮肤病及发疹性传染病即可确诊。

【治疗】

1. 治疗原则　药疹的治疗原则为立即停用导致药疹的药物或可疑药物,积极预防并发症。

2. 常用药物

(1)局部用药:应用无刺激性且具有止痒、收敛、保护、预防感染的药物,如皮损无渗出者可用炉甘石洗剂或粉剂、氧化锌糊或糖皮质激素霜剂。渗出多者可用3%硼酸溶液、0.1%依沙吖啶溶液、生理盐水溶液等湿敷。同时加强对口、鼻、眼和生殖器黏膜的护理。

(2)全身用药

1)轻型药疹:给予抗组胺药、维生素C及葡萄糖酸钙等,必要时可短期服用糖皮质激素等。

2)重型药疹:应及时抢救,及早、足量使用糖皮质激素,给予高蛋白、高能量、高维生素饮食,必要时补液并补充新鲜血液或血浆等支持疗法,应用抗生素预防感染;加强护理,积极防治并发症。

四、浅部真菌病

导入案例

患者,男,75岁,左足踇趾趾甲失去正常光泽,而且增厚、变形、变脆、有残缺。

请思考:

1. 患者最可能的诊断是什么?

2. 该病的诊断要点有哪些?

3. 为诊断该病可建议患者做哪些辅助检查?

真菌是广泛存在于自然界的一类真核细胞生物,已记载真菌有10万种以上,但与人类疾病有关的不足200种。真菌的基本形态是单细胞个体(孢子)和多细胞丝状体(菌丝)。其最适宜的生长条件为温度22~36℃,湿度为95%~100%,pH 5~6.5。真菌不耐热,100℃时大部分真菌在短时间内死亡,但低温条件下可长期存活,紫外线和X射线均不能杀死真菌,甲醛、碘酊和过氧乙酸等化学消毒剂均能迅速杀死真菌。根据真菌入侵组织深浅的不同,临床上分为浅部真菌病和深部真菌病。本节仅介绍浅部真菌病。

【概述】

浅部真菌病是皮肤、趾甲和毛发发生的真菌感染。主要的致病真菌包括皮肤癣菌等,又称为癣,一般按发病部位命名如,手足癣、甲癣、体癣和股癣。

1. 病因　主要由红色毛癣菌、须癣毛癣菌、疣状毛癣菌和犬小孢子菌等感染引起。

2. 发病机制　本病多因与患癣者密切接触,或者接触患者使用的浴巾、内衣裤等间接传染;公共浴池易传播此病;接触患癣的动物也可传染。

【临床表现】

1. 足癣

(1) 水疱型:在趾侧、足底、足侧等,有不同程度的瘙痒,皮疹为针头至绿豆粒大小的水疱,易融合,疱壁厚而不易破裂,数日后局部干燥呈领圈状或大片脱屑。

(2) 角化过度型:在足跟、足跖及其侧缘,局部皮肤角质层变厚、脱屑和粗糙等,冬季易发生皲裂。

(3) 浸渍糜烂型(又称为间擦型):好发于趾缝,尤以第3~4趾和第4~5趾间多见。表现为皮肤浸渍发白,表面松软易剥脱露出潮红色的糜烂面及渗液,可伴有裂隙,有明显的瘙痒症状,若继发细菌感染时有臭味。

2. 手癣 症状与足癣相似,好发于一侧手指或掌心,常表现为水疱型和角化过度型。

3. 甲癣 轻症指(趾)甲仅有局限性点状或不规则小片状损害,指(趾)甲失去光泽,重症则表现为指(趾)甲变形、变色、变脆、增厚或残缺等,严重时指(趾)甲结构完全破坏。本病病程缓慢,可终身不愈,若继发细菌感染局部可有红肿、疼痛、化脓等表现。

4. 体癣 皮疹初起为红色丘疹、丘疱疹或水疱,继而形成有鳞屑的红色斑片并向周围扩展,中央炎症趋于消退,形成境界清楚的环状或多环状,且边缘常有丘疹、丘疱疹和水疱。自觉瘙痒,可因长期搔抓刺激引起局部湿疹样或苔藓样改变。

5. 股癣 好发于腹股沟部位,也可见于臀部,单侧或双侧发生。其皮损与体癣相同。由于局部透气性差、潮湿、易摩擦等,往往皮损炎症明显,瘙痒症状突出。

【辅助检查】

本病可以做真菌直接镜检、真菌培养、真菌组织切片和染色检查以明确诊断。

【诊断要点】

本病根据皮损的临床表现,结合真菌镜检或培养可明确诊断。但本病需与湿疹、玫瑰糠疹、汗疱疹、掌跖脓疱病、接触性皮炎等进行鉴别。

【治疗】

1. 治疗原则 本病以外用药物治疗为主,坚持用药非常重要,手足癣一般用药1~2个月,体癣和股癣一般用药2周以上或皮损消退后继续用药1~2周,皮损泛发或外用药疗效不佳者可考虑系统药物治疗。

2. 常用药物

(1) 局部用药:应根据不同临床类型选择不同的处理方法。

1) 水疱型:应选择刺激性小的霜剂或水剂,如联苯苄唑霜或溶液等。

2) 角化过度型:无皲裂时可用剥脱作用较强的制剂,如复方苯甲酸软膏剂。

3) 浸渍糜烂型:又称为间擦型;可用3%硼酸溶液、0.1%依沙吖啶溶液等湿敷;待渗出减少再给予粉剂,如枯矾粉、咪康唑粉等;皮肤干燥后再外用霜剂、软膏等。

4) 其他类型:可用各种丙烯胺类、复方苯甲酸擦剂、唑类等。

(2) 全身用药:外用药物使用的同时,对于手足癣、体癣、股癣患者,口服伊曲康唑、特比萘芬;对于甲癣患者,口服伊曲康唑间歇冲击疗法,每个月服药1周为1个疗程,指甲受累需2~3个疗程,趾甲受累需3~4个疗程;特比萘芬指甲受累疗程6~8周,趾甲受累疗程12~16周。

第二节 眼部疾病

一、沙眼

 导入案例

患儿,男,10岁。患儿近日双眼出现轻微的畏光、流泪、异物感,有时可伴有黏液或黏脓性分泌物。检查可见结膜充血、眼睑红肿、乳头增生、上下穹部滤泡形成等表现。

请思考:

1. 患儿最可能的诊断是什么?

2. 该病的诊断要点有哪些?

3. 为诊断该病可建议患者做哪些辅助检查?

【概述】

沙眼是由沙眼衣原体感染引起的一种慢性传染性结膜角膜炎,常反复感染,能迁延数年甚至数十年,是致盲的主要疾病之一。随着生活水平提高、卫生常识的普及和医疗条件的改善,沙眼发病率已明显降低,但仍然是眼部常见的结膜病之一。

1. 病因　沙眼衣原体。其抗原型有10余种,其中的A、B、Ba、C型可导致沙眼。

2. 发病机制　沙眼为双眼发病,传染源是含有沙眼衣原体的分泌物,主要通过被分泌物污染的盆、毛巾、水、手以及游泳池等公共场所传播。易感危险因素包括不良的卫生条件、营养不良、沙尘气候等。

【临床表现】

本病好发于儿童和青少年,潜伏期5~14d,多双眼患病。初发时一般呈急性或亚急性表现,1~2个月后转为慢性炎症。

1. 急性或亚急性沙眼

(1) 轻微的畏光、流泪、异物感、刺痒、较多黏液或黏脓性分泌物。

(2) 检查可见结膜充血、眼睑红肿、乳头增生、上下穹部滤泡形成,可合并弥漫性角膜上皮炎及耳前淋巴结肿大等表现。

2. 慢性沙眼

(1) 轻者不明显或仅有轻微的异物感、痒感、干涩感或易疲劳等症状,重者多因并发症和后遗症而症状突出,视力明显下降甚至失明。

(2) 检查可见结膜充血减轻,但结膜污秽肥厚,同时伴有乳头及滤泡增生,尤以上穹及上睑结膜显著,并可出现角膜血管翳,结膜的病变逐渐为结缔组织所取代,形成瘢痕化。晚期出现睑内翻、倒睫、角膜混浊、实质性结膜干燥症等并发症,可严重影响视力,甚至失明。

【辅助检查】

沙眼细胞学检查、结膜刮片后行吉姆萨染色(Giemsa staining)、改良的迪夫快速染色法(Diff-Quik staining)和免疫荧光标记检查有助于明确诊断本病。

【诊断要点】

根据乳头、滤泡、上皮角膜炎、血管翳、角膜缘滤泡等特异性体征可以作出诊断。但是早期沙眼临床病变尚不完全具备上述体征时,有时只能诊断为"疑似沙眼"。WHO 要求诊断沙眼时至少符合下列标准中的两条:①上睑结膜 5 个以上滤泡。②典型的睑结膜瘢痕。③广泛的角膜血管翳。④角膜缘滤泡等。

【治疗】

1. 治疗原则　以药物局部应用为主,机械疗法为辅。重症尚需结合全身治疗。沙眼治疗要有耐心、恒心,坚持数月才能达到预期目的。

2. 常用药物

(1) 局部用药:治疗沙眼常用 0.1% 利福平眼药水、0.5% 新霉素眼药水或 0.1% 酞丁胺眼药水等滴眼。夜间使用红霉素类、四环素类眼膏,疗程至少 10~12 周。

(2) 全身用药:急性期或严重的沙眼应全身应用抗生素治疗,一般口服多西环素、红霉素,疗程为 3~4 周。孕期妇女和 7 岁以下儿童忌服四环素,以免引起牙齿和骨骼的损害。

3. 手术疗法　手术矫正倒睫、睑内翻,是防止晚期沙眼导致失明的关键措施。

二、青 光 眼

 导入案例

患者,女,55 岁。患者自述近 1 个月因工作繁忙、精神紧张而出现剧烈头痛、眼痛、虹视、视力减退 2d。查体可见眼睑水肿,混合性充血,角膜上皮水肿,裂隙灯下上皮呈小水珠状。角膜后色素沉着,前房极浅,周边部前房几乎完全消失。瞳孔中等散大,呈竖椭圆形,光反射消失。房角完全关闭,常有较多色素沉着。眼压达 65mmHg,晶状体前囊下可见小片状白色混浊。

请思考:

1. 患者最可能的诊断是什么?

2. 该病的诊断要点有哪些?

3. 为诊断该病可建议患者做哪些辅助检查？

【概述】

青光眼是一组以视神经萎缩和视野缺损为共同特征的疾病，是主要的致盲眼病之一。根据前房角形态（开角或闭角）、病因机制和发病年龄3个主要因素，青光眼一般分为原发性、继发性和先天性。其中原发性青光眼按前房角形态分为闭角型和开角型，按病程不同分为急性和慢性两类。

我国以急性闭角型青光眼居多，本节仅介绍急性闭角型青光眼。急性闭角型青光眼是以眼压急剧升高伴有相应症状和眼前段组织病理改变为特征的眼病，多见于50岁以上老年人，尤其是女性常见，表现为双眼同时或先后发病。

1. 病因

（1）解剖因素：患者多有小角膜、小眼球、远视眼、前房浅、房角窄、睫状体发达、虹膜相对膨隆和晶状体相对较厚或较大等。

（2）诱发因素：近距离阅读、情绪波动、精神紧张、劳累、强光、暗光、散瞳药、缩瞳药、解痉药等。

2. 发病机制　患者在上述解剖因素的情况下，受诱发因素的影响，导致虹膜向前极度膨隆或瞳孔阻滞，致使前房变浅，房角变窄甚至闭塞，使房水排出受阻，引起眼压急剧升高，从而引起临床表现。

【临床表现】

根据发病特点，急性闭角型青光眼可分为6期。

1. 临床前期　急性闭角型青光眼为双侧性眼病，当一侧急性发作被确诊后，另一侧即使没有任何临床症状也可以诊断为临床前期。此外，部分患者在急性发作以前，虽然没有任何症状，但是具有前房浅、房角狭窄、虹膜膨隆等表现，尤其是暗室试验等诱因条件下眼压明显升高者，也可诊断为本病的临床前期。

2. 先兆期　表现为一过性或反复多次的小发作。发作时，患者突感雾视、虹视，可能伴有患侧额部疼痛或同侧鼻根部酸胀，休息后自行缓解或消失。即刻检查可见眼压≥40mmHg，角膜上皮水肿呈轻度雾状、前房极浅，但瞳孔稍扩大，光反射迟钝，房水无混浊，房角大范围关闭。小发作缓解后，除浅前房特征性表现外，一般不留永久性组织损害。

3. 急性发作期　表现为剧烈头痛、眼痛、虹视、畏光、流泪，视力明显减退，可伴有恶心、呕吐等全身症状。检查可见眼睑水肿，混合性充血，角膜上皮水肿，裂隙灯下上皮呈小水珠状。角膜后色素沉着，前房极浅，周边部前房几乎完全消失。当虹膜严重缺血性坏死时，房水出现混浊，甚至形成絮状渗出物。瞳孔中等散大，呈竖椭圆形，光反射消失，有时可见局限性后粘连。房角完全关闭，常有较多色素沉着。眼压≥50mmHg，但是高眼压缓解后，眼前段常留下永久性组织损害。晶状体前囊下可见小片状白色混浊，称为青光眼斑。临床上出现上述改变,表明患者曾经有过急性闭角型青光眼大发作。

4. 间歇期　先兆期或急性发作期的患者,经过休息、治疗或者未经处理,症状消失,房角开放,眼压恢复正常,视力完全或部分恢复。

5. 慢性期　急性大发作或反复小发作后,房角广泛粘连,小梁功能已遭受严重损害,眼压中度升高,眼底可见青光眼性视盘凹陷,并有相应视野缺损。

6. 绝对期　高眼压持续过久,眼组织特别是视神经严重破坏,视力降至无光感且无法挽救,即为绝对期。此时,眼压触之坚硬如石,瞳孔强直性散大。

【辅助检查】

根据情况可以做眼压测量、前房角镜检查及青光眼激发试验(如暗室试验)等。

【诊断要点】

先兆期小发作持续时间较短,一般不易遇到;大多依靠一过性发作的典型病史、房角变窄、浅前房等特征性表现作出诊断。急性发作期根据典型的症状和体征即可作出诊断。但是由于急性闭角型青光眼大发作期常伴有剧烈头痛、呕吐,易掩盖眼痛及视力下降,临床上应注意和胃肠道疾病、偏头痛和颅脑疾病鉴别。

【治疗】

1. 治疗原则　原则是使已经闭塞的房角开放,迅速降低眼压,较少组织损害,择机手术,并针对各期的特点,采取相应的治疗方法。

2. 常用降低眼压的药物

(1) 缩瞳药:是首选一线药物,其作用机制是缩小瞳孔,增加虹膜张力,开放前房角。一般用 1%~2% 毛果芸香碱滴眼液、0.25%~0.5% 毒扁豆碱眼膏,根据病情决定使用的次数。使用时压迫内眦部,防止吸收中毒。

(2) 碳酸酐酶抑制药:能减少房水生成。常用乙酰唑胺、1% 布林佐胺滴眼液等。

(3) β 肾上腺素受体拮抗药:能抑制房水生成。常用 0.25%~0.5% 噻吗洛尔滴眼液、1%~2% 卡替洛尔滴眼液等,当患者有心脏传导阻滞、窦房结病变等应慎重使用。

(4) 高渗脱水药:提高血浆渗透压,减少眼内容物。20% 甘露醇静脉快速滴注,或者选用尿素、50% 葡萄糖等口服或静脉给药。

3. 手术治疗　应根据情况,特别是前房角情况,尽快选择治疗性手术或预防性手术如滤过性手术或周边虹膜切除术等。

4. 预防　对有青光眼家族史或有发病因素的患者,及时告知其可能导致本病发作的诱因及预防措施,避免疾病的发生;对可疑青光眼或 50 岁以上老年人要做好定期体检,降低疾病发生率,减少致盲率等。

第三节　慢　性　鼻　炎

导入案例

　　患者,女,21 岁,因鼻塞、流涕伴头痛 5 年入院。患者自述 5 年前无明显诱因下出现双侧鼻腔阻塞,呈间断性、交替性,受凉、感冒后加重,并逐渐出现双侧鼻腔流涕,呈稠厚性不易擤出,病程中无咳嗽、咳痰、发热、盗汗,院外对症治疗效果不佳遂入院。查体:可见双侧鼻黏膜增生肥大而且呈苍白色,下鼻甲黏膜表面高低不平,呈桑葚样或结节状,探针触之感质地坚硬,压之不易凹陷。

　　请思考:

　　1. 患者最可能的诊断是什么?

　　2. 该病的诊断要点有哪些?

　　3. 为诊断该病可建议患者做哪些辅助检查?

【概述】

　　慢性鼻炎持续 4 周以上或炎症反复发作的鼻腔黏膜和黏膜下层的慢性炎症,是最常见的鼻部疾病。其特点是无明显致病性微生物感染的病史,炎症持续数月甚至数年以上,或者炎症反复发作而间歇期又不能恢复正常,且伴有鼻功能异常。

　　病因与发病机制均不明确,下列因素与疾病有关。

　　(1) 局部因素:急性鼻炎治疗不及时、不彻底或反复发作;鼻腔和鼻咽部有妨碍引流的因素,影响鼻腔的通气功能;鼻腔、鼻窦、咽部等存在慢性病灶,其分泌物长期刺激;鼻腔长期使用血管收缩剂等药物导致的药物性鼻炎。

　　(2) 全身因素:贫血、营养不良、内分泌失调或内分泌疾病等均可导致身体抵抗力降低,引起鼻黏膜长期淤血和反射性充血而引起本病。

　　(3) 其他:职业和环境因素(温度、湿度、粉尘、气体)、过度疲劳及烟酒嗜好等。

【临床表现】

　　慢性鼻炎根据病变发展程度不同,分为慢性单纯性鼻炎和慢性肥厚性鼻炎。

　　1. 慢性单纯性鼻炎　常有间歇性或交替性鼻塞,白天或活动后减轻,夜间或久坐后加重。由于鼻塞可出现闭塞性鼻音,嗅觉减退,鼻腔分泌物增多,多为黏液性。检查见鼻黏膜肿胀,尤以下鼻甲显著,表面润泽、光滑、暗红色,触之柔软,有弹性,探针轻压黏膜凹陷,移去探针立即恢复,对 1% 麻黄素溶液敏感。

　　2. 慢性肥厚性鼻炎　持续性鼻塞,闭塞性鼻音较明显,伴有明显的嗅觉减退,分泌物少而稠,不易擤出。当肥大的下鼻甲影响鼻泪管及咽鼓管咽口的功能时,可出现溢泪、耳鸣和听力障碍。检查见鼻黏膜增生肥大而且呈暗红色或苍白色,下鼻甲黏膜表面高低不平,呈桑葚样或结节状,探针触之感质地坚硬,压之不易凹陷,或者虽凹陷但移去探针不能立即恢复,对 1% 麻黄素溶液不敏感。

【辅助检查】

根据病情,可以做鼻腔通气功能检查、嗅觉检查、X 射线检查等有助于明确诊断。

【诊断要点】

根据病史、症状、体征以及必要的辅助检查,慢性鼻炎的诊断比较明确。

【治疗】

治疗原则是去除病因、改善鼻腔通气功能、促进引流、防止并发症。避免可能诱发鼻炎的因素,改善居住和工作环境,提高机体抵抗力。

1. 慢性单纯性鼻炎　可用滴鼻液 0.5%~1% 麻黄素生理盐水、0.02% 呋喃西林麻黄素、0.05% 盐酸羟甲唑啉等滴鼻,以消除黏膜水肿,改善通气功能,减轻鼻塞。必要时加用抗生素、糖皮质激素和 α-糜蛋白酶滴鼻等,也可用含有中药成分的滴鼻液。鼻甲局部黏膜下或鼻通穴等普鲁卡因封闭,或者针刺合谷穴、迎香穴和鼻通穴等亦有一定的疗效。

2. 慢性肥厚性鼻炎　除采取上述治疗方法外,尚可选用激光、射频、冷冻、硬化剂注射、手术等治疗方法,适当去除肥厚的鼻甲,以改善鼻腔通气功能。

第四节　龋　齿

 导入案例

患者,女,74 岁,因左下颌第 1、2 磨牙对冷、热、酸、甜等刺激有明显的疼痛反应 3 个月加重 2 周而入院。患者 3 个月前无明显诱因下出现左下颌第 1、2 磨牙对冷、热、酸、甜等刺激有疼痛反应,刺激因素消失时症状缓解;近 2 周病情加重,疼痛不能缓解遂入院。查体:可见左下颌第 1、2 磨牙龋洞深或大,探针试验有酸痛感。

1. 患者最可能的诊断是什么?

2. 该病的诊断要点有哪些?

3. 为诊断该病可建议患者做哪些辅助检查?

【概述】

龋齿是口腔科的常见病、多发病,由于病程进展缓慢,一般情况下不会危及患者生命,因此不引起人们的重视。但病变向牙体深部发展后,可引起牙髓病、根尖周病等并发症,严重影响身体健康。龋齿指牙齿在多种因素影响下发生慢性进行性破坏的疾病。其特征为牙釉质、牙本质和牙骨质在颜色、形态和质地等方面发生变化。

口腔健康标准

1981 年 WHO 就制订了口腔健康标准,即牙齿清洁、无龋洞、无疼痛感、齿龈颜色正常和无出血现象。

1. 病因

(1) 细菌:口腔中的主要致龋菌是变形链球菌,其次乳杆菌、放线菌等,它们参与形成菌斑并破坏菌斑下的牙齿组织。

(2) 食物:蔗糖等糖类食物在口腔中可作为细菌代谢的底物。

(3) 宿主:宿主对致龋因素的敏感性和抗龋能力等。

(4) 时间:龋齿的发生和发展需要一段相当长的时间。

2. 发病机制 各种病因共同作用下,牙体硬组织不断脱钙、分解、崩溃形成洞形缺损,结果是牙釉质、牙本质和牙骨质在颜色、形态和质地等方面发生了变化,甚至引起牙髓病、根尖周病、颌骨炎症等并发症,造成残冠、残根直至牙的丧失,不但破坏咀嚼器官的完整性,影响消化功能,而且也会作为病灶引起全身并发症的发生。

【临床表现】

1. 根据龋齿的进展速度不同,分为急性龋、慢性龋和继发龋三种类型。

(1) 急性龋:又称为湿性龋,多见于儿童和青年人。龋损呈浅棕色,质地湿软,病变进展较快。猖獗龋又称为放射性龋,是急性龋的特殊类型,常见于颌面及颈部接受放疗的患者,多数牙在短期内同时患龋,病程进展很快。

(2) 慢性龋:又称为干性龋,临床多见。龋损呈黑褐色,质地较干硬,病程进展缓慢。静止龋是一种慢性龋,如邻面龋,由于相邻牙被拔除后,龋损表面容易清洁,龋齿进程自行停止。

(3) 继发龋:龋齿治疗后,由于充填物边缘或窝洞周围牙体组织破坏,形成菌斑滞留区,或者因治疗时未将病变组织除净再次发生的龋。

2. 根据龋齿的病变深度不同,分为浅龋、中龋和深龋。

(1) 浅龋:病变仅限于牙釉质或牙骨质。患者无任何自觉症状,检查牙面上有白垩色、黄褐色或褐色斑点,探针试验仅有粗糙感或浅的龋洞。

(2) 中龋:病变达牙本质浅层。患者有时对冷、热、酸、甜等刺激较为敏感,去除刺激后症状立即消失。检查可见龋洞,洞内有软化的牙本质组织或食物残渣。

(3) 深龋:病变已达牙本质深层,接近于牙髓。对冷、热、酸、甜、化学刺激等有明显的疼痛反应,检查可见龋洞深或大,探针试验有酸痛感。

【辅助检查】

为明确诊断可以做探针试验、冷热试验、X射线检查等。

【诊断要点】

根据病史、症状、体征以及必要的辅助检查，龋齿的诊断比较明确。

【治疗】

治疗原则为终止病变发展、恢复牙齿的外形和功能，防止并发症。

1. 终止或消除病变　根据龋齿损害的程度和范围，选择不同的治疗方法。

(1) 化学疗法：主要适用于恒牙早期釉质龋、乳前牙邻面及乳磨牙窝沟广泛性浅龋、静止龋。常用10%硝酸银和氨硝酸银或75%氟化钠甘油糊剂等，涂布在牙齿表面上。

(2) 再矿化疗法：主要适用于已脱矿、变软的釉质或牙骨质。将浸有再矿化液的棉球置于患处，每次放置数分钟，反复3~4次，也可配成漱口液，每日含漱。

(3) 窝沟封闭：用由树脂等组成的制剂封闭窝沟等。

2. 恢复牙齿的形态和功能　选用适当的修复材料，填入预备好的窝洞，恢复患牙的外形和功能。

3. 预防

(1) 加强卫生宣传教育，注意口腔卫生，勤漱口勤刷牙，养成良好和正确的刷牙习惯。

(2) 定期检查牙齿，及时清除菌斑、牙石和牙垢等。

(3) 限制蔗糖摄入，补充足量的营养。

(4) 患有牙病，做到及早检查、及早治疗等。

(郑向文)

本章小结

皮肤病的病因复杂，表现差异性较大，常常出现各种皮疹，应根据皮损的特点适当选择外用药物和相应的剂型。多数可以适当选用糖皮质激素等治疗，严重者可全身用药。

沙眼是由沙眼衣原体引起的慢性传染性结膜角膜炎，是导致失明的主要眼病。坚持局部用药预后均较好，严重时全身治疗和手术。急性闭角型青光眼是多因素导致眼压急剧升高为主的疾病，治疗以药物迅速降低眼压并择期手术。

慢性鼻炎及龋齿在疾病的早期，常常被忽视，而延误了治疗，因此，应高度重视其预防。

学习感悟：浅部真菌病通过接触传播，接诊患者时应具有职业安全意识，既要避免患者间交叉感染，也要做好自身保护。合理处理患者检查用品，不造成污染。

思考与练习

[**名词解释**]

1. 药疹

2. 湿疹

3. 荨麻疹

4. 沙眼

[**填空题**]

1. 固定型药疹皮损以（   ）、（   ）、（   ）皮肤黏膜交界处多见,表现为（   ）圆形或类圆形的鲜红色或暗紫红色的（   ）的斑疹、斑片。

2. 浅部真菌病按发病部位表现为（   ）、（   ）、（   ）和（   ）。

3. 沙眼的病原体是（   ）;原发性青光眼按前房角形态分为（   ）和（   ）。

4. 慢性单纯性鼻炎的鼻塞是（   ）或（   ）,慢性肥厚性鼻炎鼻塞是（   ）。

[**简述题**]

1. 简述怎样预防龋齿。

2. 简述急性闭角型青光眼先兆期主要症状。

3. 简述慢性荨麻疹的临床特点。

附　录

实 训 指 导

实训 1　病 史 采 集

【实训目的】

1. 学会采集病史,掌握病史采集内容,熟悉病史采集的技巧及注意事项;能按照标准病历的格式编写一份住院病历的病史部分。

2. 通过临床见习,具有灵活的沟通能力、敏捷的观察力、严谨的工作态度、一丝不苟的工作作风。

3. 培养分析问题、解决问题的能力;充分认识职业综合素质的重要性,尊重患者,对患者一视同仁,保护其隐私。

【实训准备】

1. 学生准备　课前认真复习问诊的方法、技巧、注意事项,复习病史采集的主要内容,按照见习要求正确着装。

2. 教师准备　课前与见习医院相关科室沟通好,选择临床患者作为病史采集的对象;提供病史续页书写纸。

【实训学时】

2 学时。

【实训方法】

1. 本次见习安排在医院内科循环病区。

2. 带教教师讲解见习的目的、内容、方法及要求,学生分组(每组 3~6 人),每组安排一名患者配合。

3. 在教师指导下学生与患者及其家属交流,收集患者入院资料及病情变化情况。

4. 小组讨论,对收集的患者资料进行整理,编写一份病史。

5. 各小组推荐代表,汇报本小组的病史编写情况,教师点评。

【实训结果】

1. 能够运用正确的问诊方法对患者进行病史采集。

2. 掌握病史采集的主要内容。

3. 能够正确书写一份病史。

【实训评价】

评价项目	评价要点	评价等级 A	B	C	得分
实训准备（30分）	学生评价 ① 着装整洁、规范（6分）	6	4	2	
	② 按要求认真温习相关理论知识（6分）	6	4	2	
	③ 实训前能准确记忆病史采集的内容（6分）	6	4	2	
	教师评价 ① 患者的选择或材料的准备是否适合教学目标（6分）	6	4	2	
	② 课前布置的学习内容是否适合本次实训教学目标（6分）	6	4	2	
课堂评价（40分）	① 实训方法是否得当（15分）	15	10	5	
	② 学生是否能积极参与课堂讨论（10分）	10	5	0	
	③ 教师归纳总结是否完整准确（15分）	15	10	5	
实训结果（30分）	① 学生是否能运用正确的问诊方法进行病史采集（6分）	6	4	2	
	② 学生是否能准确把握病史采集内容（6分）	6	4	2	
	③ 学生是否能够正确记录病史采集内容（12分）	12	8	4	
	④ 学生是否对自己的职业综合素质有所了解并注意训练（6分）	6	4	2	

实训综合等级（请选择相应等级划√）

A（总分≥90）	B（总分≥75）	C（总分≥60）	D（总分<60）

【典型案例】

病 史 示 例

姓名：××   性别：女

年龄：48 岁   民族：汉族

入院日期：2022 年 1 月 13 日 07:24   病史采集日期：2022 年 1 月 25 日 07:30

病史陈诉者：本人   病史可靠程度：可靠

婚姻：已婚   籍贯：×× 省 ×× 市

职业：饭店服务员   医保情况：社会保险、商业保险

现住址：×× 省 ×× 市 ×× 街道 ×× 小区 ×× 单元   联系电话：××××××××××

主诉：突发心前区压榨性疼痛 4h。

现病史：患者 4h 前无明显诱因于睡眠中突然出现心前区压榨性疼痛，较剧烈，向左肩背部放散，持续不缓解，伴胸闷、气短、周身大汗、烦躁不安，有濒死感，恶心，无呕吐，无黑矇及眩晕。患者自述经休息后胸痛无明显缓解，口服硝酸酯类药物 3 片后胸痛仍难以忍受，遂急诊入院。心电图检查提示：Ⅱ、Ⅲ、aVF 导联 ST 段上抬 0.2mV。心肌酶检查高于正常。患者以"急性下壁心肌梗死"收入科。患者发病以来无发热，无意识障碍，无咳嗽、咳痰、咯血、心悸，无腹痛、腹泻；未进食，睡眠差，二便正常。

既往史：既往体健；无原发性高血压，糖尿病病史，无肝炎、结核病等传染病病史，无手术、外伤、输血史，无食物、药物过敏史；预防接种史不详。

个人史：出生于本地，无长期外地居留史；无烟酒嗜好；无性病、冶游史。

婚育史:26 岁结婚,孕 3 产 1;配偶及儿子健康。

家族史:父母健在,家族中无遗传病病史;兄弟 5 人,1 兄 2 年前死于急性心肌梗死。

(张轩寅)

实训 2　体格检查及全身状态检查

一、体格检查

【实训目的】

1. 通过教师演示或观看电教片,加强对体格检查要点的理解和掌握,熟悉体格检查的基本顺序。

2. 通过学生相互对练,训练学生动手能力,培养学生理论联系实际、运用知识的能力判断检查结果是否异常。

3. 通过学生相互对练,树立学生对自己岗位的热爱,学会换角色思考、关爱患者,苦练实操技能,具备职业基本素质要求。

【实训准备】

1. 学生准备　课前认真温习体格检查各种方法的理论知识;复习各种体格检查方法的注意事项;认真完成实训前老师布置的思考问题;备齐体格检查的工具;按照实训、见习要求正确着装。

2. 教师准备　课前根据实训室体格检查实训设备,合理安排每组实训人数;预先通知示教学生做好相应准备;根据实训目的为学生布置思考问题。

【实训学时】

1 学时。

【实训方法】

1. 教师演示　教师规范着装,按照体格检查流程,对示教学生进行各种体格检查方法演示。演示中边演示、边讲解各种体格检查方法的要点及注意事项。

2. 学生对练　学生每 3 人一组,2 人间轮流相互练习体格检查各种方法,另一名同学观察他们操作的方法有哪些不足或错误。

3. 归纳总结　每组选一名同学向全班陈述各种体格检查方法及注意事项,其余各组的学生查缺补漏。各组陈述完毕,教师概括各种体格检查方法的要点及注意事项。

【实训结果】

1. 能够陈述体格检查的流程。

2. 掌握各种体格检查方法的要点及注意事项。

【实训评价】

评价项目	评价要点	评价等级			得分
		A	B	C	
实训准备 (30分)	学生评价 ①着装整洁、规范,用物备齐(6分)	6	4	2	
	②观看演示认真,按要求认真温习相关理论知识(6分)	6	4	2	
	③及时准确完成实训前思考问题(6分)	6	4	2	

评价项目	评价要点	评价等级			得分
		A	B	C	
实训准备 (30分)	教师评价 ①患者的选择或材料的准备是否适合教学目标(6分) ②课前布置的学习内容是否适合本次实训教学目标(6分)	6 6	4 4	2 2	
实训过程 (40分)	①实训方法是否得当(15分) ②学生是否能积极参与课堂讨论(10分) ③教师归纳总结是否完整准确(15分)	15 10 15	10 5 10	5 0 5	
实训结果 (30分)	①学生是否能陈述体格检查的流程(6分) ②学生是否能准确地说出体格检查的方法(6分) ③学生是否能够掌握各种体格检查的要点(6分) ④学生是否对体格检查注意事项更加理解(6分) ⑤学生是否对自己的职业综合素质有所了解并注意训练(6分)	6 6 6 6 6	4 4 4 4 4	2 2 2 2 2	

实训综合等级(请选择相应等级划√)

A(总分≥90)	B(总分≥75)	C(总分≥60)	D(总分<60)

二、全身状态检查

【实训目的】

1. 通过临床见习、教师演示或学生对练,熟悉全身状态检查的流程,掌握全身状态的主要内容及正常表现。检查过程符合职业规范,检查中注意医疗安全性和保护患者隐私。

2. 通过观看教师演示、学生间相互对练,熟悉全身状态的检查方法,训练和提升学生的动手能力;沟通用语文明、科学、严谨;能进行全身状态的体格检查,判断检查结果是否异常。

3. 通过见习,了解全身状态病理变化的意义;培养学生爱护、尊重患者的意识,热爱未来的岗位。

【实训准备】

1. 学生准备 课前认真温习全身状态包括的内容,复习全身状态检查的各种方法,认真完成实训前老师布置的思考问题。备齐体格检查的工具,按照实训、见习要求正确着装。

2. 教师准备 课前根据实训室设备,合理安排每组实训人数,预先通知示教学生做好相应准备。预先联系见习医院选择见习患者,根据实训目的为学生布置思考问题。课前选择疾病的典型案例或准备典型案例材料。

【实训学时】

1学时。

【实训方法】

1. 教师演示 教师规范着装,按照体格检查流程,对示教学生进行全身状态检查方法演示。演示中边演示、边讲解各项目检查方法要点及注意事项。

2. 学生对练 学生每3人一组,2人间轮流相互练习全身状态检查方法,另一名同学观察他们操作的方法有哪些不足或错误。

3. 医院见习 学生阅读相关疾病病历资料,了解全身状态检查项目。

4. 归纳总结　每组选一名同学向全班陈述各种体格检查方法及注意事项,其余各组的学生查缺补漏。各组陈述完毕,教师概括各种体格检查方法的要点及注意事项。

【实训结果】

1. 能够陈述全身状态检查的流程。

2. 掌握各项目检查方法要点及注意事项。

【实训评价】

评价项目	评价要点	评价等级 A	B	C	得分
实训准备 (30分)	学生评价 ① 着装整洁、规范,用物备齐(6分) ② 观看演示认真,按要求认真温习相关理论知识(6分) ③ 及时准确完成实训前思考问题(6分) 教师评价 ① 患者的选择或材料的准备是否适合教学目标(6分) ② 课前布置的学习内容是否适合本次实训教学目标(6分)	6 6 6 6 6	4 4 4 4 4	2 2 2 2 2	
实训过程 (40分)	① 实训方法是否得当(15分) ② 学生是否能积极参与课堂讨论(10分) ③ 教师归纳总结是否完整准确(15分)	15 10 15	10 5 10	5 0 5	
实训结果 (30分)	① 学生是否能陈述全身状态检查的流程(6分) ② 学生是否能准确地说出正常人的全身状态(6分) ③ 学生是否能够掌握全身状态检查的基本方法(6分) ④ 学生是否对异常的全身状态作出合理解释(6分) ⑤ 学生是否对自己的职业综合素质有所了解并注意训练(6分)	6 6 6 6 6	4 4 4 4 4	2 2 2 2 2	

实训综合等级(请选择相应等级划√)

A(总分≥90)	B(总分≥75)	C(总分≥60)	D(总分<60)

(迟玉香)

实训 3　呼吸系统疾病实训

【实训目的】

1. 通过临床见习,加强对慢性阻塞性肺疾病及肺炎链球菌肺炎的主要临床表现、重要辅助检查、诊断要点的理解和掌握;熟悉呼吸系统疾病的一般诊疗过程。

2. 通过临床见习,训练学生正确的思维方式,培养分析、解决临床问题的能力;训练和提升学生的动手能力,学会与患者交流沟通的技巧。

3. 通过临床见习,帮助学生提高职业认同感,树立关心患者、恪尽职守的责任感。

【实训准备】

1. 学生准备　课前认真复习肺部听诊的内容;复习慢阻肺及肺炎链球菌肺炎的知识;备齐体格

检查的工具(听诊器);按见习要求正确着装。

2. 教师准备　课前与见习医院相关科室沟通好,选择临床典型慢性阻塞性肺疾病及肺炎链球菌肺炎的病例;根据实训目的为学生布置思考问题。

【实训学时】

2学时。

【实训方法】

1. 本次见习安排在医院呼吸内科病区。

2. 带教教师讲解见习的目的、内容、方法及要求,学生分组(每组 5~8 人),每组安排一名患者配合。

3. 在教师指导下学生与患者及其家属交流并查体,收集患者的入院资料及病情变化情况。

4. 小组讨论,对收集的患者资料进行整理,作出诊断。

5. 各小组推荐代表,汇报本小组的诊断及诊断依据,教师点评。

【实训结果】

1. 能够运用正确的临床诊断流程对患者进行病史采集及体格检查。

2. 掌握慢阻肺及肺炎链球菌肺炎的主要临床表现。

3. 熟悉慢阻肺及肺炎链球菌肺炎重要的辅助检查及诊断要点。

【实训评价】

评价项目	评价要点	评价等级			得分
		A	B	C	
实训准备 (30分)	学生评价 ① 着装整洁、规范(6分)	6	4	2	
	② 按要求认真温习相关理论知识(6分)	6	4	2	
	③ 实训前能准确记忆病史采集的内容(6分)	6	4	2	
	教师评价 ① 患者的选择或材料的准备是否适合教学目标(6分)	6	4	2	
	② 课前布置的学习内容是否适合本次实训教学目标(6分)	6	4	2	
课堂评价 (40分)	① 实训方法是否得当(15分)	15	10	5	
	② 学生是否能积极参与课堂讨论(10分)	10	5	0	
	③ 教师归纳总结是否完整准确(15分)	15	10	5	
实训结果 (30分)	① 学生是否能运用正确的问诊方法进行病史采集(6分)	6	4	2	
	② 学生是否能准确把握病史采集内容(6分)	6	4	2	
	③ 学生是否能够正确记录病史采集内容(12分)	12	8	4	
	④ 学生是否对自己的职业综合素质有所了解并注意训练(6分)	6	4	2	

实训综合等级(请选择相应等级划√)

A(总分≥90)	B(总分≥75)	C(总分≥60)	D(总分<60)

【典型案例】

典型案例1

患者,男,75 岁,慢性咳嗽、咳痰 20 余年伴喘憋 5 年,加重半个月入院。患者 20 余年前受凉后出现咳嗽、咳痰,以后每于受凉后均有发作,多于冬春季节出现;5年前发作时伴喘憋,尤以活动后明显,休息后可缓解5半个月前,受凉后,上述症状再次发作,咳嗽、黄白痰,不易咳出,无发热,活动后气喘,自服药物后无缓解而入院。既往有长年吸烟史,无药物过敏史。查体:T 36.6℃,P 82次/min,R 22次/min,BP 130/75mmHg,端坐位,喘息貌,口唇无明显发绀,颈静脉无怒张,桶状胸,双肺叩诊讨清音,散在干啰音,双下肺少许湿啰音,P_2无亢进,肝、脾未及,双下肢无水肿。辅助检查:血常规:WBC $10.2×10^9$/L,N 75%,血气分析:pH 7.36,PCO_2 51.2mmHg,PO_2 76.3mmHg,BE 2.0。X射线胸片:双肺纹理粗。肺功能:FEV_1/FVC 65%,FEV_1 52%。心电图:大致正常。

案例讨论:

1. 患者最可能的诊断是什么? 诊断依据有哪些?

2. 治疗要点有哪些?

3. 常用药物有哪些?

典型案例2

患者,男,23岁,昨日淋雨受凉后突发高热、寒战,伴全身乏力、周身酸痛、食欲缺乏,今晨出现咳嗽,咯铁锈色样痰,右胸痛,咳嗽或深吸气时加剧。查体:T 39.5℃,P 125次/min,R 30次/min,BP 100/50mmHg。神志清楚,精神差,呼吸急促,口唇发绀,皮肤无黄染及皮疹,颜面苍白,咽充血。气管居中,右肺呼吸运动减弱,语音震颤增强,右中上肺叩诊浊音,可闻及支气管呼吸音和细湿啰音,心界不大,律齐,心率125次/min,腹平软,肝、脾未及,双下肢无水肿。辅助检查:血常规:WBC $19.2×10^9$/L,N 93%,Hb 110g/L,PLT $206×10^9$/L,K^+ 3.2mmol/L,Na^+ l30mmol/L,Cl^- 96mmol/L,BUN 8.1mmol/L,GLU 6.1mmol/L。心电图:窦性心动过速。X射线胸片:右上肺大片状阴影。

案例讨论:

1. 患者最可能的诊断是什么? 诊断依据有哪些?

2. 需要进一步做哪些检查以明确诊断?

3. 治疗要点有哪些?

(杨　耀)

实训4　循环系统疾病实训

一、原发性高血压与心力衰竭

【实训目的】

1. 通过临床见习及典型案例分析,掌握高血压、心力衰竭的主要临床表现、诊断和治疗要点,熟悉原发性高血压、心力衰竭常用的辅助检查。

2. 通过临床见习及典型案例分析,提高对原发性高血压及心力衰竭的病史采集能力,同时培养学生分析问题、解决问题的能力。

3. 通过临床见习,熟悉原发性高血压及心力衰竭一般诊治流程。

【实训准备】

1. 学生准备　课前认真复习心脏体格检查的方法和心电图检查、心脏超声检查的基本知识,复习原发性高血压、心力衰竭的主要临床表现、实验室检查和诊断治疗要点,按照见习要求着装。

2. 教师准备　课前与见习医院相关科室沟通好,选择临床典型患者作为病史采集的对象。提供相关辅助检查报告资料。

【实训学时】

2 学时。

【实训方法】

1. 本次见习安排在医院内科循环病区。

2. 带教教师讲解见习的目的、内容、方法及要求,学生分组(每组 3~6 人),每组安排一名患者配合。

3. 在教师指导下学生与患者及其家属交流,收集患者的入院资料及病情变化情况。

4. 小组讨论,对收集的患者资料进行整理,提出下一步的诊疗计划。

5. 各小组推荐代表,汇报本小组的诊治流程,教师点评。

【实训结果】

1. 能够陈述原发性高血压、心力衰竭的主要临床表现、诊断和治疗要点、常用的辅助检查。

2. 能够简述原发性高血压、心力衰竭的诊断流程。

3. 能够对原发性高血压、心力衰竭患者进行健康宣教。

【实训评价】

评价项目	评价要点	评价等级 A	评价等级 B	评价等级 C	得分
实训准备 (30分)	学生评价 ① 着装整洁、规范(6分) ② 按要求认真温习相关理论知识(6分) ③ 实训前能准确记忆高血压、心力衰竭的诊治要点(6分)	6 6 6	4 4 4	2 2 2	
	教师评价 ① 患者的选择或材料的准备是否适合教学目标(6分) ② 课前布置的学习内容是否适合本次实训教学目标(6分)	6 6	4 4	2 2	
课堂评价 (40分)	① 实训方法是否得当(15分) ② 学生是否能积极参与课堂讨论(10分) ③ 教师归纳总结是否完整准确(15分)	15 10 15	10 5 10	5 0 5	
实训结果 (30分)	① 学生是否能运用正确的检查方法进行查体(6分) ② 学生是否熟悉高血压、心力衰竭患者的主要辅助检查、诊断要点(6分) ③ 学生是否能够正确提出主要治疗措施(12分) ④ 学生是否对自己的职业综合素质有所了解并注意训练(6分)	6 6 12 6	4 4 8 4	2 2 4 2	

实训综合等级(请选择相应等级划√)

A(总分≥90)	B(总分≥75)	C(总分≥60)	D(总分<60)

【典型案例】

典型案例 1

患者,男,60 岁,活动后胸闷、气促 10d 入院。患者自述既往有原发性高血压史 15 年,最高血压

488

186/112mmHg,曾先后服过多种药物治疗,血压一直控制不佳。既往吸烟史 20 年。查体:T 36.8℃,P 108 次/min,R 26 次/min,BP 165/105mmHg。营养良好,神志清晰,自主体位,皮肤色泽正常,双下肢无水肿,甲状腺无肿大,肺(−),心脏听诊主动脉瓣第二心音亢进,肝、脾未触及,双肾区无叩击痛,巴宾斯基征(−)。心电图示左室肥厚伴劳损,尿蛋白(+),血清肌酐 160μmol/L。

案例讨论:

1. 为该患者进行高血压的危险分层。

2. 简述患者治疗要点。

典型案例 2

患者,男,60 岁。患者自述 3 年前出现劳累性呼吸困难等症状,近年来呼吸困难加重,夜间不能平卧,常憋醒。既往糖尿病病史 7 年。查体:T 36.5℃,P 115 次/min,R 26 次/min,BP 140/80mmHg,急性病容,端坐呼吸,口周及四肢发绀,双下肢凹陷性水肿,颈静脉怒张,双肺下部可闻及湿啰音,心界向两侧扩大,心律齐,可闻及 S_3,肝大。心脏 B 超示节段性室壁运动减弱。

案例讨论:

1. 患者最可能的诊断是什么?

2. 哪些检查有助于明确诊断?

3. 简述该患者的治疗方案。

二、心脏停搏抢救及心肺复苏

【实训目的】

1. 通过视频观看,掌握心脏停搏的评估要点及心肺复苏流程。

2. 通过临床见习,训练学生正确的思维方式,培养分析、解决临床问题的能力,学会意识、脉搏、呼吸评估的方法。

3. 通过心肺复苏实训,应充分认识团队协作的重要性。

【实训准备】

1. 学生准备　课前认真复习问诊的方法、技巧、注意事项。复习心脏停搏及心肺复苏的主要内容,按照见习要求正确着装。

2. 教师准备　课前与见习医院相关科室沟通好,选择心脏停搏的典型病历,提供心肺复苏模型及教学视频。

【实训学时】

2 学时。

【实训方法】

1. 本次见习安排在医院内科循环病区。

2. 带教教师讲解见习的目的、内容、方法及要求,学生分组(每组 3~6 人),每组提供一份典型病例。

3. 在教师指导下学生回顾心脏停搏的诊断要点。

4. 小组对典型病例进行讨论与分析,提出下一步的诊疗计划。

5. 各小组推荐代表,汇报本小组的诊治流程,教师点评。

【实训结果】

1. 能够陈述心脏停搏诊断流程。

2. 能够简述心脏停搏的主要诊断要点及心肺复苏流程。

3. 能够实施单人或双人心肺复苏。

【实训评价】

评价项目	评价要点	评价等级			得分
		A	B	C	
实训准备 (30分)	学生评价 ① 着装整洁、规范(6分)	6	4	2	
	② 按要求认真温习相关理论知识(6分)	6	4	2	
	③ 实训前能准确记忆心肺复苏操作的内容(6分)	6	4	2	
	教师评价 ① 患者的选择或材料的准备是否适合教学目标(6分)	6	4	2	
	② 课前布置的学习内容是否适合本次实训教学目标(6分)	6	4	2	
课堂评价 (40分)	① 实训方法是否得当(15分)	15	10	5	
	② 学生是否能积极参与课堂讨论(10分)	10	5	0	
	③ 教师归纳总结是否完整准确(15分)	15	10	5	
实训结果 (30分)	① 学生是否能运用正确的检查方法进行查体(6分)	6	4	2	
	② 学生是否能对心脏停搏患者进行准确评估(6分)	6	4	2	
	③ 学生是否能够正确作出诊断并进行初级心肺复苏(12分)	12	8	4	
	④ 学生是否对自己的职业综合素质有所了解并注意训练(6分)	6	4	2	

实训综合等级(请选择相应等级划√)

A(总分≥90)	B(总分≥75)	C(总分≥60)	D(总分<60)

【典型案例】

典型案例1

患者,男,65岁,突发意识丧失,伴四肢抽搐3min。患者既往有冠心病史13年;1年前间断性心前区疼痛,休息后可自行缓解;近1个月来心前区疼痛发作更加频繁伴濒死感。查体:T 36.3℃,BP 76/43mmHg,脉搏、呼吸消失,营养良好,急性面容,昏迷,两瞳孔直径5mm,对光反射迟钝,双肺布满湿啰音,心音消失,未闻及明显杂音。腹软,肝、脾肋下未及,双下肢无水肿。心电图示急性心肌梗死。

案例讨论:

1. 患者的初步诊断是什么? 依据是什么?

2. 如何对该患者进行现场抢救?

典型案例2

患者,女,32岁。患者假期海边度假时不慎溺水,其脱离险境后,呼之不应;平素身体健康,无烟、酒等不良嗜好。查体:患者面色苍白,胸廓无明显起伏,触诊颈动脉搏动消失,瞳孔散大。

案例讨论:

1. 目前初步诊断是什么?

2. 需要进一步明确哪些问题,如何处理?

(李　智)

实训 5　消化系统疾病实训

【实训目的】

1. 通过临床见习或典型案例讨论,加强对消化性溃疡、急性胰腺炎的主要临床表现及诊断要点的理解和掌握,熟悉消化系统疾病的一般诊疗过程。

2. 通过案例讨论,训练学生正确的思维方式,培养分析、解决临床问题的能力;通过临床见习,使学生理论联系实际,学会与患者交流的技巧及腹部检查的方法。

3. 通过见习树立学生尊重患者、关爱患者的职业素质,增强对本职工作的责任感,强化爱心、细心、耐心、责任心职业素质培养。

【实训准备】

1. 学生准备　课前认真温习腹部体格检查的方法;复习消化性溃疡及急性胰腺炎的主要临床表现和诊断要点;认真完成实训前老师布置的思考问题;备齐体格检查的工具;按见习要求正确着装。

2. 教师准备　课前选择疾病的典型案例或准备典型案例材料,根据实训目的为学生布置思考问题。

【实训学时】

2 学时。

【实训方法】

1. 医院见习　学生阅读消化系统疾病的病历资料,了解消化系统疾病常用的辅助检查项目;教师示教消化性溃疡、急性胰腺炎的问诊和体格检查的过程。

2. 课堂讨论　学生每 6~8 人一组,通过见习的典型案例,讨论归纳消化性溃疡及急性胰腺炎的主要临床表现和诊断要点。

3. 归纳总结　每组选一名同学将小组讨论结果向全班陈述,其余各组的学生查缺补漏。各组陈述完毕,教师针对案例概括消化性溃疡及急性胰腺炎的主要临床表现和诊断要点。

【实训结果】

1. 能够陈述消化性溃疡、急性胰腺炎诊断流程。

2. 掌握消化性溃疡、急性胰腺炎的主要临床表现及诊断要点。

3. 了解消化性溃疡、急性胰腺炎常用的辅助检查。

【实训评价】

评价项目	评价要点	评价等级			得分
		A	B	C	
实训准备 (30分)	学生评价 ① 着装整洁、规范,用物备齐(6分) ② 按要求认真温习相关理论知识(6分) ③ 及时准确完成实训前思考问题(6分)	6 6 6	4 4 4	2 2 2	
	教师评价 ① 案例的选择或材料的准备是否适合教学目标(6分) ② 课前布置的思考问题是否适合本次实训教学目标(6分)	6 6	4 4	2 2	

评价项目	评价要点	评价等级			得分
		A	B	C	
课堂评价 (40分)	① 实训方法是否得当(15分)	15	10	5	
	② 学生是否能积极参与课堂讨论(10分)	10	5	0	
	③ 教师归纳总结是否完整准确(15分)	15	10	5	
实训结果 (30分)	① 学生是否能陈述消化性溃疡、急性胰腺炎的诊断流程(6分)	6	4	2	
	② 学生是否能准确地说出消化性溃疡、急性胰腺炎常用的辅助检查(6分)	6	4	2	
	③ 学生是否能够掌握消化系统疾病案例分析的基本方法(6分)	6	4	2	
	④ 学生是否对消化系统疾病的主要表现及诊断要点明确掌握(6分)	6	4	2	
	⑤ 学生是否对自己的职业综合素质有所了解并注意训练(6分)	6	4	2	

实训综合等级(请选择相应等级划√)

A(总分≥90)	B(总分≥75)	C(总分≥60)	D(总分<60)

【典型案例】

典型案例1

患者,男,28岁,因反复上腹疼痛6年,加重伴黑便1d入院。患者于入院前6年开始,每于秋冬交替或进食生冷食物后出现上腹疼痛,进食后缓解,未予重视;1d前进食冷饮后再次出现上腹部疼痛,疼痛剧烈,为绞痛,进食后好转;夜间痛醒,难以入睡,今晨解黑便2次,量约80g,无呕血。查体:T 37.0℃,P 90次/min,R 20次/min,BP 110/70mmHg;面色苍白,神志清楚,精神差;心、肺未见异常;腹部平坦,未见肠型及异常蠕动波,剑突下偏右局限性轻压痛,无腹肌紧张及反跳痛;肝、脾未触及,移动性浊音(-);肠鸣音活跃,约13次/min。辅助检查:RBC $2.8×10^{12}$/L,Hb 105g/L,粪便隐血试验(+)。

案例讨论:

1. 该患者最可能的诊断是什么? 依据是什么?

2. 该患者的主要临床表现有哪些?

3. 如何对该患者进行治疗? 常用药物有哪些?

典型案例2

患者,女,53岁,因突发腹痛、腹胀,伴恶心、呕吐1d入院。患者于入院前1d吃自助餐后出现腹痛、腹胀,腹痛位于中上腹并向腰背部放射,为刀割样、持续性疼痛,阵发性加剧;伴有恶心,呕吐3次,呕吐物为食物和胆汁;既往有胆道结石病史。查体:T 38.6℃,P 92次/min,R 24次/min,BP 100/70mmHg;面色苍白,神志清楚,表情痛苦;心、肺未见异常;腹部平坦,未见肠型及异常蠕动波,中上腹轻压痛,无腹肌紧张及反跳痛;肝、脾未触及,移动性浊音(-);肠鸣音减少,1次/min。辅助检查:RBC $17.3×10^9$/L,N 0.9,血清淀粉酶800IU/L,尿淀粉酶1500IU/L,C反应蛋白25mg/L。

案例讨论:

1. 该患者最可能的诊断是什么? 依据是什么?

2. 该患者还需要做哪些检查以明确诊断?

3. 该患者的治疗原则是什么?

(张栊刈)

实训 6　泌尿系统疾病实训

【实训目的】

1. 通过临床见习或典型案例讨论,加强对常见泌尿系统疾病的主要临床表现及诊断要点的理解和掌握,熟悉泌尿系统疾病的一般诊疗过程。

2. 通过案例讨论,训练学生正确的思维方式,培养分析、解决临床问题的能力;通过临床见习,使学生理论联系实际,学会与患者交流的技巧及泌尿系统检查的方法。

3. 通过见习,树立学生尊重患者、关爱患者的职业素质,增强对本职工作的责任感,养成严谨的工作作风和良好的团队协作能力。

【实训准备】

1. 学生准备　课前认真温习泌尿系体格检查的方法;复习尿路感染及慢性肾衰竭的主要临床表现和诊断要点;认真完成实训前老师布置的思考问题;备齐体格检查的工具;按见习要求正确着装。

2. 教师准备　课前选择疾病的典型案例或准备典型案例材料,根据实训目的为学生布置思考问题。

【实训学时】

2 学时。

【实训方法】

1. 医院见习　学生阅读泌尿系统疾病的病历资料,了解泌尿系统疾病常用的辅助检项目;教师示教急性肾盂肾炎、慢性肾衰竭患者的问诊和体格检查的过程。

2. 课堂讨论　学生每 6~8 人一组,通过见习的典型案例,讨论归纳急性肾盂肾炎、慢性肾衰竭的主要临床表现和诊断要点。

3. 归纳总结　每组选一名同学将小组讨论结果向全班陈述,其余各组的学生查缺补漏。各组陈述完毕,教师针对案例概括急性肾盂肾炎、慢性肾衰竭的主要临床表现和诊断要点。

【实训结果】

1. 能够陈述急性肾盂肾炎及慢性肾衰竭诊断流程。

2. 掌握急性肾盂肾炎及慢性肾衰竭的主要临床表现及诊断要点。

3. 了解急性肾盂肾炎及慢性肾衰竭常用的辅助检查。

【实训评价】

评价项目	评价要点	评价等级 A	B	C	得分
实训准备 (30分)	学生评价 ① 着装整洁、规范(6分)	6	4	2	
	② 按要求认真温习相关理论知识(6分)	6	4	2	
	③ 实训前能准确记忆病史采集的内容(6分)	6	4	2	
	教师评价 ① 患者的选择或材料的准备是否适合教学目标(6分)	6	4	2	
	② 课前布置的学习内容是否适合本次实训教学目标(6分)	6	4	2	

评价项目	评价要点	评价等级			得分
		A	B	C	
课堂评价 (40分)	① 实训方法是否得当(15分)	15	10	5	
	② 学生是否能积极参与课堂讨论(10分)	10	5	0	
	③ 教师归纳总结是否完整准确(15分)	15	10	5	
实训结果 (30分)	① 学生是否能运用正确的问诊方法进行病史采集(6分)	6	4	2	
	② 学生是否能准确把握病史采集内容(6分)	6	4	2	
	③ 学生是否能够正确记录病史采集内容(12分)	12	8	4	
	④ 学生是否对自己的职业综合素质有所了解并注意训练(6分)	6	4	2	

实训综合等级(请选择相应等级划√)

A(总分≥90)	B(总分≥75)	C(总分≥60)	D(总分<60)

【典型案例】

典型案例1

患者,女,28岁,已婚。患者自述4d前开始突然出现尿频、尿急、尿痛及腰痛等症状;近2d来伴畏寒发热及腰痛加重而就诊;既往无类似情况出现。查体:T 39.2℃,P 85次/min,R 20次/min,BP 118/78mmHg。神志清楚,面色潮红,表情痛苦,双侧肾区叩击痛。膀胱区有压痛,触之有明显尿意,心肺检查未见异常。尿常规检查:尿蛋白(−),红细胞(+),白细胞(+++),白细胞管型(+);血常规检查:WBC 15.3×10⁹/L,N 0.75。

案例讨论:

1. 患者最可能的诊断是什么? 依据是什么?

2. 该患者的主要临床表现有哪些?

3. 如何对该患者进行治疗? 用药原则有哪些?

典型案例2

患者,女,46岁。患者8年前患慢性肾小球肾炎,经治疗后症状减轻,后期治疗时断时续;近1年来,常感头晕不适、视物模糊、全身乏力、食欲减退;1周前因患感冒致上述症状加重并出现心慌、气短,不能平卧,尿量减少。查体:T 37.8C,P 105次/min,R 26次/min,BP 175/103mmHg,患者面色苍白,注意力不集中,下肢凹陷性水肿。血常规:Hb 60g/L,RBC 1.5×10¹²/L,WBC 5.5×10⁹/L;尿常规:尿蛋白(+),颗粒管型1~2个/HP。肾功能检查:GFR 16ml次/min,BUN 28mmol/L,Scr 520μmol/L。

案例讨论:

1. 该患者最可能的诊断是什么? 依据是什么?

2. 该患者还需要做哪些检查以进一步明确诊断?

3. 该患者的治疗原则是什么?

(赵建国)

实训 7 常见血液病实训

【实训目的】

1. 通过见习或典型案例讨论,加强对血液病的主要临床表现及实验室检查的理解和掌握,熟悉血液病的治疗要点及一般诊疗过程。

2. 通过见习或案例讨论,训练学生正确的思维方式,培养分析、解决临床问题的能力和团结协作的精神。

3. 通过见习或案例讨论,增加学生对自己岗位的热爱,为将来临床工作奠定基础。

【实训准备】

1. 学生准备 课前认真复习体格检查的方法,特别是皮肤黏膜查体、心脏检查等;复习缺铁性贫血及白血病的主要临床表现和诊断要点;认真完成实训前老师布置的思考问题;按照见习要求正确着装,并备齐体格检查所需的工具(听诊器、叩诊锤、手电筒、棉签等)。

2. 教师准备 课前选择缺铁性贫血及白血病的典型案例,并准备相关病历材料。根据实训目的为学生布置课前思考问题:①贫血的一般表现有哪些? 缺铁性贫血的主要特征表现有哪些? 缺铁性贫血的主要辅助检查及表现有哪些? ②白血病的主要表现有哪些? 骨髓检查白血病的主要表现是什么?

【实训学时】

1 学时。

【实训方法】

1. 医院见习 由带教老师介绍本次临床见习的具体安排,以及进入病房见习的具体要求和注意事项。将见习学生分成小组(每 6~8 人一组),由带教老师带入病房。学生阅读缺铁性贫血及白血病患者的病历资料,了解缺铁性贫血及白血病查体注意事项及常用的辅助检查项目。选择缺铁性贫血及白血病典型患者(事先沟通、取得理解),由教师示教缺铁性贫血及白血病的问诊和体格检查的过程。

2. 课堂讨论 学生分组讨论,通过分析见习的典型案例,讨论并归纳缺铁性贫血及白血病的主要临床表现、诊断要点。

3. 归纳总结 每组选一名同学将小组讨论的结果向全班进行陈述,并由组内其他学生对陈述要点进行补充。

4. 教师总结 各组陈述完毕,教师针对案例概括缺铁性贫血及白血病的主要临床表现和实验室检查,并对学生此次讨论的表现给予点评。

【实训结果】

1. 能够陈述缺铁性贫血及白血病主要临床表现及实验室检查。

2. 具有团结协作精神,通过讨论分析对案例的问题给出答案,完成实训报告。

评价项目	评价要点	评价等级			得分
		A	B	C	
实训准备 (30分)	学生评价 ① 着装整洁、规范(6分)	6	4	2	
	② 按要求认真温习相关理论知识(6分)	6	4	2	
	③ 及时准确完成实训前思考问题(6分)	6	4	2	
	教师评价 ① 案例的选择或材料的准备是否适合教学目标(6分)	6	4	2	
	② 课前布置的思考问题是否适合本次实训教学目标(6分)	6	4	2	
课堂评价 (40分)	① 实训方法是否得当(15分)	15	10	5	
	② 学生是否能积极参与课堂讨论(10分)	10	5	0	
	③ 教师归纳总结是否完整、准确(15分)	15	10	5	
实训结果 (30分)	① 学生是否能陈述缺铁性贫血及白血病的诊断要点(6分)	6	4	2	
	② 学生是否能准确地说出缺铁性贫血及白血病常用的实验室检查(6分)	6	4	2	
	③ 学生是否能够掌握血液病案例分析的基本方法(6分)	6	4	2	
	④ 学生是否对血液病的主要表现及实验室检查明确掌握(6分)	6	4	2	
	⑤ 学生是否对自己所需的职业综合素质及协作精神有所了解并注意训练(6分)	6	4	2	

实训综合等级(请选择相应等级划√)

A(总分≥90)	B(总分≥75)	C(总分≥60)	D(总分<60)

【典型案例】

典型案例1

患者,女,43岁。患者自述近1年来出现头晕、乏力;加重并伴有活动后心慌、气短5d来院就诊。患者有子宫肌瘤,既往月经量较多,经期延长,无药物过敏史及家族史。查体:皮肤黏膜苍白,无出血点,无肝大、脾大及淋巴结肿大。实验室检查:RBC 3.1×10^{12}/L,Hb 90g/L,WBC 4.0×10^9/L,PLT 150×10^9/L。

案例讨论:

1. 患者最可能的诊断是什么? 依据是什么?

2. 为明确诊断还需做哪些检查?

3. 该患者最根本的治疗方法是?

典型案例2

患者,男,50岁。患者自述近半年来常觉头晕、乏力,2周前发现皮肤出现红斑,偶有牙龈出血,今晨出现鼻出血不止来院就诊。查体:T 38.5℃,P 100次/min,R 24次/min,BP 120/70mmHg。患者贫血貌,皮肤散在瘀点、瘀斑,颈部可触及数枚肿大淋巴结,肋骨下触及肿大肝。血常规:WBC 40×10^9/L,RBC 3×10^9/L,PLT 45×10^9/L,Hb 80g/L。

案例讨论:

1. 该患者最可能的诊断是什么? 依据是什么?

2. 该患者还需要做哪些检查以明确诊断?

(刘 悦)

实训 8 内分泌、代谢性疾病实训

【实训目的】

1. 通过临床见习及典型案例讨论,加强对内分泌、代谢性疾病的主要临床表现及诊断要点的理解和掌握,熟悉内分泌、代谢性疾病的一般诊疗过程。

2. 通过典型案例讨论,训练学生正确的临床思维方式,培养其分析、解决临床问题的能力;通过临床见习,训练和提升学生的实践操作能力。

3. 通过临床见习培养学生爱岗敬业、关爱患者、恪尽职守的职业素质。

【实训准备】

1. 学生准备 课前认真复习体格检查的方法,特别是甲状腺查体。复习甲状腺功能亢进症、糖尿病的主要临床表现和诊断要点;认真完成实训前老师布置的思考问题;按照见习要求正确着装,并备齐体格检查所需的工具(听诊器、叩诊锤、手电筒、棉签等)。

2. 教师准备 课前选择甲状腺功能亢进症、糖尿病的典型案例,并准备相关病历材料。根据实训目的为学生布置课前思考问题:①颈部增粗的患者都是甲状腺功能亢进症吗? 如何鉴别(查体、辅助检查)? ②糖尿病有哪些危害? 做什么检查可以发现?

【实训学时】

2 学时。

【实训方法】

1. 医院见习 首先由带教老师介绍本次临床见习的具体安排,以及进入病房见习的具体要求和注意事项。将见习学生分成小组(每 6~8 人一组),由带教老师带入病房。学生阅读内分泌系统和代谢性疾病患者的病历资料,了解内分泌系统和代谢性疾病的常见病种、查体注意事项及常用的辅助检查项目。选择甲状腺功能亢进症、糖尿病典型患者(事先沟通、取得理解),由教师示教甲状腺功能亢进症、糖尿病的问诊和体格检查的过程。

2. 课堂讨论 学生分组讨论,通过分析见习的典型案例,讨论并归纳甲状腺功能亢进症、糖尿病的主要临床表现、诊断要点。

3. 归纳总结 每组选一名同学将小组讨论的结果向全班进行陈述,并由组内其他学生对陈述要点进行补充。各组陈述完毕后,教师针对所讨论的案例概括甲状腺功能亢进症、糖尿病的主要临床表现、诊断要点,并引导学生理解辅助检查的临床意义。

【实训结果】

1. 能够正确陈述甲状腺功能亢进症、糖尿病的诊断流程。

2. 掌握甲状腺功能亢进症、糖尿病的主要临床表现及诊断要点。

3. 了解甲状腺功能亢进症、糖尿病常用的辅助检查及其临床意义。

评价项目	评价要点	评价等级 A	评价等级 B	评价等级 C	得分
实训准备 (30分)	学生评价 ① 着装整洁、规范,用物备齐(6分) ② 按要求认真温习相关理论知识(6分) ③ 及时准确完成实训前思考问题(6分)	6 6 6	4 4 4	2 2 2	
	教师评价 ① 案例的选择或材料的准备是否适合教学目标(6分) ② 课前布置的思考问题是否适合本次实训教学目标(6分)	6 6	4 4	2 2	
实训过程 (40分)	① 实训方法是否得当(15分) ② 学生是否能积极参与课堂讨论(10分) ③ 教师归纳总结是否完整准确(15分)	15 10 15	10 5 10	5 0 5	
实训结果 (30分)	① 学生是否能陈述甲状腺功能亢进症、糖尿病诊断流程 ② 学生是否能准确地说出甲状腺功能亢进症、糖尿病常用的辅助检查(6分) ③ 学生是否能够掌握内分泌系统及代谢性疾病案例分析的基本方法(6分) ④ 学生是否对甲状腺功能亢进症、糖尿病的主要临床表现及诊断要点更加明确(6分) ⑤ 学生是否对自己的职业综合素质有所了解并注意训练(6分)	6 6 6 6 6	4 4 4 4 4	2 2 2 2 2	

实训综合等级(请选择相应等级划√)

A(总分≥90)	B(总分≥75)	C(总分≥60)	D(总分<60)

【典型案例】

典型案例1

患者,女,23岁,因心慌、多汗、体重下降3个月入院。患者自述于3个月前无明显诱因出现易饥多食及明显消瘦,手抖,大便3~4次/d,质地稀,无黏液脓血。无恶心、呕吐,无尿频、尿急,无肢体麻木无力。查体:T 37.2℃,P 110次/min,R 20次/min,BP 130/75mmHg。青年女性,神志清,精神可,双侧甲状腺Ⅱ度肿大,质软,无压痛,未触及结节;双肺呼吸音清,未闻及干湿啰音。心律齐,各瓣膜听诊区未闻及病理性杂音,腹软,无压痛及反跳痛,双下肢无水肿,手颤征阳性。辅助检查:WBC $4.26×10^9/L$,Hb 132.0g/L,PLT $200×10^9/L$、甲状腺功能:FT_3>30.8pmol/L,FT_4 96.48pmol/L,TSH 0.005μIU/ml,TPOAb>1 300IU/ml,TSHRAb>40IU/L。K^+ 4.05mmol/L,Na^+ 138.6mmol/L,Cl^- 101.3mmol/L,GLU 4.9mmol/L,Cr 41.0μmol/L。甲状腺彩超:甲状腺实质弥漫性损害。

案例讨论:

1. 该患者的初步诊断是什么? 诊断依据是什么?

2. 为明确诊断、指导治疗,该患者还需完善哪些辅助检查?

3. 该患者可选择哪些方案治疗?

典型案例 2

患者,女,43 岁,因多尿、多饮、多食 2 个月入院。患者自述 2 个月前开始出现多尿、多饮,每日饮水量约 4 000ml,尿量与饮水量相当;伴有多食、乏力、体重下降约 4kg;上述症状逐渐加重,有时视物模糊,无恶心、呕吐,无明显怕热、多汗、心慌表现,无明显头晕、头痛,无恶心、呕吐,无尿急、尿痛,大便无明显异常。查体:T 36.4℃,P 76 次/min,R 19 次/min,BP 138/90mmHg,身高 155cm,体重 76kg,BMI 31.63kg/m²。神志清,精神可,甲状腺未触及。双肺呼吸音清,未闻及干湿啰音。心律齐,未闻及病理性杂音。腹软,无压痛及反跳痛,双下肢无水肿。血常规:WBC $5.59×10^9$/L,Hb 130.0g/L,PLT $220×10^9$/L,L 0.20,N 0.75。尿常规:KET(+++),GLU(++++)。血生化:K^+ 4.18mmol/L,Na^+ 140.9mmol/L,Cl^- 103.3mmol/L,GLU 12.19mmol/L,TG 1.64mmol/L,LDL 3.26mmol/L。

案例讨论:

1. 该患者的初步诊断是什么?诊断依据是什么?

2. 为明确诊断、指导治疗,该患者还需完善哪些辅助检查?

3. 请写出主要治疗方案?

(张晓星)

实训 9　神经系统疾病实训

【实训目的】

1. 通过临床见习或典型案例讨论,加强对常见神经系统疾病的主要临床表现及诊断要点的理解和掌握,熟悉神经系统疾病的一般诊疗过程。

2. 通过案例讨论,训练学生正确的思维方式,培养分析、解决临床问题的能力;通过临床见习,使学生理论联系实际,学会与患者交流的技巧及神经系统检查的方法。

3. 通过见习培育学生尊重、关心、爱护患者的职业素质,增强对本职工作的责任感,强化责任心、细心、耐心的职业素质培养。

【实训准备】

1. 学生准备　课前认真温习神经系统体格检查的方法;复习脑梗死和脑出血的临床表现和诊断要点;认真完成实训前老师布置的思考问题;备齐体格检查的工具;按见习要求正确着装。

2. 教师准备　课前选择疾病的典型案例或准备典型案例材料;根据实训目的为学生布置思考问题。

【实训学时】

2 学时。

【实训方法】

1. 医院见习　学生阅读神经系统疾病的病历资料,了解神经系统疾病常用的辅助检查项目,教师示教脑梗死患者和脑出血患者的问诊和体格检查的过程。

2. 课堂讨论　学生每 6~10 人一组,通过见习的典型案例,讨论归纳脑梗死和脑出血的主要临床表现和诊断要点。

3. 归纳总结　每组选一名学生将小组讨论结果向全班陈述,其余各组的学生查漏补缺。各组陈述完毕,教师针对案例概括脑梗死和脑出血的主要临床表现和诊断要点。

【实训结果】

1. 能够陈述脑梗死和脑出血的诊断流程。

2. 掌握脑梗死和脑出血的主要临床表现及诊断要点。

3. 学会与患者交流的技巧及神经系统检查的方法。

【实训评价】

评价项目	评价要点	评价等级			得分
		A	B	C	
实训准备 (18分)	学生评价 ① 着装整洁、规范,用物备齐(6分) ② 按要求认真温习相关理论知识(6分) ③ 及时准确完成实训前思考问题(6分)	6 6 6	4 4 4	2 2 2	
实训准备 (12分)	教师评价 ① 案例的选择或材料的准备是否适合教学目标(6分) ② 课前布置的思考问题是否适合本次实训教学目标(6分)	6 6	4 4	2 2	
实训过程 (40分)	① 实训方法是否得当(15分) ② 学生是否能积极参与课堂讨论(10分) ③ 教师归纳总结是否完整准确(15分)	15 10 15	10 5 10	5 0 5	
实训结果 (30分)	① 学生是否能陈述脑梗死和脑出血的诊断流程(6分) ② 学生是否能准确地说出脑梗死和脑出血常用的辅助检查(6分) ③ 学生是否能够掌握神经系统疾病案例分析的基本方法(6分) ④ 学生是否对神经系统疾病的主要表现及诊断要点明确掌握(6分) ⑤ 学生是否对自己的职业综合素质有所了解并注意训练(6分)	6 6 6 6 6	4 4 4 4 4	2 2 2 2 2	

实训综合等级(请选择相应等级划√)

A(总分≥90)	B(总分≥75)	C(总分≥60)	D(总分<60)

【典型案例】

典型案例1

患者,男,65岁。患者有原发性高血压、糖尿病、高血脂史;近1d自感右侧肢体麻木及活动无力,次日清晨起床时突然跌倒;家人扶起后发现患者口角歪斜,右侧上下肢肢体瘫痪,但神志清楚,遂急诊送医。入院查体:神志清,T 36.3℃,P 75次/min,R 18次/min,BP 160/100mmHg。右侧上下肢体肌力2级。颅脑CT显示左侧基底节区低密度影。

案例讨论:

1. 患者最可能的诊断是什么?依据是有哪些?

2. 该患者的主要临床表现有哪些?

3. 如何对该患者进行治疗?常用药物有哪些?

典型案例2

患者,女,70岁,原发性高血压史20年。患者2h前因排便用力后突然出现头痛、喷射样呕吐、言语不清、跌倒在地,家属急送医院就诊。入院检查:意识模糊,T 36.5℃,P 90次/min,R 20次/min,

BP 230/110mmHg。一侧肢体肌力 0 级。颅脑 CT 示基底节区高密度影。

案例讨论：

1. 该患者最可能的诊断是什么,依据有哪些?

2. 该患者的主要临床表现有哪些?

3. 该患者的治疗原则是什么?

(于辰龙)

实训 10 休 克 实 训

【实训目的】

1. 通过临床见习或典型案例讨论,加强对常见休克的主要临床表现及诊断要点的理解和掌握,熟悉休克的一般诊疗过程。

2. 通过案例讨论,训练学生正确的思维方式,培养分析、解决临床问题的能力;通过临床见习,使学生理论联系实际,学会与患者交流的技巧。

3. 通过见习树立学生尊重患者、关爱患者的职业素质,增强对本职工作的责任感。

【实训准备】

1. 学生准备　课前认真温习复习休克的主要临床表现和诊断要点;认真完成实训前老师布置的思考问题;备齐体格检查的工具;按见习要求正确着装。

2. 教师准备　课前选择疾病的典型案例或准备典型案例材料;根据实训目的为学生布置思考问题。

【实训学时】

1 学时。

【实训方法】

1. 医院见习　学生阅读休克的病历资料,了解休克常用的辅助检查项目;教师示教休克的问诊和体格检查的过程。

2. 课堂讨论　学生每 6~8 人一组,通过见习的典型案例,讨论归纳休克的主要临床表现和诊断要点。

3. 归纳总结　每组选一名同学将小组讨论结果向全班陈述,其余各组的学生查缺补漏。各组陈述完毕,教师针对案例概括休克的主要临床表现和诊断要点。

【实训结果】

1. 能够陈述休克的诊断流程。

2. 掌握休克的主要临床表现及诊断要点。

3. 能对自己的职业综合素质有所了解并注意训练。

评价项目	评价要点	评价等级			得分
		A	B	C	
实训准备 (30分)	学生评价 ① 着装整洁、规范,用物备齐(6分) ② 按要求认真温习相关理论知识(6分) ③ 及时准确完成实训前思考问题(6分)	6 6 6	4 4 4	2 2 2	
	教师评价 ① 案例的选择或材料的准备是否适合教学目标(6分) ② 课前布置的思考问题是否适合本次实训教学目标(6分)	6 6	4 4	2 2	
课堂评价 (40分)	① 实训方法是否得当(15分) ② 学生是否能积极参与课堂讨论(10分) ③ 教师归纳总结是否完整准确(15分)	15 10 15	10 5 10	5 0 5	
实训结果 (30分)	① 学生是否能陈述休克的诊断流程(6分) ② 学生是否能准确地说出休克常用的辅助检查(6分) ③ 学生是否能够掌握休克案例分析的基本方法(6分) ④ 学生是否对休克的主要表现及诊断要点明确掌握(6分) ⑤ 学生是否对自己的职业综合素质有所了解并注意训练(6分)	6 6 6 6 6	4 4 4 4 4	2 2 2 2 2	

实训综合等级(请选择相应等级划√)

A(总分≥90)	B(总分≥75)	C(总分≥60)	D(总分<60)

【典型案例】

患者,男,48岁,因车祸后腹部疼痛3h入院。查体:T 36.5℃,P 120次/min,BP 85/50mmHg,R 26次/min。神情淡漠,面色苍白,律齐,无杂音,双肺呼吸音清。腹稍膨隆,腹肌紧张,全腹压痛,反跳痛,肝、脾触诊不满意,移动性浊音阳性,双肾区无叩击痛,脊柱四肢无异常。腹部B超提示脾破裂,腹腔内大量积血。

案例讨论:

1. 患者最可能的诊断是什么? 依据是什么?

2. 该患者的主要临床表现有哪些?

3. 如何对该患者进行治疗? 常用药物有哪些?

(高 洁)

实训 11 腹部疾病实训

【实训目的】

1. 通过临床见习或典型案例讨论,加强对常见腹部疾病的主要临床表现及诊断要点的理解和掌握,熟悉腹部疾病的一般诊疗过程。

2. 通过案例讨论,训练学生正确的思维方式,培养分析、解决临床问题的能力。通过临床见习,使学生理论联系实际,学会与患者交流的技巧及腹部检查的方法。

3. 通过见习培养学生认真负责,关爱患者的态度,强化爱心、细心、耐心、责任心职业素质培养。

【实训准备】

1. 学生准备　课前认真温习腹部体格检查的方法;复习急性阑尾炎的主要临床表现和诊断要点;认真完成实训前老师布置的思考问题;备齐体格检查的工具;按见习要求正确着装。

2. 教师准备　课前选择疾病的典型案例或准备典型案例材料;根据实训目的为学生布置思考问题。

【实训学时】

0.5 学时。

【实训方法】

1. 医院见习　学生阅读腹部疾病的病历资料,了解腹部疾病常用的辅助检项目;教师示教急性阑尾炎的问诊和体格检查的过程。

2. 课堂讨论　学生每 6~8 人一组,通过见习的典型案例,讨论归纳急性阑尾炎的主要临床表现和诊断要点。

3. 归纳总结　每组选一名同学将小组讨论结果向全班陈述,其余各组的学生查缺补漏。各组陈述完毕,教师针对案例概括急性阑尾炎的主要临床表现和诊断要点。

【实训结果】

1. 能够陈述急性阑尾炎诊断流程。

2. 掌握急性阑尾炎的主要临床表现及诊断要点。

3. 能对自己的职业综合素质有所了解并注意训练。

【实训评价】

评价项目	评价要点	评价等级			得分
		A	B	C	
实训准备 (30分)	学生评价 ① 着装整洁、规范,用物备齐(6分) ② 按要求认真温习相关理论知识(6分) ③ 及时准确完成实训前思考问题(6分)	6 6 6	4 4 4	2 2 2	
	教师评价 ① 案例的选择或材料的准备是否适合教学目标(6分) ② 课前布置的思考问题是否适合本次实训教学目标(6分)	6 6	4 4	2 2	
课堂评价 (40分)	① 实训方法是否得当(15分) ② 学生是否能积极参与课堂讨论(10分) ③ 教师归纳总结是否完整准确(15分)	15 10 15	10 5 10	5 0 5	
实训结果 (30分)	① 学生是否能陈述急性阑尾炎的诊断流程(6分) ② 学生是否能准确地说出急性阑尾炎常用的辅助检查(6分) ③ 学生是否能够掌握急性阑尾炎案例分析的基本方法(6分) ④ 学生是否对急性阑尾炎的主要表现及诊断要点明确掌握(6分) ⑤ 学生是否对自己的职业综合素质有所了解并注意训练(6分)	6 6 6 6 6	4 4 4 4 4	2 2 2 2 2	
实训综合等级(请选择相应等级划√)					
A(总分≥90)	B(总分≥75)	C(总分≥60)		D(总分<60)	

患者,女,38 岁,已婚。患者因转移性右下腹痛,伴恶心、呕吐 8h 急症入院;入院 6h 前感脐周阵发性疼痛,伴有恶心、呕吐;2h 后转移到右下腹痛,呈持续疼痛。查体:T 38.5℃,P 89 次/min,BP 110/80mmHg。急性痛苦面容,心、肺检查未及异常,腹部平坦,腹式呼吸存在。右下腹有明显的固定压痛,反跳痛,肌紧张,未触及包块,肠鸣音稍减弱。结肠充气试验阳性,腰大肌试验阴性。血常规:WBC $13.5×10^9$/L,N 0.85。

案例讨论:

1. 患者最可能的诊断是什么? 依据是什么?

2. 该患者的主要临床表现有哪些?

3. 如何对该患者进行治疗? 常用药物有哪些?

(高 洁)

实训 12 肿 瘤 实 训

【实训目的】

1. 通过临床见习或典型案例讨论,加强对常见肿瘤的主要临床表现及诊断要点的理解和掌握,熟悉肿瘤的一般诊疗过程。

2. 通过案例讨论,训练学生正确的思维方式,培养分析、解决临床问题的能力;通过临床见习,使学生理论联系实际,学会与患者交流的技巧及胸部检查的方法。

3. 通过见习培养学生对岗位的热爱,强化爱心、细心、耐心、责任心职业素质培养。

【实训准备】

1. 学生准备 课前认真温习胸部体格检查的方法;复习乳腺癌的主要临床表现和诊断要点;认真完成实训前老师布置的思考问题;备齐体格检查的工具;按见习要求正确着装。

2. 教师准备 课前选择疾病的典型案例或准备典型案例材料;根据实训目的为学生布置思考问题。

【实训学时】

0.5 学时。

【实训方法】

1. 医院见习 学生阅读肿瘤的病历资料,了解肿瘤常用的辅助检项目;教师示教乳腺癌的问诊和体格检查的过程。

2. 课堂讨论 学生每 6~8 人一组,通过见习的典型案例,讨论归纳乳腺癌的主要临床表现和诊断要点。

3. 归纳总结:每组选一名同学将小组讨论结果向全班陈述,其余各组的学生查缺补漏。各组陈述完毕,教师针对案例概括乳腺癌的主要临床表现和诊断要点。

【实训结果】

1. 能够陈述乳腺癌诊断流程。

2. 掌握乳腺癌的主要临床表现及诊断要点。

3. 能对自己的职业综合素质有所了解并注意训练。

【实训评价】

评价项目	评价要点	评价等级			得分
		A	B	C	
实训准备 (30分)	学生评价 ①着装整洁、规范,用物备齐(6分) ②按要求认真温习相关理论知识(6分) ③及时准确完成实训前思考问题(6分)	6 6 6	4 4 4	2 2 2	
	教师评价 ①案例的选择或材料的准备是否适合教学目标(6分) ②课前布置的思考问题是否适合本次实训教学目标(6分)	6 6	4 4	2 2	
课堂评价 (40分)	①实训方法是否得当(15分) ②学生是否能积极参与课堂讨论(10分) ③教师归纳总结是否完整准确(15分)	15 10 15	10 5 10	5 0 5	
实训结果 (30分)	①学生是否能陈述乳腺癌的诊断流程(6分) ②学生是否能准确地说出乳腺癌常用的辅助检查(6分) ③学生是否能够掌握乳腺癌案例分析的基本方法(6分) ④学生是否对乳腺癌的主要表现及诊断要点明确掌握(6分) ⑤学生是否对自己的职业综合素质有所了解并注意训练(6分)	6 6 6 6 6	4 4 4 4 4	2 2 2 2 2	

实训综合等级(请选择相应等级划√)

A(总分≥90)	B(总分≥75)	C(总分≥60)	D(总分<60)

【典型案例】

患者,女,65岁,右乳房外上方发现一肿块2个月。患者2个月前无意中发现右侧乳房有一小肿块,无疼痛,未做处理;近期发现肿块不断增大,乳房皮肤肿胀。查体:T 36.5℃,P 80次/min,R 20次/min,BP 130/85mmHg。右乳外上象限可触及一肿物,约3cm×2cm×2cm,质地硬,表面不光滑,与周围组织界限不清,活动度差。右腋窝触及2个孤立的淋巴结,质硬,活动。

案例讨论:

1. 患者最可能的诊断是什么?依据是什么?

2. 该患者的主要临床表现有哪些?

3. 如何对该患者进行治疗?常用药物有哪些?

(高　洁)

实训 13　无菌术及外伤处理实训

一、无菌术

【实训目的】

1. 通过教师演示或观看教学视频,加强对无菌术要点的理解和掌握,熟悉无菌术的基本操作流程。

2. 通过学生实操练习,训练学生动手能力,培养学生理论联系实际、运用知识的能力。

3. 通过学生实操练习,树立学生对自己岗位的热爱,学会换角色思考、关爱患者,苦练实操技能,具备职业基本素质要求。

【实训准备】

1. 学生准备　课前认真温习无菌术各种方法的理论知识;复习各种无菌术的注意事项;认真完成实训前老师布置的思考问题;备齐无菌术实操的实训用品;按照实训、见习要求正确着装。

2. 教师准备　课前根据实训室无菌术实操实训设备,合理安排每组实训人数;预先通知示教学生做好相应准备;根据实训目的为学生布置思考问题。

【实训学时】

1学时。

【实训方法】

1. 教师演示　教师规范着装,按照无菌术操作流程,对示教学生进行无菌术方法演示。教学中边演示、边讲解各种无菌术方法的要点及注意事项。

2. 学生实操　学生每3人一组,轮流相互练习无菌术实操各种方法,另一名同学观察他们操作的方法有哪些不足或错误。

3. 归纳总结　每组选一名同学向全班陈述各种无菌术方法及注意事项,其余各组的学生查缺补漏。各组陈述完毕,教师概括各种无菌术方法的要点及注意事项。

【实训结果】

1. 能够陈述无菌术的流程。

2. 掌握各种无菌术方法的要点及注意事项。

【实训评价】

评价项目	评价要点	评价等级			得分
		A	B	C	
实训准备 (30分)	学生评价 ① 着装整洁、规范,用物备齐(6分)	6	4	2	
	② 观看演示认真,按要求认真温习相关理论知识(6分)	6	4	2	
	③ 及时准确完成实训前思考问题(6分)	6	4	2	
	教师评价 ① 患者的选择或材料的准备是否适合教学目标(6分)	6	4	2	
	② 课前布置的学习内容是否适合本次实训教学目标(6分)	6	4	2	
实训过程 (40分)	① 实训方法是否得当(15分)	15	10	5	
	② 学生是否能积极参与课堂讨论(10分)	10	5	0	
	③ 教师归纳总结是否完整准确(15分)	15	10	5	
实训结果 (30分)	① 学生是否能陈述无菌术的流程(6分)	6	4	2	
	② 学生是否能准确地说出无菌术常用的方法(6分)	6	4	2	
	③ 学生是否能够掌握各种无菌术的要点(6分)	6	4	2	
	④ 学生是否对无菌术注意事项更加理解(6分)	6	4	2	
	⑤ 学生是否对自己的职业综合素质有所了解并注意训练(6分)	6	4	2	
实训综合等级(请选择相应等级划√)					
A(总分≥90)	B(总分≥75)	C(总分≥60)		D(总分<60)	

二、外伤的处理

【实训目的】

1. 通过临床见习、教师演示或学生对练,熟悉外伤处理的流程,掌握外伤处理的主要内容及规范操作要点。

2. 通过观看教师演示、学生间相互对练,熟悉外伤处理的各种方法,训练和提升学生的动手能力。

3. 通过见习,掌握外伤处理的原则,熟悉外伤处理的整体流程;树立学生强烈的责任感,关爱患者,热爱未来的岗位;树立外伤处理中时间就是生命的急救意识。

【实训准备】

1. 学生准备　课前认真温习外伤处理的内容;复习外伤处理的各种方法;认真完成实训前老师布置的思考问题;备齐外伤处理的实操用品;按照实训、见习要求正确着装。

2. 教师准备　课前根据实训室设备,合理安排每组实训人数;预先通知示教学生做好相应准备;预先联系见习医院选择见习患者;根据实训目的为学生布置思考问题。

【实训学时】

1学时。

【实训方法】

1. 教师演示　教师规范着装,按照外伤处理的规范流程,对示教学生进行外伤处理方法演示。教学中边演示、边讲解各项目外伤处理的要点及注意事项。

2. 学生对练　学生每3人一组,2人间轮流相互练习外伤处理方法,另一名同学观察他们操作的方法有哪些不足或错误。

3. 医院见习　学生阅读相关疾病病历资料,了解外伤处理具体内容。

4. 归纳总结　每组选一名同学向全班陈述各种外伤处理方法及注意事项,其余各组的学生查缺补漏。各组陈述完毕,教师概括各种外伤处理方法的要点及注意事项。

【实训结果】

1. 能够陈述外伤处理的流程。

2. 掌握各项目外伤处理要点及注意事项。

【实训评价】

评价项目	评价要点	评价等级 A	B	C	得分
实训准备 (30分)	学生评价 ① 着装整洁、规范,用物备齐(6分)	6	4	2	
	② 观看演示认真,按要求认真温习相关理论知识(6分)	6	4	2	
	③ 及时准确完成实训前思考问题(6分)	6	4	2	
	教师评价 ① 患者的选择或材料的准备是否适合教学目标(6分)	6	4	2	
	② 课前布置的学习内容是否适合本次实训教学目标(6分)	6	4	2	
实训过程 (40分)	① 实训方法是否得当(15分)	15	10	5	
	② 学生是否能积极参与课堂讨论(10分)	10	5	0	
	③ 教师归纳总结是否完整准确(15分)	15	10	5	

评价项目	评价要点	评价等级			得分
		A	B	C	
实训结果 (30分)	① 学生是否能陈述外伤处理的流程(6分)	6	4	2	
	② 学生是否能准确地说出不同情境下外伤处理的内容(6分)	6	4	2	
	③ 学生是否能够掌握外伤处理的基本方法(6分)	6	4	2	
	④ 学生是否对特殊情境下的外伤患者准确判断灵活处理(6分)	6	4	2	
	⑤ 学生是否对自己的职业综合素质有所了解并注意训练(6分)	6	4	2	

实训综合等级(请选择相应等级划√)

A(总分≥90)	B(总分≥75)	C(总分≥60)	D(总分<60)

【典型案例】

典型案例1

患者,男,23岁。患者骑摩托车发生交通事故,从摩托车上飞出撞向路边花坛。被路过群众拨打"120"就诊。医生到达现场后发现,患者意识不清,头盔撞击发生破裂,流出鲜血,右下肢胫骨开放性骨折,伴大量出血,面色苍白。查体:P 98次/min,R 26次/min,BP 94/60mmHg。

案例讨论:

1. 请说出患者处理流程?

2. 如何对下肢正确止血?

3. 怎样搬运患者不会造成伤害?

典型案例2

患者,男,26岁。患者在滑雪时撞到传送带铁护栏上;因双下肢疼痛难忍,无法站立,拨打"120"求救。现场查体:双侧脚踝部明显肿胀,左大腿中部有9cm不规则伤口,出血不止,股骨骨折,骨端外露。

案例讨论:

1. 如果你是现场医生,应该如何处理患者?

2. 怎样对患者骨折固定?

(郑向文)

实训14　常见妇产科疾病实训

【实训目的】

1. 通过临床见习及典型案例讨论,加强对常见妇产科疾病的主要临床表现及诊断要点的掌握和理解,熟悉妇产科疾病的一般诊疗过程。

2. 通过案例讨论,训练学生正确的思维方式,培养分析、解决临床问题的能力;通过临床见习,使学生理论联系实际,学会与患者交流的技巧及妇科检查的方法。

3. 通过见习树立良好的职业道德和伦理观念,关爱患者,保护其隐私。能与患者或家属进行有效沟通,缓解患者的心理压力。

【实训准备】

1. 学生准备　课前认真复习妇科检查的方法、流产、月经失调、各种阴道炎、慢性子宫颈炎、子宫肌瘤、宫颈癌的主要临床表现、不同时期人工流产的方法及其并发症、口服避孕药使用方法；认真完成实训前老师布置的思考问题；备齐妇科检查的工具。按见习要求正确着装。

2. 教师准备　课前选择疾病的典型案例或准备典型案例材料；根据实训目的为学生布置思考问题。

【实训学时】

1学时。

【实训方法】

1. 医院见习　学生阅读妇产科疾病的病历资料，了解妇产科疾病常用的辅助检查项目。教师示教宫颈癌的问诊和妇科检查的过程。

2. 课堂讨论　学生每6~8人一组，通过见习的典型案例，讨论归纳宫颈癌的主要临床表现和诊断要点。

3. 归纳总结　每组选一名同学将小组讨论结果向全班陈述，其余各组的学生查缺补漏。各组陈述完毕，教师针对案例概括宫颈癌的主要临床表现和诊断要点。

【实训结果】

1. 能够陈述宫颈癌诊断流程。

2. 掌握宫颈癌的主要临床表现及诊断要点。

3. 了解宫颈癌常用的辅助检查。

【实训评价】

评价项目	评价要点	评价等级			得分
		A	B	C	
实训准备 （30分）	学生评价 ① 着装整洁、规范，用物备齐（6分）	6	4	2	
	② 按要求认真温习相关理论知识（6分）	6	4	2	
	③ 及时准确完成实训前思考问题（6分）	6	4	2	
	教师评价 ① 案例的选择或材料的准备是否适合教学目标（6分）	6	4	2	
	② 课前布置的思考问题是否适合本次实训教学目标（6分）	6	4	2	
实训过程 （40分）	① 实训方法是否得当（15分）	15	10	5	
	② 学生是否能积极参与课堂讨论（10分）	10	5	0	
	③ 教师归纳总结是否完整准确（15分）	15	10	5	
实训结果 （30分）	① 学生是否能陈述宫颈癌的诊断流程（6分）	6	4	2	
	② 学生是否能准确地说出宫颈癌常用的辅助检查（6分）	6	4	2	
	③ 学生是否能够掌握妇产科疾病案例分析的基本方法（6分）	6	4	2	
	④ 学生是否对妇产科疾病的主要表现及诊断要点明确掌握（6分）	6	4	2	
	⑤ 学生是否对自己的职业综合素质有所了解并注意训练（6分）	6	4	2	

实训综合等级（请选择相应等级划√）

A（总分≥90）	B（总分≥75）	C（总分≥60）	D（总分<60）

【典型案例】

患者,女,28 岁,结婚 2 年,主诉阴道接触性出血 3 个月。患者平时月经正常,3 个月前性生活后阴道少量出血,未到医院诊治;近期性生活后阴道出血较前增多,白带中夹有血丝,但无腹痛,无尿频、尿急、尿痛,无便秘及下肢水肿,来院就诊。患者发病以来无发热,无恶心,呕吐,大小便正常,无体重减轻。患者既往体健,否认手术及外伤史。月经规则、量中等,18 岁开始性生活,无生育史。T 36.5℃,P 85 次/min,R 16 次/min,BP 105/75mmHg。妇科检查:外阴已婚未产式;阴道通畅,阴道穹存在;宫颈呈不规则菜花状,直径约 4cm,触及时出血明显,宫旁无增厚;宫体如正常大小、无压痛、活动好;附件未触及包块。

案例讨论:

1. 患者最可能的诊断是什么? 依据是什么?

2. 该患者的主要临床表现有哪些?

3. 如何对该患者进行治疗? 常用药物有哪些?

(田　洁)

实训 15　常见儿科疾病实训

【实训目的】

1. 通过临床见习,掌握腹泻的主要临床表现查、诊断和治疗要点,熟悉腹泻常用的辅助检查。

2. 通过临床见习,提高对腹泻的病史采集方法理解和在诊断疾病中作用的认识,同时培养分析问题、解决问题的能力。

3. 通过临床见习,熟悉腹泻一般诊治流程。

【实训准备】

1. 学生准备　课前认真温习腹泻的相关理论知识;复习腹泻的主要临床表现和诊断要点;认真完成实训前老师布置的思考问题;按照见习要求正确着装。

2. 教师准备　课前选择疾病的典型案例,根据实训目的为学生布置思考问题。

【实训学时】

1 学时。

【实训方法】

1. 本次见习安排在医院儿科病区。

2. 带教教师讲解见习的目的、内容、方法及要求,学生分组(每组 3~6 人),每组安排一名患者配合。

3. 在教师指导下学生与患儿及家属交流,收集患儿的入院资料及病情变化情况。

4. 小组讨论,对收集的患者资料进行整理,提出下一步的诊疗计划。

5. 各小组推荐代表,汇报本小组的诊治流程,教师点评。

【实训结果】

1. 能够陈述腹泻的主要临床表现、诊断要点及液体疗法。

2. 能够有针对性地对腹泻患儿进行病史采集。

3. 能够简述腹泻诊断流程。

评价项目	评价要点	评价等级			得分
		A	B	C	
实训准备 (30分)	学生评价 ① 着装整洁、规范(6分) ② 按要求认真温习相关理论知识(6分) ③ 实训前能准确记忆腹泻的诊治要点(6分)	6 6 6	4 4 4	2 2 2	
	教师评价 ① 患者的选择或材料的准备是否适合教学目标(6分) ② 课前布置的学习内容是否适合本次实训教学目标(6分)	6 6	4 4	2 2	
课堂评价 (40分)	① 实训方法是否得当(15分) ② 学生是否能积极参与课堂讨论(10分) ③ 教师归纳总结是否完整准确(15分)	15 10 15	10 5 10	5 0 5	
实训结果 (30分)	① 学生是否能运用正确的检查方法进行患者查体(6分) ② 学生是否能对腹泻患儿诊断要点进行问诊(6分) ③ 学生是否能够正确作出诊断并提出主要治疗措施(12分) ④ 学生是否对自己的职业综合素质有所了解并注意训练(6分)	6 6 12 6	4 4 8 4	2 2 4 2	

实训综合等级(请选择相应等级划√)

A(总分≥90)	B(总分≥75)	C(总分≥60)	D(总分<60)

【典型案例】

典型案例1

患儿,男,4个月,因呕吐、腹泻4d,伴发热2d入院。患儿4d前无明显诱因出现腹泻,为黄色水样便,9~10次/d,伴流涕,发热,体温38.5℃;昨日起烦躁不安,口干;起病以来,小便量明显减少。查体:T 38.0℃,P 130次/min,R 32次/min,BP 96/64mmHg,体重10kg,精神萎靡,反应稍差,前囟眼窝凹陷明显,皮肤干燥弹性差,心、肺(−),腹平软,肠鸣音活跃,四肢稍凉。患儿为早产儿,人工喂养,既往身体较弱,曾腹泻多次。实验室检查:WBC 6.0×10^9/L,L 0.6,N 0.35;粪便黄色水样,WBC 1~3个/HP,RBC 0~1个/HP;血钠128mmol/L,血氯95mmol/L,血钾3.14mmol/L,血钙2.2mmol/L,HCO_3^- 15mmol/L。

案例讨论:

1. 该患儿最可能的诊断是什么?依据是什么?

2. 该患儿的主要临床表现有哪些?

3. 如何配制4:3:2含钠液及2:1含钠液?

4. 如何为该患儿进行补液?

典型案例2

患儿,男,6个月,因发热、腹泻3d急诊入院。患儿入院前2d清晨突起发热,下午呕吐2次,继而腹泻水样便5~6次,量少,次日热退吐止,腹泻增至10余次/d,尿量减少。查体:T 38.8℃,P 140次/min,

R 30次/min,BP 90/60mmHg;精神萎靡,前囟眼窝凹陷,泪少,失水貌,营养中等,皮肤弹性减退,四肢发凉,咽稍充血,前囟凹陷,心肺正常,腹平软,肠鸣音活跃,脊柱及四肢正常。

案例讨论:

1. 该患儿入院后第1日补液总量如何计算?依据是什么?

2. 补液的原则有哪些?

(李　智)

实训16　传染病实训

【实训目的】

1. 学会采集病史,掌握病史采集内容,熟悉病史采集的技巧及注意事项;能够按照标准病历的格式编写一份住院病历的病史部分。

2. 通过临床见习,提高对具有灵活的沟通能力、敏捷的观察力、严谨的工作态度、一丝不苟的工作作风的理解和认识。

3. 通过见习病史采集,培养分析问题、解决问题的能力;充分认识职业综合素质的重要性,养成对患者一视同仁,尊重患者,保护其隐私的职业修为。

【实训准备】

1. 学生准备　课前认真复习问诊的方法、技巧、注意事项;复习病史采集的主要内容;按照见习要求正确着装。

2. 教师准备　课前与见习医院传染科沟通好,选择临床患者作为病史采集的对象。提供病史续页书写纸。

【实训学时】

2学时。

【实训方法】

1. 本次见习安排在医院传染科病区。

2. 带教教师讲解见习的目的、内容、方法及要求,学生分组(每组3~6人),每组安排一名患者配合。

3. 在教师指导下学生与患者及其家属交流,收集患者的入院资料及病情变化情况。

4. 小组讨论,对收集的患者资料进行整理,编写一份病史。

5. 各小组推荐代表,汇报本小组的病史编写情况,教师点评。

【实训结果】

1. 能够运用正确的问诊方法对患者进行病史采集。

2. 掌握病史采集的主要内容。

3. 能够正确书写一份病史。

评价项目	评价要点	评价等级			得分
		A	B	C	
实训准备 (30分)	学生评价 ① 着装整洁、规范(6分)	6	4	2	
	② 按要求认真温习相关理论知识(6分)	6	4	2	
	③ 实训前能准确记忆病史采集的内容(6分)	6	4	2	
	教师评价 ① 患者的选择或材料的准备是否适合教学目标(6分)	6	4	2	
	② 课前布置的学习内容是否适合本次实训教学目标(6分)	6	4	2	
课堂评价 (40分)	① 实训方法是否得当(15分)	15	10	5	
	② 学生是否能积极参与课堂讨论(10分)	10	5	0	
	③ 教师归纳总结是否完整准确(15分)	15	10	5	
实训结果 (30分)	① 学生是否能运用正确的问诊方法进行病史采集(6分)	6	4	2	
	② 学生是否能准确把握病史采集内容(6分)	6	4	2	
	③ 学生是否能够正确记录病史采集内容(12分)	12	8	4	
	④ 学生是否对自己的职业综合素质有所了解并注意训练(6分)	6	4	2	

实训综合等级(请选择相应等级划√)

A(总分≥90)	B(总分≥75)	C(总分≥60)	D(总分<60)

【典型案例】

典型案例 1

患儿,男,10岁。患儿发热、头痛、咽痛 1d,皮疹 2d;于 1d 前无诱因出现发热,T 37.5℃左右,伴头痛、乏力、咽痛、恶心、食欲减退;2d 前发现躯干、头面部散在出现红色斑丘疹、疱疹,伴有痒感;近 2 周患儿班级同学有类似疾病表现。查体:T 37.2℃,P 85 次/min,BP 100/70mmHg;发育营养中等;头面部、躯干部、四肢可见红色斑疹、丘疹、疱疹,部分破溃、结痂,未见出血点;表浅淋巴结为触及肿大不大,心、肺听诊正常,腹软,无压痛、反跳痛,肝脾肋下未触及。血常规:白细胞总数正常,淋巴细胞百分比升高。

案例讨论:

1. 患儿最可能的诊断是什么? 诊断依据是什么?

2. 如何对该患儿进行治疗? 常用药物有哪些?

典型案例 2

患者,男,20岁,发热 4d 后尿黄、皮肤巩膜黄染 6d。患者自述于 4d 前受凉后发热,体温 39.0℃左右,伴头痛、咽痛、乏力、食欲减退、恶心、上腹部胀痛及右上腹隐痛,曾服用感冒药治疗;5d 后热退,精神食欲稍好转,但自觉尿黄,渐呈浓茶样,家人发现其眼黄;病后大便稀;近 2d 大便呈黄白色,无皮肤瘙痒及咳嗽等,无出血倾向。其母 HBsAg(+),无长期服药史。查体:T 37℃,P70 次/min,BP 100/70mmHg;发育营养中等;皮肤巩膜明显黄染,未见出血点、蜘蛛痣;全身表浅淋巴结不大,心、肺正常,腹软,肝在肋下 1.5cm,质软,压痛,表面光滑,脾未及,胆囊区无压痛,肾区无叩痛。血常规:正常。尿常规:尿胆红素(+),尿胆原(−)。肝功能:TBil 84μmol/L,DBIL 60μmol/L,GPT>200U/L。

案例讨论:

1. 该患者最可能的诊断是什么?诊断依据是什么?

2. 该患者还需要做哪些检查以明确诊断?

3. 该患者的治疗原则是什么?

(鲁　彬)

教学大纲(参考)

一、课程性质

临床疾病概要是中等卫生职业教育医学检验技术专业一门重要的专业核心课程。本课程的主要内容包括临床疾病诊断基础、常见内科疾病、常见外科疾病、常见妇产科、儿科疾病、常见传染病及其他疾病等。本课程的主要任务是让学生在掌握疾病概要的基本理论、基本知识和基本技能的基础上,能对常见病作出初步的科学判断,看懂临床相关资料。学习本课程的基础是学生应具备一定的解剖学、生理学、药物学、病理学、病原微生物与免疫学等知识。

二、课程目标

通过本课程的学习,学生能够达到下列要求:

(一)职业素养目标

1. 具有敬佑生命、救死扶伤、甘于奉献、大爱无疆的职业精神。

2. 具有良好的职业道德素养,医者仁心,关爱患者。

3. 具有认真负责的工作态度,乐于奉献,大爱无疆。

4. 具有良好的沟通能力、团队合作意识、安全意识。

(二)专业知识和技能目标

1. 掌握或熟悉临床疾病诊断的基础方法和内容。

2. 掌握常见病的主要表现及诊断要点。

3. 熟悉常见病的概述。

4. 了解常见病的发病机制和治疗要点。

5. 学会病史采集。

6. 学会常见病的病例分析。

三、学时安排

教学内容	学时		
	理论学时	实践课时	合计
第一篇　临床疾病诊断基础	23	4	27
第二篇　常见内科疾病	12	2	14
第七章　呼吸系统疾病			
第八章　循环系统疾病	12	4	16
第九章　消化系统疾病	10	2	12
第十章　泌尿系统疾病	6	2	8
第十一章　常见血液病	5	1	6
第十二章　内分泌、代谢性疾病	5	2	7
第十三章　风湿性疾病	2	0	2

教学内容	学时		
	理论学时	实践课时	合计
第十四章　神经系统疾病	4	2	6
第十五章　中毒性疾病	2	0	2
第三篇　常见外科疾病 第十六章　休克	2	1	3
第十七章　腹部疾病	3	0.5	3.5
第十八章　肿瘤	2	0.5	2.5
第十九章　外伤	2	2	4
第四篇　常见妇产科、儿科疾病 第二十章　常见妇产科疾病	6	1	7
第二十一章　常见儿科疾病	5	1	6
第五篇　常见传染病及其他疾病 第二十二章　常见传染病	12	2	14
第二十三章　其他疾病	4	0	4
合　计	117	27	144

四、课程内容和要求

目录	教学内容	教学目标			教学活动参考	参考学时	
		知识目标	技能目标	情感素质目标		理论	实践
一、临床疾病诊断基础 （一）常见症状	1. 发热 （1）概述 （2）病因及发病机制 （3）临床表现 （4）伴随症状 2. 咳嗽与咳痰 （1）概述 （2）病因及发病机制 （3）临床表现 （4）伴随症状 3. 咯血、呕血及便血 （1）概述 （2）病因及发病机制 （3）临床表现 （4）伴随症状 4. 呼吸困难 （1）概述 （2）病因及发病机制	熟悉 熟悉、了解 掌握 了解 熟悉 熟悉、了解 掌握 了解 熟悉 熟悉、了解 掌握 了解 熟悉 熟悉、了解	能与患者及其家属有效沟通，正确识别常见症状，判断各种常见症状的临床意义	敏锐的洞察力、准确的判断力；严谨的工作作风，乐于奉献；尊重患者，有耐心爱心	理论讲授 网络平台展示 多媒体演示 案例分析 角色扮演 情景教学	4	

目录	教学内容	教学目标			教学活动参考	参考学时	
		知识目标	技能目标	情感素质目标		理论	实践
一、临床疾病诊断基础 （一）常见症状	(3) 临床表现 (4) 伴随症状 5. 水肿 (1) 概述 (2) 病因及发病机制 (3) 临床表现 (4) 伴随症状 6. 黄疸 (1) 概述 (2) 病因及发病机制 (3) 临床表现 (4) 伴随症状 7. 腹泻 (1) 概述 (2) 病因及发病机制 (3) 临床表现 (4) 伴随症状 8. 昏迷 (1) 概述 (2) 病因及发病机制 (3) 临床表现 (4) 伴随症状	掌握 了解 熟悉 熟悉、了解 掌握 了解 熟悉 熟悉、了解 掌握 了解 熟悉 熟悉、了解 掌握 了解 熟悉 熟悉、了解 掌握 了解					
（二）病史采集	1. 病史采集的方法与意义 (1) 问诊及其意义 (2) 问诊的技巧及注意事项 2. 病史采集内容	了解 熟悉 掌握	能与不同患者进行有效沟通，能够按要求正确采集病史	灵活的沟通能力，敏捷的观察力；严谨的工作态度，一丝不苟的工作作风；对患者一视同仁，尊重患者，保护其隐私	理论讲授 网络平台展示 多媒体演示 教师示教 角色扮演 情景教学 学生对练 临床见习	1 1	2
实训 1	病史采集	学会	熟练掌握				

目录	教学内容	教学目标			教学活动参考	参考学时	
		知识目标	技能目标	情感素质目标		理论	实践
（三）体格检查	1. 检查方法 2. 全身状态检查 3. 皮肤、黏膜和浅表淋巴结检查 4. 头面部和颈部检查 5. 胸部检查 6. 腹部检查 7. 脊柱和四肢检查 8. 肛门和直肠检查 9. 神经反射检查	掌握 掌握 了解 了解 熟悉 熟悉 了解 熟悉 熟悉	能进行基本的体格检查，判断检查结果是否异常	爱护、尊重患者，检查过程符合职业道德规范，检查中注意医疗安全性、保护患者隐私，沟通用语文明、科学、严谨	理论讲授 网络平台展示 多媒体演示 教师示教 角色扮演 情景教学 学生对练 临床见习	0.5 2 0.5 1 1.5 1 0.5 0.5 0.5	
实训2	体格检查及全身状态检查	学会	熟练掌握				2
（四）常用实验室检查及其临床意义	1. 血液、尿液、粪便检查 2. 肝、肾功能检查 3. 常见的生化检查 4. 特殊标志物检查	掌握、熟悉 掌握、熟悉 掌握、熟悉 掌握、熟悉	正确解释临床检验结果、正确分析临床意义	有解释患者所选检查项目必要性和重要性的能力、能与相关医务人员进行专业交流或沟通	理论讲授 网络平台展示 多媒体演示	1.5 1.5 1 1	
（五）心电图检查	1. 正常心电图 （1）心电图及其导联 （2）心电图的组成 （3）心电图的测量 （4）正常心电图 2. 临床常见异常心电图	 了解 掌握 掌握 掌握 掌握、熟悉	熟练、规范地进行心电图检查、分析检查结果并判断临床意义	有爱伤意识、良好的医患沟通能力、耐心细致的工作态度、较好的临床逻辑思维能力	理论讲授 网络平台展示 多媒体演示 心电图描记 心电图分析	1 1	
（六）影像学检查	1. 普通X射线检查 （1）X射线及其特性 （2）普通X射线检查方法及其适用范围 2. 超声检查 3. 计算机体层成像和磁共振成像检查	掌握、熟悉 熟悉、了解 熟悉、了解	针对不同疾病合理选择不同的影像学检查方法	有与患者及其家属进行沟通，开展健康教育的能力	理论讲授 网络平台展示 多媒体演示	1 0.5 0.5	

目录	教学内容	教学目标			教学活动参考	参考学时	
		知识目标	技能目标	情感素质目标		理论	实践
二、常见内科疾病 （七）呼吸系统疾病	1. 急性上呼吸道感染		与患者及其家属有效沟通,学会为急性上呼吸道感染、肺炎链球菌肺炎、慢性阻塞性肺疾病及慢性肺源性心脏病、支气管哮喘、肺结核、原发性支气管肺癌、呼吸衰竭作出初步诊断	高度的责任感及尊重、关爱患者的职业精神	理论讲授 网络平台展示 多媒体演示 情景教学 案例分析 案例讨论	1	
	（1）概述	熟悉					
	（2）病因及发病机制	了解					
	（3）临床表现	掌握					
	（4）辅助检查	熟悉					
	（5）诊断要点	掌握					
	（6）治疗	熟悉、了解					
	2. 肺炎链球菌肺炎					2	
	（1）概述	熟悉					
	（2）病因及发病机制	了解					
	（3）临床表现	掌握					
	（4）辅助检查	熟悉					
	（5）诊断要点	掌握					
	（6）治疗	熟悉、了解					
	3. 慢性阻塞性肺疾病和慢性肺源性心脏病					2	
	（1）概述	熟悉					
	（2）病因及发病机制	了解					
	（3）临床表现	掌握					
	（4）辅助检查	熟悉					
	（5）诊断要点	掌握					
	（6）治疗	熟悉、了解					
	4. 支气管哮喘					2	
	（1）概述	熟悉					
	（2）病因及发病机制	了解					
	（3）临床表现	掌握					
	（4）辅助检查	熟悉					
	（5）诊断要点	掌握					
	（6）治疗	熟悉、了解					
	5. 肺结核					2	
	（1）概述	熟悉					
	（2）病因及发病机制	了解					
	（3）临床表现	掌握					
	（4）辅助检查	熟悉					
	（5）诊断要点	掌握					
	（6）治疗	熟悉、了解					
	6. 原发性支气管肺癌					1	
	（1）概述	熟悉					
	（2）病因及发病机制	了解					

目录	教学内容	教学目标			教学活动参考	参考学时	
		知识目标	技能目标	情感素质目标		理论	实践
二、常见内科疾病 (七) 呼吸系统疾病	(3) 临床表现	掌握				2	
	(4) 辅助检查	熟悉					
	(5) 诊断要点	掌握					
	(6) 治疗	熟悉、了解					
	7. 呼吸衰竭						
	(1) 概述	熟悉					
	(2) 病因及发病机制	了解					
	(3) 临床表现	掌握					
	(4) 辅助检查	熟悉					
	(5) 诊断要点	掌握					
	(6) 治疗	熟悉、了解					
实训 3	呼吸系统疾病实训	学会	熟练掌握				2
(八) 循环系统疾病	1. 心功能不全		对心功能不全、心律失常、高血压、冠心病、风湿性心脏病、心脏停搏及心肺复苏作出初步诊断	有责任感和使命感,关爱患者,善于沟通合作,勇于担当	理论讲授 网络平台展示 多媒体演示 情景教学 案例分析 案例讨论	2	
	(1) 概述	熟悉					
	(2) 病因及发病机制	熟悉					
	(3) 临床表现	掌握					
	(4) 辅助检查	熟悉					
	(5) 诊断要点	掌握					
	(6) 治疗	了解					
	2. 心律失常					2	
	(1) 概述	熟悉					
	(2) 病因及发病机制	了解					
	(3) 临床表现	掌握					
	(4) 辅助检查	熟悉					
	(5) 诊断要点	熟悉					
	(6) 治疗	了解					
	3. 原发性高血压					2	
	(1) 概述	熟悉					
	(2) 病因及发病机制	掌握					
	(3) 临床表现	掌握					
	(4) 辅助检查	熟悉					
	(5) 诊断要点	掌握					
	(6) 治疗	熟悉					
	4. 冠状动脉粥样硬化性心脏病					2	
	(1) 概述	熟悉					
	(2) 病因及发病机制	熟悉					
	(3) 临床表现	熟悉					

目录	教学内容	教学目标			教学活动参考	参考学时	
		知识目标	技能目标	情感素质目标		理论	实践
（八）循环系统疾病	（4）辅助检查	熟悉					
	（5）诊断要点	掌握					
	（6）治疗	熟悉、了解					
	5. 风湿性心脏病					2	
	（1）概述	熟悉					
	（2）病因及发病机制	了解					
	（3）临床表现	掌握					
	（4）辅助检查	熟悉					
	（5）诊断要点	熟悉					
	（6）治疗	掌握					
	6. 心脏停搏及心肺复苏					2	
	（1）概述	熟悉					
	（2）病因及发病机制	了解					
	（3）临床表现	掌握					
	（4）辅助检查	熟悉					
	（5）诊断要点	掌握					
	（6）治疗	掌握					
实训4	循环系统疾病实训	学会	熟练掌握				4
（九）消化系统疾病	1. 胃炎		能对常见消化系统疾病的患者进行相关辅助检查	端正的学习态度，充分认识消化系统疾病的重要性，培养高度的责任感和医者仁心的价值观，为患者提供准确、便捷的诊疗服务	理论讲授网络平台展示多媒体演示情景教学案例分析案例讨论	2	
	（1）概述	熟悉					
	（2）病因及发病机制	了解					
	（3）临床表现	熟悉、了解					
	（4）辅助检查	熟悉					
	（5）诊断要点	熟悉					
	（6）治疗	了解					
	2. 消化性溃疡					2	
	（1）概述	熟悉					
	（2）病因及发病机制	了解					
	（3）临床表现	掌握					
	（4）辅助检查	熟悉					
	（5）诊断要点	掌握					
	（6）治疗	了解					
	3. 肝硬化					2	
	（1）概述	熟悉					
	（2）病因及发病机制	了解					
	（3）临床表现	掌握					
	（4）辅助检查	熟悉					
	（5）诊断要点	掌握					
	（6）治疗	了解					

目录	教学内容	教学目标			教学活动参考	参考学时	
		知识目标	技能目标	情感素质目标		理论	实践
(九) 消化系统疾病	4. 原发性肝癌					2	
	(1) 概述	熟悉					
	(2) 病因及发病机制	了解					
	(3) 临床表现	掌握					
	(4) 辅助检查	熟悉					
	(5) 诊断要点	掌握					
	(6) 治疗	了解					
	5. 急性胰腺炎					2	
	(1) 概述	熟悉					
	(2) 病因及发病机制	了解					
	(3) 临床表现	掌握					
	(4) 辅助检查	熟悉					
	(5) 诊断要点	掌握					
	(6) 治疗	了解					
实训 5	消化系统疾病实训	学会	熟练掌握				2
(十) 泌尿系统疾病	1. 原发性肾小球疾病		对慢性肾小球肾炎、肾病综合征、尿路感染及慢性肾衰竭作出初步诊断	有高度的责任感，树立正确的人生观价值观；正确处理好医患关系，努力克服心理障碍，保护好患者隐私；塑造医者仁心的素养和德能兼修的能力	理论讲授网络平台展示多媒体演示情景教学案例分析案例讨论	2	
	(1) 概述	熟悉					
	(2) 病因及发病机制	了解					
	(3) 临床表现	掌握					
	(4) 辅助检查	熟悉					
	(5) 诊断要点	掌握					
	(6) 治疗	熟悉					
	2. 尿路感染					2	
	(1) 概述	熟悉					
	(2) 病因及发病机制	了解					
	(3) 临床表现	掌握					
	(4) 辅助检查	熟悉					
	(5) 诊断要点	掌握					
	(6) 治疗	熟悉					
	3. 肾衰竭					2	
	(1) 概述	熟悉					
	(2) 病因及发病机制	了解					
	(3) 临床表现	掌握					
	(4) 辅助检查	熟悉					
	(5) 诊断要点	掌握					
	(6) 治疗	熟悉					
实训 6	泌尿系统疾病实训	学会	熟练掌握				2

目录	教学内容	教学目标			教学活动参考	参考学时	
		知识目标	技能目标	情感素质目标		理论	实践
(十一) 常见血液病	1. 血液病总论 2. 贫血	熟悉		有爱岗敬业、严谨务实的精神，以及奉献精神	理论讲授 网络平台展示 多媒体演示 情景教学 案例分析 案例讨论	1 2	
	(1) 概述	熟悉					
	(2) 病因及发病机制	了解					
	(3) 临床表现	掌握					
	(4) 辅助检查	掌握					
	(5) 诊断要点	熟悉					
	(6) 治疗	掌握、了解					
	3. 特发性血小板减少性紫癜					1	
	(1) 概述	熟悉					
	(2) 病因及发病机制	了解					
	(3) 临床表现	熟悉					
	(4) 辅助检查	了解					
	(5) 诊断要点	熟悉					
	(6) 治疗	了解					
	4. 白血病					1	
	(1) 概述	熟悉					
	(2) 病因及发病机制	了解					
	(3) 临床表现	熟悉					
	(4) 辅助检查	了解					
	(5) 诊断要点	熟悉					
	(6) 治疗	了解					
实训 7	常见血液病实训	学会	熟练掌握				1
(十二) 内分泌、代谢性疾病	1. 甲状腺功能亢进症			与患者及其家属有效沟通，正确识别甲状腺功能亢进症、糖尿病、痛风的临床表现及诊断要点	良好的职业道德，尊重、关心、爱护患者，指导患者改善生活方式，延缓并发症的发生发展的能力	理论讲授 网络平台展示 多媒体演示 情景教学 案例分析 案例讨论	2	
	(1) 概述	掌握					
	(2) 病因及发病机制	了解					
	(3) 临床表现	熟悉					
	(4) 辅助检查	掌握					
	(5) 诊断要点	熟悉					
	(6) 治疗	了解					
	2. 糖尿病					2	
	(1) 概述	掌握					
	(2) 病因及发病机制	熟悉					
	(3) 临床表现	熟悉					
	(4) 辅助检查	掌握					
	(5) 诊断要点	熟悉					
	(6) 治疗	了解					

目录	教学内容	教学目标			教学活动参考	参考学时	
		知识目标	技能目标	情感素质目标		理论	实践
（十二）内分泌、营养和代谢性疾病	3. 痛风 （1）概述 （2）病因及发病机制 （3）临床表现 （4）辅助检查 （5）诊断要点 （6）治疗	 熟悉 了解 熟悉 掌握 熟悉 了解				1	
实训8	内分泌、代谢性疾病实训	学会	熟练掌握				2
（十三）风湿性疾病	1. 类风湿关节炎 （1）概述 （2）病因及发病机制 （3）临床表现 （4）辅助检查 （5）诊断要点 （6）治疗 2. 系统性红斑狼疮 （1）概述 （2）病因及发病机制 （3）临床表现 （4）辅助检查 （5）诊断要点 （6）治疗	 熟悉 了解 熟悉 掌握 熟悉 了解 熟悉 了解 熟悉 掌握 熟悉 了解	能根据实验室检查结果对类风湿关节炎和系统性红斑狼疮作出初步诊断	运用辩证唯物主义观点解决问题的能力，关爱患者，体恤患者的痛苦	理论讲授 网络平台展示 多媒体演示 情景教学 案例分析 案例讨论	1 1	
（十四）神经系统疾病	1. 脑血管疾病 （1）概述 （2）病因及发病机制 （3）临床表现 （4）辅助检查 （5）诊断要点 （6）治疗 2. 癫痫 （1）概述 （2）病因及发病机制 （3）临床表现 （4）辅助检查 （5）诊断要点 （6）治疗	 了解 了解 掌握 了解 掌握 熟悉 了解 了解 掌握 了解 掌握 熟悉	对短暂性脑缺血发作、脑梗死、脑出血、蛛网膜下腔出血及癫痫、阿尔茨海默病作出初步诊断	有高度的责任意识，能够与患者及其家属有效沟通，尊重关爱患者，培育爱岗敬业、无私奉献的职业精神	理论讲授 网络平台展示 多媒体演示 情景教学 案例分析 案例讨论	2 1	

目录	教学内容	教学目标			教学活动参考	参考学时	
		知识目标	技能目标	情感素质目标		理论	实践
(十四) 神经系统疾病	3. 阿尔茨海默病 (1) 概述 (2) 病因及发病机制 (3) 临床表现 (4) 辅助检查 (5) 诊断要点 (6) 治疗	了解 了解 掌握 了解 掌握 熟悉				1	
实训9	神经系统疾病实训	学会	熟练掌握				2
(十五) 中毒性疾病	1. 急性一氧化碳中毒 (1) 概述 (2) 病因及发病机制 (3) 临床表现 (4) 辅助检查 (5) 诊断要点 (6) 治疗 2. 有机磷农药中毒 (1) 概述 (2) 病因及发病机制 (3) 临床表现 (4) 辅助检查 (5) 诊断要点 (6) 治疗	了解 了解 掌握 了解 掌握 熟悉 了解 了解 掌握 了解 掌握 熟悉	能对急性一氧化碳中毒、有机磷农药中毒作出初步的诊断	有高度的责任感和团队合作意识,尊重关爱患者,培育爱岗敬业、无私奉献、救死扶伤的职业精神	理论讲授 网络平台展示 多媒体演示 情景教学 案例分析 案例讨论	1 1	
三、常见外科疾病 (十六) 休克	1. 概述 2. 病因及发病机制 3. 临床表现 4. 辅助检查 5. 诊断要点 6. 治疗	熟悉 掌握 掌握 了解 掌握 了解	能与患者及其家属有效沟通,对休克作出初步诊断	有高尚的职业道德,良好的心理素质,过硬的职业技能,面对休克患者采取及时、有效的方法救治		2	
(十七) 腹部疾病	1. 急性阑尾炎 (1) 概述 (2) 病因及发病机制 (3) 临床表现	了解 熟悉 掌握	与患者及其家属有效沟通,对急性阑尾炎、腹	有高度的责任心和严谨的工作态度,	理论讲授 网络平台展示 多媒体演示 情景教学	0.5	

目录	教学内容	教学目标			教学活动参考	参考学时	
		知识目标	技能目标	情感素质目标		理论	实践
(十七) 腹部疾病	(4) 辅助检查	了解	外疝、肠梗阻、胆石症与胆道感染作出初步诊断	并能耐心细致地诊治患者	案例分析 案例讨论		
	(5) 诊断要点	掌握					
	(6) 治疗	了解					
	2. 腹外疝					1	
	(1) 概述	了解					
	(2) 病因及发病机制	熟悉					
	(3) 临床表现	掌握					
	(4) 辅助检查	了解					
	(5) 诊断要点	掌握					
	(6) 治疗	了解					
	3. 胆石症与胆道感染					1.5	
	(1) 概述	了解					
	(2) 病因及发病机制	熟悉					
	(3) 临床表现	掌握					
	(4) 辅助检查	了解					
	(5) 诊断要点	掌握					
	(6) 治疗	了解					
(十八) 肿瘤	1. 乳腺癌		与患者及其家属有效沟通,对乳腺癌、胃癌、结肠与直肠癌作出初步诊断	有高度的同情心,对肿瘤患者能体贴关心、耐心引导,帮助其建立对抗疾病的信心	理论讲授 网络平台展示 多媒体演示 情景教学 案例分析 案例讨论	0.5	
	(1) 概述	了解					
	(2) 病因及发病机制	熟悉					
	(3) 临床表现	掌握					
	(4) 辅助检查	了解					
	(5) 诊断要点	掌握					
	(6) 治疗	了解					
	2. 胃癌					1	
	(1) 概述	了解					
	(2) 病因及发病机制	熟悉					
	(3) 临床表现	掌握					
	(4) 辅助检查	了解					
	(5) 诊断要点	掌握					
	(6) 治疗	了解					
	3. 结肠癌与直肠癌					0.5	
	(1) 概述	了解					
	(2) 病因及发病机制	熟悉					
	(3) 临床表现	掌握					
	(4) 辅助检查	了解					
	(5) 诊断要点	掌握					
	(6) 治疗	了解					

目录	教学内容	教学目标			教学活动参考	参考学时	
		知识目标	技能目标	情感素质目标		理论	实践
实训10 实训11 实训12	休克实训 腹部疾病实训 肿瘤实训	学会	熟练掌握				1 0.5 0.5
(十九)外伤	1. 外伤消毒 (1) 外伤 (2) 常用物理消毒灭菌法 (3) 常用化学消毒灭菌法 2. 外伤的止血、包扎、固定及转运	熟悉 掌握 掌握 熟悉	具备外伤处理的基本能力, 能判断外伤的潜在风险	有敏锐的洞察力, 严谨的工作态度; 沟通用语文明、科学、严谨; 检查中注意医疗安全和保护患者隐私, 检查过程符合职业道德规范	理论讲授 网络平台展示 多媒体演示 情景教学 案例分析 案例讨论	2	
实训13无菌术及外伤的处理	无菌术及外伤处理实训	学会	熟练掌握				2
四、常见妇产科、儿科疾病 (二十) 常见妇产科疾病	1. 自然流产 (1) 概述 (2) 病因及发病机制 (3) 临床表现 (4) 辅助检查 (5) 诊断要点 (6) 治疗 2. 月经失调 (1) 概述 (2) 病因及发病机制 (3) 临床表现 (4) 辅助检查 (5) 诊断要点 (6) 治疗 3. 女性生殖器官疾病 (1) 概述 (2) 病因及发病机制 (3) 临床表现 (4) 辅助检查	了解 熟悉 掌握 了解 掌握 了解 了解 熟悉 掌握 了解 掌握 了解 了解 熟悉 掌握 了解	会自然流产、月经失调、阴道炎、慢性子宫颈炎、子宫肌瘤、宫颈癌的初步诊断	有良好的职业道德和伦理观念, 关爱患者, 保护其隐私。能与患者或家属进行有效沟通, 缓解患者的心理压力	理论讲授 网络平台展示 多媒体演示 情景教学 案例分析 案例讨论	1 1 2	

目录	教学内容	教学目标			教学活动参考	参考学时	
		知识目标	技能目标	情感素质目标		理论	实践
四、常见妇产科、儿科疾病 (二十)常见妇产科疾病	(5) 诊断要点 (6) 治疗 4. 计划生育 (1) 工具避孕 (2) 激素避孕 (3) 人工流产	掌握 了解 熟悉 熟悉 了解				2	
实训14	妇产科疾病实训	学会	熟练掌握				1
(二十一)常见儿科疾病	1. 小儿肺炎 (1) 概述 (2) 病因及发病机制 (3) 临床表现 (4) 辅助检查 (5) 诊断要点 (6) 治疗 2. 腹泻 (1) 概述 (2) 病因及发病机制 (3) 临床表现 (4) 辅助检查 (5) 诊断要点 (6) 治疗 3. 维生素D缺乏症 (1) 概述 (2) 病因及发病机制 (3) 临床表现 (4) 辅助检查 (5) 诊断要点 (6) 治疗	了解 熟悉 掌握 了解 掌握 了解 了解 熟悉 掌握 了解 掌握 了解 了解 熟悉 掌握 了解 掌握 了解	对小儿肺炎、腹泻、维生素D缺乏性佝偻病及维生素D缺乏性手足搐搦症作出初步诊断	有运用辩证唯物主义观点解决问题的能力，能够与患儿及家属有效沟通，自觉呵护患儿身心健康，培育爱岗敬业、有情怀有自信的职业精神	理论讲授 网络平台展示 多媒体演示 情景教学 案例分析 案例讨论	1 2 2	
实训15	儿科疾病实训	学会	熟练掌握				1
五、常见传染病及其他疾病 (二十二)常见传染病	1. 传染病概论 2. 常见传染病(流行性感冒严重急性呼吸综合征、麻疹、水痘、流行性腮腺炎、病毒性肝炎、艾滋病及性传播疾病等) (1) 概述 (2) 病因及发病机制 (3) 临床表现	掌握、熟悉 熟悉 了解 掌握	能够识别常见传染病	有敬佑生命、救死扶伤、甘于奉献、大爱无疆的医者精神；尊重患者(隐私权、知	理论讲授 网络平台展示 多媒体演示 情景教学 案例分析 案例讨论	2 10	

続表

目录	教学内容	教学目标			教学活动参考	参考学时	
		知识目标	技能目标	情感素质目标		理论	实践
五、常见传染病及其他疾病(二十二)常见传染病	(4) 辅助检查 (5) 诊断要点 (6) 治疗	熟悉 了解 了解		情权)、关爱患者和善于情感沟通的职业态度			
实训16	传染病实训	学会	熟练掌握				2
(二十三)其他疾病	1. 皮肤病 (1) 概述 (2) 病因及发病机制 (3) 临床表现 (4) 辅助检查 (5) 诊断要点 (6) 治疗 2. 眼部疾病 (1) 概述 (2) 病因及发病机制 (3) 临床表现 (4) 辅助检查 (5) 诊断要点 (6) 治疗 3. 慢性鼻炎 (1) 概述 (2) 病因及发病机制 (3) 临床表现 (4) 辅助检查 (5) 诊断要点 (6) 治疗 4. 龋齿 (1) 概述 (2) 病因及发病机制 (3) 临床表现 (4) 辅助检查 (5) 诊断要点 (6) 治疗	熟悉 了解 掌握 熟悉 掌握 了解 熟悉 了解 掌握 熟悉 掌握 了解 熟悉 了解 掌握 熟悉 掌握 了解 熟悉 了解 掌握 熟悉 掌握 了解	能够识别常见的皮肤病、沙眼及青光眼、慢性鼻炎、龋齿	有灵活的沟通能力,沟通用语规范、文明、科学、严谨;检查中注意医疗安全和保护患者隐私,检查过程符合职业道德规范	理论讲授 网络平台展示 多媒体演示 情景教学 案例分析 案例讨论	1.5 1.5 0.5 0.5	
合计	理论及实训课时					117	27
	总课时					144	

五、说明

（一）教学安排

本课程供中等卫生职业教育医学检验技术专业教学使用,第三学期开设,总学时 144 学时,理论教学 117 学时,实践教学 27 学时,学分 5 学分。

（二）教学要求

1. 本课程坚持立德树人,全面落实课程思政要求。

2. 本课程是在完成了解剖学基础、生理学基础、药物学基础、病理学基础、病原微生物与免疫学基础等专业基础课程的学习后开设。

3. 本课程重点突出以岗位胜任力为导向的教学理念。

（三）教学建议

1. 本课程依据岗位的工作任务、职业能力要求,强化理论实践一体化,突出"做中学、做中教"的职业教育特色,根据培养目标、教学内容和学生的学习特点,建议采用案例教学、情景教学、角色扮演等教学方法,开展教学活动。

2. 在教学过程中,应注重结合临床工作实际,将学生自主学习、合作学习和教师引导教学等教学组织形式有机结合。

3. 本课程可通过理论知识测试、案例分析、小组讨论、情景模拟和综合技能考核等多种途径综合评价学生。评价内容不仅要关注学生对知识的理解和对技能的掌握,更要关注学生综合分析问题、解决问题的临床思维能力的培养和提高,重视学生人文关怀意识、有效沟通能力和团队合作精神等职业素质的养成和提升。

参 考 文 献

［1］周蕾 . 临床疾病概要［M］. 3 版 . 北京：人民卫生出版社，2020.

［2］冯丽华，史铁英 . 内科护理学［M］. 4 版 . 北京：人民卫生出版社，2019.

［3］陈孝平 . 外科学［M］. 9 版 . 北京：人民卫生出版社，2018.

［4］王卫平，孙锟，常立文 . 儿科学［M］. 9 版 . 北京：人民卫生出版社，2018.

［5］谢幸，孔北华，段涛 . 妇产科学［M］. 9 版 . 北京：人民卫生出版社，2018.

［6］李兰娟，任红 . 传染病学［M］. 9 版 . 北京：人民卫生出版社，2018.

［7］葛均波，徐永健，王辰 . 内科学［M］. 9 版 . 北京：人民卫生出版社，2018.

［8］战金霞，宋淑燕 . 内科护理［M］. 北京：人民卫生出版社，2018.

［9］万学红，卢雪峰 . 诊断学［M］. 9 版 . 北京：人民卫生出版社，2018.

［10］尤黎明，吴瑛 . 内科护理学［M］. 6 版 . 北京：人民卫生出版社，2017.

［11］迟玉香 . 临床疾病概要［M］. 3 版 . 北京：人民卫生出版社，2016.

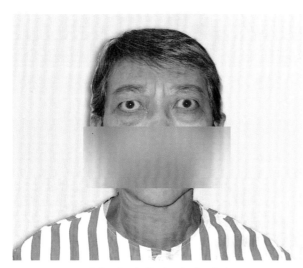

甲状腺功能亢进症面容

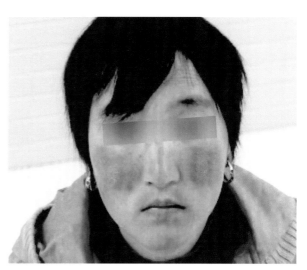

二尖瓣面容

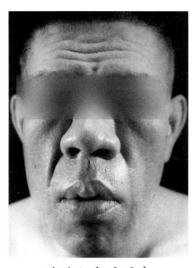

肢端肥大症面容

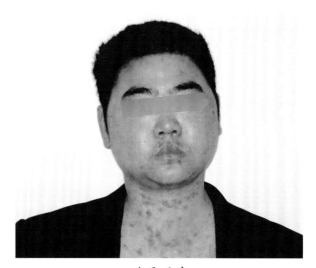

满月面容

彩图 3-10　常见的异常面容

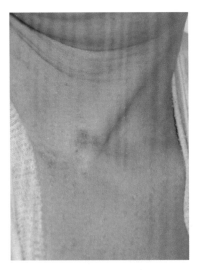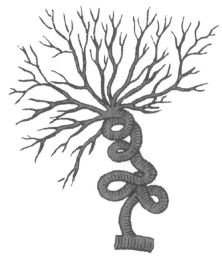

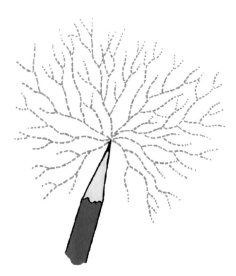

彩图 3-12　蜘蛛痣

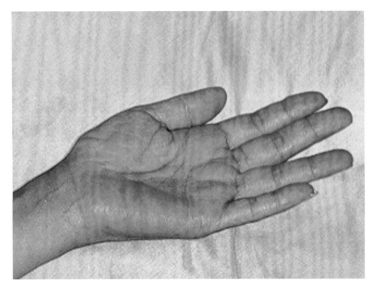

彩图 3-13　肝掌

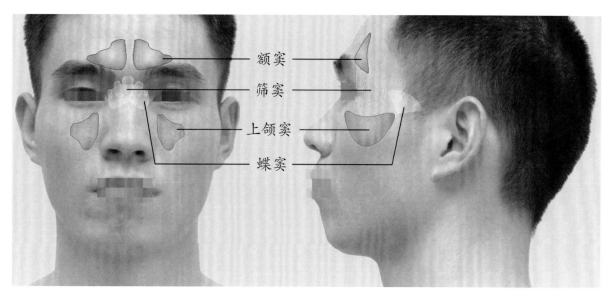

彩图 3-15　鼻旁窦位置示意图

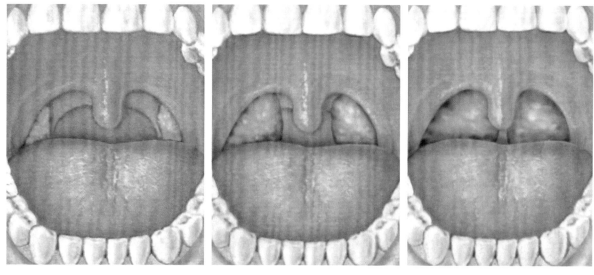

Ⅰ度扁桃体肿大　　　　　Ⅱ度扁桃体肿大　　　　　Ⅲ度扁桃体肿大

彩图 3-17　扁桃体增大分度

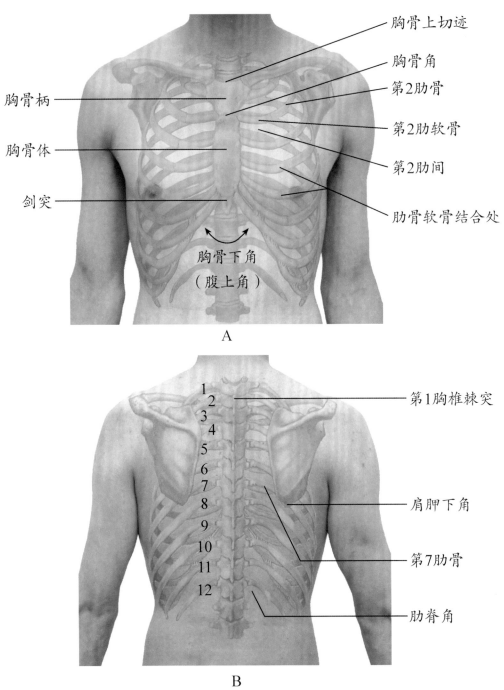

胸骨上切迹

胸骨角

第2肋骨

第2肋软骨

第2肋间

肋骨软骨结合处

胸骨柄

胸骨体

剑突

胸骨下角
（腹上角）

A

第1胸椎棘突

肩胛下角

第7肋骨

肋脊角

B

彩图 3-18　胸部骨骼标志

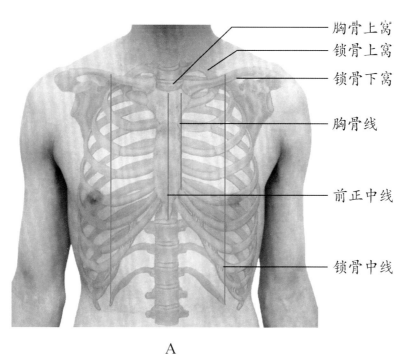

胸骨上窝
锁骨上窝
锁骨下窝

胸骨线

前正中线

锁骨中线

A

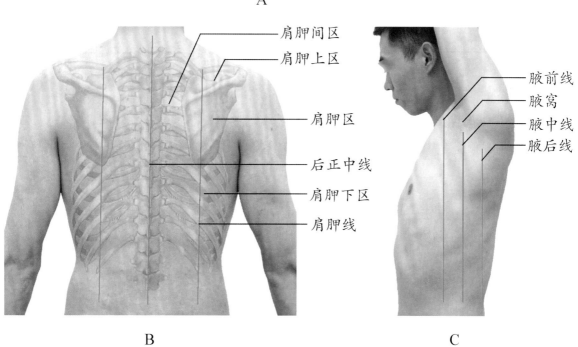

肩胛间区
肩胛上区

肩胛区

后正中线

肩胛下区

肩胛线

腋前线
腋窝
腋中线
腋后线

B   C

彩图 3-19 胸部体表标志线与分区

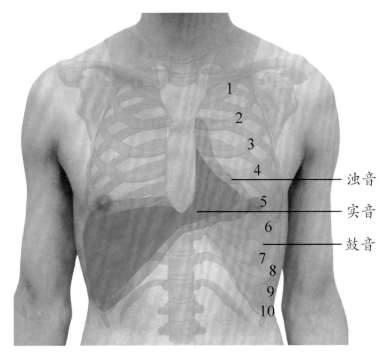

彩图 3-24　正常胸部叩诊音

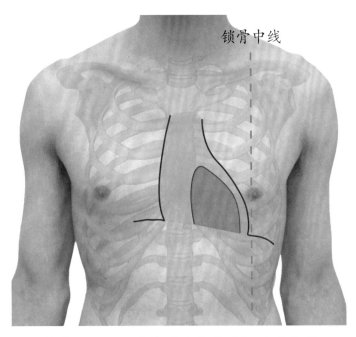

彩图 3-25　心脏绝对浊音界及相对浊音界

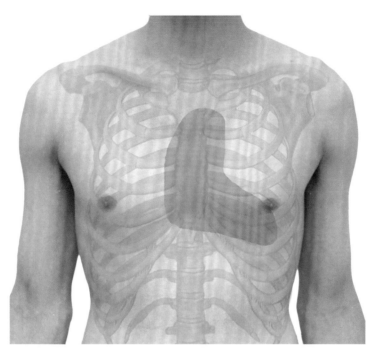

彩图 3-27　靴形心

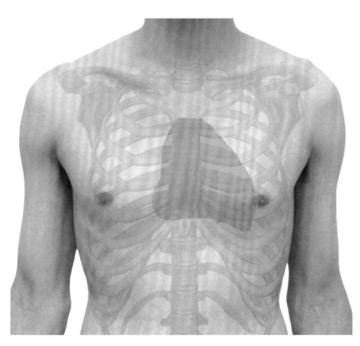

彩图 3-28　梨形心

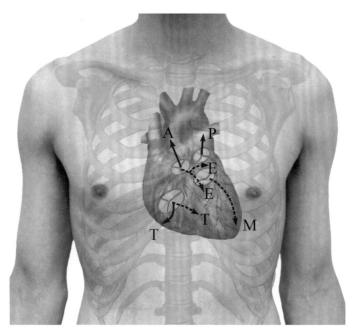

彩图 3-29　心脏瓣膜听诊区

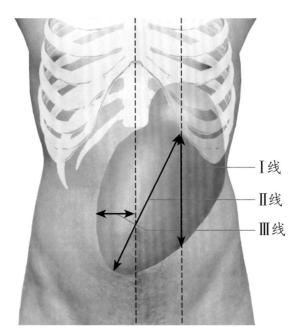

Ⅰ线

Ⅱ线

Ⅲ线

彩图 3-38　脾大的测量方法

55检